现代临床护理技术精要

◎主编 张平等

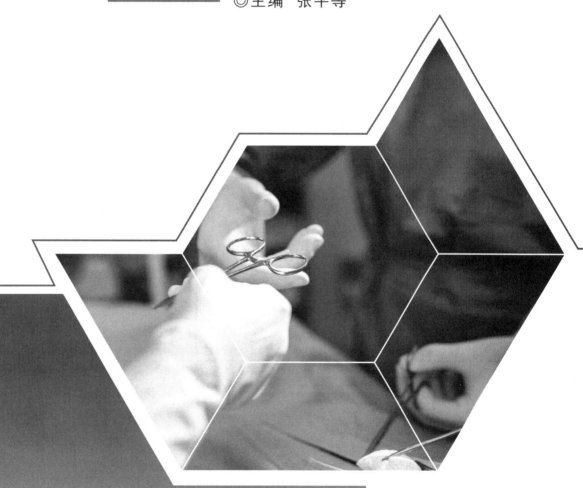

吉林科学技术出版社

图书在版编目（CIP）数据

现代临床护理技术精要 / 张平等主编. --长春：吉林科学技术出版社，2024.6. -- ISBN 978-7-5744-1600-0

Ⅰ.R47

中国国家版本馆CIP数据核字第2024S2M035号

现代临床护理技术精要

主　　编　张　平　等
出 版 人　宛　霞
责任编辑　李亚哲
封面设计　吴　迪
制　　版　北京传人
幅面尺寸　185mm×260mm
开　　本　16
字　　数　490 千字
印　　张　19.75
印　　数　1~1500 册
版　　次　2024年6月第1版
印　　次　2024年12月第1次印刷

出　　版　吉林科学技术出版社
发　　行　吉林科学技术出版社
地　　址　长春市福祉大路5788号出版大厦A座
邮　　编　130118
发行部电话/传真　0431-81629529 81629530 81629531
　　　　　　　　　81629532 81629533 81629534
储运部电话　0431-86059116
编辑部电话　0431-81629510
印　　刷　三河市嵩川印刷有限公司

书　　号　ISBN 978-7-5744-1600-0
定　　价　105.00元

《现代临床护理技术精要》编委会

主　编

张　平　　深圳市儿童医院
王晓华　　吕梁市人民医院
闫娟娟　　吕梁市人民医院
王心磊　　山西省儿童医院（山西省妇幼保健院）
肖　虹　　山西省儿童医院（山西省妇幼保健院）
王维琼　　阿坝藏族羌族自治州人民医院

副主编

王润娣　　深圳市人民医院
张　颖　　长治医学院附属和平医院
肖裕红　　深圳市罗湖区妇幼保健院
吴召婵　　山西省儿童医院（山西省妇幼保健院）
王春燕　　山西省儿童医院（山西省妇幼保健院）
赵　英　　山西省儿童医院（山西省妇幼保健院）
赵聪利　　山西省儿童医院（山西省妇幼保健院）
王茜茜　　晋城大医院
汪雅莉　　襄阳市第一人民医院
吴培琴　　大同市第三人民医院

编　委

王　莹　　宁波大学附属第一医院
丁伟平　　宁波大学附属第一医院
张雅媛　　宁波大学附属第一医院

前　言

　　随着科学技术的飞速发展和人民生活水平的提高,人民群众对护理质量和护理水平的需求也越来越高。现代医疗技术的快速发展也势必会带动护理技术的不断革新,各护理专科的新理论、新技术和新方法也不断运用于临床。为使广大护理人员尽快适应现代医学及护理学的更新与发展,在临床护理过程中切实保障患者安全,提高护理人员的护理水平和护理管理质量已成为当前护理工作的重要任务。为此,我们特组织一批长期工作在临床一线的护理专家和护理骨干,结合多年的临床实践和教学经验,在参考多本相关专业书籍及国内外新进展的基础上,编写了本书。

　　本书全面系统介绍了临床常用护理技术相关知识,并对其要点予以详细解析。行文方面,首先介绍了护理管理的相关知识,然后分别针对内科、外科、产科等患者护理及常用护理技术进行了重点介绍,最后对常见病的康复护理相关知识做了详细介绍。在编写的过程中我们坚持以患者安全为核心,尊重护士认知特点,充分体现了理论知识适度、临床操作性强、覆盖面宽、综合要求较高的编写特点。

　　由于护理学科的发展日新月异,涉及内容广泛,加之编写时间紧张,书中难免有疏漏和不足之处,敬请各位专家及同仁批评指正,以求再版时完善。

编　者

目 录

第一章 护理业务技术管理

第一节 概述

护理业务技术管理是医院管理的重要组成部分,也是护理管理的核心和衡量医院护理管理的重要标志。在现代护理管理以患者为中心,以护理人员为主要对象的管理中,护理业务技术管理水平的高低直接影响护理服务效率和效果。

一、护理业务技术管理的重要性

1.护理业务技术管理是提高护理质量的根本保证 护理业务技术管理能发挥人的智能技术和设备的最大效能。在医院工作中,护理工作占有重要地位,护士在医院卫生技术人员中占50%。护理工作既有与医生及其他医务人员进行合作的一方,又有独立进行护理服务的一面,而且以后者为主。护理工作的完成,离不开知识的应用和技术操作,从门诊到病房,护理工作有其共同的特点,也有其不同专科的护理操作技术,只有加强护士的"三基"培训即基本理论、基本知识、基本技能,提高专科业务技术水平,使各科的业务技术合格,才能保证全院的医疗护理质量。在抢救危重患者的过程中,"时间就是生命",先进的医疗护理技术本身作用固然重要,而强有力的业务技术管理使各项技术操作标准化、规范化,这样使得每个人的技术得以充分发挥,患者才能得到及时、准确而有效的服务;另一方面,现代医疗仪器设备越来越精密,只有加强管理才能保证性能,减轻耗损,发挥其最大的效能,确保医疗护理质量。

2.护理业务技术管理是医学科学管理发展的需要 随着医学科学的发展,高新医疗仪器设备应用于临床,各项新检查手术器官移植的开展,以及许多先进医疗技术的不断引进,对护理技术协作的要求越来越高。而新的医学理论,如免疫遗传学、生物工程学、预防医学、行为医学等对一些疾病的病因诊断和治疗提供了新方法,从而对护理专业提出了新的挑战。只有加强护理业务技术管理,才能保证护理人员在跨学科多部门的合作中准确无误和协调一致。

3.护理业务技术管理是护理教育培养合格护理人才的重要保证 护理学作为一门综合性的应用学科,护理教育离不开临床实践。医院是护理实践的重要实习地。医院护理业务技术管理的好坏,直接影响护士和在职护理人员的业务素质和技术水平。

二、护理业务服务模式

随着医学模式的转变和护理专业的发展,护理服务模式也发生了不少变化,大体出现了个案护理、功能制护理、小组护理、责任制护理、整体护理等模式。目前正在推行的是以患者为中心及人的健康为中心的整体护理服务模式。

1.个案护理 个案护理是护理服务最古老的形式,护士对单个患者从入院到出院实施一对一的病情观察及护理。这种模式大多应用于危重患者的护理和护理教学,对于接受个案护理的患者来说,待患者病情稳定后,则用其他服务方式来代替,患者仍然得不到连续的专人护理。它可以为患者提供一对一的服务,有助于提高患者满意度,增强护理人员主动性和责任心,充分发挥专业知识,但是这种模式的普及需要较多的人力、物力和要求较高的整体素质,才能保证护理服务。

2.功能制护理 功能制护理是以护理人员的基本业务分工为基础,以单纯完成医嘱和生活护理为目标,病房护士长分配几名护士分别负责治疗发药及生活护理等,分别对患者实施"横向护理"。其优点是节省人力,能完成必要的治疗工作,单纯业务多次重复,有利于提高技术和效率。然而,其缺点是护士时患者缺乏主动性和身心护理整体性,被动地机械地执行医嘱,临床工作简单化;护士的专业知识难以发挥,各级护理人员的工作内容无法区别,护士只完成各自的工作任务,患者护理缺乏连续性、计划性、系统性。

3.小组护理 把护理人员分成若干小组,分别由每小组护士负责一组患者的工作方式。小组内设组长负责组织和协调小组成员的工作,制订护理计划并分配患者,这样,对于护士来讲,缩小了接触患者的范围。但大多的小组护理实际上是缩小了的功能制护理,仍然没有规定的护士负责患者全面的整体护理。

4.责任制护理 责任制护理于20世纪60年代在美国首先采用和推广,80年代初应用于我国。责任制护理是随着生物心理社会这一新的医学模式主导下的整体护理思想的产生,以生物心理社会护理为主体,而出现了护理程序的学说才开始的。其特点是患者从入院到出院,即由护士长指定一名责任护士,担任该患者的全部护理。它要求责任护士8小时在班,24小时负责患者护理,以护理程序为手段,对该患者身心及社会家庭背景等做全面的了解评估,给出恰当的护理诊断及制订护理计划,在她下班以后有其他的护士按其计划继续进行各项护理,并在交班时将患者在阶段内发生的病情变化及护理效果详细向责任护士反馈,以便评价护理效果。这样,一改过去患者被动接受护理服务为护士主动为患者服务;从护士只是被动执行医嘱,仅仅是医生的助手变为共同担负着帮助患者恢复健康的医护合作伙伴关系;护理管理制度措施从护理人员出发,强调整齐划一变为从患者出发,强调患者的个体差异性。护理质量的好与差的标准,不再单纯是技术操作的熟练程度。护理程序的应用,护理过程体现了护士与患者的共同参与,融洽了护患关系。但是,责任制护理强调一组患者的护理由一名责任护士负责,8小时上班,24小时负责,实际是难以做到的。另外,责任制护理是提出按护理程序进行工作,但未能从管理上落实护士的职责、质量评估、健康教育等,责任制护理只流于形式而忽视了对患者的整体护理。

5.整体护理模式 整体护理是以患者为中心,以现代护理观为指导,以护理程序为框架,包括有护理宗旨,护士职责与行为评价,患者入院及住院评估,标准护理计划及教育计划,护理质量保证等。整体护理是一种以服务对象是开放性整体为问题思考框架的临床护理模式。它强调以"人"为中心,变"封闭式"的护理为"开放式"护理,强调人与环境的相互影响。整体护理模式的特点如下。

(1)护理人员共同明确现代护理观、护理哲理,确定了护理人员行为的价值取向和专业信念,有利于职业道德建设和专业形象的培养。

(2)以护理程序为核心,做到环环相扣协调一致,保证了护理理论的建设与完善和提高了护理质量。

(3)体现了护理人员独立为患者服务所应履行的职责,也体现了各级护理管理人员有效的护理管理。

（4）为高学历高职称的护理人才提供施展才能的机会,有利于各层次护理人员的职能发挥。

（5）《标准护理计划》和《标准健康教育计划》一系列的规范表格,使护理工作更趋于规范化、科学化、标准化。

（6）有利护理教育的整体改革和推动护理科研的发展。

第二节　管理内容

一、护理管理制度

护理管理制度的管理是管理工作中的一项重要内容护理管理制度是长期护理工作实践经验的总结,是护理工作客观规律的反映,是处理各项工作的标准,是保护服务对象接受安全、有效的护理服务的重要保障,也是减少和防止差错事故发生的重要措施。

护理工作是医院工作的重要组成部分,其特点是工作细致复杂涉及面广,具有严格的时间性、连续性、衔接性和群众合作性。要做到24小时进行不间断治疗病情观察等护理服务,满足患者的需求使各级护理人员有章可循,执行科学护理规章制度,建立正常的工作秩序,改善服务态度,保证医院工作的惯性运行,达到工作规范化、管理制度化、操作常规化,确保患者的安全,不断提高护理质量和工作效率。

1.护理管理制度的分类　护理管理制度分为岗位责任制、一般护理管理制度及有关护理业务部门的工作制度。

（1）岗位责任制:岗位责任制是护理管理制度中重要制度之一。它明确各级护理人员的岗位职责和工作任务。其目的是人人有专责,事事有人管,把护理工作任务和职责落实到每个岗位和每一个人,使工作忙而不乱,既有分工,又有合作,既有利于提高工作效率和服务质量,又有利于各项护理工作的顺利开展。

护理工作按照个人的行政职务或业务技术职称制定有不同的岗位职责。主要包括护理副院长职责、护理部主任(总护士长)职责、科护士长职责、护士长职责、副护士长职责,以及主任护师和副主任护师职责、主管护师职责、护师职责、护士职责、护理员职责等。

（2）一般护理管理制度:指护理行政管理部门与各科室护理人员需共同贯彻执行的有关制度。医院可根据本院不同的等级及工作需要制订护理管理制度,它主要包括患者出入院制度、值班交接班制度、查对制度、执行医嘱制度、隔离消毒制度、差错事故管理制度、患者和探陪人员制度、护士长夜班总值班制度、护理部护士长管理登记制度、月报表制度、会议制度、饮食管理制度、护理业务查房制度、护理教学查房制度、物品药品器材管理制度、医疗文件管理制度及分级护理制度等。

（3）护理业务部门的工作制度:指该部门各级护理人员需共同遵守和执行的有关工作制度。主要包括病房管理制度、门诊工作制度、急诊室工作制度、手术室工作制度、分娩室工作制度、新生儿室工作制度、供应室工作制度、治疗室制度、换药室工作制度、患者安全管理制度、烧伤病房工作制度和监护室工作制度。

2.护理管理制度制定的原则

（1）明确目的和要求:建立任何护理管理制度,首先应该围绕以患者为中心的指导思想,从患者的利益出发为原则,通过细致的调查研究,特别对新开展的业务技术项目,要了解该项工作的全过程和终末质量标准,本职岗位人员应具备的条件和职责,综合考虑,制定出切实可行的制度。

(2)文字精练、条理清楚:护理制度种类繁多,而各项制度均需各级人员掌握、遵照执行。为了易于记忆、理解掌握,文字力求简短,条例化,但内容完善、职责分明。

(3)共同制定、不断修订:护理管理制度是长期护理工作实践的经验总结,制定一项新的制度应该是管理者和执行者共同参与制订,反复思考讨论,拟定出草案,试用后请有关护理专家或有实践经验的人进一步修订,护理部认可后提交医院审批执行。

3.护理管理制度实施的要求

(1)加强思想品德教育,提高执行各项规章制度的自觉性。

(2)加强护理人员的基本知识、基本理论、基本技术的训练,掌握护理学科及相关学科的新进展。

(3)保证必要的人力、物力等资源的提供,创造有利于患者治疗、康复的环境,以保证护理制度的贯彻落实。

(4)发挥行政管理者的检查、监督职能和护理人员的相互监督作用。

二、基础护理管理

基础护理是临床护理必不可少的重要组成部分,是护理专业人员所需的最基本的理论,基本知识和操作技术,也是发展各科护理的基础和提高护理质量的重要保证。基础护理的质量是医院等级评审的内容之一,是衡量医院管理和护理质量的重要标志之一。

1.基础护理管理的内容

(1)一般护理技术管理:①一般技术管理包括患者出、入院处置;②各种床单位的准备;③患者的清洁与卫生护理;④体温、脉搏、呼吸血压的测量;⑤三测单的绘制;⑥各种注射的穿刺技术;⑦无菌技术;⑧消毒隔离技术;⑨洗胃法;⑩灌肠法;⑪导尿术;⑫各种标本采集;⑬口服、吸入给药法;⑭尸体料理;⑮护理文件书写等管理。

(2)常用抢救技术管理:常用抢救技术管理主要包括给氧、吸痰、输血、洗胃、止血包扎法、骨折固定、心电监护、心内注射、胸外心脏按压、人工呼吸机使用等管理。

2.基础护理管理的主要措施

(1)加强职业道德教育,树立以患者为中心的整体护理专业思想,强化护理人员重视基础护理的意识,基础护理是护理服务中的最基本的内容,也是护理管理的核心。基础护理质量的好坏,直接影响着护理质量及整个医院的医疗质量的水平,要克服护理人员不愿做基础护理的思想,消除基础护理可有可无,对疾病的转归和医疗的提高无举足轻重的错误认识。

(2)以护理部为主,成立基础护理管理小组,负责科学地制订和修改各项基础护理操作常规,制订出技术操作的流程、质量要求和终末质量标准,结合临床实践和新经验的推广,修改各项标准,同时制订训练计划和考核措施。

(3)定期开展基础护理的基本理论、基本知识和基本技术操作的训练:护理人员在临床实践中,除注意提高基础护理操作技能外,护理部应准备有进行基础技术操作的示教室和操练室,经常向在职护理人员及进修实习人员开放,有集中指导,以录像或亲自示范的方式向各级护理人员展示规范科学标准的技术操作训练步骤可先易后难,由浅入深,先以病房护士长为骨干全面展开,有要点讲解和难点指导,使人人达标个个过关,坚持不懈地搞好基础护理这项工作。

（4）经常督促检查严格要求:基础护理是护理人员的一项日常工作,应当以认真负责科学的态度自觉地在临床实践中坚持规范化、标准化地操作。各级护理管理人员要经常深入临床第一线,检查督促各项基础护理按要求执行,且定期地组织科护士长、护士长进行基础护理质量检查,及时发现问题采取措施。要克服搞形式主义,在检查中做表面文章,没有上级来检查就松劲的情绪,做到月月有检查登记,有信息反馈,奖惩兑现,促进各项基础护理工作的落实。

三、专科护理管理

专科护理是根据不同专科医疗护理需要而进行的护理工作。由于各专科的疾病不同,检查治疗方法各异,患者对护理的需求也不一样。专科护理是在基础护理的基础上,结合专科疾病的特点而形成特定的护理工作。近年来,由于医学的发展,专科分化越来越细,专科护理也相应地向纵深发展,如除传统的内、外、妇、儿等科外,内科又分为呼吸、心血管、血液、消化、内分泌、肾病、神经内科、血液透析、腹膜透析及冠心病监护等专科护理。专科护理管理的主要措施如下。

1.护士长应组织开展专科护理知识的学习,让专科护理人员充分熟悉专科疾病的主要诊断和治疗方法,掌握专科护理常规的内容和理论依据,掌握专科护理业务特点。

2.护理部应组织科护士长、护士长及专科护理人员,结合专科护理的经验,反复酝酿,制订好该专科各疾病的护理常规,内容合理、科学,切实可行,且根据专科医疗和护理技术的更新,不断修订和充实护理常规。

3.搞好专科病房的医护协作。专科的检查、治疗和许多护理是由医护协作而完成的,如心导管检查、内镜检查等。特别是手术过程中要求手术医生、麻醉医生、洗手护士、巡回护士密切配合,缺一不可。护士长应经常参与医生查房,护理人员应经常参加有关专科医疗、护理新进展、新技术、新业务介绍的学习。另外,应鼓励护理人员参与专科科研活动,达到良好的医、护合作,以利于提高专科医疗、护理质量。

4.护理管理者应组织专科技术训练,学习新仪器的使用和抢救技术操作,以利于患者得到及时、准确的治疗和护理。建立专科护理技术检查、考核制度。

5.加强专科精密、贵重仪器的保养,应有专人负责、定点存放、定时检查和维修,如除颤器、监护仪、人工呼吸器等,建立必要的规章制度。护理人员要了解仪器的性能、使用方法、操作规程和注意事项,使设备保持良好的性能,以备应急使用。

6.贯彻落实以患者为中心的思想。专科患者的疾病的特点与发病规律有其共同特点,护士应根据患者的具体情况,开展宣传教育和自我保健指导,以利患者早日康复,预防并发症的发生。

四、新业务、新技术护理管理

新业务、新技术是医学科学领域各学科发展的重要标志之一,是指应用于临床的一系列新的检查,诊断措施,治疗和护理新方法,以及新的医疗护理仪器设备的临床应用等。护理工作如何紧密适应各相关学科的发展,加强护理新理论、新知识、新技术的研究管理,是提高医疗质量的重要环节。新业务、新技术的管理措施如下。

1.新业务、新技术应当以患者为中心,从患者利益出发,有利于患者的治疗和康复,而不是单纯地方便医务人员,提高工作效率。

2.护理部应成立护理新业务、新技术管理小组,由护理部主任负责,开展新业务、新技术较多的病室护士长、护士参加。

3.建立新业务、新技术资料情报档案。对于新业务新技术的开展,应根据具体要求和质量标准,制订科学的操作规程和规章制度,严格执行,保证新业务、新技术的顺利开展。

4.护理部应组织护理人员参加护理新业务、新技术的学习,并且鼓励各级护理人员参加与护理有关的新业务新技术的讲座学习,掌握新技术应用的理论基础。

5.院内护理新业务开展、新技术应用之前,应经过护理部管理小组和院内外专家鉴定通过,方可推广。

6.做好新业务、新技术应用效果评价。效果评价中,除有理论作为支持依据外,还应有科学数据说明,做好成果报告。

五、护理信息管理

人类社会正在进入信息时代。信息时代的到来是科学技术高度发展和进步的标志、信息无处不在,信息与每个护理人员都有密切的关系,护理系统内外的人际交流在很大程度上是信息的交流,护理人员的行为也受到信息的影响。护理管理者离不开与护士、医生、其他技术人员、患者、家属等进行交往,以便了解护理工作状态,患者的满意度,护理质量的高低,护理科研进展等信息。因此,护理管理离不开对护理信息管理。

1.信息的一般概念和特点

(1)信息的定义:目前,关于信息尚无统一的定义。信息泛指情报、消息、指令、数据、信号等有关周围环境的知识,通常用声音、图像、文字、数据等方式传递。信息是由事物的差异和传递构成的。信息源于物质及其运动,具有物质的属性,但它并不是物质,信息是现代社会一种极其重要的资源。从广义上说,信息也是一种能量,它可以影响事物的变化,对人类社会产生巨大的创造力。一个系统的组织程度越高,它的信息量就越大。

(2)信息的特点:医院护理信息除具有一般信息所具有的可识别性、可传递性、可储存性、可浓缩性、可替代性、可分享性、可扩充性等特点外,尚有其本身的特点:①信息量大而复杂。护理信息种类繁多,数据信息、图像信息、声音信息、有形无形信息等。有护理系统内部信息如工作信息、患者病情信息、护理技术信息等;有护理系统外部信息如医生要求护士共同治疗患者,医院各医技部门、科室要求护理配合、参与等信息。这些信息往往互相交错、互相影响;②部分信息必须及时获取,准确判断,做出迅速的反应。医院护理信息的收集需要许多部门和人员的配合,加之护理人员分布广泛,给信息的收集和传递造成一定的困难。护理信息中一部分可以用客观数据表达,如患者出入院人数,护理人员出勤率,患者血压、脉搏的变化,患者的平均住院日等;而一部分则是来自主观的反映,如病情观察时患者神志、意识的变化,心理状态信息,直读性差,需要护理人员准确地观察,敏锐的判断和综合分析的处理能力。否则,在患者病情危重时,病情突变危及生命时,由于信息判断、处理失误,造成不可挽回的损失。

另外,护理信息主要是与人的健康和疾病有关的信息,由于健康和疾病是处于动态变化状态之中,护理信息从而具有流动性和连续性。

2.护理信息的分类及其来源　护理信息可分为护理业务和护理管理信息。护理业务信息是大量而复杂的,相互之间有着密切联系。它包括院内和院外两部分。院内信息主要有护理业务活动信息及护理科学技术信息。院外部分有国内护理情报信息和国外情报信息。护理管理信息主要包括对人、对工作管理的信息,如人员编制、工作计划和总结、培训计划、考核标准、规章制度等。

3.护理信息管理工作内容

(1)护理信息的收集:护理信息的收集是学习护理管理的检查。护理部作为医院信息管理的执行单位,有必要全方位了解全院护理信息工作动态,护理信息收集可以从院内采集,如各病室单元护理工作日报表、手术预定单、护理人员排班表、护理人员出勤表、危重患者情况报告、护士交班报告等,还可以从院内医务科、统计室、病案室等了解患者出院动态、门诊患者总数等。另外,护理信息可以从院外收集,如国内各种护理学情报杂志、专业书刊、各种学术交流会议、参观访问学习和国外情报信息等。采用口头询问、书面记录、电脑输入等方式收集信息。

(2)护理信息的处理:在收集的基础上,通过对信息的处理来实现信息的管理。护理信息经过初步收集往往是项目繁多、零散、复杂,难以从中总结规律,发现问题,做出判断,难以给管理者、决策者提供有效的参考信息。护理信息的处理常常是借助于人或计算机对原始信息进行加工、整理、分析、归纳、概括、提炼和浓缩。做到对信息的去粗取精,去伪存真,从而有利于信息的传递、储存和利用。

4.护理信息管理的主要措施

(1)护理部应组织护理人员学习护理信息管理的有关知识和护理信息管理制度,加强对护理信息管理的重要性认识,自觉地参与护理信息管理。

(2)护理部应健全垂直护理信息管理体系,做到分级管理,实行护士-护士长-科护士长-护理部主任负责制。保证信息的完整和真实,减少信息传递中不必要的环节,保证信息传递渠道畅通,逐级上报。并建立切实可行的护理信息管理制度。

(3)加强护理人员的专业知识,新业务、新技术的学习。在有条件的医院组织对护理人员进行计算机应用的培训,提高对信息的收集、分析、判断和紧急处理能力。如工作中遇到一危重患者有心搏骤停的可能,护士一旦发现与心搏骤停有关信息,准确识别,马上汇报医生,做出迅速处理,不得有任何延误。例如颅脑严重外伤患者,往往病情变化很快,对于任何病情信息的变化要有预测能力。

(4)各级护理管理人员对信息应及时传递、反馈,经常检查和督促信息管理工作。对于违反信息管理制度如漏报或迟报信息而影响抢救,造成工作紊乱或经济损失者,应追究责任,做好思想教育。

第三节　管理方法

护理业务技术管理是护理管理工作的重要部分,落实分级管理制度,实施目标管理、技术循环管理,可以为提高护理业务技术提供可靠保证。

一、分级管理制度

分级管理就是明确规定各级领导和各级护理人员的业务技术管理职责和权限,做到职责分明,事事有人管,保证各项护理业务技术顺利开展。在医院内,护理管理人员可分为四个层次:护理副院长、护理部主任、科护士长、基层护士长。医院护理业务技术应在护理副院长统一领导下,由护理部主任负责,主要实施护理技术管理任务中的全院性重大技术决定、技术协调,统一制定技术常规、标准,以及引进和开发重大新技术项目。科护士长、基层护士长一方面要管理本科室、本病区的业务技术管理工作,贯彻执行上级管理部门布置的工作任务;另一方面,还要对全科室护理人员进行具体的指导,负责解决本科室护理人员所不能解决的技术问题。为了加强各级护理管理部门的业务技术管理,应建立健全以下各项制度。

1.岗位责任制 包括各级护理人员和各级职称护理人员职责。主要有护理副院长职责、护理部主任职责、科护士长职责、护士长职责,以及主任护师、副主任护师、主管护师、护师、护士等职责,其中对各级人员的业务技术管理职责做了明确规定。落实岗位责任制,可以保证护理工作顺利进行,减少护理业务技术差错,杜绝护理技术事故发生。

2.护理业务学习、考核制度 护理部对全院护理人员业务学习培训有计划,考核有办法,护理人员业务学习,如每月一次学习报告或全院业务学习,考核每年两次等,督促提高护理人员整体业务、技术水平。

3.护士长查房制 对护士长查房做出具体规定,如科护士长每月两次,护士长每周一次,查房的形式可以单独组织,也可随同科室主任共同进行,落实查房制,可以及时发现护理工作中的问题,实施义务技术指导,解决疑难问题,提高护理质量。

4.主任护师查房制 由主任或副主任护师带领护士查房,同样解决技术关键问题。一般一周一次,由下级护理人员提出技术要点及难点,结合教学查房,以解决技术问题。

5.护理部业务技术信息交流会议制度 护理部对全院重大技术信息及重要技术项目的决定,每季度或每半年召开一次专题护士长会议,通报进展信息或开展技术讨论。对外出进修、学习、参观及参加各种学术会议的护理人员规定返院有书面汇报和口头汇报,必要时以专科或病房为单位进行汇报和体会介绍,以提高护理业务技术水平。

二、目标管理在护理业务技术管理中应用

目标管理是以目标为中心的一种管理方法。护理业务技术管理中的目标管理,就是通过护理人员参与制定和实施整体的和具体的护理业务技术管理目标,在一定时间、空间内达到预期的结果。

护理业务技术管理目标要根据医院的等级和医院护理人员的业务技术水平来制定,目标应具体、实际、客观,在预定时期内,通过护理人员努力能实现。目标管理实施的基本程序是:①科护士长、护士长参与护理部护理业务技术管理总体目标制定;②将总体目标逐层分解,各病区护理人员参与本科室、本病区的总目标制定;③护理人员根据上级目标,又明确个人目标;④执行目标,实行自我监督和控制,定期检查目标执行情况,朝着个人、集体共同目标努力;⑤根据最后实现目标的情况,又制订新的目标。这样,在护理业务技术管理中应用目标管理,体现了以目标为中心,全员参与管理,增强了参与者的责任心和压力感,保证总体目标的完成。而总体目标的制订体现了全院护理人员在一定时期内提高护理业务技术的努力方向。

三、技术循环管理在护理业务技术管理中的应用

技术循环管理是采用"PDCA"循环管理方法。循环管理中每一环包括四个阶段:P

(Plan,计划)阶段,即对某项护理业务技术管理做出具体的计划包括措施、要求和方案;D(Do,实施)阶段,即按该项护理业务技术管理的计划执行;C(Check,检查)阶段,即对执行进程进行检查、监督;A(Action,处理)阶段,即对执行后最终结果进行综合分析、评价,是否每个计划都予以执行,达到预期的结果,计划未实现的需修改计划,重新制订计划、措施而进入下一个业务技术管理循环。

循环式技术管理,可分为定项循环管理、定位循环管理、按病种循环管理和按病例循环管理四类。

1.定项循环管理　把护理业务技术管理分为若干项目,逐项进行循环管理,这种循环管理适合于多层次、多部门护理人员参与的护理业务技术重点项目管理,其实施的程序是首先对将实施技术循环管理的项目进行调查研究,掌握必要的信息资料,经认真研究后,提出具体方案措施,专人负责监督执行情况,且发动所有参与人员主动参与管理,发现和提出问题,实施一定阶段后进行综合分析和总结,提出最终改进意见而进入下一个技术循环管理过程。

2.定位循环管理　是按每一种具体的技术工作岗位,实施循环式管理。以护理人员在岗一个班为一循环周期。出于病房护理工作连续性的特点,将每一班次的护理业务技术活动纳入每一个业务技术管理循环周期时,每个护理人员在进入自己的每一个业务技术管理周期。要求有一个具体的计划、实施措施、自我检查和结果评价,发现存在的问题,提出修改计划的建议作为下一班上岗人员修订计划的参考依据,从而有效提高工作质量。

3.按病种循环管理　各科室根据本科室接收病种的特点,对常见病、多发病的护理技术进行循环式管理。护理人员针对不同疾病种类分别计划不同的护理技术措施和方案,实施不同的护理。在实施护理活动中,执行者或上级管理者不断进行检查、评价,随时修订计划,以患者出院为一循环周期结果总结。科室根据长期、反复的实践,对某种疾病的护理技术进行总结,有利于制订出某疾病的标准护理计划等。

4.按病例循环管理　就是对每一个患者的护理过程按循环式管理方法有计划地实施护理措施,不断改进护理措施,使患者早日康复。按病例循环管理,其管理程序上大体与护理程序相似,每一个循环周期实际上是完成一个护理程序的过程。技术循环周期的开始,在了解患者护理问题的基础上制订护理技术方案,实施护理措施,最后进行护理效果评价和必要的护理计划的改进而进入另一个新的循环。

第二章　护理质量管理

第一节　概述

一、护理质量管理的概念

1.质量概念　质量通常有两种含义,一是指物体的物理质量,另外一是指产品、工作或服务的优劣程度。现在讲护理质量用的是后者。从后者质量的定义可以看出质量不仅指产品的质量,也包括服务质量。服务包括企业性服务,也包括社会性服务。在医疗护理服务中,既有技术服务质量,也有社会服务质量。质量概念产生于人们的社会生产或社会服务中,质量具有以下特性。

(1)可比较性:是说明质量是可分析比较和区别鉴定的。同一服务项目有的深受用户满意,有的导致用户意见很大。同一规格、型号的产品有的加工精细,有的加工粗糙,有的使用寿命长,有的使用寿命短,这种差别是比较的结果。人们可运用比较与鉴别的方法来选择质量高的产品和服务。因而,对产品或服务质量有预定的标准,以便于人们对比、鉴定。有的产品或服务特性可以进行定量分析,有的产品或服务只能进行定性分析,由此分别称之为计量或计数质量管理。在医院管理中,对生化的质量控制、药品质量管理是计量质量管理,而大量的是定性分析和计数判定的质量管理。

(2)客观规定性:质量有它自身形成规律,人们是不能强加其上的。客观标准必须符合客观实际,离开客观实际需要的质量标准是无用的。质量受其客观因素制约。在经济和技术发达的国家或地区所生产的产品及服务质量要比经济技术不发达的国家或地区要好。同一经济技术水平的行业和部门,人员素质高,管理科学严格,其产品质量或服务质量较好,相反就差。由此可见质量的客观规定性。

2.质量管理　是对确定和达到质量所必需的全部职能和活动的管理其中包括质量方针的制定,所有产品、服务方面的质量保证和质量控制的组织和实施。

3.护理质量管理　是指护理工作为患者提供护理技术和生活服务的效果的程度,即护理效果的高低,质的优劣。护理质量是护理工作"本性"的集中体现。护理质量是反映在护理服务的作用和效果方面,它是通过护理服务的设计和工作实施过程中的作用、效果的取得,经信息反馈形成的。它是衡量护理人员素质、护理领导管理水平、护理业务技术和工作效果的重要标志。有关专家认为,医院护理质量包括以下几个方面:①是否树立护理观念,从患者整体需要去认识患者的健康问题,独立主动地组织护理活动,满足患者的需要;②患者是否达到了接受检诊、治疗、手术和自我康复的最佳状态;③护理诊断是否全面、准确,并随时监护病情变化及心理状态的波动和变化;④能否及时、全面、正确地完成护理程序、基础护理和专科护理,且形成了完整的护理文件;⑤护理工作能否在诊断、治疗、手术、生活服务、环境管理及卫生学管理方面完成协同作业,并发挥协调作用。

护理质量管理按工作所处的阶段不同,一般可分为基础质量管理、环节质量管理和终末质量管理。

（1）基础质量管理：包括人员、医学技术、药品物质、仪器设备、时间的管理。

1）人员：人员素质及行为表现是影响医疗护理质量的决定因素。人员的思想状况、行为表现、业务水平等这些都会对医疗的基础质量产生重要影响，而医务人员业务水平和服务质量则起至关重要的作用。

2）医疗护理技术：包括医学和护理学理论、医学和护理学实践经验、操作方法和技巧。医、护、技、生物医学和后勤支持系统等高度分工和密切协作，各部门既要自成技术体系，又要互相支持配合，才能保障高水平的医疗护理质量。

3）物质：医院所需物质包括药品、医疗器械、消毒物品、试剂、消耗材料及生活物资等。

4）仪器设备：现代医院的仪器设备对提高医疗护理质量起着重要作用。包括直接影响质量的诊断检测仪器、治疗仪器、现代化的操作工具、监护设备等。

5）时间：时间就是生命。影响医疗护理质量，时间因素是十分重要的。它不仅要求各部门通力合作，更主要的是体现高效率，各部门都要争分夺秒，为患者提供及时的服务。

（2）环节质量管理：是保证医疗护理质量的主要措施之一，是各种质量要素通过组织管理所形成的各项工作能力，包括各种服务项目，工作程序或工序质量。

（3）终末质量管理：是对医疗护理质量形成后的最终评价，是指整个医院的总体质量。每一单项护理工作的最后质量，可以通过某种质量评价方法形成终末医疗质量的指标体系。终末质量虽然是对医疗质量形成后的评价，但它可将信息反馈于临床，对下一循环的医疗活动具有指导意义。

二、护理质量管理的意义

护理质量管理是护理工作必不可少的重要保证。护理工作质量的优劣直接关系到服务对象生命的安危，因此保证护理质量是护理工作开展的前提。提高护理工作质量是护理管理的核心问题，通过实施质量管理、质量控制，可以有效地保证和提高护理质量。另外，护理质量是医院综合质量的重要组成部分，实施护理质量管理是促进医疗护理专业发展，提高科学管理的有效举措。随着现代医学科学的发展，护理工作现代化也势在必行，现代医学模式要求护理工作能提供全面的、整体的、高质量的护理，以满足患者的身心各方面的需求，这就不仅要求护理人员要掌握全面的知识，提高专业水平，而且要有现代化的质量管理，建立质量管理体系是现代化管理的重要标志，所以，护理质量管理不仅对开展护理工作具有重要意义，而且对于促进护理学科的发展和提高人员的素质也具有深远意义。

三、护理质量管理的特点

护理质量管理的特点包括以下几个方面。

1.护理质量管理的广泛性和综合性　护理质量管理具有有效服务工作量、技术质量、心理护理质量、生活服务质量及环境管理、生活管理、协调管理等各类管理质量的综合性，其质量管理的范围是相当广泛的。因此，不应使护理质量管理局限在临床护理质量管理范围内，更不应该仅是执行医嘱的技术质量管理这一特点，充分反映了护理质量管理在医院服务质量管理方面的主体地位。

2.护理质量管理的程序性与连续性　护理质量是医疗质量和整个医院工作质量中的一个大的环节质量。在这个大环节中，又有若干工作程序质量。例如，中心供应室的工作质量就是一道完整的工作程序质量,临床诊断、治疗等医嘱执行的技术质量,也是这些诊断、治疗工作质量的工作程序质量。工作程序质量的管理特点,就是在质量管理中承上启下,其基本要求就是为确保每一道工作程序的质量进行质量把关。不论护理部门各道工作程序之间或是护理部门与其他部门之间,都有工作程序质量的连续性,都必须加强连续的、全过程的质量管理。

3.护理质量管理的协同性与独立性 护理工作既与各级医生的诊断、治疗、手术、抢救等医疗工作密不可分,又与各医技科室、后勤服务部门的工作也有密切的联系。大量的护理质量问题,都要从它与其他部门的协调服务和协调操作中表现出来。因此,护理质量管理必须加强协同质量管理。另外护理质量不只是协同性的质量问题,而是有其相对独立性,护理质量必须形成一个独立的质量管理系统。

第二节　管理基本方法

一、质量管理的基本工作

进行质量管理工作必须具备一些基本条件、手段和制度,这是质量管理的基础。护理质量管理也不例外。

首先,要重视质量教育,使全体人员树立"质量第一"的思想。质量管理教育包括两个方面:一是技术培训,二是质量管理的普及宣传和思想教育。通过教育要达到以下目的:①克服对质量管理认识的片面性,进一步理解质量管理的意义,树立质量管理人人有责的思想;②使每个护理人员掌握有关质量标准和管理方法,质量管理的工具,如会看图表等;③使全体人员弄清质量管理的基本概念、方法及步骤。

除进行质量管理教育外,还要建立健全质量责任制,即将质量管理的责任明确落实到各项具体工作中,使每个护理人员都明白自己在质量管理中所负的责任、权力,并可与奖惩制度联系起来。

二、质量管理的工作循环

全面质量管理保证体系运转的基本方式是以计划—实施—检查—处理的科学程序进行管理循环的,简称PDCA循环,它是20世纪50年代由美国质量管理专家戴明根据信息反馈原理提出的全面质量管理方法,故又称戴明循环。

1.PDCA循环步骤 PDCA循环包括质量保证系统活动必须经历的四个阶段、八个步骤。

(1)计划阶段(plan):包括制定质量方针、目标、措施和管理项目等计划活动,在这个阶段主要是明确计划的目的性、必要性。这一阶段分为四个步骤:①调查分析质量现状,找出存在的问题;②分析影响质量的各种因素,查出产生质量问题的原因;③找出影响质量的主要因素;④针对主要原因,拟定对策、计划和措施,包括实施方案、预计效果、时间进度、负责部门、执行者和完成方法等内容。

(2)执行阶段(do):是管理循环的第五个步骤它是按照拟定的质量目标、计划、措施具体组织实施和执行,即脚踏实地按计划规定内容去执行的过程。

(3)检查阶段(Check):为第三阶段,是管理循环的第六个步骤。它是把执行结果与预定的目标对比,检查拟定计划目标执行的情况。在检查阶段应对每一项阶段性实施结果进行全面检查、衡量和考查所取得的效果,并注意发现新的问题,总结成功的经验,找出失败的教训,并分析原因,以指导下阶段的工作。

(4)处理阶段(action):包括第七、八两个步骤。第七步为总结经验教训,将成功的经验加以肯定,形成标准,以便巩固和坚持;将失败的教训进行总结和整理,记录在案,以防再次发生类似事件。第八步是将不成功和遗留的问题转入下一循环中去解决。

PDCA循环不停地运转,原有的质量问题解决了又会产生新的问题,问题不断产生,而又不断地解决,如此循环不止,这就是管理不断前进的过程。

2.PDCA循环特点

(1)大环套小环,互相促进:整个医院是一个大的PDCA循环,那么护理部就是一个中心PDCA循环,各护理单位如病房、门诊、急诊室、手术室等又是小的PDCA循环。大环套小环,直至把任务落实到每一个人。反过来小环保大环,从而推动质量管理不断提高。

(2)阶梯式的运行,每转动一周就提高一步:PDCA四个阶段周而复始地运转,而每转一周都有新的内容与目标,并不是停留在一个水平上的简单重复,而是像阶梯式样上升。每循环一圈就要使质量水平和管理水平提高一步。PDCA的循环关键在于"处理这个阶段",处理就是总结经验,肯定成绩,纠正失误,找出差距,避免在下一循环中重犯错误。

3.护理质量的循环管理　护理质量管理既是一个独立的质量管理系统,又是医院质量管理工作中的一个重要组成部分,因此,它可以在护理系统内进行不同层次的循环管理,也是医院管理大循环中的一个小循环。所以,护理质量循环管理应结合医院质量工作,使之能够纳入医院同步惯性运行的循环管理体系中。

我国大多数医院在护理管理中实施计划管理,即各层次管理部门有年计划、季计划、月安排、周重点,并对是否按计划达标有相对应的检查制度及制约措施。

各护理单元及部门按计划有目的地实施,护理各层管理人员按计划有目的地检查达标程度,所获结果经反馈后及时修订偏差,使护理活动按要求正向运转。具体实行时可分为几个阶段:①预查。以科室为单位按计划、按质量标准和项目对存在的问题进行检查,为总查房做好准备;②总查房。护理副院长、护理部主任对各科进行检查,现场评价,下达指令;③自查。总查房后,科室根据上级指令、目标与计划和上月质量管理情况逐项分析检查,找出主要影响因素,制订下月的对策、计划、措施;④科室质量计划实施,科室质量计划落实到组或个人,进行PDCA循环管理。这种动态的、循环的管理办法,就是全面管理在护理质量管理中的具体实施。对护理质量的保证起了重要的作用。

第三节　护理质量评价

一、评价的目的与原则

1.评价目的

(1)衡量工作计划是否完成,衡量工作进展的程度和达到的水平。

(2)检查工作是否按预定目的或方向进行。

(3)根据实际提供护理的数量、质量,评价出护理工作需要满足患者的程度,未满足的原因及其影响因素,为管理者提高护理质量提供参考。

(4)通过评价工作结果,肯定成绩,找出缺点和不足,并指出努力的方向。也可以通过比较,选择最佳方案来完成某项工作。

(5)可检查护理人员工作中实际缺少的知识和技能,为护士继续教育提供方向和内容。

(6)促进医疗护理的质量,以保障患者的权益。

(7)确保医疗设施的完善,强化医疗的行政管理。

2.评价原则

(1)实事求是的原则:评价应建立在事实的基础上,将实际执行情况与原定的标准和要求进行比较。这些标准必须是评价对象能够接受的,并在实际工作中可以测量的。

(2)可比性的原则:评价与对比要在双方的水平、等级相同的人员中进行,制定标准应适当,标准不可过高或过低。过高的标准不是每位护士都能达到的。

二、护理质量评价的内容

1.护理人员的评价 护士工作的任务和方式是多样化的,因此在评价中应从不同方面去进行。如护士的积极性和创造性,完成任务所具备的知识基础,与其他人一起工作的协作能力等。对护士经常地或定期地进行评价,考查护理工作绩效,为护理人员的培养、职称的评定、奖罚提供依据。一般从人员素质、护理服务的效果方面、护理活动过程的质量或将几项结合起来进行评价。

(1)素质评价:从政治素质、业务素质、职业素质三个方面来综合测定基本素质,从平时医德表现及业务行为看其政治素质及职业素质;从技能表现、技术考核成绩、理论测试等项目来考核业务素质。方法可用问卷测评方式或通过反馈来获得综合资料,了解其基本条件,包括人员的道德修养、积极性、坚定性、首创精神,技能表现,工作态度,学识能力,工作绩效等素质条件。

(2)结果评价:是对护理人员服务结果的评价。由于很多护理服务质量不容易确定具体目标,评价内容多为定性资料,不易确定具体数据化标准,所以结果评价较为困难。并且在评价后,只能告诉护理人员是否达到了目标,并不能告诉他以后怎样去达到目标,因此应采用综合方法进行评价以求获得较全面的护理人员服务质量评价结果。并通过信息反馈,指导护理人员明确完成护理任务的具体要求和正确做法。

(3)护理活动过程质量的评价:这类评价的标准注重护士实际工作做得如何,评价护理人员的各种护理活动。这种评价的优点是给工作人员以具体的标准、指标,使评价对象知道如何做才是正确的和上级所期望的,有利于护理人员的素质和水平提高。不足之处是费时间,且内容限制在具体任务范围之内,比较狭窄,对人的责任评价范围小,只能评价护理人员在具体岗位上的工作情况。

(4)综合性评价:用几方面的标准综合起来进行评价,凡与护理人员工作结果有关的活动都可结合在内。如对期望达到的目标、行为举止、素质、所期望的工作结果和工作的具体指标要求等进行全面的考核与评价。

2.临床护理质量的评价 是衡量护理工作目标完成的程度,衡量患者得到的护理效果。

(1)基础质量评价:着重在评价执行护理工作的基本条件,包括组织机构、人员素质与配备、仪器、设备与资源等。这些内容是构成护理工作质量的基本要素。具体评价以下几个方面。

1）环境：各护理单位是否安全、清洁、整齐、舒适。

2）护理人员素质与配备：是否在人员配备上做出了合适的安排；人员构成是否适当，人员质量是否符合标准等。

3）仪器与设备：器械设备是否齐全，性能完好情况、急救物品完好率、备用无菌注射器的基数及药品基数是否够等。

4）护理单元布局与设施：患者床位的安排是否合适，加床是否适当，护士站离重症患者距离有多远等。

5）各种规章制度的制定及执行情况，有无各项工作质量标准及质量控制标准。

6）护理质量控制组织结构。可根据医院规模，设置不同层次的质控组织，如护理部质控小组，科护士长级质控小组、护士长级质量控制小组。

（2）环节质量评价

1）主要评价护理活动过程中各个环节是否达到质量要求。其中包括：①是否应用护理程序组织临床护理活动，向患者提供身心整体护理；②心理护理，健康教育开展的质量；③执行医嘱的准确率及是否按时；④病情观察及治疗效果的观察；⑤对患者管理如何，如患者的生活护理、医院内感染等；⑥与后勤及医技部门的协调情况；⑦护理报告和记录的情况。

2）也可按三级护理标准来评价护理工作的质量。在环节质量的评价中，还常用定量评价指标来评价护理工作质量，其具体内容为：①基础护理合格率；②特护、一级护理合格率；③护理技术操作合格率；④各种护理表格书写合格率；⑤常规器械消毒灭菌合格率；⑥护理管理制度落实率。

（3）终末质量评价：是评价护理活动的最终效果，是从患者角度评价所得到的护理效果与质量，是指每个患者最后的护理结果，或成批患者的护理结果质量评价。终末评价的选择和制定是比较困难的，因为影响的因素比较多，有些结果不一定说明是护理的效果。如伤口愈合率与治愈率的高低不一定完全是护理的结果。根据现代医学模式，护理结果的评价应当包括患者的生理、心理、社会、精神等各个方面。

将上述三个方面相结合来进行评价，即综合评价，能够全面说明护理服务的质量。评价结果所获信息经反馈纠正偏差，达到质量控制目的。

三、护理质量的评价方法

建立健全质量管理和评价组织。质量管理和评价要有组织保证，落实到人，并加强信息管理，信息是计划和决策的依据，是质量管理的重要基础。护理质量管理要靠正确与全面的信息，因此应注意获取和应用信息，对各种信息进行集中、比较、筛选、分析，从中找出影响质量的主要的和一般的、共性的和特性的因素，再从整体出发，结合客观条件做出指令，然后进行反馈管理。采用数理统计指标进行评价。建立反映护理工作数量、质量的统计指标体系，使质量评价更具有科学性。在运用统计方法时，应注意统计资料的真实性、完整性和准确性。注意统计数据的可比性和显著性。应按照统计学的原则，正确对统计资料进行逻辑处理。

常用的评价方式有同级间评价，上级评价、下级评价、服务对象评价（满意度），随机抽样评价等。

评价的时间可以是定期的检查与评价,也可以是不定期的检查与评价。定期检查可按月、季度、半年或一年进行,由护理部统一组织全面检查评价。但要注意掌握重点问题、重点单位。不定期检查评价主要是各级护理管理人员,质量管理人员深入实际随时按质量管理标准要求进行检查评价。

四、临床护理服务评价程序

评价工作是复杂的活动过程,也是不断的循环。一般有如下步骤。

1.确定质量评价标准

(1)标准要求:理想的标准和指标应是详细说明所要求的行为或成果,将其存在的状况,程度和应存在的行动或成果的数量写明。制定指标的要求:①具体(数量、程度和状况);②条件适当,具有一定的先进性和约束力;③简单明了,易于掌握;④易于评价,可以测量;⑤反映患者需求与护理实践。

(2)制定标准时要明确:①建立标准的类型;②确定标准的水平是基本水平或是最高水平;③所属人员参与制定,共同确定评价要素及标准;④符合实际,可被接受。

标准是衡量事物的准则,是医疗护理实践与管理实践的经验总结,是经验与科学的结晶,只有将事实与标准比较之后,才能找出差距,评价才有说服力。

2.收集信息　可通过建立汇报统计制度和制订质量检查制度来进行。对护理工作数量质量的统计数字应及时准确,做好日累计、月统计工作。除统计汇报获得信息外,还可采用定期检查与抽查结合的方式,运用检查所收集到的信息与标准对照,获得反馈信息,计算达标程度。

3.分析评价　应反复分析评价的过程,如分析:①评价标准是否恰当、完整,被评价者是否明确;②收集资料方式是否正确、有效,收集的资料是否全面、是否能反映实际情况;③资料与标准的比较是否客观;④判断所采用的标准是否一致,等。

4.纠正偏差　将执行结果与标准对照,分析评价过程后,找出差距,对评价结果进行分析,提出改进措施,以求提高护理工作数量与质量。

五、评价的组织工作

1.评价组织

(1)院内评价:我国医院内一般在护理部的组织下设立护理质量检查组,可作为常设机构或临时组成。由护理部主任(副主任)领导,各科、室护士长参加,分项(如护理技术操作、理论、临床护理、文件书写、管理质量等)或分片(如门诊、病区、手术室等)检查评价。多采用定期自查、互查互评或是上级检查方式进行。

(2)院外评价:经常由上级卫生行政部门组成,并联合各医院评价组织对医院工作进行评价。其中护理评审组负责评审护理工作质量。

2.临床护理服务评价的注意事项

(1)标准恰当:制定的标准恰当,评价方法科学、适用。

(2)防止偏向:评价人员易产生宽容偏向,或对某些远期发生的错误易忽略,或对近期发生的错误比较重视,使评价结果发生偏向,应对此加以克服。

(3)提高能力:为增进评价的准确性,需提高评价人员的能力,必要时进行培训,以学习评价标准、方法、明确注意的问题,使其树立正确的评价动机,以确保评价结果的准确性与客观性。

（4）积累资料：积累完整、准确的记录及有关资料，既能节省时间，便于查找，又是促进评价准确性的必要条件。

（5）重视反馈：评价会议前准备要充分，会议中应解决关键问题，注意效果，以达到评价目的评价结果应及时，正确地反馈给被评价者。

（6）加强训练：按照标准加强对护理人员指导训练较为重要。做到平时按标准提供优质护理服务质量，检查与评价时才能获得优秀结果。

第四节　医院分级管理与护理标准类别

一、医院分级管理与医院评审的概念

1.医院分级管理　是根据医院的不同功能、不同任务、不同规模和不同的技术水平、设施条件、医疗服务质量及科学管理水平等，将医院分为不同级别和等次，对不同级别和等次的医院实行标准有别、要求不同的标准化管理和目标管理。

2.医院评审　根据医院分级管理标准，按照规定的程序和办法，对医院工作和医疗服务质量进行院外评审的制度经过评审的医院，达标者由审批机关发合格证书，作为其执业的重要依据；对存在问题较多的医院令其限期改正并改期重新评审；对连续三年不申请评审或不符合基本标准的医院，一律列为"等外医院"，由卫生行政部门加强管理，并根据情况予以整顿乃至停业。

二、医院分级管理和评审作用

1.促进医院医德医风建设。

2.医院分级管理和评审制度具有宏观控制和行业管理的功能。

3.促进医院基础质量的提高。

4.争取改革的宽松环境，为逐步整顿医疗收费标准提供科学依据。

5.有利于医院总体水平的提高。

6.有利于调动各方面的积极性，共同发展和支持医疗事业，体现了大卫生观点。

7.有利于三级医疗网的巩固和发展。

8.有利于充分利用有限的卫生资源。

9.有利于实施初级卫生保健和实现"人人享有卫生保健"的目标。

三、医院分级管理办法

1.医院分级与分等　我国医院分级是与国际上三级医院划分方法一致，由基层向上，逐级称为一级、二级、三级。直接为一定范围社区服务的医院，我们称之为一级医院，如城市的街道医院、农村的乡中心卫生院；为多个社区服务的医院是二级医院，如农村的县医院、直辖市的区级医院；面向全省、全国服务的医院是三级医院，如省医院等。各级医院分为甲、乙、丙三等，三级医院增设特等，共三级十等。医院分等以后，可以通过竞争，促使医院综合水平提高而达到较好的等次，体现应有的价值。

2.医院评审委员会　医院评审委员会是在同级卫生行政部门领导下，独立从事医院评

审的专业性组织。可分为部级、省级、地(市)级三级评审会。

(1)部级:由卫生计生委组织、负责评审三级特等医院,制订与修订医院分级管理标准及实施方案,并对地方各级评审结果进行必要的抽查复核

(2)省级:由省、自治区、直辖市卫生厅(局)组织,负责评审二级、三级医院。

(3)地(市)级:由地(市)卫生局组织,负责评审一级医院。

评审委员会聘请有经验的医院管理、医学教育、临床、医技、护理和财务等有关方面专家若干人组成,要求其成员作风正派,清廉公道,不徇私情,身体健康,能亲自参加评审。

四、标准及标准化管理

1.标准 是对需要协调统一的技术或其他事物所做的统一规定。标准是衡量事物的准则、共同遵守的原则或规范。标准是以科学技术和实践经验为基础,经有关方面协商同意,由公认的机构批准,以特定形式发布。因此,标准具有以下特点:①明确的目的性;②严格的科学性;③特定的对象和领域;④需运用科学的方法制定并组织实施。

2.护理质量标准 是护理质量管理的基础,是护理实践的依据,是衡量整个工作或单位及个人的工作数量、质量的标尺和砝码。护理质量标准应是以工作项目管理要求,或管理对象不同而分别确定的。

3.标准化 是以制定和贯彻执行标准的有组织的活动过程。这种过程不是一次完结,而是不断循环螺旋式上升的,每完成一项循环,标准化水平就提高一步。标准是标准化的核心。标准化的效果部分可在短期内或局部范围内体现;多数要在长期或整体范围才能体现,已确定的标准需要经常深化,经常扩张。

4.标准化管理 是一种管理手段或方法。即以标准化原理为指导,把标准化贯穿于管理全过程,以增进系统整体效能为宗旨,以提高工作质量与工作效率为根本目的的一种科学管理方法。标准化管理具有以下特征:①一切活动依据标准;②一切评价以事实为准绳。

五、综合医院分级管理标准及护理标准(卫生计生委试行草案)

1.综合医院分级管理标准

(1)范围:我国当前制定的综合医院分级管理标准(专科医院标准另订)的范围包括两方面:一是医疗质量,尤其是基础质量;二是医疗质量的保证体系。

"标准"涉及管理、卫生人员的资历与能力、患者与卫技人员的培训与教育、规章制度、医院感染的控制、监督与评价、建筑与基础设施、安全管理、医疗活动记录(病案、报告、会议记录)和统计指标等十个方面的内容。以上内容分别在各级医院基本条件和分等标准中做了明确规定。

(2)医院分级管理标准体系及其指标系列:医院分级管理标准体系由一级、二级、三级综合医院的基本标准和分等标准所构成。每部分既含定性标准,又含定量标准。

1)基本标准:基本标准是评价医院级别的标准,是最基本的要求,达不到基本标准的医院,不予参加评定等次。基本标准与等次标准两者分别进行考核评定。基本标准系列由以下七个方面组成:医院规模;医院功能与任务;医院管理;医院质量;医院思想政治工作与医德医风建设;医院安全;医院环境。

2)分等标准:各级综合医院均划分为甲、乙、丙三等。三级医院增设特等的标准。评审委员会依据分等标准评定医院等级,同时也将会促进医院的发展建设。分等标准中,根据一

级医院的特殊性,与二级、三级医院评审范围有所不同。分等标准归类包括:各项管理标准;各类人员标准;物资设备标准;工作质量、效率标准;经济效果标准;卫生学管理标准;信息处理标准;生活服务标准;医德标准;技术标准。

在评审中,采取千分制计算方法评定;合格医院按所得总分评定等次。分等标准考核:甲等须达 900 分以上(含 900 分);乙等须达 750 分至 899 分(含 750 分);丙等在 749 分以下。三级特等医院除达到三级甲等医院的标准外,还须达到特等医院所必备的条件。

各级医院统计指标系列项目有所区别,一级医院共 39 项、二级医院共 41 项、三级医院 50 项,其中含反映护理方面的统计指标 7~10 项,例如五种护理表格书写合格率、护理技术操作合格率、基础护理合格率、特护和一级护理合格率、陪护率、急救物品完好率、常规器械消毒合格率、开展责任制护理百分率、一人一针一管执行率,以及昏迷和瘫痪患者压疮发生率等。

2.护理管理标准及评审办法 护理管理标准是评审各级医院护理工作的依据,是目前全国统一执行的护理评价标准,目前护理管理标准以加强护理队伍建设和提高基础护理质量为重点。

(1)护理管理标准体系:护理管理标准体系中的基本标准,包括五部分内容。①护理管理体制:含组织领导体制、所配备的护理干部数量及资格、护理人员编制的结构及比例等;②规章制度:含贯彻执行医院工作制度与医院工作人员职责有关护理工作的规定,结合医院实际,认真制定和严格执行相应的制度,包括护理人员职责;疾病护理常规和护理技术操作规程;各级护理人员继续教育制度等,并要求认真执行;③医德医风:贯彻执行综合医院分级管理标准中相应级别医院医德医风建设的要求,结合护士素质,包括仪表端庄、言行规范;患者对护理工作、服务态度的满意度的百分率要求;④质量管理:包括设有护理质量管理人员;有明确的质量管理目标和切实可行的达标措施;有质量标准和质控办法,定期检查、考核和评价;严格执行消毒隔离及消毒灭菌效果监测制度;有安全管理制度及措施,防止护理差错、事故的发生;⑤护理单位管理:包括对病房、门诊(注射室、换药室)、急诊室、手术室、供应室等管理应达到布局合理,清洁与污染物品严格区分放置,基本设备齐全,适用;环境整洁、安静、舒适、安全,工作有序。

(2)分等标准:包括护理管理标准、护理技术水平及护理质量评价指标三部分。①护理管理标准:包括有护理管理目标、年计划达标率要求;有护理工作年计划、季安排、月重点及年工作总结;有护理人员培训、进修计划,年培训率达标要求;有护理人员考核制度和技术档案,年考核合格率要求;有护理质量考评制度,定期组织考评;有护理业务学习制度,条件具备的组织护理查房;有护理工作例会制度;有护理差错、事故登记报告制度,定期分析讨论;对护理资料进行登记、统计;三级医院要求对资料的动态分析与评价,并达到信息计算机管理;②技术水平:包括护理人员三基(基本知识、理论、技能)平均达标分数;掌握各科常见病、多发病的护理理论、护理常规、急救技术、抢救程序、抢救药品和抢救仪器的使用有不同要求;掌握消毒灭菌知识、消毒隔离原则及技术操作;不同级别医院分别承担初、中、高等护理专业的临床教学任务;二级、三级医院分别承担下级医院的护理业务指导、护理人员的进修、培训和讲学任务;二级、三级医院分别承担下级医院的护理业务指导、护理人员的进修、培训和讲学任务;开展护理科学研究工作、学术交流和发表论文、开展护理新业务、新技术的能力与数量要求,对不同级别医院均应达到相应标准;二级、三级医院应能熟练掌握危、急、重症监护,达到与医疗水平相适应的护理专科技术水平;③护理质量评价指标:参考以下护理质量指标及计算方法。

(3)护理质量指标及计算方法:医院分级管理中护理标准要求的质量指标共计十七项,各级医院质量标准原则相同,指标要求有所差别。例如五种护理表格书写合格率,一级医院≥85%,二级医院≥90%,三级医院≥95%。五种护理表格包括体温单、交班本、医嘱本、医嘱单、特护记录单,其标准是:①字迹端正、清晰、无错别字、眉栏填齐、卷面清洁、内容可靠、及时;②护理记录病情描述要点突出,简明通顺,层次分明,运用医学术语;③体温绘制点圆线直,不间断、不漏项;④医嘱抄写正确、及时,拉丁文或英文字书写规整,用药剂量、时间、途径准确,签全名。

十七项护理质量标准中责任制护理开展病房数与陪护率对一级医院不设具体规定指标。十七项护理质量指标及计算方法见表2-1。

表2-1 护理质量指标及计算方法

序号	指标项目	计算方法	质量指标			备注
			一级医院	二级医院	三级医院	
1	护理工作和服务态度满意度		≥80%	≥80%	≥80%	达标按"医院基本标准"中医德医风建设标准的要求,列入全院综合指标
2	年计划达标率	达标项目数/年计划目标项目数×100%	≥85%	≥90%	≥95%	目标明确,措施可行,达标有依据
3	护理人员年培训率	已培训人数/护理人员总数×100%	≥5%	≥10	≥15%	培训指进修、脱产学习,自学考试
4	护理人员年考核合格率	合格人数/被考核护理人数×100%	≥85%	≥90%	≥95%	考核按层次进行理论、技术操作考试和平时工作考核。被考核人数占总数的95%
5	护理人员三基平均达标		≥70分	≥70分	≥80分	三基内容以中等护理专业教材为基准
6	护理技术操作合格率	合格人数/被考核人数×100%	≥85%	≥90%	≥95%	随机抽查
7	基础护理合格率	合格患者数/被抽查患者数×100%	≥80%	≥85%	≥90%	抽查病房及重患者
8	特护、一级护理合格率	合格患者数/被抽查患者数×100%	≥80%	≥85%	≥90%	抽查特护、监护及一级护理患者

（续表）

序号	指标项目	计算方法	质量指标			备注
			一级医院	二级医院	三级医院	
9	五种护理表格书写合格率	合格病历数/被抽查份数×100%	≥85%	≥90%	≥95%	抽查五种护理表格
10	责任制护理开展病房数	开展病房数/全院病房数×100%		≥10%	≥20%	一级重症患者有护理病历,执行护理计划,有效果评价和出院指导
11	急救物品完好率	合格件数/抽查件数×100%	100%	100%	100%	随机抽查若干件
12	常规器械消毒灭菌合格率	合格件数/抽查件数×100%	100%	100%	100%	随机抽查若干件
13	年压疮放松次数		0	0	0	除特殊病情不允许翻身者除外
14	每天床年护理严重差错发生次数		≤1	≤0.5	≤0.5	在护理工作中,由于责任心不强,违反操作规程或查对不严,发生错误,给患者造成一定痛苦,但未造成功能障碍、伤残和死亡等严重不良后果者,应定为严重差错
15	年护理事故发生次数		0	0	0	
16	一人一针一管执行率	已执行科室数/应执行科室数×100%	100%	100%	100%	
17	陪护率	陪护人数/住院人数×100%		≤8%	≤5%	列入全院综合指标

注:指标项目指标标准分均为85分。

（4）三级特等医院标准：三级特等医院的护理管理总体水平除达到三级甲等医院标准外，要求全院护理人员中取得大专以上学历或相当大专知识水平证书者≥15%；医院护理管理或重点专科护理在国内具有学科带头作用；有独立开展国际护理学术交流的能力。

（5）护理管理标准：评审中采取标准得分与分等标准得分分别计算方法，各按100分计算。两项得分之和除以2，计入医院总分。基本标准得分必须≥85分才可进入相应等次，<85分时在医院总分达到相应等次的基础上下降一等。基本标准与分等标准内各项具体分值见表2-2。

表 2-2 护理管理标准评分要求

项目	比重/%	分值/分
1.基本标准		
（1）护理管理体系	25	25
（2）规章制度	20	20
（3）医德医风	20	20
（4）质量管理	15	15
（5）护理单位管理	20	20
小计	100	100
2.分等标准		
（1）管理标准	25	25
（2）技术水平	25	25
（3）护理质量评价指标	50	50
小计	100	100
合计	200	200

（6）评审方法：采取听介绍，检查各类护理资料和原始记录，与护理人员座谈，征询医院其他人员和患者意见，发调查表或座谈方式收集合同单位及社会各界反映，抽查病房、门诊、急诊各类患者护理质量，检查护理质量考核资料，抽查护理人员技术操作，面试或笔试护理人员基础知识、基本理论，检查护理人员考核成绩、技术档案，抽查病历表格、特护记录、责任制病历、物品、仪器管理及质控管理记录等。

第三章 冠状动脉粥样硬化性心脏病患者的护理

第一节 概述

冠状动脉粥样硬化性心脏病(简称冠心病)是指冠状动脉粥样硬化,使血管腔狭窄、阻塞,和(或)因冠状动脉功能性改变(痉挛),导致心肌缺血缺氧,甚至坏死而引起的心脏病,又称缺血性心脏病。本病多发生在40岁以后,男性多于女性,脑力劳动者较多。冠心病是动脉粥样硬化导致器官病变的最常见类型,近年已成为常见的流行病,在有些国家和地区为人群中首位的死亡原因,在我国也呈增长趋势。

一、病因与发病机制

引起动脉粥样硬化的原因目前尚未完全明确,目前认为主要和下列危险因素有关。

1.血脂异常 目前认为和动脉粥样硬化形成关系最密切的是胆固醇、三酰甘油、低密度脂蛋白(LDL)或极低密度脂蛋白(VLDL)增高;高密度脂蛋白尤其是它的亚组分Ⅱ($HDL_Ⅱ$)减低,载脂蛋白A减低和载脂蛋白B增高都被认为是危险因素。近年又认为脂蛋白(a)增高也是独立的危险因素。

2.高血压 血压增高与本病关系呈正相关。60%~70%的冠状动脉粥样硬化患者有高血压,高血压患者患本病是血压正常后的3~4倍。

3.吸烟 可造成动脉壁氧含量不足,促进动脉粥样硬化的形成。每天吸烟的支数与其发病率成正比,吸烟者与不吸烟者的发病率和病死率增长2~6倍。

4.糖尿病 使动脉粥样硬化的发病率明显增加,且动脉粥样硬化进展快速。

5.其他 包括从事脑力劳动、高度精神紧张的职业,做事力求完美、争强好胜的A型性格,40岁以上的年龄,肥胖尤其是体重迅速增加者,不适当的生活方式如缺少活动、进食过多的动物性脂肪、胆固醇、糖和钠盐等。另外,还存在遗传因素。近年还发现与同型半胱氨酸增高、感染尤其存在胰岛素抵抗有关。

二、临床分型

根据冠状动脉病变的部位、范围,病变严重程度和心肌缺血程度,可将冠心病分为以下临床类型。

1.无症状型心肌缺血(隐匿型冠心病) 患者无自觉症状,而静息、动态时或负荷试验心电图有心肌缺血性改变(ST段压低、T波低平或倒置),或放射性核素检查有心肌灌注不足的表现。

2.心绞痛型冠心病 有发作性胸骨后疼痛,为一时性心肌供血不足引起。

3.心肌梗死型冠心病 由于冠状动脉闭塞致心肌急性缺血坏死,症状严重。

4.缺血性心肌病型冠心病 临床表现与原发性扩张型心肌病类似,表现为心脏增大、心力衰竭和心律失常,为长期心肌缺血导致心肌纤维化所致。

5.猝死型冠心病 因原发性心搏骤停而死亡,多为缺血心肌局部发生电生理紊乱引起严重的室性心律失常所致。

第二节　稳定型心绞痛

稳定型心绞痛是在冠状动脉狭窄的基础上,由于心脏负荷增加引起的心肌急剧、暂时缺血缺氧的临床综合征。其特点为劳力诱发的阵发性前胸压榨性或窒息样疼痛感觉,主要位于胸骨后,可放射至心前区与左上肢尺侧面,也可放射至右臂和两臂的外侧面或颈与下颌部,持续数分钟,往往经休息或舌下含服硝酸甘油后迅速消失。

一、病因与发病机制

心绞痛最基本的病因是冠状动脉粥样硬化引起血管腔狭窄和(或)痉挛。其他如重度主动脉瓣狭窄或关闭不全、肥厚型心肌病等也是本病发生的原因,但不在此讨论范围。

正常情况下,冠脉循环有很大的储备力,当心肌耗氧量增加时,可通过神经体液的调节,扩张冠状动脉,增加冠状动脉血流量以进行代偿。当冠状动脉病变导致管腔狭窄或部分分支闭塞或扩张性减弱时,限制了血流量的增加,使心肌的供血量相对固定。一旦心脏负荷突然增加,心肌对血液和氧的需求增加,而冠脉的供血不能相应增加,以致心肌缺血,引起心绞痛发作。在缺血缺氧的情况下,心肌内积聚过多的代谢产物如乳酸、丙酮酸等酸性物质,类似激肽的多肽类物质,刺激心脏内自主神经的传入纤维末梢,传至大脑产生痛觉。

二、临床表现

1.症状　以发作性胸痛为主要临床表现,典型疼痛特点如下。

(1)部位:位于胸骨体上段或中段之后,可波及心前区,有手掌大小范围,界限不很清楚。常放射至左肩、左臂内侧达无名指和小指,或至咽、颈、下颌及上腹部等。

(2)性质:为压迫性、紧缩性、发闷、堵塞、烧灼感,但无锐痛或刺痛,可伴濒死感。发作时,患者常不自觉地停止原来的活动,直至症状缓解。

(3)诱因:常因体力劳动或情绪激动而诱发,也可在饱餐、寒冷、阴雨天气、吸烟,或心动过速、休克时发生。疼痛发生在体力劳动或激动的当时而非之后。

(4)持续时间:发作一般持续 3~5 分钟,很少超过 15 分钟。可数天、数周发作 1 次,也可 1 天内多次发作。

(5)缓解方式:停止原来的活动,或舌下含服硝酸甘油后 1~5 分钟缓解。

2.体征　心绞痛发作时,可出现面色苍白、出冷汗、心率增快、血压升高。有时出现第三或第四心音奔马律。

3.临床分型　心绞痛的临床分型有利于判断病情轻重,选择治疗措施,估计预后。参照世界卫生组织的《缺血性心脏病的命名及诊断标准》,可将心绞痛分为以下几种。

(1)劳力性心绞痛:心绞痛发作是由于体力劳动或其他增加心肌需氧量的因素而诱发,休息或含服硝酸甘油后迅速缓解。其原因主要是冠状动脉狭窄使血流不能按需求相应地增加,出现心肌氧的供求不平衡。包括:①稳定型心绞痛。最常见。其发作特点在 1~3 个月大致相同;②初发型心绞痛。为时间不足 1 个月者。既往有稳定型心绞痛已长期未发作,而现在再次发生,时间不足 1 个月者也列入此型;③恶化型心绞痛,原为稳定型心绞痛。近 3 个月内发作的频率、程度、时限、诱因经常变动,进行性恶化,含服硝酸甘油不易缓解。

（2）自发性心绞痛:心绞痛发作与心肌需氧量增加无明显关系,常与冠状动脉血流储备量减少有关。疼痛程度较重,时限较长,不易为硝酸甘油所缓解。包括:①卧位型心绞痛。常在休息或睡眠时发生,硝酸甘油不易缓解;②变异型心绞痛。常在夜间或清晨发作,发作时伴有心电图相关导联 ST 段抬高,发作时间较长;③急性冠状动脉功能不全。又称中间综合征,常在休息或睡眠时发生,时间可达 30 分钟至 1 小时以上,④梗死后心绞痛。急性心肌梗死发生后 1 个月内再发的心绞痛。

（3）混合性心绞痛:具有劳力性和自发性两类心绞痛的特点。

临床上常将除稳定型心绞痛之外所有类型的心绞痛,统称为不稳定型心绞痛。目前趋向于将心绞痛分为稳定型心绞痛、不稳定型心绞痛和变异型心绞痛。

4.严重度分级　采用加拿大心血管协会根据劳力型心绞痛的分类。

Ⅰ级:一般体力活动(如步行和登楼)不受限,仅在强、快或长时间劳力时发生心绞痛。

Ⅱ级:一般体力活动轻度受限。快步、饭后、寒冷或刮风中、精神应激或醒后数小时步行或登楼,步行两个街区以上、登楼一层以上和爬山,均引起心绞痛。

Ⅲ级:一般体力活动明显受限,步行 1~2 个街区,登楼一层引起心绞痛。

Ⅳ级:一切体力活动都引起不适,静息时可发生心绞痛。

三、辅助检查

1.心电图　是心肌缺血、诊断心绞痛最常规、最普遍采用的检查方法。

（1）静息心电图检查:稳定型心绞痛患者静息心电图一般都是正常的,不能除外严重冠心病。常见异常改变有 ST-T 改变,包括 ST 段压低、T 波低平或倒置,ST 段改变更具特异性。

（2）心绞痛发作时心电图检查:发作时出现明显的、有相当特征的心电图改变,主要为暂时性心肌缺血所引起的 ST 段移位。

（3）心电图负荷试验:通过对疑有冠心病的患者增加心脏负荷(运动或药物)而诱发心肌缺血的心电图检查。最常用的阳性标准为运动中或运动后 ST 段水平型或下斜型压低 0.1 mV,持续超过 2 分钟。

（4）动态心电图:连续记录 24 小时或 24 小时以上的心电图,可从中发现 ST-T 改变和各种心律失常,可将出现心电图改变的时间与患者的活动和症状相对照。

2.超声心动图　观察心室腔的大小、心室壁的厚度及心肌收缩状态;另外,还可以观察到陈旧性心肌梗死时梗死区域的运动消失及室壁瘤形成。

3.放射性核素检查　心肌灌注成像是通过药物静脉注射使正常心肌显影而缺血时不显影的"冷点"成像法,结合药物和运动负荷试验,可查出静息时心肌无明显缺血的患者。

4.磁共振成像　可获得心脏解剖、心肌灌注与代谢、心室功能及冠状动脉成像的信息。

5.心脏 X 线检查　可无异常发现或见主动脉增宽、心影增大、肺淤血等。

6.CT 检查　可用于检测冠状动脉的钙化及冠状动脉狭窄。

7.冠状动脉造影　可显示冠状动脉各支的狭窄部位、范围和程度,可进行电视摄影、快速连续摄片、磁带录像或光盘记录,是诊断心绞痛的黄金标准。同时对选择治疗方案及判断预后也非常重要。

四、诊断

根据典型的发作特点,休息或含服硝酸甘油后缓解,结合年龄和存在的冠心病危险因素,除外其他疾病所致的心绞痛,即可确定诊断。发作不典型者需要依靠观察硝酸甘油的疗效、发作时心电图的变化及辅助检查来明确诊断。

五、治疗

原则是避免诱发因素、改善冠状动脉血供、治疗动脉粥样硬化、预防心肌梗死、改善生存质量。

1.发作时治疗

(1)发作时应立即休息。

(2)药物治疗:首选作用快、疗效高的硝酸酯制剂,如硝酸甘油0.3~0.6 mg,舌下含服,1~2分钟即开始起作用,作用持续约半小时;硝酸异山梨酯每次5~10mg,舌下含服,2~5分钟见效,作用维持2~3小时;新近还有供喷雾吸入的制剂。变异型心绞痛可选用钙通道阻滞剂。同时可考虑用镇静剂。

2.缓解期治疗

(1)一般治疗:尽量避免各种诱发因素如过度劳累、情绪激动、不适当的饮食等;积极治疗及预防各种冠心病的危险因素,如高血压、高脂血症、糖尿病等。

(2)药物治疗:使用作用持久的抗心绞痛药物,可单独选用、交替应用或联合应用。如硝酸酯制剂、β-受体阻断药、钙通道阻断药、抑制血小板聚集的药物如阿司匹林、双嘧达莫(潘生丁)等,以及具有活血化瘀作用的中成药。

3.冠状动脉介入治疗 对符合适应证的心绞痛患者可行经皮腔内冠状动脉成形术和冠状动脉内支架置入术。

4.外科治疗 对病情严重,药物治疗效果不佳,经冠状动脉造影显示不适合介入治疗者,应及时做冠状动脉旁路移植术,简称冠脉搭桥术。一般取患者自身的大隐静脉作为旁路移植材料,一端吻合在主动脉,另一端吻合在有病变的冠状动脉段的远端。

六、护理评估

1.身体评估

(1)一般状态:评估患者精神应激状态、体力活动、饮食状况。评估患者体重指数(BMI)、腰围、腹围。

(2)生命体征:评估患者体温、血压、脉搏、呼吸、意识、末梢循环情况等。

2.病史评估 重点了解患者是否具有冠心病的危险因素,包括年龄、性别、工作性质、经济状况、家族史、既往史、生活方式、不良嗜好等因素;评估患者目前心绞痛发作的频次、诱因及发作时疼痛的部位、性质、持续时间、缓解方式、伴随症状、服药种类及服药后反应;评估患者对疾病知识及诱因相关知识的掌握程度、合作程度、心理状况(如患者有无焦虑、抑郁等表现)。评估时,注意参考冠心病患者危险因素调查表、综合医院焦虑抑郁评估量表。

3.心理-社会状况 因疼痛反复发作,患者工作、学习、生活、社交均受到影响,容易产生焦虑、烦恼等情绪变化;因本病有发生急性心肌梗死或猝死的危险,很多患者会产生恐惧、抑郁心理和认知不足情形。

4.其他评估　评估患者的活动能力,判断患者发生跌倒、坠床、压疮的危险程度。参考北京大学第一医院日常生活能力评定 Barthel 指数量表、北京大学第一医院患者跌倒危险因素评估表、北京入学第一医院患者压疮 Braden 评分表。

七、护理诊断/问题

1.疼痛:胸痛　与一过性心肌急性缺血,乳酸及代谢产物积聚,刺激神经末梢有关。

2.活动无耐力　与心肌氧的供需失调有关。

3.焦虑　与剧烈胸痛、并惧怕复发有关。

4.知识缺乏　缺乏控制诱发因素及预防心绞痛发作的知识。

5.潜在并发症　心肌梗死。

八、护理目标

1.心前区疼痛缓解,发作次数减少或不发作。

2.情绪稳定,焦虑减轻或消失。

九、护理措施

1.一般护理

(1)休息:心绞痛发作时嘱患者立即停止活动,卧床休息,并密切观察。缓解期一般不需卧床休息。嘱患者尽量避免各种已知的可以避免的诱因。

(2)给氧。

(3)饮食护理:遵医嘱给予低盐、低脂、低胆固醇、高维生素的治疗饮食,注意少量多餐,并告知患者其治疗饮食的目的和作用。

(4)运动指导:建议稳定型心绞痛患者每天进行有氧运动 30 分钟,每周运动不少于5 天。

2.病情观察

(1)观察患者疼痛的部位、性质、持续时间、生命体征,必要时给予心电监护。注意 24 小时更换电极片及粘贴位置,避免影响监测效果,减少黏胶过敏发生。按照护理级别要求按时记录各项指标参数,如有变化及时通知医生。

(2)心绞痛发作者遵医嘱给予药物治疗后,注意观察患者用药后反应。如需输液治疗,要保证输液管路通畅、按时观察输液泵工作状态,确保药液准确输注。观察穿刺部位,预防静脉炎及药物渗出。

(3)倾听患者主诉,注意观察患者胸痛改善情况。

(4)观察患者活动情况:根据患者的病情、活动能力制订合理的康复运动计划。

3.用药护理

(1)应用硝酸甘油时,应注意用法是否正确、胸痛症状是否改善;使用静脉制剂时,应遵医嘱严格控制输液速度,观察用药后反应,同时告知患者由于药物扩张血管会导致面部潮红、头部胀痛、心悸等不适,以解除患者顾虑。

(2)应用他汀类药物时,定期监测血清氨基转移酶及肌酸激酶等生化指标。

(3)应用阿司匹林时,建议饭后服用,以减少恶心、呕吐、上腹部不适或疼痛等胃肠道症状。观察患者是否出现皮疹、皮肤黏膜出血等不良反应,如发生及时通知医生。

（4）应用 β 受体拮抗剂时,监测患者心率、心律、血压变化。嘱患者在改变体位时动作应缓慢。

（5）应用低分子肝素等抗凝药物时,注意口腔、黏膜、皮肤、消化道等部位出血情况。

4.心理护理 心绞痛患者常反复发作胸痛,使其产生紧张不安或焦虑的情绪,而焦虑能增加交感神经兴奋性,增加心肌需氧量,加重心绞痛。所以应向患者做好解释,减轻患者的心理压力;建立良好的护患关系,给予心理支持。

十、健康教育

1.饮食指导 向患者及家属讲解饮食的治疗原则为低盐、低脂、少食多餐,避免暴饮暴食。合理膳食,指导选择血糖指数较低、适量优质蛋白质、高纤维食物,以达到既维持全身营养供给,又不给心脏增加负担的目的。

2.药物指导 心绞痛患者需要长期规律口服药治疗。患者在用药过程中需掌握各种药物的名称、作用、剂量,监测可能出现的不良反应等。如服硝酸甘油片后持续症状不缓解或近期心绞痛发作频繁,应警惕近期内发生心肌梗死的可能,及时就诊治疗。

3.休息与运动指导 发病时应卧床休息,保持环境安静,防止不良刺激。病情稳定后根据年龄、体质、病情,指导患者适当运动。应多选择中小强度的有氧运动,如步行、慢跑、登楼梯、太极拳等,每次 20～40 分钟,要循序渐进,长期有规律锻炼。肥胖患者可根据自身情况适当增加活动次数。在运动中若出现心悸、头晕、无力、出冷汗等不适时应马上停止活动。

4.定期复查 监测血压、血脂、心电图。

5.预防并发症的指导 平时避免情绪激动、寒冷刺激、劳累、便秘、饱餐等诱因;养成良好的作息习惯,戒烟限酒;平时适当锻炼是预防疾病复发及并发症的重要方法。

十一、护理评价

1.心前区疼痛是否已得到缓解,发作次数有无明显减少。

2.情绪是否稳定,焦虑和抑郁症状有无明显好转。

第三节 非 ST 段抬高型急性冠脉综合征

急性冠脉综合征(acute coronary syndrome,ACS)是指冠心病中急性发病的临床类型,包括不稳定型心绞痛(unstable angina,UA)、非 ST 段抬高型心肌梗死(non-ST segment elevation myocardial infarction,NSTEMI)和 ST 段抬高型心肌梗死(ST segment elevation myocardial infarction,STEMI)。近年又将前两者合称为非 ST 段抬高型 ACS,约占 3/4,后者称为 ST 段抬高型 ACS,约占 1/4。其中 UA 和 NSTEMI 若未及时治疗,可能进展成 STEMI。

一、发病机制

ACS 即在冠状动脉粥样硬化的基础上,发生斑块破裂或糜烂、溃疡,并发血栓形成、血管收缩、微血管栓塞等导致急性或亚急性的心肌供氧减少。不稳定型心绞痛(UA)是指介于稳定型心绞痛和急性心肌梗死(acute myocardial infarction,AMI)之间的临床状态,它是 ACS 中的常见类型,若 UA 伴有血清心肌标志物明显升高,即可确诊为非 ST 段抬高型心肌梗死(NSTEMI)。STEMI 的病理生理特征是由于心肌丧失收缩功能所产生的左心室收缩功能降低、血流动力学异常和左心室重构所致。

二、临床表现

1.症状 UA 和 NSTEMI 胸部不适的部位及性质与典型的稳定型心绞痛相似,但通常程度更重,持续时间更长,可达 30 分钟,胸痛可在休息时发生。UA 和 NSTEMI 的临床表现一般具有以下 3 个特征之一。

(1)静息时或夜间发生心绞痛,常持续 20 分钟以上。

(2)新近发生的心绞痛(病程在 2 个月内)且程度严重。

(3)近期心绞痛逐渐加重(包括发作的频度、持续时间、严重程度和疼痛放射到新的部位)。发作时可有出汗、恶心、呕吐、心悸或呼吸困难等表现;而原来可以缓解心绞痛的措施此时变得无效或不完全有效。不稳定型心绞痛严重度分级见表 3-1。

表 3-1 Braunwald 不稳定型心绞痛严重度分级

严重程度	定义	一年内病死率或心肌梗死率/%
Ⅰ级	严重的初发型或恶化型心绞痛,无静息时疼痛	7.30
Ⅱ级	亚急性静息型心绞痛(在就诊前 1 个月内发生),但近 48 小时内无发作	10.30
Ⅲ级	急性静息型心绞痛,在 48 小时内有发作	10.80

2.体征 胸痛发作时可出现脸色苍白、皮肤湿冷;可闻及一过性收缩期杂音。

三、辅助检查

1.心电图 症状发作时的心电图有重要诊断意义,UA 患者症状发作时主要表现为 ST 段压低,其心电图变化随症状缓解而完全或部分消失,如心电图变化持续 12 小时,常提示发生 NSTEM。NSTEMI 常有持续性 ST 段压低≥0.1 mV 或伴对称性 T 波倒置,相应导联 R 波电压进行性降低,ST 段和 T 波的改变常持续存在。

2.心肌标志物检查 心肌血清标志物是鉴别 UA 和 NSTEMI 的主要标准。UA 时,心肌标志物一般无异常增高,若 cTnT 及 cTnI 超过正常值,则可考虑 NSTEMI 的诊断。

3.冠状动脉造影和其他侵入性检查。

四、诊断

根据典型的胸痛症状和辅助检查尤其是心电图改变,结合冠心病危险因素,非 ST 段抬高型 ACS 可确诊。UA 与 NSTEMI 的鉴别主要参考心电图上 ST-T 改变的持续时间和血清心肌标志物检测结果。

五、治疗

应及早发现、及早住院,连续监测心电图,以发现缺血和心律失常;多次测定血清心肌标志物。UA 或 NSTEMI 的治疗目标是稳定斑块、缓解心肌缺血及改善长期预后。

1.一般治疗 不稳定心绞痛患者应收治 CCU,卧床休息 12~24 小时,给予心电监护。有明确低氧血症患者或存在左心室衰竭患者需给氧。病情稳定或血运重建后症状控制可建议循序渐进的活动。最初 2~3 天给予流食,症状缓解后可给予易消化的半流食,少量多餐。保持大便通畅,避免便秘,必要时可给予缓泻剂。

2.抗栓治疗　可预防冠状动脉内进一步血栓形成、促进内源性纤溶活性溶解血栓,包括抗血小板和抗凝两部分。

3.抗心肌缺血治疗　包括 β 受体拮抗剂、硝酸酯类药物、镇痛剂、钙离子通道阻滞剂。

4.其他药物治疗　长期应用 ACEI 对预防再发缺血事件和死亡、改善心室重构有益;他汀类调脂药物除了对血脂的调节作用外,还可以稳定斑块、改善内皮细胞功能。

5.血运重建治疗。

六、护理评估

1.身体评估

(1)一般状态:评估患者精神、活动耐力、饮食状况。评估患者体重、BMI、腰围、腹围。

(2)生命体征:评估患者体温、血压、脉搏、呼吸、意识、末梢循环情况等。

2.病史评估　除了解患者是否具有冠心病的危险因素外,重点评估心绞痛发作特点、心绞痛严重分级、心肌酶学的变化及危险分层。危险分层的内容包括病史、疼痛特点、临床表现、心电图、心脏标志物等。评估患者服药情况:既往是否服药、服药种类及服药后反应。评估患者对疾病知识及诱因相关知识的掌握程度、合作程度、心理状况(如患者有无焦虑、抑郁等表现)。评估时,参考冠心病患者危险因素调查表、综合医院焦虑抑郁评估量表。

3.心理-社会状况　因疼痛反复发作,患者工作、学习、生活、社交均受到影响,容易产生焦虑、烦恼等情绪变化;因本病有发生急性心肌梗死或猝死的危险,很多患者会产生恐惧、抑郁心理和认知不足情形。

4.其他评估　评估患者的活动能力,判断患者发生跌倒、坠床、压疮的危险程度,参考北京大学第一医院日常生活能力评定 Barthel 指数量表、北京大学第一医院患者跌倒危险因素评估表、北京大学第一医院患者压疮 Braden 评分表。

七、护理措施

1.一般护理

(1)患者应卧床休息 12~24 小时,给予持续心电监护。

(2)保持病室环境安静,使患者充分休息:对患者进行必要的解释和鼓励,使其积极配合治疗,解除其焦虑和紧张情绪,减轻其心脏负担。

(3)有明确低氧血症(动脉血氧饱和度≤92%)或存在左心室衰竭者,遵医嘱给氧。

(4)疾病最初 2~3 天以流质饮食为主,以后随症状减轻而逐渐增加易消化的半流食,宜少量多餐,钠盐和液体的摄入量应根据尿量、呕吐量及有无心力衰竭症状而做调整,告知患者其治疗饮食的目的和作用。

(5)病情稳定或血运重建、症状控制后,鼓励患者早期、循序渐进地活动。

(6)告知患者排便时避免用力,可通过增加饮食中膳食纤维的含量或按摩腹部来促进肠蠕动,必要时遵医嘱给予缓泻剂。

2.病情观察

(1)遵医嘱每天和(或)出现症状时做心电图检查,标记胸前导联位置,观察心电图的动态演变。

（2）必要时给予心电监护，观察患者心率、心律、血压、血氧饱和度的情况。每24小时更换电极片及粘贴位置，避免影响监护效果，减少黏胶过敏发生。按时记录各项指标数值，如有变化及时通知医生。

（3）准确记录患者出入量。

（4）保证输液管路通畅，按时观察输液泵工作状态，确保药液准确输注。观察穿刺部位，预防静脉炎及药物渗出。

3.用药护理

（1）应用硝酸甘油时，应注意用法是否正确、胸痛症状是否改善；使用静脉制剂时，应遵医嘱严格控制输液速度，观察用药后反应，同时告知患者由于药物扩张血管会导致面部潮红、头部胀痛、心悸等不适，以解除患者顾虑。

（2）应用他汀类药物时，定期监测血清氨基转移酶及肌酸激酶等生化指标。

（3）应用阿司匹林时，建议饭后服用，以减少恶心、呕吐、上腹部不适或疼痛等胃肠道症状。观察患者是否出现皮疹、皮肤黏膜出血等不良反应，如发生，及时通知医生。

（4）应用β受体拮抗剂时，监测患者心率、心律、血压变化。嘱患者在改变体位时动作应缓慢。

（5）应用低分子肝素等抗凝药物时，注意口腔、黏膜、皮肤、消化道等部位出血情况。

（6）应用吗啡的患者，应观察患者有无呼吸抑制，以及使用后疼痛程度改善的情况。

4.心理护理　患者反复发作胸痛，使其常有紧张不安或焦虑的情绪，应向患者做好解释，减轻患者的心理压力。护士应态度和蔼，多关心体贴患者，观察病情细致，技术操作娴熟，有条不紊，以取得患者信任。向患者详细解释病情，使患者对所患疾病有所了解，同时和患者、家属就病情变化进行沟通，强调治疗的正面效果，使患者增强康复信心。

八、健康教育

1.指导患者改变生活方式，合理膳食，增加膳食纤维和维生素，少食多餐，避免暴饮暴食，戒烟限酒。

2.告知患者心绞痛发作时安静卧床休息，缓解期应以有氧运动为主，如散步、打太极、骑车、游泳等，运动前做好准备活动并备好硝酸甘油，如有不适应立即停止运动。生活作息规律，保证充足睡眠。保持大便通畅，避免过度用力加重心脏负荷。

3.指导患者出院后遵医嘱服药，不擅自增减药量或停药，做好药物不良反应的自我监测。随身携带硝酸甘油以备急需。硝酸甘油应在棕色避光瓶内保存并放于干燥阴凉处，开封6个月后不再使用，及时更换，以确保疗效。告知服用他汀类药物的患者，如出现肌痛、肝区胀痛等症状时及时就医。

4.病情监测指导　教会患者及家属心绞痛发作时缓解胸痛的方法，胸痛发作时应立即停止活动或舌下含服硝酸甘油，如含服硝酸甘油后胸痛不能缓解，或心绞痛发作比以往频繁、程度加重、疼痛时间延长，应及时就医。定期复查心电图、血压、血脂、肝功能。

第四节 急性 ST 段抬高型心肌梗死

心肌梗死(myocardial infarction,MI)是心肌的缺血性坏死,急性心肌梗死(AMI)是在冠状动脉病变的基础上,发生冠状动脉血供急剧减少或中断,使相应的心肌严重而持久地缺血所致的部分心肌急性坏死。临床表现为胸痛、急性循环功能障碍、心电图改变及血清心肌标志物升高。心肌梗死包括非 ST 段抬高型心肌梗死(NSTEMI)、ST 段抬高型心肌梗死(STEMI)。STEMI 发生后数小时所做的冠状动脉造影显示,90%以上的心肌梗死相关动脉发生完全闭塞。心肌供血完全停止后,所供区域心室壁心肌发生透壁性坏死。

本病在欧美常见,每年约有 150 万人发病。50%的死亡发生在发病后的 1 小时内,其原因为心律失常,最多见为室颤。我国缺乏 AMI 病死率的全国性统计资料,北京 35～74 岁人群急性冠心病事件病死率,男性由 84/10 万上升至 98/10 万,女性由 43/10 万上升至 67/10 万。

一、病因与发病机制

心肌梗死的基本病因是冠状动脉粥样硬化。冠状动脉主支因动脉粥样硬化而致管腔狭窄。一旦狭窄部位不稳定的粥样斑块破溃、出血,局部血栓形成,或少数出现血管持续痉挛,使管腔完全闭塞,而侧支循环未完全建立,致心肌严重而持久地缺血达 1 小时以上,即可发生心肌梗死。重体力活动、情绪过分激动、血压剧升、休克、脱水、严重心律失常、过量脂肪餐后及早上交感神经活动增强等,常是其诱因。

二、临床表现

与梗死的部位、大小、侧支循环情况密切相关。

1.先兆 发病前数天有乏力、胸部不适、活动时心悸、烦躁、心绞痛等前驱症状,心绞痛发作较以往频繁、性质较剧烈、持续时间长,硝酸甘油疗效差,诱发因素不明显。心电图 ST 段一时性明显抬高或压低。

2.症状

(1)疼痛:性质和部位与稳定型心绞痛相似,程度更剧烈,伴有大汗、烦躁、濒死感,持续时间可达数小时至数天,休息和服用硝酸甘油不缓解。少数患者无疼痛,一开始即表现为休克或急性心力衰竭。

(2)胃肠道症状:疼痛剧烈时常伴恶心、呕吐、上腹胀痛。

(3)心律失常:24 小时内最多见。以室性心律失常为主,如室性期前收缩、室性心动过速,室性期前收缩落在前一心搏的易损期时(R on T 现象),常为心室颤动的先兆。室颤是心肌梗死早期的主要死亡原因。下壁心肌梗死易发生房室传导阻滞及窦性心动过缓;前壁心肌梗死易发生室性心律失常。

(4)低血压和休克:疼痛可引起血压下降,如疼痛缓解而收缩压仍低于 80mmHg,则应警惕心肌广泛坏死造成心排血量急剧下降所致的心源性休克的发生。

(5)心力衰竭:主要为急性左心衰竭,由于心肌梗死后心脏收缩力显著减弱或不协调所致。重者可发生急性肺水肿并可危及生命。右心室心肌梗死的患者可一开始就出现右心衰竭表现,伴血压下降。根据有无心力衰竭表现,按 Killip 分级法(表 3-2)将急性心肌梗死的心功能分为4级。

表3-2　急性心肌梗死后心力衰竭的 Killip 分级

分级	表现
Ⅰ级	无明显心功能损害证据
Ⅱ级	轻、中度心力衰竭主要表现为肺底啰音(<50%的肺野)、第三心音及胸部X线片上肺淤血的表现
Ⅲ级	重度心力衰竭(肺水肿),啰音>50%的肺野
Ⅳ级	心源性休克

3.体征　心脏浊音界可正常或轻至中度增大;心率多增快,少数减慢;心尖部第一心音减弱,可闻及奔马律;乳头肌功能失调者在心前区可闻及收缩期杂音或喀喇音;也有部分患者在起病2~3天出现心包摩擦音,为反应性纤维性心包炎所致。除极早期血压可增高外,几乎所有患者均有血压降低。出现心律失常、休克、心力衰竭时可能会伴随出现相应体征。

4.并发症

(1)乳头肌功能失调或断裂:可造成二尖瓣脱垂及关闭不全,严重者致急性左心衰竭。

(2)心脏破裂:少见,常在起病1周内出现,多为心室游离壁破裂。

(3)栓塞:可因左心室附壁血栓脱落引起脑、肾、脾或四肢等动脉栓塞。下肢静脉血栓脱落则产生肺动脉栓塞。

(4)心室壁瘤或称室壁瘤:主要发生于左心室,较大者可有左侧心界扩大,心脏搏动较广泛。超声心动图可见心室局部有反常运动。心电图示ST段持续抬高。

(5)心肌梗死后综合征:于心肌梗死后数周至数月出现,可能为机体对坏死物质的过敏反应,表现为心包炎、胸膜炎或肺炎。

三、辅助检查

1.心电图检查　特征性改变是在面向坏死区的导联上出现深而宽的Q波(病理性Q波);在面向坏死区周围心肌损伤区的导联上出现ST段抬高、弓背向上;在面向损伤区周围心肌缺血区的导联上出现T波倒置。心电图的改变是动态的,不仅用于心肌梗死的诊断,对其定位、估计范围、病情演变、预后都有帮助。如心电图改变出现在V_1、V_2、V_3导联示前间壁心肌梗死;$V_1 \sim V_5$导联示广泛前壁心肌梗死;Ⅱ、Ⅲ、aVF导联示下壁心肌梗死;Ⅰ、aVL导联示高侧壁心肌梗死等。

2.血清心肌标志物检查　肌酸磷酸激酶同工酶(CK-MB)增高是反映急性坏死的指标。cTnT或cTnI诊断心肌梗死的敏感性和特异性均极高。血肌红蛋白增高,其出现最早而恢复也快,但特异性差。

3.放射性核素检查　可显示心肌梗死的部位和范围,判断是否有存活心肌。

4.超声心动图　了解心室壁运动及左心室功能,帮助除外主动脉夹层,诊断室壁瘤和乳头肌功能失调等。

5.磁共振成像　可评价心肌梗死的范围及评估左心室功能。

6.选择性冠状动脉造影　可明确冠状动脉闭塞的部位,为决定下一步血运重建策略提供依据。

四、诊断

世界卫生组织(WHO)的急性心肌梗死诊断标准:依据典型的临床表现、特征性的心电图表现、血清心肌标志物水平动态改变,3 项中具备 2 项,特别是后 2 项即可确诊。

欧洲心脏病学会(ESC)年会上公布了心肌梗死全球统一诊断标准:检测到心肌标志物,尤其是肌钙蛋白(cTn)升高和(或)下降,至少有一次超出正常参考值上限,并且至少伴有下列一项证据:①心肌缺血的症状;②新发的或推测新发的显著 ST-T 改变或新出现的左束支传导阻滞;③心电图出现病理性 Q 波;④影像学检查发现新发的心肌丢失或新发的节段性室壁运动异常;⑤冠脉造影或尸检发现冠脉内存在新鲜血栓。

五、治疗

早发现、早入院治疗,缩短因就诊、检查、处置、转运等延误的治疗时间。原则是尽早使心肌血液再灌注,挽救濒死心肌,保护和维持心脏功能;及时处理严重心律失常、泵衰竭和各种并发症,防止猝死,注重二级预防。

1.一般治疗

(1)休息:应绝对卧床休息,保持环境安静,防止不良刺激,解除患者焦虑。

(2)给氧。

(3)监测:急性期应常规给予心电监测 3～5 天,除颤器处于备用状态。严重心力衰竭者应监测肺毛细血管压和静脉压。

(4)抗血小板药物治疗。

2.解除疼痛　常用哌替啶 50～100mg 肌内注射或吗啡 5～10mg 皮下注射,必要时 1～2 小时后再注射 1 次,以后每 4～6 小时可重复应用。也可再用硝酸甘油 0.3 mg 或硝酸异山梨酯 5～10mg 舌下含服或静脉滴注。心肌再灌注疗法可有效地解除疼痛。

3.再灌注心肌　为防止梗死面积扩大,缩小心肌缺血范围,应尽早使闭塞的冠状动脉再通,使心肌得到再灌注。

(1)溶栓疗法:在起病 6 小时内使用纤溶酶原激活剂溶解冠状动脉内的血栓,使闭塞的冠状动脉再通,心肌得到再灌注,濒临坏死的心肌可能得以存活或使坏死范围缩小,从而改善预后。常用尿激酶 1 500 000U,30 分钟内静脉滴注;链激酶 1 500 000U,在 60 分钟内滴完;重组组织型纤维溶酶原激活剂 100mg,在 90 分钟内分次给予。

(2)介入治疗(PCI):如具备介入治疗的条件,也可尽快(在住院 90 分钟内)施行。方法为经皮穿刺腔内冠状动脉成形术(PTCA)、支架置入术等。

4.其他药物治疗

(1)β 受体拮抗剂、ACEI、CCB:有助于改善恢复期心肌重构,减少 AMI 病死率。

(2)他汀类调脂药物:宜尽早应用,除了对低密度脂蛋白胆固醇(LDL-C)降低带来的益处外,他汀类药物还通过抗感染、改善内皮功能和稳定斑块等作用达到二级预防作用。

5.抗心律失常治疗　心肌梗死后心律失常可引起猝死,必须及时发现、及时消除。对室性期前收缩首选利多卡因 50～100mg 静脉注射,必要时 5～10 分钟后重复;发生心室颤动应立即行非同步直流电复律;缓慢心律失常可用阿托品;严重时应尽早做起搏治疗。

6.抗低血压和心源性休克治疗　包括维持血容量、应用升压药、应用血管扩张剂、纠正酸中毒及电解质紊乱等。上述治疗无效时,可用 IABP 增加冠状动脉灌流,降低左心室收缩期负荷。

7.治疗心力衰竭　主要是急性左心衰竭,除应用吗啡、利尿药外,可选用血管扩张药。心肌梗死发生后 24 小时内尽量不用洋地黄制剂。血管紧张素转换酶抑制剂和血管紧张素转换酶受体阻断药对改善心肌功能和重塑、降低心力衰竭的发生率及病死率有很好的作用,可在疾病早期应用。右室心肌梗死者慎用利尿药,宜补充血容量。

8.抗凝疗法　无论是否采用再灌注治疗,均应给予抗凝治疗,药物的选择视再灌注治疗方案而定。

六、护理评估

1.身体评估

(1)一般状态:评估患者的神志状况,尤其注意有无面色苍白、表情痛苦、大汗或神志模糊、反应迟钝甚至昏厥等表现。评估患者 BMI、腰围、腹围及睡眠、排泄形态有无异常。

(2)生命体征:评估患者体温、心率、心律、呼吸、血压、血氧饱和度有无异常。

2.病史评估

(1)评估患者年龄、性别、职业、饮食习惯、有无烟酒嗜好、家族史及锻炼习惯。

(2)评估患者此次发病有无明显的诱因、胸痛发作的特征,尤其是起病的时间、疼痛程度、是否进行性加重,有无恶心、呕吐、乏力、头晕、呼吸困难等伴随症状,是否有心律失常、休克、心力衰竭的表现。了解患病后的诊治过程,是否规律服药、服药种类及服药后反应。评估患者对疾病知识及诱因相关知识的掌握程度、合作程度、心理状况(如患者有无焦虑、抑郁等表现)。评估时,参考冠心病患者危险因素调查表、综合医院焦虑抑郁评估量表。

(3)评估患者心电图变化

1)ST 段抬高性心肌梗死的特征性改变:①面向坏死区的导联 ST 段抬高呈弓背向上型,面向透壁心肌坏死区的导联出现宽而深的 Q 波,面向损伤区的导联上出现 T 波倒置;②在背向心肌坏死区的导联出现相反的改变,即 R 波增高、ST 段压低和 T 波直立并增高。

2)非 ST 段抬高性心肌梗死的特征性改变:①无病理性 Q 波,有普遍性 ST 段压低 ≥ 0.1 mV,但 aVR 导联(有时还有 V_1 导联)ST 段抬高,或有对称性 T 波倒置;②无病理性 Q 波,也无 ST 段变化,仅有 T 波倒置变化。

3)ST 段抬高性心肌梗死的心电图演变:①急性期起病数小时内可无异常或出现异常高大两支不对称的 T 波;②急性期起病数小时后,ST 段明显抬高呈弓背向上型,与直立的 T 波连接,形成单相曲线:数小时至 2 天内出现病理性 Q 波,同时 R 波减低;③亚急性期改变若早期不进行干预,抬高的 ST 段可在数天至 2 周内逐渐回到基线水平,T 波逐渐平坦或倒置;④慢性期改变数周至数月后,T 波呈 V 形倒置,两支对称。T 波倒置可永久存在,也可在数月至数年内逐渐恢复。

4)ST 段抬高性心肌梗死的定位:ST 段抬高性心肌梗死的定位和范围可根据出现特征性改变的导联来判断。

(4)评估心肌损伤标志物变化:①心肌肌钙蛋白 I(cTnI) 或 T(cTnT)。诊断心肌坏死最特异和敏感的首选指标,起病 2~4 小时后升高。cTnI 于 10~24 小时达峰值,7~10 天降至正常;cTnT 于 24~48 小时达峰值,10~14 天降至正常;②CK-MB。对判断心肌坏死的临床特异性较高,在起病后 4 小时内增高,16~24 小时达峰值,3~4 天恢复正常。适用于早期诊断和再发心肌梗死的诊断,还可用于判断溶栓效果;③肌红蛋白。有助于早期诊断,但特异性差,起病后 2 小时内即升高,12 小时内达峰值,24~48 小时恢复正常。

(5)评估患者管路的情况,判断有无管路滑脱的可能。

3.其他评估　评估患者的活动能力,判断患者发生跌倒、坠床、压疮的危险程度。评估时,参考北京大学第一医院日常生活能力评定 Barthel 指数量表、北京大学第一医院患者跌倒危险因素评估表、北京大学第一医院患者压疮 Braden 评分表。

4.心理社会状况　冠心病患者多为易激动、急躁、争强好胜者,竞争激烈的工作或家庭社会较高的期望值易强化患者的性格特点,加上胸痛时的濒死感和病情的反复、频繁的发作,是否使患者产生焦虑、恐惧或忧郁心理。患者会因活动耐力、自理能力下降而产生悲观情绪。患者入住监护室,并在短时间内进行一系列的检查和治疗,是否进一步加重患者的焦虑、恐惧或悲观情绪。家属及亲友对疾病的认识程度及对患者的态度,有无因支持能力有限而忽视患者的感受。

七、护理诊断/问题

1.急性疼痛:胸痛　与心肌缺血坏死有关。

2.活动无耐力　与心肌收缩力下降,心排出量减少有关。

3.恐惧　与剧烈胸痛伴濒死感有关。

4.有便秘的危险　与进食少、活动少、不习惯床上排便有关。

5.自理缺陷　与医源性限制有关。

6.潜在并发症　心律失常、心力衰竭、心源性休克和心搏骤停。

八、护理目标

1.患者胸痛减轻或消失。

2.活动耐力逐渐提高;恐惧感减轻或消失,情绪平稳。

3.患者排便通畅,生活恢复自理。

九、护理措施

1.急性期的护理

(1)入院后遵医嘱给氧,氧流量为 3~5L/min,可减轻气短、疼痛或焦虑症状,有利于心肌氧合。

(2)心肌梗死早期易发生心律失常、心率和血压的波动,立即给予心电监护,同时注意观察患者神志、呼吸、出入量、末梢循环情况等。

(3)立即进行 22 导联心电图检查,初步判断梗死位置并采取相应护理措施:前壁心肌梗死患者应警惕发生心功能不全,注意补液速度,观察有无呼吸困难、咳嗽、咳痰等症状。如前壁梗死面积较大影响传导系统血供者,也会发生心动过缓,应注意心率变化;下壁、右室心肌梗死患者易发生低血压、心动过缓、呕吐等,密切观察心率、血压变化,遵医嘱调整用药,指导患者恶心时将头偏向一侧,防止误吸。

(4)遵医嘱立即建立静脉通路,及时给予药物治疗并注意用药后反应。

(5)遵医嘱采血,做床旁心肌损伤标志物检查,一般先做肌红蛋白和 cTnI 检测。

（6）遵医嘱给予药物负荷剂量，观察用药后反应，如有呕吐，观察呕吐物性质、颜色，观察呕吐物内有无之前已服药物，并通知医生。

（7）如患者疼痛剧烈，遵医嘱给予镇痛药物，如吗啡、硝酸酯类药物，同时观察患者血压变化及有无呼吸抑制的发生。

（8）拟行冠状动脉介入治疗的患者给予双侧腕部及腹股沟区备皮准备，备皮范围为双上肢腕关节上 10 cm、从脐下到大腿中上 1/3，两侧至腋中线，包括会阴部。

（9）在患者病情允许的情况下简明扼要地向患者说明手术目的、穿刺麻醉方法、术中出现不适如何告知医生等，避免患者因手术引起进一步紧张、焦虑。

（10）接到导管室通知后，立即将患者转运至导管室，用过床易将患者移至检查床上，避免患者自行挪动加重心肌氧耗。

（11）介入治疗后如患者使用血小板糖蛋白 GP Ⅱ b/Ⅲ a 受体拮抗剂（如替罗非班）药物治疗，注射低分子肝素者应注意用量减半，同时应观察患者的皮肤、牙龈、鼻腔黏膜等是否有出血、瘀斑，穿刺点是否不易止血等，必要时通知医生，遵医嘱处理。

（12）遵医嘱根据发病时间定期复查心电图及心肌酶，观察动态变化。

2.一般护理

（1）心电监护：急性心肌梗死应立即送入冠心病监护室（CCU），严密监测心电图并记录患者的症状和生命体征，及时发现心律失常、休克、心力衰竭等并发症，开通静脉通道，备好各种急救物品和器材，配合医生进行抢救。

（2）休息和活动：患者强调休息，发病 12 小时内绝对卧床休息，护理人员协助患者洗漱、进食、大小便、个人卫生；24 小时后可床上行肢体活动；3 天后可病房内走动，一周后逐步增加活动，活动量以不出现症状为限。对于病情稳定者，主张早期活动，以有利于减少并发症，促进早期恢复。第 3~4 周可在医护人员的陪同下试着上下楼梯或出院。病情严重或有并发症者应适当延长卧床时间。密切观察患者活动后的反应，如出现呼吸困难、心率比静息状态下增加 20 次/分以上且休息 3 分钟后仍未恢复、收缩压降低超过 15 mmHg、胸痛、眩晕，心电图上出现心律失常或 ST 段移位等，应指导患者暂停活动。

（3）饮食护理：疼痛剧烈时禁食。最初几天以流质饮食为主，以后逐渐过渡至半流质、软食和普食。选择易消化的食物，少食多餐避免过饱。

大部分心血管病患者应给予低热量、低盐、低动物脂肪、低胆固醇、适量蛋白质、富含维生素 C、适量纤维素的食物。低动物脂肪、低胆固醇饮食可以减轻高脂血症，有利于控制动脉粥样硬化。少食多餐、避免饱餐及刺激性食物、戒烟限酒；心肌梗死患者应注意饮食供应方式，如第 1 周给予流质饮食，第 2 周改为半流质，第 3 周可吃软饭，1 个月后恢复普通心脏病饮食。

（4）合理吸氧：根据患者缺氧程度调节给氧流量，一般为 2~4 L/min，鼻导管给氧。如慢性肺心病患者应为 1~2 L/min 持续吸氧，以免高浓度吸氧抑制自主呼吸，减少肺通气量，加重二氧化碳潴留。急性左心衰竭患者应给予高流量吸氧，其给氧流量为 6~8 L/min，病情特别严重者，应给予加压吸氧，机械通气辅助呼吸，采用呼气末正压通气（PEEP），使肺泡内压在吸气时增加，有利于气体交换，同时可减少肺泡内液体的渗出。另外，在吸氧的同时使用抗泡沫剂，可使肺泡内泡沫的表面张力降低而破裂，有利于改善通气，一般用 1%二甲硅油或 30%~50%酒精湿化吸氧。

(5)排便护理:由于长期卧床活动量少、进食量少、不习惯床上排便、胃肠蠕动慢等原因,患者易发生便秘。因此应适量进食水果、蔬菜、常规给予缓泻剂。每天顺肠蠕动方向按摩腹部数次,增加肠蠕动,促进排便。①向患者解释便秘的原因、不良后果及预防措施;②指导患者多吃富含纤维素的蔬菜和水果;③每天按肠蠕动方向为患者按摩腹部数次,增加肠蠕动,促进排便;对绝对卧床休息,需在床上排便的患者,要解释床上排便对控制病情的重要意义,指导患者在床上使用便盆或在床边使用便椅排便,排便时为其提供隐蔽条件如屏风遮挡;督促患者养成定时排便的习惯,定时给便器;④病情许可时让患者适当增加活动量,以促进肠蠕动,或协助下床排便;⑤便秘时每天清晨给予蜂蜜20mL加适量温开水饮服,或遵医嘱应用缓泻剂如番泻叶、果导等;必要时给予开塞露塞肛、低压灌肠或人工取便,嘱患者切勿用力屏气排便,以免加重心肌缺血缺氧、甚至发生猝死。

3.病情观察

(1)遵医嘱每天检查心电图,标记胸前导联位置观察心电图的动态变化。患者出现症状时随时行心电图检查。

(2)给予持续心电监护,密切观察患者心率、心律、血压、氧饱和度的情况。24小时更换电极片及粘贴位置,避免影响监护效果,减少黏胶过敏发生。按照护理级别要求定时记录各项指标数值,如有变化及时通知医生。

(3)保证输液通路通畅,观察输液速度,定时观察输液泵工作状态,确保药液准确输注,观察穿刺部位,预防静脉炎及药物渗出。

(4)严格记录患者出入量,防止患者体液过多增加心脏负荷。

(5)嘱患者呕吐时将头偏向一侧,防止发生误吸。

4.对症护理

(1)疼痛的护理:急性心肌梗死迅速止痛极为重要,因为疼痛可使交感神经兴奋,心肌缺氧加重,促使梗死范围扩大,易发生休克和心律失常。吗啡是解除急性心肌梗死疼痛的最有效的药物,伴有低血压、慢性阻塞性肺疾病、心动过缓等病症的患者,要慎用吗啡,以免发生意外;吸氧多采用鼻导管吸氧,氧流量和氧浓度要监测调整;止痛药物还可用哌替啶、硝酸甘油等;溶栓治疗和急诊经皮冠状动脉腔内成形术(PTCA)是解除疼痛的最根本方法。

(2)心律失常:持续监测心电示波情况,出现频发、成对、多源、R-on-T室性期前收缩或短阵室速时要警惕室颤或心搏骤停发生,应立即通知医生,备好急救药品。

(3)溶栓护理:急性心肌梗死缩小梗死面积,提高生存率最有效的方法是尽快使阻塞的冠状动脉再通,静脉溶栓为急性心肌梗死再灌注治疗的首选方法,因此治疗前后的护理十分重要。溶栓前应询问是否存在溶栓禁忌,取得患者合作,尽快建立静脉通道,避免反复穿刺。用药时要严格遵医嘱,准确调整滴速。用药后注意观察溶栓效果、溶栓并发症和有无药物过敏反应。溶栓治疗成功的间接指标为:①胸痛2小时内基本消失;②心电图ST段于2小时内回降大于50%;③2小时内出现再灌注性心律失常;④血清CK-MB酶峰值提前出现(14小时内)。

5.用药护理

(1)应用硝酸甘油时,应注意用法是否正确、胸痛症状是否改善;使用静脉制剂时,遵医嘱严格控制输液速度,观察用药后反应,同时告知患者由于药物扩张血管会导致面部潮红、头部胀痛、心悸等不适,以解除患者顾虑。

（2）应用他汀类药物时,定期监测血清氨基转移酶及肌酸激酶等生化指标。

（3）应用阿司匹林时,建议饭后服用,以减轻恶心、呕吐、上腹部不适或疼痛等胃肠道症状。观察患者是否出现皮疹、皮肤黏膜出血等不良反应,如发生及时通知医生。

（4）应用β受体拮抗剂时,监测患者心率、心律、血压变化,同时嘱患者在改变体位时动作应缓慢。

（5）应用低分子肝素等抗凝药物时,注意观察口腔黏膜、皮肤、消化道等部位出血情况。

（6）应用吗啡的患者,应观察患者有无呼吸抑制,以及使用后疼痛程度改善的情况。

6.并发症护理

（1）猝死急性期:严密进行心电监护,以及时发现心率及心律变化。发现频发室性期前收缩、室性心动过速、多源性或R-on-T现象的室性期前收缩及严重的房室传导阻滞时,应警惕发生室颤或心搏骤停、心源性猝死,需立即通知医生并协助处理,同时遵医嘱监测电解质及酸碱平衡状况,备好急救药物及抢救设备。

（2）心力衰竭:AMI患者在急性期由于心肌梗死对心功能的影响可发生心力衰竭,特别是急性左心衰竭。应严密观察患者有无呼吸困难、咳嗽、咳痰、少尿、低血压、心率加快等,严格记录出入量。嘱患者避免情绪激动、饱餐、用力排便。发生心力衰竭时,须立即通知医生并协助处理。

（3）心律失常:心肌梗死后室性异位搏动较常见,一般不需要做特殊处理。应密切观察心电监护变化,如患者有心力衰竭、低血压、胸痛伴有多形性室速、持续性单形室速,应及时通知医生,并监测电解质变化。如发生室颤,应立即协助医生除颤。

（4）心源性休克:密切观察患者心电监护及血流动力学(如中心静脉压、动脉压)监测指标,定时记录数值,遵医嘱给予补液治疗及血管活性药物,并观察给药后效果、患者尿量、血气指标等变化。

7.心理护理　患者入院后常存在紧张、焦虑、急躁、忧郁、恐惧、悲观、失望、思念、孤独等心理表现,护士在配合医生抢救的同时,应做好患者和家属的安慰工作,对患者生活上细致入微地照顾。抢救工作要有条不紊,不在患者面前讨论病情,使患者能够获得信任感和安全感,帮助患者正确认识疾病的过程,协助找出不利于健康的心理社会因素,鼓励患者表达自己的感受和焦虑的原因,避免不良刺激,减轻焦虑的程度。关心患者,协助其料理生活,调整工作和生活方式,教育患者正确地面对现实和挫折,减少人际冲突,减少和消除来自工作、家庭等方面的不良刺激。以和善的态度回答患者提出的问题,帮助其树立战胜疾病的信心,并用积极的态度和语言开导患者,帮助其树立战胜疾病的信心。专人守护患者,给予心理支持。

十、健康宣教

1.发生心肌梗死后必须做好二级预防,以预防心肌梗死再发。嘱患者合理膳食、戒烟、限酒,适度运动,保持心态平和,坚持服用抗血小板药物、β受体拮抗剂、他汀类调脂药及ACEI,控制高血压及糖尿病等危险因素,并定期复查。

2.除上述二级预防所述各项内容外,在日常生活中还要注意以下几点

（1）避免过度劳累,逐步恢复日常活动,生活规律。

（2）放松精神,愉快生活,对任何事情要能泰然处之。

（3）不要在饱餐或饥饿的情况下洗澡。洗澡时水温最好与体温相当,时间不宜过长。冠心病程度较严重的患者洗澡时,应在他人帮助下进行。

（4）在严寒或强冷空气影响下,冠状动脉可发生痉挛而诱发急性心肌梗死。所以每遇气候恶劣时,冠心病患者要注意保暖或适当防护。

（5）急性心肌梗死患者在排便时,因屏气用力可使心肌耗氧量增加、加重心脏负担,易诱发心搏骤停或室颤甚至致死,因此要保持大便通畅,防止便秘。

（6）要学会识别心肌梗死的先兆症状并能正确处理。心肌梗死患者约 70% 有先兆症状,主要表现为:①既往无心绞痛的患者突然发生心绞痛,或原有心绞痛的患者无诱因性发作、发作后症状突然明显加重;②心绞痛性质较以往发生改变、时间延长,使用硝酸甘油不易缓解;③疼痛伴有恶心、呕吐、大汗或明显心动过缓或过速;④心绞痛发作时伴气短、呼吸困难;⑤冠心病患者或老年人突然出现不明原因的心律失常、心力衰竭、休克或昏厥等情况时都应想到心肌梗死的可能性。一旦发生,必须认真对待,患者首先应原地休息,保持安静,避免精神过度紧张,同时舌下含服硝酸甘油或吸入硝酸甘油喷雾剂,若20分钟胸痛不缓解或出现严重胸痛伴恶心、呕吐、呼吸困难、昏厥时,应拨打"120"。

十一、护理评价

1.胸痛是否消失。

2.患者活动耐力是否提高。

3.恐惧感减轻或消失,情绪平稳。

4.患者生活是否恢复自理。

第四章 心律失常患者的护理

心律失常是指心脏冲动的频率、节律、起源部位、传导速度与激动顺序的异常,可表现为心动过速、心动过缓、心律不齐或心搏骤停。心律失常的临床表现取决于节律和频率异常对血流动力学的影响,轻者出现心悸和运动耐量降低,重者可诱发或加重心功能不全,心搏骤停者可引起昏厥或心脏性猝死。心电图表现是主要的诊断依据,对复杂心律失常可进行心脏电生理检查帮助明确诊断。心律失常的治疗原则应在重视消除病因或诱因的基础上恢复心脏节律或控制心室率,抗心律失常药物、心脏电复律、心脏起搏和导管射频消融是心律失常的主要治疗方法。

第一节 心律失常概述

一、病因与发病机制

1.病因

(1)生理因素:某些生理因素如心理紧张、焦虑或饮用浓茶、咖啡、酒精性饮料等常是快速性心律失常的诱发因素。

(2)心脏因素:器质性心脏病引起的心脏结构和功能异常是产生心律失常的重要原因或病理机制,如心肌缺血、心肌损伤或坏死、心肌炎症等均可引起各种类型的心律失常。

(3)非心脏因素

1)循环系统之外的各系统疾病:如慢性阻塞性肺病、甲状腺功能亢进症、严重贫血等均可引起心律失常。

2)电解质紊乱和酸碱平衡失调:各种原因引起的血电解质异常,尤其是高钾血症和低钾血症均可导致心肌细胞电生理异常而发生心律失常。

3)理化因素和中毒:物理因素如电(雷)击伤、化学毒物、农药或动植物毒素中毒均可引起心律失常。

4)医源性因素:这通常与诊疗性操作和药物治疗密切相关。

(4)遗传因素:目前已有研究表明,某些心脏结构和功能正常者发生的"特发性心律失常"与遗传因素有关。

2.发病机制

(1)冲动形成异常

1)正常节律点自律性异常:窦房结的自律性增强或减弱可引起窦性心动过速、过缓或停搏。位于房室交界区或心室的次级节律点自律性增强且超过窦房结时,可发生非阵发性房室交界区心动过速或加速性室性自主心律,若自律性减弱,则在窦性停搏或房室传导阻滞时出现心室停搏。

2)异位节律点形成:在致病因素(如缺血、炎症、心肌肥厚或扩张等)作用下,心肌细胞产生自律性,形成异位节律点,出现期前收缩或心动过速。

41

3)触发活动:触发活动不同于自律性异常,单一触发激动和连续触发激动可引起期前收缩和心动过速。

(2)冲动传导异常

1)传导途径异常:房室旁道是最常见的异常传导途径。

2)传导延迟或阻滞:传导阻滞可分为生理性传导阻滞(也称功能性传导阻滞)和病理性传导阻滞。

3)折返激动:冲动传导至某一部位,该部位存在病理性或功能性的两条或以上的途径,冲动循环往返于多条途径之间,即形成折返激动。

二、分类

临床上常根据心律失常的发生机制、起源或发生部位、频率快慢而进行分类。表 4-1 为心律失常的综合性分类。

表 4-1　心律失常的综合性分类

起源部位	过速	过缓	逸搏
窦性心律失常	窦性心动过速 阵发性 非阵发性	窦性心动过缓 窦性停搏 窦房阻滞	逸搏及逸搏心律 房性 房室交界性 室性
房性心律失常	房性期前收缩 房性心动过速 心房扑动或颤动		
房室交界性 心律失常	房室交界性期前收缩 阵发性房室交界性期前收缩 非阵发性	房室传导阻滞(希氏束分叉以上)	逸搏及逸搏心律 房室交界性 室性
室性心律失常	室性期前收缩 室性心动过速 心室扑动或颤动	房室传导阻滞(希氏束分叉以下) 室内传导阻滞	逸搏及逸搏心律 室性
综合征	预激综合征 Brugada 综合征 LQTS	病态窦房结综合征	
其他	起搏相关心律失常		

第二节　窦性心律失常

窦性心律失常是一组以窦房结自律性异常和窦房传导障碍为病理基础的快速性和缓慢性心律失常。

一、临床表现

1.窦性心动过速 成人窦性心律的频率超过 100 次/分称为窦性心动过速。临床上心悸、乏力、运动耐量下降是常见表现,部分患者可诱发心绞痛,引起或加重心功能不全。

2.窦性心动过缓 成人窦性心律的频率低于 60 次/分称为窦性心动过缓。生理因素引起者多无明显症状,运动或代谢增强时窦性心律可加快至正常。各种疾病所伴随的窦性心动过缓其临床表现与原发病相关。

3.病态窦房结综合征 轻者表现为心悸、记忆力减退、乏力和运动耐量下降;重者引起心绞痛、少尿、黑蒙、昏厥,晚期可出现心力衰竭、阿-斯综合征,甚至因心脏停搏或继发心室颤动而导致患者死亡。

二、辅助检查

1.窦性心动过速心电图特点 窦性 P 波的频率>100 次/分,伴有房室传导或室内传导异常者,P-R 间期可延长或 QRS 波群宽大畸形。

2.窦性心动过缓心电图特点 窦性 P 波的频率<60 次/分,伴有窦性心律不齐时,P-P 间期不规则,但各 P-P 间期之差小于 0.20 秒。

3.病态窦房结综合征

(1)心电图特点

1)持续而显著的窦性心动过缓(50 次/分以下)。

2)窦性停搏和窦房传导阻滞。

3)窦房传导阻滞与房室传导阻滞并存。

4)心动过缓-心动过速综合征(慢-快综合征)。

5)房室交界区性逸搏心律等。

(2)动态心电图:可表现为 24 小时总心跳次数低于 8 万次(严重者低于 5 万次),反复出现大于 2 秒的长间歇。

三、诊断

1.窦性心动过速 心悸、心悸症状,心率>100 次/分,心电图表现符合窦性心动过速的特点。

2.窦性心动过缓 静息状态下心率慢于 60 次/分,心电图表现符合窦性心动过缓的特点。

3.病态窦房结综合征 依据症状和特征性的心电图表现,并排除生理因素、药物作用和其他疾病等对窦房结功能的影响,可诊断病态窦房结综合征。

四、治疗

1.窦性心动过速 控制病因或消除诱因,也可选用 β 受体拮抗剂或钙离子通道阻滞剂。

2.窦性心动过缓 除有效治疗原发病外,还可适当使用 M 受体拮抗剂、β 肾上腺能受体兴奋剂等提高心率。

3.病态窦房结综合征 控制病因,M 受体拮抗剂或 β 肾上腺能受体兴奋剂药物治疗,以及心脏起搏治疗。

五、护理评估

1.身体评估　评估患者意识状态,观察脉搏、呼吸、血压有无异常。询问患者饮食习惯与嗜好、饮食量和种类。评估患者有无水肿,水肿部位、程度;评估患者皮肤有无破溃、压疮、手术伤口及外伤等。

2.病史评估

(1)评估患者窦性心律失常的类型、发作频率、持续时间等;询问患者有无心悸、胸闷、乏力、头晕、昏厥等伴随症状。

(2)评估患者此次发病有无明显诱因:体力活动、情绪激动、饮茶、喝咖啡、饮酒、吸烟,应用肾上腺素、阿托品等药物。

(3)评估患者有无引起窦性心律失常的基础疾病。甲状腺功能亢进症、贫血、心肌缺血、心力衰竭等可引起窦性心动过速;甲状腺功能减退症、严重缺氧、颅内疾患等可引起窦性心动过缓;窦房结周围神经和心房肌的病变、窦房结动脉供血减少、迷走神经张力增高等可导致窦房结功能障碍。

(4)查看患者当前实验室检查结果,以及心电图、24小时动态心电图。

(5)询问患者目前服用药物的名称、剂量及用法,评估患者有无药物不良反应,询问患者有无明确药物过敏史。

(6)评估患者既往史及家族史。

(7)询问患者有无跌倒史。

(8)心理-社会状况:评估患者对疾病知识的了解程度、对治疗及护理的配合程度、经济状况等,采用综合医院焦虑抑郁量表(HADS)评估患者焦虑、抑郁程度。

3.其他　采用日常生活能力评定Barthel指数量表评估患者的活动能力,采用北京大学第一医院患者跌倒危险因素评估表、北京大学第一医院患者压疮Braden评分表判断患者发生跌倒、坠床、压疮的危险程度。

六、护理措施

1.一般护理

(1)保证休息:嘱患者心律失常发作时卧床休息,采取舒适体位,尽量避免左侧卧位,因左侧卧位时患者常能感觉到心脏的搏动而使不适感加重,注意保证充足的休息与睡眠。

(2)给氧:遵医嘱给予患者氧气吸入,将安全用氧温馨提示牌挂于患者床头,告知患者不可自行调节氧气流量。

(3)预防跌倒:病态窦房结综合征的患者可出现与心动过缓有关的心、脑等脏器供血不足的症状,严重者可发生昏厥,属于跌倒高危患者。对跌倒高危患者悬挂跌倒高危标识,每周两次评估患者跌倒的危险程度,调低病床高度。定时巡视患者,将呼叫器置于患者随手可及之处,协助完成生活护理。嘱患者避免剧烈运动、情绪激动、快速变换体位等,患者外出检查时应有专人(家属、护工)陪伴。

2.病情观察　严密监测患者的心律、心率、脉搏及血压的变化。测量心率、脉搏时应连续测定1分钟。对于患者心率小于60次/分或者大于100次/分或出现胸闷、心悸、头晕、乏力等症状时应及时通知医生,配合处理。

3.用药护理　严格遵医嘱按时按量给予抗心律失常药物,静脉给药时应严格控制输液速度。观察患者意识和生命体征,必要时监测心电图变化,注意用药前、用药过程中及用药后的心率、心律、P-R间期、Q-T间期等的变化,以判断疗效和有无不良反应。窦性心律失常常用药物分类及不良反应见表4-2。

表4-2　窦性心律失常常用药物的分类及不良反应

分类	代表药物	不良反应
β受体拮抗剂	美托洛尔	心率减慢、血压下降、心力衰竭加重
钙离子通道阻滞剂	维拉帕米	低血压、心动过缓、诱发或加重心力衰竭
β肾上腺素能受体兴奋剂	肾上腺素	心悸、胸痛、血压升高、心律失常
M受体拮抗剂	阿托品	口干、视物模糊、排尿困难

4.辅助检查护理

(1)心电图检查:心电监护发现心律失常或患者有不适主诉时,遵医嘱进行心电图检查。告知患者检查时的注意事项,检查过程中注意保暖及隐私保护。

(2)24小时动态心电图检查:告知患者在行此项检查期间不要淋浴,向患者强调如出现不适症状需记录发生的时间、活动内容及不适症状。

5.心理护理　采用综合医院焦虑抑郁量表(HADS)评估患者焦虑、抑郁状况。指导患者避免引起或加重窦性心律失常的因素,保持良好心态。情绪激动时交感神经兴奋可使心率增快,激发各种类型的心律失常;反之,情绪重度低迷时,迷走神经兴奋可使心率减慢,出现心动过缓或停搏。

6.行起搏器植入术患者的护理　有症状的病态窦房结综合征的患者应接受起搏器治疗,具体护理详见"起搏器植入护理"。

七、健康宣教

1.饮食指导　告知患者应少食多餐,避免过饱。饮食过饱会加重心脏负担,加重原有的心律失常。告知患者禁烟酒、浓茶,少食咖啡及辛辣食物。

2.活动指导　存在明显症状的患者,应卧床休息,尽量减少机体耗氧;偶发、无器质性心脏病的心律失常者,不需卧床休息,可做适当活动,注意劳逸结合;有血流动力学改变的心律失常患者应适当休息,避免劳累;严重心律失常患者应绝对卧床休息,至病情好转后再逐渐起床活动。

3.用药指导　告知患者服药方法、时间及剂量,嘱患者按时服药。告知患者用药后可能出现的不良反应,一旦发生,应及时就诊。

4.教会患者及家属自测脉搏的方法,嘱患者出院后如有不适及时就诊。

第三节　房性心律失常

房性心律失常主要包括房性期前收缩、房性心动过速、心房扑动及心房颤动，是常见的快速性心律失常。

一、临床表现

1.房性期前收缩　部分患者无明显症状，频发者胸闷、心悸是其常见症状。心脏听诊可闻及心律不齐，提前出现的心搏伴有第一心音增强，之后可出现代偿间歇。

2.房性心动过速　简称房速，患者可有阵发性心悸、胸闷，发作呈短暂、间歇或持续性。严重者可引起心绞痛，诱发或加重心功能不全。

3.心房扑动　简称房扑，其临床表现取决于房扑持续时间和心室率快慢，以及是否存在器质性心脏病。房扑心室率不快时，患者可无症状；房扑伴极快的心室率，并存器质性心脏病时可诱发心绞痛与心力衰竭。

4.心房颤动　简称房颤，其临床表现与其发作的类型、心室率快慢、心脏结构和功能状态，以及是否形成心房附壁血栓有关。心房颤动症状的轻重受心室率快慢的影响。心室率不快时可无症状，但多数患者有心悸、胸闷，心室率超过 150 次/分时可诱发心绞痛或心力衰竭。房颤合并体循环栓塞的危险性甚大，栓子来自左心房，多在左心耳部。二尖瓣狭窄或二尖瓣脱垂合并房颤时，脑栓塞的发生率更高。心脏听诊第一心音强弱不等、心律绝对不齐、常有脉搏短绌。

二、辅助检查

1.房性期前收缩心电图特点

(1)房性期前收缩的 P 波提前发生，与窦性 P 波形态不同。

(2)其后多见不完全性代偿间歇。

(3)下传的 QRS 波群形态通常正常，少数房早未下传则无 QRS 波群发生，伴差异性传导则出现宽大畸形的 QRS 波群。

2.房性心动过速心电图特点　房速 P 波的形态异于窦性 P 波，频率多为 150～200 次/分，常出现二度Ⅰ型或Ⅱ型房室传导阻滞，P 波之间的等电线仍存在，刺激迷走神经不能终止心动过速，仅加重房室传导阻滞，发作开始时心率逐渐加速。

3.心房扑动心电图特点

(1)典型房扑心电图表现为窦性 P 波消失，代之以振幅、间期较恒定的房扑波，频率为 250～350 次/分，多数患者为 300 次/分左右，房扑波首尾相连，呈锯齿状，房扑波之间无等电位线。

(2)心室律规则或不规则，取决于房室传导是否恒定，不规则的心室律系由于传导比率发生变化所致。

(3)QRS 波群形态正常，伴有室内差异传导或原有束支传导阻滞者 QRS 波群可增宽、形态异常。

4.心房颤动心电图特点

(1)P 波消失，代之以大小不等、形态不一、间隔不匀的 f 波，频率为 350～600 次/分。

（2）心室率通常在100~160次/分,心室律极不规则。

（3）QRS波群形态一般正常,当心室率过快,伴有室内差异性传导时QRS波群增宽变形。

三、诊断

1.房性期前收缩　心悸、心悸伴有心跳停顿者应疑诊为房性期前收缩,心电图表现是确诊的可靠依据。

2.房性心动过速　根据房性心动过速的临床表现和心电图特点可明确诊断。

3.心房扑动　房扑的诊断应根据临床表现和心电图特点。部分短阵发作者需行动态心电图记录以协助诊断。

4.心房颤动　根据心房颤动症状和心脏听诊可以拟诊心房颤动,心电图表现是确诊的依据。

四、治疗

1.房性期前收缩　应重视病因治疗和消除诱因,症状明显、房性期前收缩较多或诱发房性心动过速甚至心房颤动者,可使用Ⅰ类或Ⅲ类抗心律失常药物治疗。

2.房性心动过速

（1）房速发作期:对于心脏结构和功能正常的患者,可选择胺碘酮或普罗帕酮静脉注射,继之静脉滴注维持治疗,也可选择维拉帕米或地尔硫草静脉注射。伴有心功能不全的房速或多源性房速,应选择胺碘酮或洋地黄类药物静脉注射,以减慢心室率或转复为窦性心律。

（2）预防房速复发:在病因治疗和消除诱因的基础上,对房速发作频繁的患者,可选择Ⅰa类、Ⅰc类、Ⅲ类或Ⅳ类抗心律失常药物口服治疗。

（3）射频消融治疗。

3.心房扑动

（1）控制心室率:对并发心功能不全的患者应选择洋地黄类药物来控制心室率和改善心功能。

（2）转复窦性心律:病情稳定或房扑心室率得到有效控制的患者,可选择静脉或口服Ⅲ类、Ⅰa类和Ⅰc类药物来转复,Ⅲ类药物中胺碘酮最常用,静脉注射伊布利特转复为窦性心律成功率较高。对于房扑1:1传导或并存心室预激者,心室率极快,易引起急性肺水肿或心源性休克而危及患者生命,此时首选体外同步心脏电复律。

（3）射频消融治疗。

（4）预防血栓栓塞:可选择口服阿司匹林或华法林预防。

4.心房颤动　在控制相关疾病和改善心功能的基础上控制心室率、转复和维持窦性心律、预防血栓栓塞是心房颤动的治疗原则。

五、护理评估

1.身体评估　评估患者意识状态,有无嗜睡、意识模糊、谵妄、昏睡及昏迷;观察脉搏、呼吸、血压有无异常及其异常程度;心房颤动患者评估有无脉搏短绌的发生;询问患者饮食习惯与嗜好、饮食量和种类;评估患者皮肤色泽,有无皮下出血、瘀紫、瘀斑及皮疹等;评估患者有无牙龈出血、鼻出血等;评估患者皮肤有无破溃、压疮、手术伤口及外伤等;评估患者出凝血时间。

2.病史评估

（1）评估患者房性心律失常的类型、发作频率、心室率、心房率及持续时间等；询问患者有无心悸、胸闷等伴随症状；评估患者有无心绞痛及心力衰竭的临床表现。

（2）评估患者此次发病有无明显诱因，如情绪激动、运动或酒精中毒等。

（3）评估患者有无引起房性心律失常的基础疾病，如各种器质性心脏病患者均可发生房性期前收缩；心肌梗死、慢性阻塞性肺疾病、代谢障碍、洋地黄中毒特别是在低血钾发生时易发生房性心动过速；风湿性心脏病、冠心病、高血压心脏病、心肌病等可发生心房扑动及心房颤动。

（4）实验室及其他检查结果：查看患者当前实验室检查结果；查看心电图、24小时动态心电图检查结果。

（5）目前服药情况：询问患者目前服用药物的名称、剂量及用法，评估患者服药依从性及有无药物不良反应发生，询问患者有无明确药物过敏史。

（6）出血及栓塞风险评估：采用 HAS-BLED 出血风险评分评估心房颤动患者出血风险，采用 CHA_2DS_2-VASc 积分评估心房颤动患者卒中及血栓栓塞风险。

（7）评估患者既往史、家族史。

（8）心理-社会状况评估：评估患者对疾病知识的了解程度（治疗、护理、预防与预后等）、对治疗及护理的配合程度、经济状况等，评估患者心理状态（有无焦虑、恐惧、悲观等表现），可采用综合医院焦虑抑郁量表（HADS）评估患者焦虑、抑郁程度。

3.其他　采用日常生活能力评定 Barthel 指数量表评估患者的活动能力，采用北京大学第一医院患者跌倒危险因素评估表、北京大学第一医院患者压疮 Braden 评分表判断患者发生跌倒、坠床、压疮的危险程度。

六、护理措施

1.一般护理

（1）休息：嘱患者心律失常发作时卧床休息，采取舒适体位，尽量避免左侧卧位，因左侧卧位时患者常能感觉到心脏的搏动而使不适感加重，注意保证充足的休息与睡眠。

（2）给氧：遵医嘱给予患者氧气吸入，将安全用氧温馨提示牌挂于患者床头，告知患者不可自行调节氧气流量。

2.病情观察　每天应由两人同时分别测量心率及脉率1分钟，并随时监测患者血压及心律的变化。出现胸闷、心悸等症状时应及时通知医生，进行心电图检查，必要时连接心电监护监测患者心律及心率的变化。

3.用药护理

（1）抗凝药物

1）应用华法林的护理：慢性房颤患者若既往有栓塞病史、瓣膜病、高血压、糖尿病等，或是老年患者均应接受长期抗凝治疗。华法林存在治疗窗窄、个体反应差异大、受食物、药物影响、容易发生出血或栓塞等缺点，因此在使用华法林过程中要做到定时服用药物；定期监测凝血酶原时间国际标准化比值（INR），并根据结果来调节药物剂量；告知患者药物的不良反应及食物、药物对华法林抗凝效果的影响。患者如出现华法林的漏服，应及时通知医生，如漏服时间在 4 小时之内,可遵医嘱即刻补服,如漏服时间超过 4 小时,应复查 INR,根据结果调整药物剂量。具体服药注意事项见表 4-3。

表 4-3 服用华法林注意事项

适应证	监测			不良反应	药物对抗凝效果的影响	与饮食的关系
	优点	缺点	具体方法			
房性心律失常、血栓栓塞的预防、瓣膜病和瓣膜置换术后的抗凝治疗	口服有效,作用时间长	起效慢,作用过于持久,不易控制。对需快速抗凝者则应先用肝素发挥治疗作用后,再用华法林维持疗效	用药期间必须测定 INR,维持在 2.0~3.0。住院患者每天或隔天监测 INR 直至达标,以后 1~2 周监测 1 次,稳定后每 4 周监测 1 次	可能导致各种出血,患者可出现瘀斑、牙龈出血、鼻出血、血尿等。刷牙出血是最早、最常见的出血表现。出血可发生在任何部位,特别是泌尿道和消化道,最严重的是颅内出血	增强华法林药物作用:阿司匹林、奎尼丁、广谱抗生素等。减弱华法林药物作用:催眠药、雌激素和口服避孕药等	酗酒可增加患者的出血发生率,嘱咐患者戒酒。指导患者保持稳定的膳食结构,某些富含维生素 K 的食物,虽能降低抗凝药效,但只要平衡饮食,不必特意偏食或禁食此类食物

由于华法林药理作用比较特殊,不良反应及注意事项较多,所以患者开始口服华法林后,责任护士与药剂师协作,共同完成患者的健康宣教工作。药剂师讲解完成后,会同患者及家属一起完成华法林知识掌握评价表,评价患者掌握程度。

2)应用达比加群酯的护理:达比加群酯是新一代口服抗凝药物,可提供有效的、可预测的、稳定的抗凝效果,同时较少发生药物相互作用,无须常规进行凝血功能监测或剂量调整。如患者发生漏服,不建议剂量加倍,对于每天一次给药的患者如发现漏服距下次服药时间长于 12 小时,补服一次剂量。如果发现漏服时间距下次服药时间短于 12 小时,按下次服药时间服用;对于每天两次给药的患者发现漏服距下次服药时间长于 6 小时,补服一次,发现漏服距下次服药时间短于 6 小时,按下次服药时间服用。如患者不确定是否服药:对于每天一次给药的患者,服用当日剂量,次日按原计划服用;对于每天两次给药的患者,按下次服药时间给药。药物过量可导致患者出血风险增加,首先评估患者是否有出血,并监测凝血指标。

(2)转复药物

1)胺碘酮:为Ⅲ类抗心律失常药物,具有钠通道、钙通道、钾通道阻滞及非竞争性 α 和 β 受体拮抗作用。对心脏的不良反应最小,是目前常用的维持窦性心律药物。①适应证:室性心律失常(血流动力学稳定的单形性室性心动过速、不伴 QT 间期延长的多形性室性心动过速);心房颤动/心房扑动、房性心动过速;心肺复苏;②不良反应:低血压、心动过缓、静脉炎、肝功能损害等;③注意事项:如患者无入量限制,配制维持液时尽量稀释,选择上肢粗大血管穿刺,用药后立即给予水胶体透明敷料保护穿刺血管预防静脉炎的发生。每小时观察患者穿刺部位有无红肿,询问患者有无穿刺部位疼痛,一旦发生静脉炎立即更换穿刺部位并给予硫酸镁湿敷贴外敷。

2）伊布利特：为Ⅲ类抗心律失常药物，具有抑制延迟性整流钾电流，促进平台期钠及钙内流的作用。①适应证：近期发作的心房颤动/心房扑动；②不良反应：室性心律失常，特别是致 Q-T 延长的尖端扭转型室性心动过速；③注意事项：用药前连接心电监护，监测患者心律。静脉注射时应稀释，推注时间>10 分钟，心房颤动终止立即遵医嘱停止用药。发生尖端扭转性室性心动过速的风险随着 Q-T 间期延长而逐渐增加，并且低血钾可加大这种风险，遵医嘱进行心电图检查，注意患者有无 Q-T 间期延长；监测电解质，注意有无低血钾表现。

（3）控制心室率药物：常用药物为 β 受体拮抗剂，主要包括美托洛尔及艾司洛尔。①β 受体拮抗剂为Ⅱ类抗心律失常药物，可降低心率、房室结传导速度和血压，有负性肌力作用；②适应证：窄 QRS 心动过速；控制心房颤动/心房扑动心室率；多形性室性心动过速、反复发作单形性室性心动过速；③不良反应：低血压、心动过缓、诱发或加重心力衰竭；④注意事项：严格遵医嘱用药，高浓度给药（>10mg/mL）会造成严重的静脉反应，如血栓性静脉炎。给药前选择粗大血管穿刺，并注意观察有无静脉炎表现。用药期间注意监测患者心率及血压变化，发现异常及时通知医生并配合处理。

4.电复律护理　最有效的终止心房扑动方法为同步直流电复律，房颤患者也可通过电复律恢复窦性心律。电复律的护理详见"除颤器的使用技术"。

5.行射频消融术患者的护理　详见"射频消融术护理"。

6.辅助检查护理

（1）心电图检查：心电监护发现心律失常及患者自觉不适时，遵医嘱进行心电图检查。告知患者检查时的注意事项，检查过程中注意保暖及保护隐私。

（2）24 小时动态心电图检查：告知患者在行此项检查期间不要淋浴，向患者强调如出现不适需记录发生的时间、活动内容及不适症状。

7.并发症的护理

（1）出血：HAS-BLED 出血风险评分可评价心房颤动患者的出血风险。对于评分≥3 分的出血高危者，责任护士应加强巡视，以便及时发现出血，并加强出血高危患者的健康宣教，指导患者学会自我保护和预防出血的方法。针对华法林的药理特点，心内科制订了华法林出血预防护理即"8H"护理（表 4-4）。

表 4-4　"8H"护理

出血部位	观察要点及预防措施
1.颅内出血（intracranial hemorrhage）	观察患者有无头晕、头痛、肢体麻木、口齿不清、恶心、呕吐等症状，定时监测患者血压。嘱患者保持情绪稳定，禁止用力排便
2.眼底出血（fundus hemorrhage）	随时询问患者有无视物模糊或感觉眼前有黑影飘动，观察患者有无结膜充血。发现有出血情况，及时通知医生
3.鼻出血（nasal hemorrhage）	空气干燥、长期吸氧、使用抗血小板药物等均可引起鼻出血。应具体分析鼻出血原因，做好预防工作，如嘱患者湿润鼻腔、增加室内湿度、勿用手挖鼻。若发生鼻出血，迅速用棉球填塞止血，通知医生，协助处理

（续表）

出血部位	观察要点及预防措施
4. 牙龈出血（gingival hemorrhage）	观察患者有无牙龈肿胀、充血、出血。嘱患者勿用牙签剔牙，用软毛牙刷刷牙，保持口腔清洁
5. 口腔出血（oral hemorrhage）	观察患者有无口腔黏膜出血点，嘱患者勿食用过硬的食物，注意口腔卫生
6. 消化道出血（alimentary tract hemorrhage）	观察患者有无咯血、黑便、头晕、心悸、乏力、出汗等症状。若出现上述症状，嘱患者卧床休息，观察患者的生命体征，给予牛奶、蛋糕或豆浆等富含蛋白质的流质、少渣饮食，随时观察患者大便颜色
7. 皮下出血（subcutaneous hemorrhage）	随时观察患者皮肤、黏膜有无淤血及出血点，减少磕碰。护理操作要轻柔，穿刺拔针后按压5分钟以上，尽量减少侵入性操作等
8. 血尿（Hematuresis）	教会并随时观察患者尿液颜色及性质，如发现尿液颜色变化或肉眼血尿，及时通知医护人员留取尿标本送检

（2）血栓栓塞：房颤合并体循环栓塞的危险性甚大，二尖瓣狭窄或二尖瓣脱垂合并房颤时，脑栓塞的发生率更高。对于非瓣膜性房颤采用 CHA_2DS_2-VASC 积分评估心房颤动患者卒中及血栓栓塞风险，对于积分≥2分，表明患者卒中及血栓栓塞风险较高，密切观察患者神志、肢体活动、语言功能，发现异常及时通知医生，做好脑部 CT 准备。指导患者按时服用抗凝药，及时复查 INR。

（3）心力衰竭：心房扑动与心房颤动伴极快的心室率（>150 次/分）时可诱发心力衰竭。责任护士应密切观察患者有无胸闷、憋气、呼吸困难等症状，记录 24 小时出入量，监测患者体重，警惕心力衰竭的发生。

（4）心室颤动：预激综合征并发快速性房性心律失常，尤其是房扑或房颤，心室率极快，可诱发心功能不全、心源性昏厥，甚至发展为心室颤动而危及患者的生命。责任护士应注意监测患者心率、心律、血压变化，当发现患者出现心房扑动与心房颤动时，警惕心室颤动的发生，立即通知医生，同时将除颤器推至患者床旁，如患者伴有昏厥或低血压时，应立即配合医生电复律。

8.心理护理　采用综合医院焦虑抑郁量表（HADS）评估患者焦虑、抑郁状况，指导患者避免引起或加重窦性心律失常的因素，保持良好心态。情绪激动时交感神经兴奋可使心率增快，激发各种类型的心律失常；反之，情绪重度忧虑，迷走神经兴奋可使心率减慢，出现心动过缓或停搏。

七、健康宣教

1.向患者及家属讲解房性心律失常的常见病因、诱因及防治知识，说明遵医嘱服药的重要性，嘱患者不可自行减量、停药或擅自改用其他药物。告诉患者药物可能出现的不良反应，并嘱其有异常时及时就诊。

2.嘱患者劳逸结合、生活规律，保证充足的休息与睡眠；保持乐观、稳定的情绪；戒烟酒，避免摄入刺激性食物如咖啡、浓茶等,避免饱餐,避免劳累、感染,防止诱发心力衰竭。

3.嘱患者多食纤维素丰富的食物,保持大便通畅。指导患者保持稳定的膳食结构,某些富含维生素 K 的食物,虽能降低抗凝药效果,但只要平衡饮食,不必特意偏食或禁食此类食物。

4.教会患者自测脉搏的方法以便自我监测病情。

5.若需随访,告知患者随访的具体时间。

第四节　房室交界性心律失常

房室交界性心律失常包括房室交界性期前收缩、房室交界性逸搏和逸搏心律、非阵发性房室交界性心动过速、房室结折返性心动过速。

一、临床表现

1.房室交界性期前收缩　除原发病相关的表现外,一般无明显症状,偶尔有心悸。

2.房室交界性逸搏和逸搏心律　是严重缓慢性心律失常(窦性心动过缓和高度或完全性房室传导阻滞)时出现的延迟搏动或缓慢性心律,是房室交界区次级节律点对心动过缓或停搏的代替反应,常不独立存在。患者可有心动过缓的相关症状和体征。

3.非阵发性房室交界性心动过速　心动过速发作时心率逐渐增快,终止时心率逐渐减慢,不同于阵发性心动过速。心率 70~130 次/分,节律相对规则,心率快慢受自主神经张力变化的影响明显。心动过速很少引起明显的血流动力学改变,患者多无症状,少数人可有心悸表现。

4.房室结折返性心动过速(atrioventricular nodal reentrant tachycardia,AVNRT)　心动过速呈有规律的、突发突止的特点,持续时间长短不一。症状的严重程度取决于发作时的心室率、持续时间,以及有无器质性心脏病。阵发性心悸是主要的临床表现,其他表现包括胸闷、无力、头晕、恶心、呼吸困难等。心脏听诊时第一心音强弱恒定,心律绝对规整。

二、辅助检查

1.房室交界性期前收缩心电图特点　提前出现逆行 P 波并可引起 QRS 波群,逆行 P 波可位于 QRS 波群之前(P-R 间期<0.12 秒)、之中或之后(R-P 间期<0.20 秒)。QRS 波群形态正常,当发生室内差异性传导时,QRS 波群形态可有变化。

2.房室交界性逸搏心电图特点　多表现为窦性停搏或阻滞的长间歇后,出现一个正常的 QRS 波群,P 波可缺如或有逆行性 P 波,位于 QRS 波群之前或之后。房室交界性逸搏心律的频率一般为 40~60 次/分,QRS 波群形态正常,其前后可有逆行的 P 波,或窦性 P 波频率慢于心室率,形成房室分离。

3.非阵发性房室交界性心动过速心电图特点　心率在 70~130 次/分,节律规整,QRS 波群形态正常,逆行 P 波可出现在 QRS 波群之前,此时 P′-R 间期<0.12 秒,但多重叠在 QRS 波群之中或出现在 QRS 波群之后,此时 P′-R 间期<0.20 秒。当心动过速频率与窦性心律接近时,由于心室的激动可受到交界区或窦房结心律的交替控制,可发生干扰性房室分离。

4.房室结折返性心动过速心电图特点

(1)心动过速多由房性或交界性期前收缩诱发,其下传的 P-R 间期显著延长,随之引起心动过速。

（2）R-R周期规则,心率在150~240次/分。

（3）QRS波群形态和时限多正常,少数因发生功能性束支传导阻滞而使QRS波群宽大畸形。

（4）P′波呈逆行性(Ⅱ、Ⅲ、aVF导联倒置),慢快型AVNRT其P′波多埋藏在QRS波群中无法辨认,少数位于QRS波群终末部分,P′波与QRS波关系固定,R-P′间期<70ms,R-P′间期<P′-R间期;快慢型AVNRT其P′波位于下一QRS波之前,R-P′间期>P′-R间期;慢慢型AVNRT其P′波位于QRS波群之后,R-P′间期<P′-R间期,但R-P′间期>70ms。

（5）迷走神经刺激可使心动过速终止。

三、治疗

1.房室交界性期前收缩　针对病因或诱因,症状明显者可口服β受体拮抗剂或钙通道阻滞剂治疗。

2.房室交界性逸搏和逸搏心律　针对病因和原发的缓慢性心律失常治疗。

3.非阵发性房室交界性心动过速　由于不会引起明显的血流动力学异常,且通常能自行终止,非阵发性房室交界性心动过速本身不需要特殊处理,治疗上主要是针对基本病因。洋地黄中毒引起者,应立即停用洋地黄药物,同时给予氯化钾。

4.房室结折返性心动过速　其治疗主要包括复律治疗、根治治疗。

四、护理评估

1.身体评估　评估患者意识状态,观察生命体征有无异常及异常程度;询问患者饮食习惯与嗜好。

2.病史评估　评估患者心律失常发作频率、心室率、持续时间,是否突发突止,有无阵发性心悸、胸闷、头晕、恶心、呼吸困难等症状;评估患者本次发病有无明显诱因;评估患者既往心律失常发作情况及对心动过速的耐受程度;评估患者是否知晓迷走神经刺激方法终止心动过速;询问患者目前服用药物的名称、剂量及用法,评估患者服药依从性及有无药物不良反应发生;询问患者有无明确药物过敏史;采用综合医院焦虑抑郁量表(HADS)评估患者焦虑、抑郁程度。

3.其他　评估患者的活动能力,判断患者发生跌倒、坠床、压疮的危险程度。评估时,参考日常生活能力评定Barthel指数量表、北京大学第一医院患者跌倒危险因素评估、北京大学第一医院患者压疮Braden评分表。

五、护理措施

1.一般护理　患者心率增快时,嘱其立即卧床休息,减少活动,降低心肌耗氧量。连接心电监护,行心电图检查,开放静脉通路,并遵医嘱给氧、应用抗心律失常药物,准备好除颤器、急救车等抢救用物。

2.病情观察　观察患者有无胸闷、头晕、心悸等症状。对房室结折返性心动过速的患者行心电监护,密切观察患者的神志、面色、心率、心律、血氧饱和度、血压变化。心率及心律变化时,遵医嘱进行心电图检查。如患者出现面色苍白、皮肤湿冷、昏厥、血压下降,应立即报告医生并做好抢救准备。

3.刺激迷走神经的护理　对心功能和血压正常的房室结折返性心动过速患者,协助医生指导患者尝试应用刺激迷走神经的方法来终止心动过速的发作。目前临床多采用两种方法,一种是嘱患者深吸气后屏气同时用力呼气(Valsalva 动作),另一种是用压舌板等刺激患者咽喉部使其产生恶心感,压迫眼球法及按摩颈动脉窦法现已少用。刺激迷走神经过程中,连接心电监护,监测患者心律及心率变化。

4.用药护理　血流动力学稳定的房室结折返性心动过速患者可选用静脉抗心律失常药。严格遵医嘱用药,注意观察患者的意识及用药过程中和用药后的心率、心律、P-R 间期、Q-T 间期、血压等的变化,以观察疗效和有无不良反应。临床常用维拉帕米及盐酸普罗帕酮终止心动过速,腺苷也可用于终止室上性心动过速。终止心动过速的治疗,有可能会出现窦性停搏、房室传导阻滞、窦性心动过缓等严重心律失常现象,责任护士给药前连接好心电监护,给药的同时观察患者心率、心律、血压变化,并备好抢救药物及器械。恢复窦性心律后,立即遵医嘱改用其他药物,并复查心电图。

(1)盐酸普罗帕酮:为钠通道阻滞剂,属于Ⅰc 类抗心律失常药物。①适应证:室上性心动过速;②不良反应:室内传导障碍加重,QRS 波增宽;诱发或使原有心力衰竭加重;口干,舌唇麻木;头痛、头晕、恶心等;③注意事项:盐酸普罗帕酮70mg 稀释后缓慢静脉推注,若无效,10~15 分钟后重复。在静脉注射过程中,注意监测患者血压、心率及心律变化,一旦转为窦性心律,立即停止注射。

(2)维拉帕米:为非二氢吡啶类钙拮抗剂,属于Ⅳ类抗心律失常药物。①适应证:控制心房颤动/心房扑动心室率;室上性心动过速;特发性室性心动过速;②不良反应:低血压、心动过缓、诱发或加重心力衰竭;③注意事项:维拉帕米 2.5~5.0mg 稀释后缓慢静脉注射(注射时间不少于 2 分钟),密切监测患者血压、心率及心律变化,心动过速停止后即刻停止注射。

(3)腺苷:可短暂抑制窦房结频率、抑制房室结传导。①适应证:室上性心动过速;稳定的单形性宽 ORS 心动过速的鉴别诊断及治疗;②不良反应:颜面潮红、头痛、恶心、呕吐、咳嗽、胸闷等,但均在数分钟内消失,不影响反复用药;窦性停搏、房室传导阻滞等;支气管痉挛;③注意事项:给药前备好除颤器及急救药物;告知患者腺苷起效快,半衰期短(小于 6 秒),用药过程中出现的药物不良反应很快会消失;腺苷稀释后应快速静脉注射,如无效,遵医嘱间隔 2 分钟可再次注射;用药过程中观察患者心率及心律变化,尤其注意患者有无窦性停搏的发生。

5.电转复护理　患者一旦出现明显低血压和严重心功能不全,应立即给予同步电转复。电转复护理具体详见"除颤器的使用技术"。

6.射频消融术护理　射频消融术为根治心动过速的安全、有效的方法,具体护理详见"电生理检查、射频消融术及护理"。

7.经食管心房调搏术的护理　食管心房调搏可用于所有房室结折返性心动过速患者,特别适用于因各种原因无法用药物转复者,如有心动过缓病史的患者。

(1)术前护理:告知患者术前保持情绪稳定,避免紧张、焦虑等不良情绪引起交感神经系统兴奋,使心脏窦房结及异位节律点自律性增高。告知患者经食管心房调搏术的过程、术中可能出现的不适及配合方法,取得患者理解与配合。

(2)术中护理:如患者在床旁行经食管心房调搏术,术前备好急救药物及仪器,开放静脉通路。协助患者平卧,连接心电监护。备好消毒液状石蜡,便于医生润滑电极导管。当导管尖端抵达会厌时,嘱其做吞咽动作。如患者发生恶心、呛咳,协助其头偏向一侧,以防窒息。起搏刺激时因患者的敏感度不同,部分患者有胸骨下端烧灼不适感及胸闷、气促等。告知患者一旦发生,应及时通知医护人员,嘱患者平静呼吸,予以安慰分散其注意力。密切观察患者神志、心率、心律、血压变化,发现异常及时通知医生并配合处理。

(3)术后护理:协助患者取舒适卧位,继续心电监护24小时。

8.并发症护理　房室结折返性心动过速发作时,因心率增快,可致心排血量减少,极易出现低血压。责任护士应密切监测患者血压变化,预防跌倒、坠床的发生。患者一旦发生低血压,应协助患者卧床休息,立即通知医生,遵医嘱给药。在使用血管活性药物升压时,注意观察患者有无药物渗出及静脉炎的发生,并注意监测血压变化,遵医嘱及时调整药物剂量并记录。

9.心理护理　耐心向患者或其家属讲解病情,讲解发生心律失常的诱因、常见病因及预防知识,使患者对疾病有正确认识,并给予患者安慰和鼓励,使患者精神上得到支持,树立战胜疾病的信心,以积极的态度去面对疾病。

六、健康宣教

嘱患者注意劳逸结合、生活规律,保证充足的休息与睡眠,保持乐观、稳定的情绪。教会患者几种兴奋迷走神经而终止心动过速的方法,如 Valsalva 动作、咽喉刺激诱发恶心、冷水浸面等。指导患者自测脉搏的方法有利于自我监测病情,心律失常突发时要保持冷静,绝对就地休息,及时拨打急救电话。

第五节　室性心律失常

室性心律失常主要表现为快速性心律失常,包括室性期前收缩、室性心动过速、心室扑动和心室颤动。缓慢性室性心律失常不独立发生,如室性逸搏或室性逸搏心律,主要并存于严重窦性心动过缓或心脏停搏,以及高度或完全性房室传导阻滞。

一、临床表现

1.室性期前收缩　频发室性期前收缩患者多有心悸、心跳停顿、咽喉牵拉感等不适。

2.室性心动过速　室性心动过速简称室速。非持续性室速患者症状较轻,类同于室性期前收缩。持续性室速频率不快(≤160 次/分)或持续时间不长,且心功能正常者,其症状多类同于阵发性室上性心动过速。当室速频率快、持续时间长,或并存心室扩大和心功能不全者,常有严重的血流动力学影响,可诱发或加重心功能不全、急性肺水肿、心源性休克。部分多形性室速、尖端扭转性室速发作后很快发展为心室颤动,可导致心源性昏厥、心搏骤停,甚至引起心源性猝死。

3.心室扑动和心室颤动　发病突然,表现为意识丧失、抽搐、呼吸停顿,甚至死亡。触诊大动脉搏动消失,听诊心音消失,血压无法测到。

二、辅助检查

1.心电图

(1)室性期前收缩

1)室性期前收缩的心电图典型特征为提前出现的宽大畸形的 QRS 波群,时限多超过

0.12秒,其前没有相关的 P 波,ST 段和 T 波常与 QRS 波群主波方向相反,代偿间歇完全。

　　2)频发室性期前收缩的心电图特征常呈联律出现,最多见的表现为二联律,即每个窦性心搏后出现一个室性期前收缩,也可为三联律或四联律,即表现 2 个或 3 个窦性心搏后出现一个室性期前收缩。室性期前收缩可单个出现,也可连续两个出现,称为成对或连发室性期前收缩。室性期前收缩的 R 波落在前一个 QRS-T 波群的 T 波上称 R-on-T 现象。起源于相同部位的室性期前收缩在同一导联上形态相同,称为单形性或单源性室性期前收缩,同一导联形态不同者提示室性期前收缩为多源性,或称为多形性室性期前收缩。

　　(2)室性心动过速:室速频率多为 100~250 次/分,节律规则或轻度不齐。QRS 波群宽大畸形,时限≥0.12 秒,ST 段和 T 波常融为一体,T 波多与 QRS 波群主波相反。

　　(3)心室扑动:呈正弦波图形,波幅大而规则,频率为 150~300 次/分。

　　(4)心室颤动:波形、振幅及频率均极不规则,无法辨认 QRS 波群、ST 段与 T 波。

　　2.动态心电图　动态心电图可客观评价室性期前收缩的数量、表现形式,是否触发心动过速,以及与患者临床症状的关系。

三、诊断

　　心电图表现是确诊依据。部分偶发或间断发作的室性期前收缩,需记录动态心电图以协助诊断。心室扑动和心室颤动根据临床表现即可诊断,应立即实施救治。

四、治疗

　　1.室性期前收缩的治疗　应在控制病因和消除诱因基础上进行。无器质性心脏病患者频繁室性期前收缩伴有明显症状者,可考虑给予抗心律失常药物治疗;对于有器质性心脏病的患者,可长期使用 β 受体拮抗剂、ACEI 或 ARB 类药物改善心功能而减少或抑制室性期前收缩的发生;急性心肌缺血或梗死者,易发生恶性室性期前收缩,应尽早实施再灌注治疗,给予胺碘酮治疗,同时应注意补钾、补镁和尽早使用 β 受体拮抗剂。

　　2.室性心动过速的治疗　终止室速并转复窦性心律、预防室速复发和防治心脏性猝死是室速治疗的重要原则。

　　3.心室扑动和心室颤动的治疗　院外发生时,目击者应立即实施徒手心肺复苏;住院发生时,应立即行非同步电除颤和心肺复苏。心肺复苏成功的患者,应积极治疗原发病和改善心功能,并考虑植入埋藏式心脏复律除颤器(implantable cardioverter-defibrillator,ICD)以预防心脏性猝死的发生。

五、护理评估

　　1.身体评估　评估患者意识状态及精神状态;评估患者心率、心律、血压、血氧饱和度有无异常;评估患者皮肤完整性,有无破溃、外伤等。

　　2.病史评估　根据心电图检查结果,评估患者心律失常类型、发作频率、持续时间;评估患者有无心悸、心跳停顿等症状,有无心功能不全、急性肺水肿、心源性休克、急性心肌缺血或梗死等临床表现,有无器质性心脏病、电解质紊乱、暂时性意识丧失、昏厥、阿-斯综合征病史;评估患者有无跌倒伤;本次发病有无明显诱因;询问患者既往病史及家族史,有无活动耐力下降;询问患者目前服用药物的名称、剂量及用法,评估患者服药依从性及有无药物不良反应发生,询问患者有无明确药物过敏史;采用综合医院焦虑抑郁量表(HADS)评估患者焦虑、抑郁程度。

3.其他　评估患者的活动能力,判断患者发生跌倒、坠床、压疮的危险程度。评估时,参考日常生活能力评定 Barthel 指数量表、北京大学第一医院患者跌倒危险因素评估表、北京大学第一医院患者压疮 Braden 评分表。

六、护理措施

1.一般护理

(1)休息:室性心动过速的患者应卧床休息,以减少心肌耗氧量,加强卧床期间的生活护理,减轻患者卧床的不适感。

(2)给氧:遵医嘱给予吸氧,告知患者吸氧的必要性,并获得他们的理解和配合。

(3)开放静脉通路:对室性心律失常的患者,应开放静脉通路,备好急救车、除颤器等抢救仪器及物品。

(4)饮食护理:按照患者有无基础疾病和诱因制订饮食计划,如患者有心肌梗死应给予低盐、低脂饮食;心力衰竭患者应注意钠和水的摄入;电解质紊乱的患者应定期复查电解质情况,并适时调整饮食。

2.病情观察　给予心电监护并密切监测患者心律、心率、血压、血氧饱和度的变化。发现频发、多源性、多形性或呈 R-on-T 现象的室性期前收缩、室性心动过速时应立即通知医生。遵医嘱每天或病情变化时描记心电图。遵医嘱定期监测患者电解质和酸碱平衡情况,配合治疗,纠正诱因。

3.药物护理　对于血流动力学稳定的室性心动过速,首先考虑应用抗心律失常药物控制心室率和终止心动过速,如胺碘酮、利多卡因、维拉帕米、盐酸普罗帕酮等。尖端扭转性室性心动过速患者在病因治疗的同时可静脉注射硫酸镁、β 受体拮抗剂等。

(1)胺碘酮:为 Ⅲ 类抗心律失常药物,具有钠通道、钙通道、钾通道阻滞及非竞争性 α 和 β 受体拮抗作用。①适应证:室性心律失常(血流动力学稳定的单形性室性心动过速,不伴 Q-T 间期延长的多形性室性心动过速);心房颤动/心房扑动、房性心动过速;②不良反应:低血压、心动过缓、静脉炎、肝功能损害等;③注意事项:如患者无入量限制,配制维持液时应尽量稀释,可选择上肢粗大血管穿刺,用药后立即给予水胶体透明敷料保护穿刺血管,以预防静脉炎的发生。每小时观察患者穿刺部位有无红肿,询问患者有无穿刺部位疼痛,一旦发生静脉炎立即更换输液部位,应用硫酸镁湿敷贴外敷。

(2)利多卡因:为 Ⅰ 类抗心律失常药物,具有钠通道阻断作用。①适应证:血流动力学稳定的室性心动过速(不做首选)、心室颤动、无脉室性心动过速(不做首选);②不良反应:言语不清、意识改变、肌肉抽动、眩晕、心动过缓、低血压、舌麻木等;③注意事项:遵医嘱用药,静脉注射时 2~3 分钟推注,用输液泵控制输液速度,用药期间观察患者心率、心律、血压变化,尤其注意观察有无用药不良反应发生。

(3)硫酸镁:细胞内钾转运的辅助因子。①适应证:伴有 Q-T 间期延长的多形性室性心动过速;②不良反应:低血压、中枢神经系统毒性、呼吸抑制等;③注意事项:稀释后用药,用药时需监测血镁水平。

(4)β 受体阻滞剂:为 Ⅱ 类抗心律失常药物,可降低心率、房室结传导速度和血压,有负性肌力作用。①适应证:窄 QRS 心动过速;控制心房颤动、心房扑动心室率;多形性室性心动过速、反复发作单形性室性心动过速;②不良反应:低血压、心动过缓、诱发或加重心力衰竭;③注意事项:严格遵医嘱用药,高浓度给药(>10mg/mL)会造成严重的静脉反应,如血栓性静脉炎,给药前应选择粗大血管穿刺,并随时注意观察有无静脉炎表现。用药期间注意监测患者心率及血压变化,发现异常及时通知医生并配合处理。

(5)肾上腺素:具有 α、β 受体兴奋作用。①适应证:心肺复苏;用于阿托品无效或不适用的症状性心动过缓患者,也可用于起搏治疗前的过渡;②不良反应:心悸、胸痛、血压升高、心律失常;③注意事项:用于心肺复苏时应快速静脉注射,用药过程中密切观察患者心率、血压变化,注意有无心律失常发生。如药物渗出可引起局部组织缺血坏死,给药前确保静脉通路通畅。

4.心室扑动、心室颤动及无脉性室性心动过速的护理 如发现患者意识突然丧失,呼叫无反应时,应立即呼叫医生同时给予心肺复苏,准备除颤器,判断发生心室扑动、心室颤动、无脉性室性心动过速立即协助电除颤和抢救。

5.并发症护理 心脏性猝死。严重心律失常患者,应持续心电监护,严密监测心率、心律、生命体征、血氧饱和度变化,每天或病情变化时及时描记心电图。发现恶性心律失常先兆表现时立即报告医生,同时开放静脉通路,备好急救物品及药品。一旦发生心脏性猝死,立即配合抢救。

6.行起搏器植入术患者的护理 详见"起搏器植入护理"。

7.心理护理 耐心向患者或其家属讲解病情,讲解发生心律失常的诱因、常见病因及预防知识,使患者对疾病有正确认识,并给予患者安慰和鼓励,使患者精神上得到支持,树立战胜疾病的信心,以积极的态度去面对疾病。

七、健康宣教

嘱患者注意劳逸结合、生活规律,保证充足的休息与睡眠,保持乐观、稳定的情绪。指导患者自测脉搏的方法以利于自我监测病情,心律失常突发时要保持冷静,就地休息,及时拨打急救电话。

第五章　心力衰竭患者的护理

心力衰竭是各种心脏疾病导致心功能不全的一种综合征,在绝大多数情况下,是指心肌收缩力下降使心排血量不能满足机体代谢的需要,器官、组织血液灌注不足,同时出现肺循环和(或)体循环淤血表现的一种综合征。少数情况下,心肌收缩力尚可使心排血量维持正常,但由于左心室充盈压异常增高,使肺静脉血液回流受阻而导致肺循环淤血,此称之为舒张性心力衰竭。心力衰竭时通常伴有肺循环和(或)体循环淤血,故又可称之为充血性心力衰竭。

心力衰竭按其病程和发展速度可分为急性心力衰竭和慢性心力衰竭。慢性心力衰竭多见,按其发生的部位可分为左心衰竭、右心衰竭和全心衰竭,以左心衰竭较常见。按心力衰竭时心肌有无舒缩功能障碍可分为收缩性心力衰竭和舒张性心力衰竭,以收缩性心力衰竭常见。

第一节　慢性心力衰竭

慢性心力衰竭是不同病因引起器质性心血管病的主要综合征。我国一项对 35~74 岁城乡居民 15 518 人的随机抽样调查显示,心力衰竭患病率为 0.9%,且随着年龄增高呈增加态势。引起慢性心力衰竭的病因中,冠心病居首位,高血压病明显上升,而风湿性心脏瓣膜病明显下降。心力衰竭患者的死亡原因依次为泵衰竭、心律失常和猝死。

一、病因

1.基本病因

(1)心肌病变:包括心肌梗死、心肌炎、心肌病引起的原发性心肌损害和内分泌代谢病、结缔组织病、心脏毒性药物等引起的继发性心肌损害。

(2)心脏负荷过度:包括高血压、主动脉瓣狭窄、肺动脉高压等导致的压力负荷过度(后负荷过度)和先心病右向左或左向右分流、严重贫血、甲状腺功能亢进,主动脉瓣、二尖瓣、肺动脉瓣和三尖瓣关闭不全等导致的容量负荷过度(前负荷过度)。

2.诱因

(1)感染:尤以呼吸道感染最常见、最重要,感染性心内膜炎诱发心力衰竭也不少见。

(2)心律失常:心房颤动为其最重要的诱因,也可见其他各种类型的快速性及严重的缓慢性心律失常。

(3)血容量增加:如摄入钠盐过多,静脉输血或输液过多、过快等。

(4)过度的体力活动或情绪激动:如劳累过度、情绪激动、妊娠晚期、分娩等。

(5)其他:治疗不当,原有心脏疾病加重、并发或合并其他疾病等。

3.发病机制　心力衰竭是一个慢性发展过程,由于心脏有较强的储备力,当基础心脏病损及心功能时,机体首先发生多种代偿机制。如心肌肥厚可使心肌收缩力增强;心脏扩大使心室容量增加,可增加心脏排血量及心脏做功量;交感神经兴奋性增强和肾素-血管紧张素系统激活可使心率加快,心肌收缩力增强和水、钠潴留,以维持灌注压。这些代偿机制可使心功能在一定时间内维持在相对正常的水平。但这种代偿机制有一定限度,当心肌肥厚到一定程度,可造成心肌损伤、坏死;持续的心脏扩大使心肌耗氧量增加,加重心肌损伤;神经内分泌系统长期活性增加,不仅加重血流动力学紊乱,还直接损伤心肌细胞。心肌最终失代偿,不能维持心排出量,发生心力衰竭。

二、临床表现

1.左心衰竭:以肺淤血和心排血量降低为主要表现。

(1)症状

1)呼吸困难:呼吸困难是左心衰竭患者的最常见最主要的症状,最早出现是劳力性呼吸困难;最典型的是夜间阵发性呼吸困难;晚期出现端坐呼吸;最严重的可发展成急性肺水肿,患者可出现咳嗽、咳痰与咯血,咳嗽开始常出现于体力劳动或夜间,坐位或立位时咳嗽可减轻,可咳出白色浆液性泡沫痰,偶有痰中带血。其发生机制为肺泡、支气管黏膜淤血所致。长期慢性肺淤血时肺静脉压升高,导致肺循环与支气管血液循环之间侧支建立,使支气管黏膜下血管扩张,其破裂可致大咯血。

2)乏力、疲倦、头晕、心悸:由于心排血量减少、器官或组织灌注不足及代偿性心率加快可引起乏力、疲倦、头晕、心悸。

3)少尿及肾功能损害症状:严重左心衰竭时,血流进行再分配,肾血流量明显减少导致少尿;长期持续的肾血流量减少可出现血尿素氮、肌酐升高或其他肾功能不全症状。

(2)体征:除基础心脏病的体征外,多数可有代偿性的心脏扩大,心率加快,心尖部可出现舒张期奔马律,肺淤血致肺毛细血管压增高,液体渗入肺泡,在两肺底甚至全肺可闻及湿啰音伴哮鸣音等。

2.右心衰竭 以体循环淤血为主要表现。

(1)症状:以消化道症状最常见,由胃肠道及肝脏淤血引起腹胀、食欲缺乏、恶心、呕吐等。呼吸困难多见于由左心衰竭发展致右心衰竭的患者,也可见于分流性先天性心脏病者等。

(2)体征:除基础心脏病的体征外,可出现:①颈静脉征。右心衰竭的主要体征,表现为颈静脉充盈、怒张,肝颈静脉反流征阳性更具有特征性;②水肿。是右心衰竭的典型体征,水肿常发生在身体的低垂部位,呈压陷性水肿,可随病情加重而延及全身。严重者可出现胸腔积液;③肝大。肝脏因淤血而肿大伴压痛,持续慢性右心衰竭可致心源性肝硬化,晚期可引起肝功能受损,出现黄疸、大量腹腔积液等。

3.全心衰竭 当左心衰竭逐渐加重继发右心衰竭时,即形成全心衰竭。当右心衰竭出现后,由于右心排血量减少,肺淤血减轻,使呼吸困难有所减轻。

三、辅助检查

1.化验检查

(1)常规化验检查:可为明确心力衰竭的诱因、诊断与鉴别诊断提供依据。包括血常规、尿常规和肾功能检查、电解质和酸碱平衡检查、肝功能检查、内分泌功能检查。

(2)脑钠肽检查:检测血浆脑钠肽(BNP)和氨基末端脑钠肽前体(NT-proBNP),有助于心力衰竭诊断和预后判断。

2.超声心动图检查　是心力衰竭诊断中最有价值的检查方法,便于床旁检查及重复检查。可用于诊断心包、心肌或瓣膜疾病;定量或定性房室内径、心脏几何形状、室壁厚度、室壁运动、左心室射血分数、左室收缩末期容量;区别舒张功能不全和收缩功能不全;估测肺动脉压,为评价治疗效果提供客观指标。

3.心电图检查　提供既往心肌梗死、左室肥厚、广泛心肌损害及心律失常信息。

4.胸部 X 线检查　左心衰竭可发现左心室或左心房增大,肺淤血早期可见肺门阴影增大,肺纹理增加等,慢性肺淤血可见 Kerley B 线这一特征性表现,是肺小叶间隔内积液的表现;右心衰竭可见右心室或右心房增大,上腔静脉增宽,可伴胸腔积液;若为全心衰竭,可见心脏向两侧扩大。

5.核素心室造影及核素心肌灌注成像检查　前者可准确测定左室容量、左心室射血分数及室壁运动;后者可诊断心肌缺血和心肌梗死。

6.心脏磁共振　可以准确评价心脏结构功能,并且能够提供心肌病变信息。

7.有创性血流动力学检查　采用漂浮导管在床边测量肺小动脉各部位的压力及血液含氧量,计算心脏指数(CI)及肺小动脉楔压(PCWP),直接反映左心功能;测中心静脉压(CVP)反映右心功能。

四、诊断

根据心力衰竭的典型症状如休息或活动时呼吸困难、劳累、踝部水肿;心力衰竭的典型体征如心动过速、呼吸急促、肺部啰音、颈静脉充盈、周围性水肿、肝大及静息时心脏结构和功能的客观证据如心脏扩大、超声检查心功能异常、血浆脑钠肽升高等不难做出诊断。

五、治疗

1.病因治疗　包括冠心病、心瓣膜病、心肌炎、心肌病等基本病因治疗,以及去除心力衰竭诱因,如感染、心律失常、肺梗死、贫血和电解质紊乱的治疗。

2.一般治疗　包括监测体重以判断是否有液体潴留,指导调整利尿剂的应用;限钠、限水、低脂饮食、控制体重、戒烟戒酒、适当休息和运动、氧气治疗等。

3.药物治疗

(1)改善血流动力学的治疗:利尿剂、洋地黄、正性肌力药物及血管扩张剂的应用。

(2)延缓心室重构的治疗:ACEI、β 受体拮抗剂、醛固酮受体拮抗剂、ARB。

(3)抗凝和抗血小板治疗:①抗凝治疗。心力衰竭伴房颤患者应长期应用华法林抗凝治疗;②抗血小板治疗。心力衰竭伴有冠心病、糖尿病和脑卒中,有二级预防适应证的患者,必须应用阿司匹林。

4.非药物治疗　包括心脏再同步化治疗和心脏移植。

六、护理评估

1.身体评估　神志与精神状况;生命体征,如体温、呼吸状况、脉率、脉律、有无交替脉和血压降低等;体位,是否采取半卧位或端坐位;水肿的部位及程度,有无胸腔积液、腹腔积液;营养及饮食情况;液体摄入量、尿量、近期体重变化;睡眠情况(有无呼吸困难的发生);皮肤完整性,有无发绀,有无压疮、破溃等;有无静脉通路、血液透析管路及心包、胸腔引流管等;穿刺的时间、维护情况、是否通畅、有无管路滑脱的可能。

2.病史评估

（1）评估患者本次发病的诱因、呼吸困难的程度，咳嗽、咳痰的情况，劳累及水肿的程度；评估消化系统症状如食欲缺乏、腹胀、恶心、呕吐、上腹痛；评估泌尿系统症状如夜尿增多、尿少、血肌酐升高等；评估有无发绀、心包积液、胸腔积液、腹腔积液等。

（2）评估既往发作情况，有无过敏史、家族史，有无烟酒嗜好。

（3）评估目前的检查结果、治疗情况及效果、用药情况及有无不良反应。

（4）心理-社会状况：评估患者的心理-社会状况及对疾病的认知状况，经济情况、合作程度，有无焦虑、悲观情绪。

3.心功能评估

（1）心功能分级：美国纽约心脏病协会NYHA（表5-1）。

表5-1　心功能分级（美国纽约心脏病协会NYHA）

分级	表现
Ⅰ级	日常活动无心力衰竭症状
Ⅱ级	日常活动出现心力衰竭症状（呼吸困难、乏力）
Ⅲ级	低于日常活动出现心力衰竭症状
Ⅳ级	在休息时也出现心力衰竭症状

（2）6分钟步行试验：要求患者在平直的走廊里尽可能快地行走，测定其6分钟的步行距离。根据步行距离将心力衰竭划分为轻、中、重3个等级。426～550m为轻度心力衰竭；150～425 m为中度心力衰竭；<150m为重度心力衰竭。

4.心理-社会状况　心力衰竭往往是心血管病发展至晚期的表现，病程漫长，呼吸困难、喘息等症状反复出现，影响患者及家人的工作、学习与生活等，常导致心情忧虑、紧张。当心力衰竭严重时，患者生活不能自理而需他人照顾，加重家庭负担，往往使患者陷于焦虑不安、内疚，容易出现思绪纷乱，甚至陷入悲观、绝望或对死亡的恐惧之中。同时，亲属给予过多的保护，使患者产生依赖心理。

5.其他评估　评估患者自理能力及日常生活能力、压疮、跌倒/坠床的风险。评估时，参考日常生活能力评定Barthel指数量表、北京大学第一医院患者跌倒危险因素评估表、北京大学第一医院患者压疮Braden评分表。

七、护理诊断/问题

1.气体交换受损　与左心衰竭致肺循环淤血有关。

2.体液过多　与右心衰竭致体循环淤血、水钠潴留有关。

3.活动无耐力　与心排血量下降有关。

4.焦虑　与病程长、影响工作、生活有关。

5.潜在并发症　洋地黄中毒、呼吸道感染、下肢静脉血栓形成。

八、护理目标

1.患者的呼吸困难能减轻或消失，血气分析结果正常。

2.心排血量增加，主诉活动耐力增加。

3.水肿、腹腔积液减轻或消失。

4.焦虑减轻,治疗疾病的信心增强。

5.无洋地黄中毒等并发症。

九、护理措施

1.一般护理

（1）休息与活动:保证患者体位的舒适性,有明显呼吸困难者给予高枕卧位或半卧位;端坐呼吸者可使用床上小桌,必要时双腿下垂;伴胸腔积液、腹腔积液者宜采取半卧位;下肢水肿者可抬高下肢,促进下肢静脉回流。协助卧床患者定时改变体位,以防止发生压疮;卧床期间可给予气压式血液循环驱动泵,或指导患者进行踝泵运动,以促进下肢血液循环;必要时加床挡防止坠床、跌倒的发生。长期卧床者易发生静脉血栓形成甚至发生肺栓塞,因此应根据其心功能分级制订活动计划,可按照半卧位、坐位、床边摆动肢体、床边站立、室内活动、短距离步行等方式逐步进行。

（2）吸氧:根据患者缺氧情况调节给氧流量,一般为 2~4L/min;肺心病有二氧化碳潴留的患者应 1~2L/min 持续吸氧以来缓解呼吸困难。氧疗时,应观察心率是否减慢、呼吸困难是否逐渐缓解、发绀是否减轻、神志障碍是否好转等。

（3）皮肤护理:保持床单位清洁、干燥、平整,可使用气垫床。指导并告知患者变换体位的方法、间隔时间及其重要性。膝部及踝部、足跟、背部等骨隆突处可垫软枕以减轻局部压力,必要时可用减压敷料保护局部皮肤。翻身及床上使用便器时动作轻巧,避免拉、拽等动作,防止损伤皮肤。严重水肿患者可给予芒硝湿敷并及时更换。

（4）饮食护理:按照低热量、低盐饮食原则,为患者提供高蛋白、富含维生素、清淡易消化、产气少的食物,同时可少量多餐、避免过饱等。每天热量以 104.6~167.4 kJ/kg 为宜,可降低基础代谢率,减轻心脏负荷,但时间不宜过长。每天钠盐摄入量应少于 5 g,心功能Ⅲ级少于 2.5 g,心功能Ⅳ级少于 1 g,服用利尿剂者可适当放宽。应限制含钠量高的食品如发酵面食、腌制品、海产品、罐头、味精、啤酒、碳酸饮料等,可用糖、醋、蒜调味以增加食欲。应用排钾利尿剂时,可适当补充水果、深色蔬菜、蘑菇等含钾丰富的食物,或必要时遵医嘱补充钾盐,以口服补钾较好,宜饭后服用或与果汁同饮,以减少胃肠道反应。在限制食盐摄入的同时应限制水摄入,一般患者控制在 1500~2000mL/d 为宜,对严重水肿患者控制水摄入应更加严格。

（5）保持大便通畅:由于肠道淤血、进食减少、长期卧床及焦虑等因素使肠蠕动减弱,又因卧床使排便方式改变,患者常有便秘现象,而用力排便可增加心脏负荷和诱发心律失常。故适量增加粗纤维食物,如蔬菜、水果等,必要时使用缓泻剂或开塞露等可保持大便通畅。

2.病情观察　密切观察并记录患者体温、心率、心律、血压、呼吸、血氧饱和度等,发现异常及时通知医生。水肿患者每天观察水肿变化,下肢水肿患者测量腿围并记录,腹腔积液患者测量腹围并记录,胸腔积液及心包积液患者观察呼吸困难的程度,准确记录 24 小时出入量,每天测量体重,以便早期发现液体潴留,协助做好相应检查及抽液的配合。

3.用药护理　静脉输液速度不宜过快,输液量不宜过多,可遵医嘱使用输液泵控制输液速度。

（1）利尿剂:包括呋塞米、托拉塞米、螺内酯、氢氯噻嗪等。不良反应主要有电解质紊乱、直立性低血压、头晕、疲乏、胃肠道反应。嘱患者用药后应缓慢改变体位,并遵医嘱监测电解质、体重、血压及尿量的变化。

（2）洋地黄制剂：①给药前要明确患者是否用过洋地黄类药物,或具体的时间、剂型和剂量,心率、心律、心电图、血电解质和肝肾功能情况；②严格按医嘱用药,如出现心率低于60次/分或节律改变,立即停用并告知医生；告诫患者不要随意服用药物,以免中毒；③给药后应密切观察治疗效果,症状体征是否改善,有无洋地黄中毒的表现,必要时监测血洋地黄浓度；④洋地黄用量的个体差异较大,老年人、心肌缺血、缺氧、肝衰竭或肾衰竭、低钾血症、高血钙等易致洋地黄中毒；⑤洋地黄中毒的表现：最常见的表现是胃肠道症状,如厌食、恶心、呕吐；心脏表现最主要的表现的是心律失常,也是最严重的表现,常表现为室性期前收缩二联律；中枢神经系统症状如视力模糊、黄视、倦怠等；⑥洋地黄中毒的处理：首要的处理措施是立即停用洋地黄和排钾利尿剂；补充钾盐和镁盐,对快速性心律失常,遵医嘱使用利多卡因或苯妥英钠；若心动过缓可用阿托品。一般禁用电复律。

（3）正性肌力药物：包括多巴酚丁胺、多巴胺等。使用时注意观察患者的心率和血压变化,定时观察输液及穿刺部位血管的情况,及时发现血管活性药物对穿刺部位血管的刺激情况,必要时重新更换穿刺部位,防止发生静脉炎或药物渗出,保证患者的用药安全。

（4）血管扩张剂：常选用硝酸酯类药物,其不良反应包括搏动性头痛、头晕、疲乏、胃肠道反应、昏厥、低血压、面部潮红等,使用时注意观察患者用药的反应及血压变化。

（5）ACEI：包括贝那普利、福辛普利钠等。其不良反应主要有皮疹、直立性低血压、干咳、头晕、疲乏、胃肠道反应,与保钾利尿剂合用时易致血钾升高。服药时若出现不明原因的干咳应通知医生,遵医嘱减量或更换药物,并每天监测患者的血压、体重,记录出入量。

（6）β受体拮抗剂：常用药物为美托洛尔,必须从小剂量开始逐渐加大剂量,不良反应有直立性低血压、头晕、疲乏、水肿、心力衰竭、心率减慢等。应用期间每天要注意监测患者的心率、血压,防止出现传导阻滞使心力衰竭加重,告知患者变换体位时宜缓慢。

（7）抗凝和抗血小板药物：如阿司匹林、华法林等,服药期间观察患者有无牙龈、鼻黏膜、皮下出血等表现,遵医嘱监测出凝血时间。

4.心脏再同步化治疗的护理　详见"永久起搏器植入术的护理"。

5.心理护理　慢性心力衰竭患者因病程长且多次反复发作,易产生焦虑及抑郁情绪。对于此类患者,护士要热情、耐心地给予护理并加以安慰。护士通过耐心讲解疾病诱因、治疗、预后等知识,使其对所患疾病有所了解,积极地参与及配合治疗,增强战胜疾病的信心。此外家庭成员还需营造和谐的家庭气氛,给予患者心理支持。鼓励患者参加各种娱乐活动,使其增添生活情趣,转移注意力,调整心情,提高免疫力,加强身体素质,从而减少心力衰竭的发生。

十、健康宣教

1.监测体重　每天测量体重,评估是否有体液潴留。如在3天内体重突然增加2 kg以上,应考虑钠、水潴留的可能,需要及时就医,调整利尿剂的剂量。

2.饮食指导　指导患者清淡饮食,少食多餐,适当补充蛋白质的摄入,多食新鲜水果和蔬菜,忌辛辣刺激性食品及咖啡、浓茶等刺激性饮料,戒烟酒,避免钠含量高的食品如腌制、熏制食品,香肠、罐头、海产品、苏打饼干等,以限制钠盐摄入。一般钠盐（食盐、酱油、黄酱、咸菜等)可限制在每天 5 g 以下,病情严重者在每天 29 以下。液体入量以每天 1.5~2 L 为宜,可适当根据尿量、出汗的情况进行调整。告知患者及家属治疗饮食的重要性,需要家属鼓励和督促患者执行。

3.活动指导　在患者活动耐力许可范围内,鼓励患者尽可能做到生活自理。心功能Ⅰ级患者,不需限制一般体力活动,可适当参加体育锻炼,但应避免剧烈运动;心功能Ⅱ级患者需适当限制体力活动,增加午睡时间,可进行轻体力劳动或家务劳动;心功能Ⅲ级患者,应以卧床休息为主,严格限制一般的体力活动,鼓励患者日常生活自理;心功能Ⅳ级患者应绝对卧床休息,日常生活由他人照顾。心力衰竭症状改善后可增加活动量,应首先考虑增加活动时间和活动频率,再考虑增加活动强度。应以有氧运动作为主要形式,如走路、游泳、骑自行车、爬楼梯、打太极拳等。运动时间以 30~60 分钟为宜,包括运动前热身、运动及运动后整理时间。体力虚弱的慢性心力衰竭患者,建议延长热身时间,以 10~15 分钟为宜,正式运动时间以 20~30 分钟为宜。运动频率以每周 3~5 次为宜。运动强度据运动时的心率来确定,从最大预测心率(HRmax)[HRmax=220-年龄(岁)]的 50%~60% 开始,之后逐步递增。

4.用药指导　告知患者及家属目前口服药物的名称、服用方法、剂量、不良反应及注意事项,嘱咐患者不能自行更改药物或停药,如有不适及时就诊。

5.避免诱发因素　避免过度劳累、剧烈运动、情绪激动、精神过于紧张、受凉、感染。

6.延续护理

(1)进行电话及门诊随访,指导患者科学地休息活动、按时服药、定期复查、避免诱发心力衰竭加重的因素等。

(2)告知患者出现药物不良反应、呼吸困难进行性加重、尿少、体重短期内迅速增加、水肿时应到医院及时就诊。

(3)嘱咐使用抗凝、抗血小板治疗患者定期复查出凝血功能。

十一、护理评价

1.患者的呼吸困难是否减轻或消失。

2.水肿、腹腔积液是否减轻或消退,体重有无减轻,皮肤是否保持完整。

3.焦虑有无减轻,是否增强了治疗疾病的信心。

4.体液、电解质、酸碱是否维持平衡。

5.有无洋地黄中毒的发生,或得以控制。

第二节　急性心力衰竭

急性心力衰竭是指心力衰竭的症状和体征急性发作或急性加重,导致以急性肺水肿、心源性休克为主要表现的临床综合征。临床上以急性左心衰竭较为常见。急性心力衰竭通常危及患者的生命,必须紧急实施抢救和治疗。

一、病因与发病机制

急性心力衰竭通常是由一定的诱因引起急性血流动力学变化。

1.心源性急性心力衰竭

(1)急性弥漫性心肌损害:急性冠状动脉综合征、急性心肌损害如急性重症心肌炎,使心肌收缩力明显降低,心排出量减少,肺静脉压增高,引起肺淤血、急性肺水肿。

(2)急性心脏后负荷过重:如动脉压显著升高、原有瓣膜狭窄、突然过度体力活动、急性心律失常(快速型心房颤动或心房扑动、室性心动过速)并发急性心力衰竭,由于后负荷过重导致肺静脉压显著增高,发生急性肺水肿。

(3)急性容量负荷过重:如新发心脏瓣膜反流,使容量负荷过重导致心室舒张末期容积显著增加、肺静脉压升高,引起急性肺水肿。

2.非心源性急性心力衰竭 无心脏病患者由于高心排血量状态(甲亢危象、贫血、败血症)、快速大量输液导致容量骤增、肺动脉压显著升高(哮喘、急性肺栓塞、房颤射频消融术后等),引起急性肺水肿。

二、临床表现

1.症状 发病急骤,患者突然出现严重的呼吸困难、端坐呼吸、烦躁不安,呼吸频率增快,达 30~40 次/分,咳嗽,咳白色泡沫痰,严重时可出现咳粉红色泡沫痰,并可出现恐惧和濒死感。

2.体征 患者面色苍白、发绀、大汗、皮肤湿冷、心率增快。开始肺部可无啰音,继之双肺满布湿啰音和哮鸣音,心尖部可闻及舒张期奔马律,肺动脉瓣第二心音亢进。当发生心源性休克时可出现血压下降、少尿、神志障碍等。

急性右心衰竭主要表现为低心排血量综合征、右心循环负荷增加、颈静脉怒张、肝颈静脉征反流阳性、低血压。

三、辅助检查

1.心电图 主要了解有无急性心肌缺血、心肌梗死和心律失常,可提供急性心力衰竭病因诊断依据。

2.胸部 X 线片 急性心力衰竭患者可显示肺淤血征。

3.超声心动图 床旁超声心动图有助于评估急性心肌梗死的机械并发症、室壁运动失调、心脏的结构与功能、心脏收缩与舒张功能,了解心脏压塞。

4.脑钠肽检测 检查血浆 BNP 和 NT-proBNP,有助于急性心力衰竭快速诊断与鉴别,阴性预测值可排除急性心力衰竭。诊断急性心力衰竭的参考值:NT-proBNP>300pg/mL,BNP>100pg/mL。

5.有创的导管检查 安置漂浮导管进行血流动力学检测,有助于指导急性心力衰竭的治疗。急性冠脉综合征的患者酌情可行冠状动脉造影及血管重建治疗。

6.血气分析 急性心力衰竭时常有低氧血症:酸中毒与组织灌注不足可有二氧化碳潴留。

四、诊断

根据急性呼吸困难的典型症状和体征、NT-proBNP 升高即可诊断。

五、治疗

1.体位 安置患者于危重监护病房,协助患者取坐位、两腿下垂,可减少下肢静脉回流。

2.吸氧 吸氧是纠正缺氧的重要环节,应立即给予高流量鼻导管吸氧,病情严重者可采取面罩呼吸机持续加压给氧。一方面改善气体交换功能,另一方面减轻肺水肿。

3.吗啡　吗啡不仅具有镇静、解除患者焦虑情绪的作用,而且能扩张动脉和静脉血管,减轻心脏前后负荷。一般 5 mg 静脉注射,必要时可隔 15 分钟再重复 1 次,共 2~3 次;老年患者可适当减小剂量或改为皮下或肌内注射。

4.快速利尿　呋塞米 20~40mg 静脉注射,2 分钟内推完,4 小时后可重复 1 次。

5.血管扩张药　①硝普钠:可同时扩张动、静脉血管,一般剂量为 12.5~25 μg/min。硝普钠含有氰化物,连续使用不得超过 24 小时。硝普钠见光易分解,应现配现用,避光滴注;②硝酸甘油　可扩张小静脉,减少回心血量。

6.氨茶碱　氨茶碱 0.25 g 加入 5% 葡萄糖 20mL 内缓慢静脉注射,具有平喘、强心、利尿、扩血管的作用。

7.洋地黄类药　可用毛花苷 C 首剂 0.4~0.8 mg 静脉注射,其后视病情而定。

六、护理评估

1.身体评估　评估患者神志、面色,是否有发绀、大汗、肢体湿冷等情况;评估体温、心率、呼吸、血压等生命体征变化情况;评估有无水肿及皮肤、出入量情况;评估患者有无静脉管路及其他引流管;评估患者睡眠及饮食营养状况。

2.病史评估　评估患者呼吸困难的程度、咳嗽、咳痰的情况;评估患者有无急性心力衰竭的诱发因素,如输液过快、入量过多、感染等;评估患者的既往史、家族史、过敏史及相关疾病病史;了解目前治疗用药情况及其效果。

3.心理-社会状况　因病情突然加重及严重呼吸困难,患者有濒死感而感到恐惧,抢救气氛紧张、患者不熟悉监护室环境,可加重恐惧心理。其亲属也因其对疾病不了解而缺乏应对能力。

4.其他评估　评估患者自理能力及日常生活能力,发生压疮、跌倒、坠床的风险。评估时参考北京大学第一医院日常生活能力评定 Barthel 指数量表、北京大学第一医院患者跌倒危险因素评估表及北京大学第一医院患者压疮 Braden 评分表。

七、护理诊断/问题

1.气体交换受损　与急性肺水肿有关。
2.恐惧　与突然病情加重、窒息感、抢救环境对患者的影响有关。
3.潜在并发症　心源性休克。

八、护理措施

1.一般护理

(1)休息:协助患者取坐位,使其双腿下垂,以减少静脉回流。患者烦躁不安时要注意及时拉起床挡,防止发生跌倒、坠床。

(2)吸氧:给予高流量吸氧(6~8L/min)。观察患者的神志,防止患者将面罩或鼻导管摘除,必要时予以保护性约束。病情严重使用无创通气的患者,应指导其如何适应呼吸机,不要张嘴呼吸,并预防性使用减压敷料,以防止无创面罩对鼻面部的压伤。如果患者喉部有痰或出现恶心、呕吐时,要及时为患者摘除面罩,清理痰液及呕吐物,避免发生误吸和窒息。

(3)开通静脉通道:迅速开通两条静脉通道,遵医嘱正确给药,观察疗效和不良反应。注意观察穿刺部位皮肤情况,如出现红肿、疼痛,要重新更换穿刺部位,以防止发生静脉炎或药液渗出,必要时协助医生留置中心静脉导管。

(4)皮肤护理:患者发生急性心力衰竭时常采取强迫端坐位,病情允许时可协助患者改变体位,防止发生骶尾部压疮。抢救时由于各种管路及导线较多,患者改变体位后要及时观察整理,防止其对皮肤造成损害。

2.病情观察　密切观察患者心率、心律、血压、呼吸(频率、节律、深浅度)、血氧饱和度,发现异常时及时通知医生,并记录;观察患者皮肤温湿度、色泽及甲床、口唇的变化;观察患者痰液性状及颜色,使用无创呼吸机的患者鼓励患者咳痰,并及时帮助患者清理痰液;观察并控制患者输液、输血的速度(必要时使用输液泵控制输液速度),避免增加心脏负荷,加重心力衰竭的症状;密切观察并准确记录患者的出入量。

3.用药护理

(1)吗啡:可使患者镇静、减少躁动,同时扩张小血管而减轻心脏负荷。应用时注意观察患者有无呼吸抑制、心动过缓、血压下降等不良反应。

(2)利尿剂:可以有效降低心脏前负荷。应用时严密观察患者尿量,准确记录出入量,根据尿量和症状的改善状况及时通知医生调整药物剂量。

(3)支气管解痉剂:如氨茶碱等。使用时应注意观察患者心率、心律的变化。

(4)血管扩张剂:包括硝普钠、硝酸甘油、乌拉地尔等。可扩张动静脉,使收缩压降低,减轻心脏负荷,缓解呼吸困难。用药期间严格监测患者的血压变化,根据患者的血压变化和血管活性药物使用的剂量调整测量血压的间隔时间,同时做好护理记录。

(5)正性肌力药物:包括洋地黄类、多巴胺、多巴酚丁胺等。可缓解组织低灌注所致的症状,保证重要脏器的血液供应。用药期间注意观察患者心率、心律、血压的变化。

4.IABP治疗的护理　详见"主动脉内球囊反搏导管护理"。

5.机械通气治疗的护理　详见"仪器使用技术"。

6.心理护理　发生急性心力衰竭时,患者常有恐惧或焦虑的情绪,可导致交感神经系统兴奋性增高,使呼吸困难加重。医护人员在抢救时必须保持镇静,在做各种操作前用简短精炼的语言向患者解释其必要性和配合要点,使其能够更好地接受和配合。操作要熟练、合理分工,使患者产生信任与安全感。避免在患者面前讨论病情,以减少误解。同时,医护人员与患者及家属要保持良好的沟通,提供情感和心理支持。

九、健康宣教

1.向患者讲解心力衰竭的基本症状和体征,使患者了解可反映心力衰竭加重的一些临床表现,如疲乏加重、运动耐力降低、静息心率增加≥15~20次/分、活动后喘憋加重、水肿(尤其是下肢)重新出现或加重、体重增加等。

2.嘱咐患者注意下列情况　①避免过度劳累和体力活动,避免情绪激动和精神紧张等;②避免呼吸道感染及其他各种感染;③勿擅自停药、减量,勿擅自加用其他药物,如非甾体抗炎药、激素、抗心律失常药物等;④应低盐饮食;⑤避免液体摄入过多。

3.嘱咐患者出现下列情况时应及时就诊　心力衰竭症状加重、持续性血压降低或增高(>130/80mmHg)、心率加快或过缓(≤55次/分)、心脏节律显著改变(从规律转为不规律或从不规律转为规律、出现频繁期前收缩且有症状)等。

第六章　老年心血管疾病患者的护理

第一节　老年人心血管系统生理变化

一、心脏

老化对于心脏影响十分明显,脂肪在心脏表面聚集沉淀,心脏的重量随年龄增长而增加,30岁为240 g,以后每年平均增长1.0~1.5 g,60岁可增长至300 g;心脏结构也发生变化,左心室壁随着年龄的增长而增厚,动脉内膜厚度40岁为0.25 mm,70岁时可增至0.5 mm,心肌纤维周围的胶原蛋白失去弹性。

二、血管

首先,老年人血管胶原蛋白增加,弹性蛋白减少,使血管弹性减弱,对外周阻力的缓冲作用减弱,引起血压的增高;其次,老年人动脉血管老化致末梢血管阻力增加,使组织灌流量减少,其中以冠状动脉、脑动脉及肾血流量减少最为明显;最后,老年人心血管系统常遭受动脉粥样硬化的损伤,动脉血管壁上出现坚硬的、黄色的脂肪斑块。动脉粥样硬化是心脏病常见的病因,老年人心血管系统疾病的发生率有逐年增高的趋势。

第二节　老年高血压病

高血压是一种以体循环动脉压升高为主要表现的临床综合征,是多种心脑血管疾病的重要病因和危险因素,动脉压的持续升高可导致靶器官如心脏、肾脏、大脑和血管的损害,最终导致多器官衰竭。老年高血压是指年龄≥65岁,在未使用抗高血压药物的情况下,血压持续或非同日3次以上收缩压(SBP)≥140 mmHg(18.7 kPa)和(或)舒张压(DBP)≥90 mmHg(12.0 kPa)。若收缩压≥140 mmHg,舒张压<90 mmHg则定义为单纯收缩期高血压(ISH)。

高血压是一种随年龄增长发病率增高的一种疾病,所以在老年人群中有很高的发病率,我国高血压患者达两亿以上,其中主要为老年人。

一、护理评估

1.健康史

(1)遗传因素:高血压具有明显的家族聚集性,父母均为高血压患者,其子女患病概率明显高于正常者。

(2)内在因素:包括与血压有关的各种老化因素,如年龄、性别、高脂血症,年龄增长,动脉血管壁硬化,弹性减弱,导致血压升高;血液中血脂升高,沉积于动脉血管内膜上,易引起动脉粥样硬化,导致血管壁弹性减弱,血压升高。

(3)外在因素:主要指各种不良的生活方式,如摄入过多盐分、嗜酒、吸烟、肥胖、缺乏体育锻炼及精神压力过大等。

2.身体状况

(1)以单纯收缩期高血压多见:老年高血压患者中,约半数以上是单纯收缩期高血压。流行病学显示,人群收缩压随着年龄增长而增高,而舒张压在 55 岁以后逐渐下降,故脉压增大是老年单纯收缩期高血压的另一个重要特征,也是反映动脉损害程度的重要标志。

(2)血压波动性大:老年人血管压力感受器敏感性减退,使得其收缩压、舒张压和脉压的波动较大,尤其是收缩压,1 天内波动可达 40 mmHg;血压大的波动使老年人容易发生直立性低血压,且恢复的时间较长。

(3)症状少而并发症多:血压病程较缓慢,初期大多数老年人无明显症状,常在体检或并发脑血管病时才发现。随着病情进展,血压持续性的升高,导致心脑肾等靶器官损伤,才表现出相应的临床症状,临床常见冠心病、脑卒中、心力衰竭、肾动脉硬化等并发症,终末期进展快,疗效及预后差,病死率高。

(4)多种疾病并存:老年高血压常与糖尿病、高脂血症、动脉粥样硬化、肾功能不全等疾病共存并相互影响,使其治疗变得更加复杂,致残、致死率增高。

3.心理-社会状况 高血压病程长,需终身服药,给老人带来较大的精神压力,需要了解老人的性格特征及有无对疾病治疗方面的焦虑;评估老人是否具有自我保健知识;评估其家属是否具备本病的相关知识,以及对老人是否支持与理解。

4.辅助检查

(1)常规检查:尿常规、血糖、血脂、血清电解质、心电图、胸部 X 线片、眼底检查等了解老人心血管危险因素、靶器官损伤等相关情况。

(2)24 小时动态血压监测:老年患者血压波动性较大,有些高龄老人血压昼夜节律消失。

(3)内分泌检测:老年高血压多为低肾素型。因此,血浆肾素活性、醛固酮水平等均低。

二、护理诊断/问题

1.疼痛 头痛与血压升高有关。

2.活动无耐力 与血压升高所致的心、脑、肾循环障碍有关。

3.有受伤的危险 与头晕和视物模糊或直立性低血压有关。

4.潜在并发症 心力衰竭、脑血管意外、高血压急症。

三、护理目标

1.老人能正确服用降压药,血压控制在适宜水平,疼痛减轻或消失。

2.心、脑、肾等靶器官血供改善,活动耐力逐渐增加。

3.老人能够了解并说出饮食、运动、情绪管理等有关高血压的保健知识。

4.未发生并发症,或及时发现并处理已发生的并发症。

四、护理措施

老年高血压患者的护理是为了控制血压水平,最大限度地降低心血管病致残和死亡的危险,延长患者的生命,提高生活质量。

1.一般护理

(1)休息与活动:合理安排休息与活动,注意劳逸结合。①早睡早起,保证充足的睡眠,每天睡眠时间不少于7小时,有利于血压平衡;②根据自身情况选择适当运动,运动方式以慢性有氧运动为宜;③出现并发症者需要增加休息时间。

(2)环境:提供相对安静、舒适的环境;治疗护理操作相对集中,动作轻巧;尽量减少人员探视,避免劳累、寒冷、精神紧张、情绪激动等不良刺激。

(3)饮食:以低盐、低脂、低热量饮食为原则。①食盐量:每天食盐量不超过5g为宜;②饮食宜清淡,限制动物脂肪、内脏的摄入,多吃新鲜蔬菜、水果、豆制品、瘦肉、鱼、鸡等食物;③建议少量喝茶和适量饮酒。

2.用药护理 药物治疗是老年高血压的主要治疗手段。降压药必须在医生指导下服用,保持稳定的血压。常用药有利尿剂、β受体阻滞剂、钙拮抗剂、血管紧张素转换酶抑制剂(ACEI)和血管紧张素受体拮抗剂(ARB)及由这些药物组成的低剂量复方制剂,均可以作为降压治疗的初始用药和维持用药。用药原则应从小剂量开始,逐步递增剂量,定期监测血压,血压不可降得太低,速度不宜太快,一般血压控制在140/90 mmHg左右为宜,防止因降压过低、过快引起心、脑、肾的缺血。服药期间要防止直立性低血压,尤其是从卧位变为坐位或站立位时,动作要缓慢,使身体逐渐适应变换体位的要求,避免动作过快引起直立性低血压,导致头晕、缺氧等症状。

3.心理护理 高血压患者有易激动、焦虑及抑郁等心理特点,而精神紧张、情绪激动、不良刺激等因素均会使交感神经兴奋性增高、心率增快,血压突然升高,使脑部硬化的血管破裂而出血。故应耐心对待患者,正确地进行心理疏导。使老人保持情绪稳定,避免劳累过度,减轻精神压力,教会其学会放松技巧,掌握更多的预防保健知识,了解控制血压的重要性。

4.健康指导

(1)饮食指导:老年人选择低脂、低胆固醇食物,适量补充鱼类、蛋类等优质蛋白,限制钠盐摄入(每天食盐量不超过5g),保证丰富新鲜蔬菜和水果。肥胖者应减少热量的摄入,减轻体重;戒烟限酒,每餐不宜过饱。

(2)生活指导:①保持乐观心态,学会自我心理调节,避免情绪过分激动;②保持大便通畅,避免大便干燥。因排便用力可使血压升高,所以高血压患者要培养每天定时排便的习惯;③洗澡时,水温不宜过高,以免血压升高,要注意浴室通风;④生活规律,保证充足的睡眠,避免过度脑力劳动和体力负荷。

(3)药物管理:加强用药指导,向老人及家属讲述老年高血压的病因与诱因、治疗方法、常见并发症,使老人明确定期监测血压、长期坚持治疗的重要性,不可以擅自停药或减药,养成定时定量服药并且监测血压的习惯。

五、护理评价

通过治疗与护理后,患者是否达到:①能正确服用降压药,血压控制平稳;②由血压升高引起的头痛能够减轻或消失;③心、脑、肾等靶器官的血供改善,活动耐力增加;④获得相关的自我护理知识及技能;⑤无并发症发生或并发症得到及时处理。

第三节　老年冠状动脉粥样硬化性心脏病

为冠状动脉粥样硬化性心脏病简称冠心病,是指冠状动脉粥样硬化使血管腔阻塞,和(或)因冠状动脉功能性改变(痉挛)导致心肌缺血、缺氧或坏死而引起的心脏病。这是老年人常见的疾病,发病率和病死率均随年龄的增加而明显增加,除了年龄因素,老年冠心病的发生与高血压、糖尿病有关,老年女性还与雌激素水平下降有关。

冠心病在临床上分为五种类型:隐匿型冠心病、心绞痛型冠心病、心肌梗死型冠心病、心力衰竭和心律失常型冠心病、猝死型冠心病。以心绞痛型冠心病及心肌梗死型冠心病较为常见。

一、老年心绞痛

老年心绞痛是由于冠状动脉供血不足,导致心肌急剧的、短暂的缺血缺氧,引起以发作性胸痛或胸部不适为主要表现的临床综合征。90%的老年心绞痛是由冠状动脉粥样硬化引起,也可由冠状动脉狭窄或两者并存引起。

(一)护理评估

1.健康史

(1)常见诱因:如体力劳累、情绪激动、饱餐、便秘等;老年人躯体承受能力降低,易受外部环境的影响,易遭受地位改变、丧偶、孤独等心理应激。

(2)危险因素:高血压、高脂血症、糖尿病、吸烟、肥胖等均可诱发或加重心绞痛。

2.身体状况

(1)疼痛部位主要在胸骨上段或中段之后可波及心前区,不典型者也可表现在腹上区、左肩、咽部、颈部等处。

(2)老年人因痛觉迟钝,疼痛程度往往较轻,常出现疼痛以外的症状,如气急、胸憋感或疲倦感,严重时主要表现为呼吸困难而没有任何疼痛的主诉。

(3)大多数老年心绞痛患者无阳性体征。

3.心理-社会状况　老人因心绞痛反复发作,易引起恐惧、抑郁的情绪,评估老人有无因对病情及预后不了解而产生消极、焦虑心理状况,并了解家人对老人的关心程度,能否支持配合医护方案的实施。

4.辅助检查

(1)心电图:是诊断心绞痛最常用的检查方法,包括静息态检查、负荷态检查、24小时或48小时动态检查和心电监护等。

(2)放射性核素检查:可早期显示缺血区的部位和范围,结合其他临床资料,对心肌缺血有诊断价值。

(3)冠状动脉造影:是诊断冠心病的金标准。选择性冠状动脉造影使左、右冠状动脉及其主要分支清楚显影,可发现狭窄的部位及程度,并可据此指导进一步治疗。

(二)护理诊断/问题

1.疼痛　与心肌缺血、缺氧有关。

2.活动无耐力　与心肌供血、供氧不足有关。

3.知识缺乏　缺乏控制诱发因素及药物应用的相关知识。

4.潜在并发症　心肌梗死。

(三)护理目标

1.老人心绞痛能及时控制并得到有效缓解。

2.老人活动量逐渐增加。

3.老人能诉说有关心绞痛的相关保健知识。

4.未发生并发症,或及时发现并处理已发生的并发症。

(四)护理措施

1.一般护理

(1)发作期护理:疼痛发作时,立即停止活动,坐下或半卧位休息;及时给氧,常规用鼻导管或面罩给氧,调节氧流量为 4~6 L/min,维持血氧饱和度达 95%以上;观察胸痛的变化情况及伴随症状,密切监测生命体征、心电图、血糖、血脂、肝功能等,注意有无急性心肌梗死的可能。

(2)缓解期护理:预防感染。上呼吸道感染是诱发心力衰竭的常见病因;养成规律的生活习惯,保证充足的睡眠,提高抗病能力,要避免劳累;养成良好的饮食习惯,每天少食多餐,忌暴饮暴食,保证足够能量的摄入。适当多食粗纤维食物以便通便,忌刺激性食物。

2.用药护理　老年人服药一定要有良好的习惯,遵医嘱在规定的时间和规定的剂量服药。心绞痛发作时应给予舌下含服硝酸甘油,首次使用时宜取平卧位,以防止直立性低血压的发生;β 受体阻滞剂使用时要减小剂量,以免引起低血压,同时要避免突然停药,以免诱发心肌梗死;钙拮抗剂易引起老年人低血压,用药时从小剂量开始,并指导老年人用药后变换体位时速度应慢。他汀类药物具有降脂、稳定动脉粥样硬化斑块和保护心肌的作用;对于伴有高脂血症者,可长期使用此类药物治疗,可有效防止血栓形成。

3.心理护理　鼓励老人说出心理感受,针对其心理状况给予指导与帮助;心绞痛发作时要关心和安慰老人,解除紧张不安的情绪,增加安全感;通过疾病本质和预后的讲解,使老人增加对治疗的信心,消除恐惧和焦虑。

4.健康指导

(1)生活指导:①调整饮食结构。进食清淡、易消化、低脂、低胆固醇、低盐饮食,注意少量多餐,避免暴饮暴食;②戒烟、限酒,避免浓茶、咖啡及刺激性食物;③保持大便通畅,避免用力大便,避免寒冷刺激,注意保暖;④适量运动,避免过度劳累;⑤保持乐观、稳定的心理状态。

(2)用药指导:指导老人遵医嘱服药,不能擅自增减药量,自我监测药物的不良反应。外出时随身携带硝酸甘油,心绞痛发作时舌下含服 1~2 片;硝酸甘油有效期为半年,应放在棕色瓶内避光,防止受热、受潮。

(3)病情监测指导:教会老人及家属关注病情变化。心绞痛发作时的缓解方法,如疼痛发作时连续含服硝酸甘油 3 次仍不缓解,或发作比以往频繁、程度加重、疼痛时间延长,应及时就医,警惕心肌梗死的发生。冠心病患者一定要多关注自己的病情,学会基础家庭护理对控制病情是很有好处的;患者家属也需要了解一些相应的护理常识,在患者不适时可以给予第一时间的帮助,从而保护患者的生命安全。

(五)护理评价

通过治疗与护理后,患者是否达到:①心绞痛得到及时控制,疼痛减轻或消失;②活动耐力逐渐提高;③能够有了解药物的正确用法;④无心肌梗死发生。

二、老年急性心肌梗死

老年急性心肌梗死(Acute Myocardial Infarction,AMI)是在冠状动脉粥样硬化的基础上,发生冠状动脉血供急剧减少或中断,使心肌严重而持久地急性缺血导致的心肌坏死。

(一)护理评估

1.健康史

(1)常见诱因:如体力劳累、情绪激动、饱餐、便秘等;老年人躯体承受能力降低,易受外部环境的影响,易遭受地位改变、丧偶、孤独等心理应激。

(2)危险因素:高血压、高脂血症、糖尿病、吸烟、肥胖等均可诱发或加重心绞痛。

2.身体状况

(1)症状不典型:老年人脏器老化,储备功能减退,对疼痛的感觉不灵敏,以致老年人心肌梗死无典型症状,心前区疼痛不明,部分患者可表现为牙、肩、腹等部位疼痛,或出现胸闷、呼吸困难、意识障碍等。

(2)并发症多:老年AMI患者各种并发症的发生率增高,最常见的三大并发症为心律失常、心力衰竭、心源性休克,其中以心律失常发生率最高。其他并发症还包括室壁瘤、心脏破裂、水电解质失衡及院内感染等。

(3)其他:老年AMI患者常常伴有发热等全身症状,病程较长,且再梗死及梗死后心绞痛发生率高,与中青年相比病死率明显增高,死亡原因以心力衰竭多见,心脏破裂次之。

3.心理-社会状况　老人因突发的、剧烈的胸痛而产生恐惧感、濒死感;起病急骤和病情严重会造成家属的慌乱;因对疾病的认识不足、担心预后等,老人及家属易情绪激动、焦虑不安,内心的恐惧感十分强烈。

4.辅助检查

(1)心电图:是诊断AMI最有价值的检查方法。除特征性、动态心电图的改变外,老年AMI患者的心电图可仅有ST-T改变,且无病理性Q波检出率较高。

(2)血清心肌坏死标志物:梗死的特异性生物标志物为肌钙蛋白(cTn),肌钙蛋白包括肌钙蛋白T(cTnT)和肌钙蛋白I(cTnI)。cTn的出现和升高表明心肌出现了坏死。肌酸激酶(CK)、天冬酸氨基转移酶(AST)及乳酸脱氢酶(LDH)峰值延迟出现,CK和AST峰值持续时间长,CK峰值低。

(3)超声心动图:心动图可对心脏形态、结构、室壁运动及左心室功能检查,是目前最常用的检查手段之一。对室壁瘤、心腔内血栓、心脏破裂、乳头肌功能等有重要的诊断价值。

(4)血液检查:起病24~48小时后,白细胞计数增高、血沉增快、C-反应蛋白增高,可反映组织坏死和炎症反应情况。

(二)护理诊断/问题

1.急性疼痛　与心肌缺血、坏死有关。

2.活动无耐力　与心排量减少有关。

3.恐惧　与心肌急性坏死、病情危重有关。

4.潜在并发症　心源性休克、心力衰竭、心律失常。

(三)护理目标

1.老人疼痛或不适逐渐减轻或消失。

2.老人活动力和耐力逐渐增加。

3.老人情绪逐渐稳定,能配合治疗。

4.未发生并发症,或及时发现并处理已发生的并发症。

(四)护理措施

1.一般护理

(1)休息与活动:急性期12小时卧床休息,保持环境安静,休息可降低心肌耗氧量和交感神经兴奋性,有利于缓解疼痛。若无并发症,24小时内鼓励老人在床上进行肢体活动,有严重并发症,以及高龄、体弱者应适当延长卧床时间,下床活动需有人照顾。

(2)吸氧:急性期可给予鼻导管或面罩吸氧($2 \sim 4L/min$),有利于提高动脉血氧含量,改善心肌缺氧,减轻疼痛。

(3)饮食:宜清淡、易消化、低盐、低脂,保证每天必需的热量和营养。少食多餐,避免因过饱而加重心脏负担,并戒烟戒酒。而且,急性期$3 \sim 4$天应以流质饮食为主,待病情稳定后逐渐改为半流质饮食。

2.用药护理

(1)溶栓治疗:高龄本身不是溶栓的禁忌,需排除年龄以外导致脑出血的危险因素,对有适应证的老年AMI患者应积极、谨慎地进行溶栓治疗,溶栓过程中应密切观察患者神志,注意穿刺部位皮肤黏膜有无出血;溶栓治疗即刻至溶栓后2小时应进行心电监护,以判断溶栓效果并及时发现再灌注心律失常。

(2)介入治疗:老年AMI患者介入治疗的并发症相对较多,应严密观察老人有无心律失常、心肌缺血、心肌梗死等急性并发症的发生。

(3)药物治疗:①洋地黄。急性心肌梗死发生后24小时内避免使用洋地黄类药物,以免诱发心律失常;②镇痛剂。老年人对吗啡的耐受性降低,使用时应注意观察有无呼吸抑制、低血压等不良反应;③β受体阻滞剂。早期应用,可改善心肌供血,防止梗死面积扩大,降低病死率,遵医嘱从小剂量开始口服,以静息状态下心率控制在60次/分为宜;④ACEI。可改善侧支循环的心肌缺血,应从小剂量开始,在用药过程中严密监测血压、血清钾浓度及肾功能;⑤抗凝药。阿司匹林能降低AMI的病死率,在使用过程中要密切观察有无出血倾向及胃肠道反应。

3.心理护理　加强与老人的沟通,使其了解疾病的过程,减轻老人对预后的恐惧感,鼓励其积极配合治疗。当老人出现紧张、焦虑或烦躁等不良情绪时,应予以理解并设法进行指导。

4.健康指导

(1)生活指导:清淡、低盐、低脂、低胆固醇饮食,控制体重,避免饱餐;戒烟、戒酒,防止便秘;合理安排休息与活动,保持乐观、平和的心态;定期复查等。

（2）运动指导：运动康复是冠心病整体康复中的重要组成部分，应当根据患者的基础疾病、总体健康和体能状况及个人兴趣，制订个性化的康复计划和运动处方，指导患者分阶段进行康复训练；以有度、有序、有恒为原则，较为适宜的运动方式包括有氧步行、慢跑、简化太极拳等。

（3）健康指导：对家属进行指导，包括帮助患者改变生活方式及学会家属心肺复苏的技术，以便紧急情况下在家庭实施抢救。

（五）护理评价

通过治疗与护理后，患者是否达到：①掌握了减轻心脏负担的技巧，疼痛有所减轻或消失；②活动耐力逐渐提高；③情绪逐渐稳定；④能遵医嘱科学合理用药，配合治疗；⑤无并发症发生或并发症得到及时处理。

第四节　老年心律失常

当各种原因使心脏冲动的起源和（或）传导出现异常，引起心脏电活动的频率、节律或激动顺序发生改变，即导致心律失常。

随着年龄增长，心脏传导系统退行性变、二尖瓣环钙化、心房淀粉样浸润、脂褐素沉积增多，以致心肌失去正常的兴奋性、自律性、传导性及收缩性，使老年人心律失常发生率明显增加。在老年人各种心律失常中，以室上性快速性心律失常最常见（心房颤动占首位），其次是室性心律失常（以室性期前收缩为主），窦性心动过缓、病态窦房结综合征（sick sinus syndrome，SSS）、传导阻滞等也不少见。预激综合征，阵发性室上性心动过速等则为老年人少见的心律失常。

一、护理评估

1.健康史　老年人心律失常最常见的病因是各种器质性心脏病。主要原因是冠心病，其次为高血压、肺源性心脏病、心功能不全、风湿性心脏病、甲状腺功能亢进症、糖尿病、感染、电解质紊乱、药物使用不当所致的心律失常在老年患者中也不少见。

2.身体状况

（1）症状：老年患者往往自觉症状不明显，有的患者仅有乏力和烦躁的感觉，有的虽然频发期前收缩或心房颤动，但无明显不适。然而老年患者多伴有不同程度的心、脑、肾功能衰退，对药物耐受性降低，或早已存在重要脏器的供血不足，尤其是脑动脉硬化，因此任何类型的心律失常都可能激惹出心、脑严重综合征，如心悸、胸痛、昏厥、阿-斯综合征甚至休克等。

（2）体征：心率缓慢而规则者，以窦性心动过缓、2∶1或3∶1完全性房室传导阻滞、窦房阻滞或房室交界心律多见；心率快而规则者，以窦性心动过速、心房扑动、房性或室性心动过速常见；不规则心律者，以期前收缩最为常见；心率快而不规则者，以心房颤动或扑动、房性心动过速伴不规则房室传导阻滞为多；心率慢而不规则者，以心房颤动、窦性心动过缓伴窦性心律不齐、窦性心律合并不规则窦房或房室传导阻滞为多；心律规则而第一心音强弱不等者，尤其是伴颈静脉搏动间断不规则增强者，多见于完全性房室传导阻滞或室性心动过速。

（3）并发症：如栓塞、心力衰竭、心源性休克、猝死等。

3.辅助检查　心律失常的诊断主要根据心电图检查,尤其是心律失常发作时描记的心电图。动态心电图和运动试验,弥补了常规心电图仅能在安静状态下做出短暂记录的不足,使心律失常尤其是对间歇性心律失常的检出率极高。复杂的心律失常需借助电生理检查来判定,如食管钡餐检查、心内心电图检查等,且对心律失常的产生机制、指导药物治疗和评定疗效均有很大作用,但不作为常规使用。

二、护理措施

1.饮食　嘱患者避免饱食及进食咖啡、浓茶,勿吸烟、酗酒,以免诱发心律失常。对心功能不全者,嘱其进食低热量、低盐饮食。服用利尿剂者,进食含钾高的食物,如红枣、橘子、香蕉、韭菜等,以免出现低血钾而诱发心律失常。

2.休息与活动　对阵发性室性心动过速和Ⅱ度Ⅱ型、Ⅲ度房室传导阻滞伴心率过慢的患者,应嘱其绝对卧床休息;而长期卧床的患者易发生静脉血栓、体位性低血压,在病情的恢复期,则鼓励患者适当活动,但禁止剧烈运动。

3.药物治疗的观察　用药时要全面考虑患者的年龄、性别、体重、心功能状态、基础心脏病变和药物不良反应,慎重选用药品,剂量一般要减小至中年人剂量的1/3~1/2。若怀疑患者发生了药物的不良反应,应及时报告医生并进行积极处理。

(1)注意药物剂量和给药途径。一般来讲药物的不良反应和毒性反应的大小同药物剂量成正比。毒性反应出现的快慢与给药途径有如下的顺序关系:静脉注射>呼吸吸入>肌内注射>皮下注射>口服>直肠灌注。因此药物剂量越大,越要仔细观察,静脉推注给药时一定要掌握注药速度,必要时应持续心电监护,有条件时备好除颤器、临时心脏起搏器等急救设施,以确保安全。为防止误服及过量服用药物,医护人员应严格执行"三查七对"。

(2)熟悉各种心血管疾病常用药物的作用机制、理化性质、药物剂量、吸收排泄途径、不良反应。应考虑到老年人肝肾功能减退,用药后更易出现不良反应与毒性反应。因此,护士在患者服药期间,应注意观察患者血压、心律和心率的变化,经常询问患者主诉,以便及早发现、及时处理。必要时,应进行血清药物浓度的监测,这对正确判断药物的不良反应具有指导作用。

(3)注意抗心律失常药物的促心律失常作用。促心律失常是指用药后诱发既往未曾发生过的心律失常,或者使原有的心律失常恶化。促心律失常多发生在开始用药24~48小时,72小时后逐渐减少,在此期间应严密观察。

(4)注意预防或消除诱发因素。某些因素可加重药物的不良反应和毒性反应,如心肌缺血加重、电解质紊乱、酸碱平衡紊乱、甲状腺功能亢进或低下等,护士应注意观察并随时报告患者潜在的诱因。

4.心电监护　应注意观察心律失常的发作次数、持续时间、治疗效果等情况,对严重患者必须进行心电图和生命体征监测。密切注意有无恶性心律失常先兆:①潜在引起猝死危险的心律失常,如频发性、多源性、成联律的室性期前收缩,或室性期前收缩落在前一心搏的T波上(R on T)、室上性阵发性心动过速、心房颤动、Ⅱ度Ⅱ型房室传导阻滞;②随时有猝死危险的心律失常,如室性阵发性心动过速、心室颤动、Ⅲ度房室传导阻滞等。一旦发现应立即报告医生,在特殊情况下,可独立实施除颤及心肺复苏抢救。

根据心律失常类型,准备药物和抢救仪器:①对室性心动过速患者,备好利多卡因、除颤器;②对房性、结性心律失常者,备好洋地黄、β 受体阻滞剂;③对心动过缓者,备好阿托品、异丙肾上腺素;④对心率<45 次/分且药物疗效不佳的患者,准备临时起搏器;⑤对室颤患者,立即进行电除颤和心肺复苏。

5.心理护理　心律失常患者,特别是伴有器质性心血管疾病的患者,由于病情较重,反复发作,并且发作时胸闷、心悸、气短,重者有血流动力学改变,所以患者有恐惧、绝望心理。护士要以诚恳的态度、和蔼的语言,使患者正确认识疾病,了解情绪激动、紧张、焦虑是心律失常的诱因,并调动患者家属的积极性,共同做好患者的思想工作,使患者主动配合治疗。

6.电复律的护理要点

(1)复律前的护理:①加强心理支持,应向患者做好解释工作,使患者处于接受治疗的最佳状态;②检查并记录患者的一般情况及生命体征,描记心电图,以便在恢复窦性心律后进行对比,并选用 R 波较高的导联进行心电监护;③吸氧;④建立静脉通道;⑤准备器械、药品,包括复苏所用器械和急救药品。

(2)复律后的护理:①转复后配合心电监护,密切观察心律、血压、呼吸及神志改变,每30 分钟测量 1 次,直至平稳;②因电复律后窦性心律不稳定,活动后易复发,嘱患者卧床休息1~2 天;③严密观察肢体活动情况和神志改变,观察有无脑栓塞或周围血管栓塞的症状和体征;④注意观察与电极接触的皮肤是否有灼伤,必要时可按皮肤灼伤护理。

(3)出院指导:①预防复发,心房颤动患者需严格遵医嘱坚持规律用药,避免药量不足或过量;②预防栓塞,嘱患者定时定量服抗凝药,定期检查凝血酶原时间;③叮嘱患者避免劳累、紧张、情绪激动等诱发因素,防止心律失常复发;④定期到医院复查心电图。

7.射频消融术的护理要点　射频消融术是 20 世纪 90 年代发展起来的一项治疗心律失常的新技术,能根治多种快速心律失常,如房室折返性心动过速、房室结折返性心动过速、预激综合征、心房扑动、局灶性心房颤动、室速等。

(1)术前护理:①应向患者耐心讲解有关知识及手术过程,讲明其安全性及必要性,并取得家属的配合;②术前停用所有的抗心律失常药物至少 5 个半衰期,并向患者讲明术前停药的目的、意义和时间;③训练患者床上排便、翻身,告知其注意事项,使患者了解这些动作对预防术后并发症的意义;④常规检查血常规、出凝血时间、肝功能,并做青霉素皮试;⑤备皮范围为两侧腹股沟和两侧颈胸部;⑥术前一夜给患者口服地西泮(安定)并给予安慰,使其消除紧张、恐惧心理,保证良好睡眠;⑦术前空腹 8 小时,进导管室前排空大小便。

(2)术后护理:重在术后并发症的观察,如血管损伤、出血、栓塞、气胸、心脏压塞、房室传导阻滞、心肌穿孔、瓣膜损害等。①术后密切观察患者的心电图、生命体征等,每 4 小时测 1次直至正常,尤其注意心率及心律的监测,以了解有无心动过速复发,有无传导障碍等并发症发生;②密切观察患者穿刺部位有无渗血、血肿;③观察周围动脉搏动、肢体肤色、温度感觉,注意有无栓塞的发生;④遵医嘱常规给予抗生素 3~5 天,以预防感染。

8.安置人工心脏起搏器的护理要点　老年心律失常患者安装起搏器较多,要重视手术前后的护理。

(1)术前护理:做好患者心理护理,讲解手术方式、目的及注意事项,解除其顾虑及紧张情绪。备皮部位为双侧颈胸部。其他基本同冠状动脉造影术。

(2)术后护理:①观察起搏功能。应连续心电监护,了解心律、心率情况,有无起搏信号,判断起搏器的起搏和感知功能,患者对起搏器是否适应;②观察伤口有无渗血;③防止电极脱落。患者术后应平卧24小时,避免术侧上肢过度运动;注意避免剧烈咳嗽,必要时给予镇咳药物;术后第4天应适当运动术侧肩关节,避免关节僵硬;④预防感染。监测体温,观察伤口处有无红、肿、热、痛,使用抗生素3~5天。

（3）出院指导:①手术后6周内术侧上肢活动要受限制,在此期间任何手臂和肩膀用力的活动都可能使电极移位;②教导患者远离有高压电的设备,如磁共振、高压变电站、大型音响等;不要做理疗或使用电按摩器等,以免干扰起搏器正常工作,危及患者生命;③教导患者及其家属每天定时测量脉搏并记录下来,若发现脉搏次数高于或低于设定的范围,一定要及时就诊;④随身携带"安装卡",以便在发生意外时,可立即获得救助;⑤定期返院追踪检查。随访内容包括体格检查、心电图、体外程控起搏器参数,必要时还需做动态心电图、超声心动图及胸部X线片等检查。随访时间:出院后第1个月随访1次;第3个月至半年每2~3个月随访1次;半年后至起搏器预期寿命终止前半年,可每半年至1年随访1次;其后缩短为2~3个月,甚至每个月随访1次;发现电池接近耗竭时(如心率少于设定心率8~10次/分)应及时住院更换。随访过程中发现任何问题均应缩短随访间期。

9.健康教育　应指导老年患者:①注意劳逸结合、生活规律,保持情绪稳定;②快速性心律失常者应戒烟,避免摄入刺激性食物,如咖啡、可乐、浓茶、烈酒等,心动过缓者应避免屏气等兴奋迷走神经的动作,如用力排便等,以免加重心动过缓;③叮嘱起搏器安置患者,妥善保存起搏器随访卡,避免术侧上肢过伸运动,远离强磁场、高电压场所,学会自测脉搏,注意是否有心率慢于起搏器设定心率的情况;④患者应遵医嘱服用抗心律失常药物,严禁随意改变剂量;⑤教会患者及家属测量脉搏的方法,以利于自我监测病情,还应教给患者及其家属心肺复苏技术以备紧急需要时应用;⑥定期复诊。

第五节　老年心力衰竭

心力衰竭是一种复杂的临床综合征,是由于任何原因的初始心肌损伤(如心肌梗死、心肌病、血流动力学负荷过重、炎症等),引起心肌结构和功能的变化,最后导致心室泵血和(或)充盈功能低下,主要表现是呼吸困难、无力和液体潴留。

应当强调,心力衰竭并不等同于心肌病或左心室功能不全。心肌病或左心室功能不全是发生心力衰竭的可能的结构或功能原因;心力衰竭则是一种以特异症状(呼吸困难和疲乏)和体征(液体潴留)为特征的临床综合征。

据国外统计,人群中心力衰竭的患病率为1.5%~2.0%,65岁以上人群可达6%~10%。我国心力衰竭患病率为0.9%,女性高于男性,不同于西方国家的男性高于女性。这种差异可能和我国女性的风湿性瓣膜病心力衰竭发病率较高有关。随着年龄增高,心力衰竭的患病率显著上升,城市高于农村,北方明显高于南方。这种城乡比例和地区分布,与我国冠心病和高血压的地区分布相一致,这两种疾病正是心力衰竭的主要病因。

心力衰竭是一种进行性病变,一旦起始,即使没有新的心肌损害,临床也处于稳定阶段,仍可不断发展,5年存活率与恶性肿瘤相仿。心力衰竭主要的死亡原因依次为泵衰竭、心律失常和猝死。

一、护理评估

1.健康史

(1)病因:凡能导致成年人心力衰竭的病因,都可引起老年人心力衰竭,但构成比不同。老年人心力衰竭多见于冠心病、高血压心脏病,也见于老年人退行性心瓣膜病、心肌病及肺心病等,而且可同时存在于同一患者而构成多病因。

(2)诱因:由于老年人心脏储备功能差、心脏病相对较重,诱因在老年人心力衰竭中所起的作用比非老年人更重要。常见诱因如下:①感染。尤其是呼吸道感染;②心肌缺血。老年人因冠状动脉储备功能下降,由心肌缺血诱发心力衰竭者明显高于其他年龄组;③心律失常。尤其是快速性心律失常;④输液过多、过快。此外,情绪激动或过度体力劳动、药物使用不当等,均能诱发或加重心力衰竭。

2.身体状况

(1)症状:老年人心力衰竭症状多样且多不典型,病情变化急剧,反复发作,具有以下特点。

1)临床表现较隐匿或不典型:临床上除心力衰竭主要症状(气促和呼吸困难)外,疲乏无力、食欲缺乏、恶心、呕吐、体重增加、定向障碍等均可能是心力衰竭最早出现的症状。夜间阵发性呼吸困难是左心衰竭的特征性临床表现之一,但阵发性呼吸困难在白天发作并不少见,且具有相同的临床意义;老年人心功能不全致心排血量降低,往往使已有不同程度脑动脉硬化的脑血供进一步减少,从而导致神志改变,嗜睡、注意力不集中、表情淡漠更为多见;老年人心功能不全致肝和胃肠淤血引起的腹痛、恶心、呕吐也较为多见。

2)常有多种疾病并存:各种疾病间的相互影响可掩盖或加重心脏病的症状与体征,或产生与心力衰竭类似的临床表现,导致诊断上的困难,例如气促、呼吸困难、咳嗽是心力衰竭最常见的症状,但易误诊为慢性支气管炎、肺气肿等慢性肺部疾病。

3)易并发多器官功能衰竭:半数以上的患者可出现少尿、蛋白尿,血中尿素氮增高,血胆红素、转氨酶、LDH 及血尿素氮(BUN)升高,低蛋白血症等。

(2)体征:基本上与年轻患者相似,但在体检中应注意以下几点。①老年人往往有脊柱后凸、胸廓畸形,常使心脏和心尖冲动部位移位,以致心尖冲动点常不能作为心脏大小的指标;②由于老年人肺气肿或合并慢性支气管炎,叩诊时心界常比实际心脏小;③老年人肺部啰音很常见,但不一定是心力衰竭,不少是慢性支气管炎、肺气肿或其他肺部疾病所致,但若伴有心动过速尤其是奔马律,则应视为心力衰竭;④老年人右心衰竭多继发于左心衰竭,最早症状往往是下肢水肿,但在长期卧床和衰弱的患者水肿可首先见于骶部而非下肢。如果水肿不呈对称性,应注意排除慢性静脉功能不全或下肢静脉血栓;⑤老年人不寻常的大汗淋漓,特别在面部和颈部,往往是心功能不全的征象,应予注意。

3.实验室检查

(1)X 线检查:可了解心影大小和心脏外形,有助于心脏病的病因诊断。心胸比值>0.5 是心力衰竭有价值的指征。

(2)心电图检查:有助于检出心律失常、陈旧性心肌梗死和心室肥厚。

(3)超声心动图检查:较 X 线更准确地估计左、右心室腔的大小,了解局部室壁运动、心脏瓣膜和心室肥厚的情况。

(4)放射性核素心血管造影:可迅速测定左心室射血分数,并可反映室壁节段运动。

(5)有创的血流动力学测定:可准确地测定心脏血管压力和心脏射血功能。

二、护理措施

1.休息与活动 休息可使心率减慢,减少组织对氧的消耗,是减轻心脏负担的主要方法。失代偿期需卧床休息,多做被动运动以预防深静脉血栓形成。临床情况改善后应鼓励患者在不引起症状(如心悸、气短、心率增快、胸闷及早搏等)的情况下,进行体力活动,以防止肌肉的"去适应状态",但要避免用力的等长运动。较重患者可在床边围椅小坐。其他患者可每天步行多次,每次 5~10 分钟,并酌情逐步延长步行时间。NYHA 心功能 Ⅱ~Ⅲ级患者,可在专业人员指导下进行运动训练,能改善症状、提高生活质量。同时,要重视精神休息,护士应了解心力衰竭是一种令患者害怕、担心再发的情况,患者需要很多的精神安慰与情绪支持,避免因情绪波动诱发或加重心力衰竭。

2.调整饮食

(1)限钠:心力衰竭患者的潴钠能力明显增强,限制钠盐摄入对于恢复水钠平衡很重要。要避免成品食物(买来不用任何加工就可以直接吃的食品),因为这种食物含钠量较高。轻度心力衰竭者每天钠盐摄入量应控制在 2~3 g,中到重度心力衰竭者每天应<2 g。盐代用品也应慎用,因常富含钾盐,如与 ACEI 合用,可致高钾血症。

(2)限水:严重低钠血症者(血钠<130 mmol/L),液体摄入量每天应<2 L。

(3)营养和饮食:不宜饱餐,控制在六至七成饱便可。宜低脂饮食,肥胖患者应减轻体重。严重心力衰竭伴明显消瘦(心脏恶病质)者,应给予营养支持,包括给予血清白蛋白。饮食中要有足够的粗纤维食物以保证大便通畅,必要时给予缓泻剂或低压灌肠,避免患者用力排便。

3.监测体重 每天测定体重,并作详细记录,以早期发现液体潴留。若 3 天内体重增加≥2 kg,提示液体潴留;若短期内体重增加>10%,则为显性水肿。

4.吸氧 氧气用于治疗急性心力衰竭,对慢性心力衰竭并无应用指征。无肺水肿的心力衰竭患者,给氧可导致血流动力学恶化;但对心力衰竭伴夜间睡眠呼吸障碍者,夜间给氧可减少低氧血症的发生。

5.去除或控制诱发因素 任何增加心脏氧耗量或加重心肌供血不足的因素,都可使原来代偿情况良好的心脏失去代偿功能而产生心力衰竭症状,或由轻度转入重度心力衰竭,因此在制订护理措施时要重视避免或控制诱因。

呼吸道感染是老年心力衰竭的常见诱因,是预防心力衰竭的重要环节。①加强健康宣教,告知患有心血管疾病的老年人,冬春季节避免到人群聚集的地方,应适当锻炼身体,增强体质,注意防寒,避免受凉感冒,吸烟者应戒烟;②保持室内空气新鲜,定期消毒;③吸氧者注意湿化瓶及氧气管道的消毒,防止交叉感染;④当有感染先兆时,应尽早治疗,控制病情发展,并指导和鼓励老年患者有效咳嗽和排痰。

6.密切观察病情变化 老年人心力衰竭的症状多不典型,有时甚至无明显症状而突然死亡,故要密切观察患者的精神状态、心率、脉率、呼吸及血压的变化,详细记录出入量及每天体重,有助于了解病情。对极度疲劳和白天出现阵发性呼吸困难者,心率、脉率增快者,无诱因咳大量白色稀薄痰者,失眠或意识障碍者,均应高度警惕并报告医生给予必要的处理。

当患者突然出现呼吸困难、端坐呼吸、烦躁不安、血压升高、发绀、大汗、咳大量白色或粉红色泡沫样痰时,提示急性心力衰竭,必须紧急处理。此时,应将患者扶起取坐位,两足下垂,大流量吸氧(湿化瓶内装 50%酒精以消除泡沫表面的张力使呼吸道通畅),并立即严格按医嘱给予降压、利尿、镇静、解痉、洋地黄类药物,必要时用血管扩张剂。

病情好转的临床表现为:①精神状态好转,睡眠改善;②呼吸减慢、顺畅,咳嗽减少,肺部啰音减轻或消失;③心率减慢,奔马律消失,心音增强;④颈静脉怒张,腹腔积液,躯体低部位水肿减轻或消失。

7.皮肤的保护及清洁　护士应特别注意患者有无水肿与组织营养不良的情形。患者由于年老、水肿、瘦弱,以及长时间采取半坐卧或坐位,致使骶骨突出处成为受压中心,发生皮肤破损的危险性较高。必须给予定期的皮肤护理,如经常变换体位,保持皮肤清洁,给予适当按摩,促进血液循环,或使用水床、气垫床,以预防皮肤破损形成压疮。

8.常用药物的观察及护理　心力衰竭的标准治疗包括联合使用三大类药物,即利尿剂、ACEI(或 ARB)和 β 受体阻滞剂。为进一步改善症状、控制心率等,地高辛应是第四个联用的药物。由于老年人各种脏器都呈现不同程度的老化,特别是肝肾功能减退,常使药物半衰期延长,血药浓度增高,总清除率减慢,应特别注意观察各种药物的不良反应。

(1)利尿剂:利尿剂是唯一能充分控制心力衰竭患者液体潴留的药物,是标准治疗中必不可少的组成部分。它通过抑制肾小管特定部位钠或氯的重吸收,遏制心力衰竭时的钠潴留,减少静脉回流,降低前负荷,从而减轻肺淤血,提高运动耐量。

通常从小剂量开始,如呋塞米每天 20 mg,或托拉塞米每天 10 mg,氢氯噻嗪每天 25 mg,并逐渐增加剂量直至尿量增加,体重每天减轻 0.5～1.0 kg。一旦病情控制(如肺部啰音消失、水肿消退、体重稳定),即以最小有效剂量长期维持。利尿剂治疗期间,护士应定期监测患者体重变化,这是掌握利尿剂效果和调整利尿剂剂量的重要指标;同时,应适当限制钠盐的摄入量。长期服用利尿剂应严密观察不良反应的出现,如电解质紊乱、症状性低血压、肾功能不全,特别在大剂量服用和联合用药时。

(2)ACEI:是证实能降低心力衰竭患者病死率的第一类药物,也是循证医学证据积累最多的药物,一直被公认为是治疗心力衰竭的基石和首选药物。所有慢性心力衰竭患者必须应用 ACEI,而且需要终身使用,除非有禁忌证或不能耐受。应让患者了解和坚信以下事实:①应用 ACEI 的主要目的是减少住院概率和死亡概率,症状改善往往出现于治疗后数周至数月,即使症状改善不显著,ACEI 仍可减少疾病进展的危险性;②ACEI 治疗早期可能出现一些不良反应,但一般不会影响长期应用。

ACEI 应用的基本原则是从小剂量开始,逐渐递增,直至达到目标剂量,一般每隔 1～2 周剂量倍增 1 次。剂量调整的快慢取决于每个患者的临床状况。有低血压史、糖尿病、氮质血症及服用保钾利尿剂者,递增速度宜慢。

ACEI 有 2 方面的不良反应:①与血管紧张素 Ⅱ 抑制有关的不良反应,如低血压、肾功能恶化、钾潴留;②与缓激肽积聚有关的不良反应,如咳嗽和血管性水肿。起始治疗后 1～2 周应监测血压、血钾和肾功能,以后定期复查。

(3)β 受体阻滞剂:是一种很强的负性肌力药,以往一直禁用于心力衰竭的治疗。临床试验也表明,该药治疗初期对心功能有明显抑制作用,左室射血分数(LVEF)降低;但长期治疗能改善临床情况和左室功能,降低住院率和病死率。一般应在利尿剂和 ACEI 的基础上加

用 β 受体阻滞剂。应告知患者：①症状改善常在治疗 2～3 个月后才出现,即使症状不改善,也能防止疾病的进展;②不良反应常发生在治疗早期,但一般不妨碍长期用药。

β 受体阻滞剂应用时需注意监测：①低血压。一般在首剂或加量的 24～48 小时发生;②液体潴留和心力衰竭恶化。起始治疗前,应确认患者已经达到干体重状态。如在 3 天内体重增加>2 kg,立即加大利尿剂用量。如病情恶化,可停用 β 受体阻滞剂或暂时减量,但应避免突然撤药。减量过程也应缓慢,每 2～4 天减量 1 次,2 周内减完。病情稳定后,必须再加量或继续应用 β 受体阻滞剂,否则将增加病死率;③心动过缓和房室阻滞。如心率<55 次/分,或伴有眩晕等症状,或出现Ⅱ度、Ⅲ度房室传导阻滞,应将 β 受体阻滞剂减量。

(4)地高辛：地高辛是唯一经过安慰剂临床对照试验评估的洋地黄制剂,也是唯一经美国食品与药品监督委员会(FDA)确认能有效治疗慢性心力衰竭的正性肌力药,目前应用最为广泛。地高辛需采用维持量疗法,每天 0.25 mg。70 岁以上、肾功能减退者每天宜用 0.125 mg 或隔天 1 次。

地高辛的不良反应常见于大剂量应用时,主要包括：①心律失常,如期前收缩、折返性心律失常和传导阻滞;②胃肠道症状,如厌食、恶心和呕吐;③神经精神症状,如视觉异常、定向力障碍、昏睡及精神错乱。这些不良反应常出现在血清地高辛浓度>2.0ng/mL 时,但也可见于地高辛水平较低时。无中毒者和中毒者血清地高辛浓度间有明显重叠现象,特别在患者低血钾、低血镁、甲状腺功能低下时。

9.心理支持　压抑、焦虑和孤独在心力衰竭恶化中发挥重要作用,也是心力衰竭患者死亡的主要因素之一。根据老年人适应能力差、思维反应迟钝、孤独、固执、爱唠叨等方面的情况,应耐心解释,给予更多关心,进行有效的心理疏导。必要时,可考虑应用抗抑郁药物。

10.健康教育　健康教育可帮助患者有意识地改变不良生活方式,提高对疾病的监测能力以获得及时的治疗,从而延缓病情进展,改善身体功能状态,提高生活质量。健康教育的重点内容是：①教育老年患者加强对自身症状的识别,并指导他们记录每天症状以便对比,告诫他们当原有症状加重或有新症状如呼吸困难、疲劳、体重增加等出现时,应及时向医护人员咨询,以及时获得治疗,缓解症状,避免病情的进一步发展;②用药不规则是反复发病的主要原因之一,必须强调严格按医嘱服用药物,切忌自行增减。对于特殊药物如阿托品、利尿剂、洋地黄类等药物,应详细说明用法、剂量、时间、注意事项及不良反应等情况,以便自我观察,及时发现与处理;③注意避免可能诱发心力衰竭的因素,如感染(尤其是呼吸道感染)、过度劳累、情绪激动、钠盐摄入过多等。

第七章 经皮冠状动脉介入治疗的护理

1977 年经皮冠状动脉腔内成形术(percutaneous transluminal coronary angioplasty, PTCA)首次成功应用于临床,开辟了冠心病非外科治疗的新纪元,标志着冠心病介入治疗时代的开始。随着介入器械的不断改进和发展,目前经皮冠状动脉介入治疗(percutaneous coronary intervention, PCI)的概念也得到了相应的拓展,除了单纯的 PTCA 之外,主要是冠脉内支架置入,还包括了其他一些介入技术如斑块旋切术、斑块旋磨术和激光血管成形术等。通过外周血管径路,PCI 可有效地解除冠状动脉狭窄,从而缓解冠心病患者的临床症状,提高患者的生活质量。与传统的外科手术相比,PCI 具有创伤小、恢复快、住院时间短等优势。正是由于 PCI 所具有的优势,使得 PCI 技术近年来得到了蓬勃的发展,目前已经与药物治疗、外科手术一样是冠心病治疗的重要手段之一。

然而,PCI 仍然是一种侵入性治疗技术,具有一定的手术风险,甚至可导致严重并发症的发生。与外科手术一样,PCI 的成功与否,除了与医生正确决策和操作技术有关外,事实上还与围术期护理工作密切相关。高效合理的医护配合和认真细致的护理工作将有助于保证患者的围术期安全,进一步增加 PCI 患者的临床获益。因此,做好 PCI 围术期护理工作具有重要的理论和现实意义。

第一节 经皮冠状动脉介入治疗的适应证

一、慢性稳定型心绞痛

对于慢性稳定型心绞痛患者,规范的药物治疗是缓解心绞痛症状、改善预后的基础。PCI 主要适用于在有效药物治疗基础上仍有症状的患者,以及有较大范围心肌缺血客观证据的患者(ⅠA 类指征);对于无或轻微症状的患者,PCI 并不优于单纯的药物治疗。大量证据已表明,支架置入术在治疗安全性和有效性方面均优于 PTCA。因此,对于自体冠状动脉或静脉旁路血管的原发初治病变,PCI 时应常规置入支架。

二、非 ST 段抬高型急性冠脉综合征

非 ST 段抬高型急性冠脉综合征包括不稳定型心绞痛和非 ST 段抬高型心肌梗死,根据患者的临床表现和辅助检查指标可将非 ST 段抬高型 ACS 进行危险分层,分为低危、中危和高危患者。对于低危的患者,其治疗应采取早期保守策略。而对于中、高危患者,治疗应积极给予早期介入干预。

三、急性 ST 段抬高型心肌梗死(STEMI)

PCI 作为 STEMI 再灌注治疗的重要手段,可有效降低 SEEMI 患者总体病死率。STE-MI 患者接受 PCI 治疗的临床获益一方面与患者病情(发病就诊时间、梗死部位及心功能状况、患者年龄及并发症情况、患者用药情况等)有关,另一方面则与医疗水平(PCI 时机、医生经验及导管室人员熟练配合程度、初始球囊扩张时间)有关。所以,对于患者的 PCI 治疗依靠

正确的决策和干预时机。

1.直接PCI　对于发病12小时以内的STEMI患者采用介入方法直接开通梗死相关血管称为直接PCI。直接PCI的适应证:所有STEMI发病12小时内,D-to-B时间90分钟以内,能由有经验的术者和团队操作者;溶栓禁忌证患者;发病>3小时的患者更应该首选PCI;心源性休克,年龄<75岁,发病时间<36小时,休克<18小时;心源性休克,年龄>75岁,发病时间<36小时,休克<18小时权衡利弊后可考虑PCI;发病12~24小时,仍有缺血证据,或有心功能障碍或血流动力学不稳定或严重心律失常。对于发病>12小时、无症状、血流动力学和心电稳定的患者不推荐直接PCI。对于血流动力学稳定的患者,不推荐直接PCI干预非梗死相关动脉。

2.补救PCI　补救PCI是指STEMI患者溶栓治疗后失败,对梗死相关动脉进行PCI。适应证包括:溶栓治疗45~60分钟后仍有持续性心肌缺血表现;合并心源性休克,年龄<75岁,发病时间<36小时,休克<18小时;发病时间<12小时合并心力衰竭或肺水肿;年龄>75岁,心源性休克,发病<36小时,休克<18小时,权衡利弊后可考虑补救PCI;血流动力学或心电不稳定。

3.易化PCI　易化PCI是指发病12小时内拟行PCI的患者在PCI前有计划地给予全量或半量溶栓治疗、血小板GPⅡb/Ⅲa受体拮抗剂或者两者联合治疗。循证医学证据已证实,全量溶栓剂治疗后立即行易化PCI结果劣于直接PCI,但非全量溶栓剂和其他抗栓药物的易化PCI疗效目前正处于临床研究阶段。

4.早期溶栓成功或未溶栓患者择期(>24小时)PCI　适应证包括:病变适宜PCI且有再发心肌梗死或自发/诱发心肌缺血的表现;病变适宜PCI且有心源性休克或血流动力学不稳定者;左心室射血分数≤40%,严重室性心律失常者常规行PCI。对于罪犯血管完全闭塞,无症状的1~2支血管病变,无严重缺血表现,血流动力学和心电学稳定的患者,不推荐发病24小时后常规行PCI。

第二节　经皮冠状动脉介入治疗的临床护理

一、术前护理

1.配合医生完善术前常规检查　血尿便常规、肝肾功能及电解质、出凝血时间、感染疾病筛查、乙型肝炎表面抗原、胸部X线片、心电图、心脏彩超等。

2.了解患者病情　询问患者有无脑出血病史、消化性溃疡史及近期的手术外伤史;并询问患者的药物过敏史,重点了解患者有无抗血小板药物过敏史和造影剂过敏史,并记录药物名称及过敏表现;同时评价患者心、肾功能情况。

3.血管径路的皮肤准备　股动脉穿刺者应双侧腹股沟备皮,经桡动脉穿刺者如汗毛较重者也需要备皮,备皮时应注意防止损伤局部皮肤。

4.术前饮食　对于择期手术患者,手术前1天勿食油腻性或刺激性饮食,应指导患者饮食以易消化、清淡饮食为宜。尽管PCI术不需要全身麻醉,患者术中清醒,但仍建议术前禁食、禁水4~6小时(可以服用药物)。这一点对于极度虚弱患者和卒中后患者尤为关键,可避免术中患者呕吐、误吸的发生。同时,护理工作中也应避免患者及其家属人为地延长禁食和禁水时间。过长时间的禁食易造成机体内环境的紊乱,从而导致术中低血压、低血糖反应的发生。

5.建立静脉通道术前1小时在病房给予0.9%生理盐水静脉滴注。

二、药物治疗

对于择期手术患者,护士应与医生积极配合将患者的血压、血糖控制到合适水平。在手术当日,应停用降糖药物治疗以避免术中出现低血糖反应;其他药物则应正常服用。术前三天按医嘱正确服用抗血小板药,常规用氯吡格雷75 mg+肠溶阿司匹林300 mg以抑制血小板聚集和黏附。对于急诊患者,可给予氯吡格雷600 mg联合肠溶阿司匹林300 mg以快速达到高水平的血小板抑制。对于有明确的造影剂过敏史患者,应遵医嘱术前给予糖皮质激素和(或)抗组胺药物以减少过敏反应的发生。同时,应与导管室做好交接班,尽量使用非离子型造影剂。

三、行为指导

1.深吸气-屏气-咳嗽练习 其要领是用胸腔用力咳嗽,其目的是便于术中配合术者,促进造影剂从冠脉排出。

2.卧位排便练习和卧位躯体平移练习 对于经股动脉径路PCI的患者,术前进行排便练习和躯体平移练习有助于减少PCI术后尿潴留和出血并发症的发生。

四、术前宣教和心理护理

所有患者在术前必须签署手术知情同意书,向患者及家属介绍冠脉扩张术及支架术的必要性和注意事项,冠心病患者精神压力较大,加之对手术有恐惧、担心心理,易导致冠脉痉挛,给手术带来困难,要对患者的心理状态进行全面的了解,针对不同情况给予关心安慰和解释开导,告知冠脉介入手术的优越性,并介绍成功病例,解除思想顾虑和恐惧心理,树立信心,确保手术的顺利进行。

五、导管室护理

1.人员配备 心脏介入手术时,术中每台需要配备2名术中巡回和监测护士,1名技术员。

2.物品准备

(1)仪器的准备:熟练掌握各种监测仪器的使用。确保各种抢救仪器的正常运转,如心电监测仪、呼吸机、除颤器、临时起搏器、IABP、旋磨仪、吸引器、输液泵、给氧系统等。

(2)常规手术器械包的准备:手术器械包严格执行无菌操作,定期检查消毒日期。

(3)PCI器械的准备:术中导管材料要准备齐全,要求护士要熟悉各种导管、支架、导丝的型号、直径、长度、用途,及时检查导管的消毒日期。

(4)急救药品的准备:①血管活性药。多巴胺、多巴酚丁胺、肾上腺素;②抗心律失常。利多卡因、胺碘酮、阿托品、心律平(普罗帕酮)等;③抗栓药物。肝素、氯吡格雷、替罗非班(血小板GP Ⅱb/Ⅲa受体拮抗剂);④抗过敏药物。异丙嗪、地塞米松等;⑤降压药物和血管扩张剂。卡托普利(开搏通)片、硝苯地平(心痛定)片、合贝爽针剂、硝酸甘油针剂、硝普钠针剂等;⑥其他。甲氧氯普胺(胃复安)、维生素 B_6、毛花苷C(西地兰)、呋塞米(速尿)、氨茶碱等。急救药品要天天交接,及时补充数量。

3.术前护理配合

(1)认真查对病历,了解患者姓名、年龄及各种检查结果,如生化、凝血、感染五项、胸部X线片、冠脉CT片等。

(2)向患者讲解术中注意事项,消除恐惧心理,减轻心理负担。指导患者进行呼吸、闭气、咳嗽的训练,使患者情绪稳定,配合手术顺利进行。帮助患者平卧于导管床上,连接心电监测,连接吸氧管,建立静脉通道。

(3)备好术中台上常规用药:硝酸甘油10 mg加入0.9%生理盐水100 mL内(1 mL=100 μg硝酸甘油)、利多卡因200 mg、肝素盐水(0.9%生理盐水500 mL+肝素2000U)。不锈钢无菌盘内放入配好的肝素盐水用于术中冲洗各种导管。

(4)准备无菌手术操作台:提供术中所用物品、手术器械、动脉鞘管、三连三通管、三环注射器、高压连接管、造影导管、造影导丝、空针、静脉输液管、无菌手套。

(5)协助术者穿好无菌手术衣,戴无菌手套。

(6)协助术者用消毒液给患者手术部位进行皮肤消毒,消毒范围在手术野及其外10 cm以上,部位由内向外擦拭两遍,铺无菌手术单时准确到位。从上到下一次铺好,切勿移动,以防污染手术野。

(7)血管床的影像增强器、操作手柄、铅屏风等可能与患者和术者在术中接触的一切物品须用特制的无菌塑料罩套好,严格执行无菌操作规程。

(8)为术者连接肝素盐水、造影剂、连接三连三通管、连接压力换能器并测零点。连接时要特别注意各输液管道的排气情况,防止在介入操作时出现冠脉内气栓,给患者带来不必要的危险。

4.术中护理配合　术中要保持静脉输液、输注造影剂、输氧等各种管道的通畅。遵医嘱根据患者体重给予肝素化,手术超过1小时提醒医生追加肝素1000～2000U。造影剂超过300 mL时,提醒医生。

专职监测护士术中要密切监测患者的血压、心律、心率、动脉压波形的变化,准确记录压力数据,若压力曲线不好要及时提醒手术医生,必要时停止操作,待压力恢复后再进行。

巡回护士术中要密切观察患者术中的主诉、神志、生命体征的变化及皮肤有无过敏反应。巡回护士要准确记录介入手术部位,手术步骤,手术开始、结束时间,手术参与者术中消耗材料,详细准确记录患者的血压、心律、心率及球囊支架扩张的时间、压力。巡回护士要具有机敏的反应能力,敏锐的观察力,能熟记、熟递,做到及时、准确、有效为台上手术医生提供各种专用器械(各种导管、导丝、球囊、支架),熟练操作各种监测仪器,调节各种仪器的参数(心电监测仪、呼吸机、除颤器、临时起搏器、IABP、血管内超声仪、旋磨仪),医生下达医嘱后要迅速、准确完成各种处置,灵活自如地配合医生处理突发的临床事件,以保证手术的顺利进行。

第三节　病房患者术后护理

一、生命体征的监护

严密观察患者的血压、脉率、体温及小便情况。对于复杂病变或基础疾病危重的患者,可行 24 小时心电监护。

二、术侧肢体的护理

1.经股动脉穿刺部位的护理　PCI 术后 4 小时左右复查凝血时间,如凝血时间在正常值高限的 1.5 倍以内,即可拔除动脉鞘管。如采用血管缝合装置封闭血管穿刺点,PCI 术后在导管检查床上可立即拔管缝合。鞘管拔除后患者需绝对卧床休息,术侧肢体弹力绷带"8"字加压包扎或胶布卷包扎 24 小时,制动至少 12 小时(血管缝合者仅需 6 小时),局部砂袋(重量约 1 kg)压迫 6~8 小时。护理时应注意术侧肢体的足背动脉搏动情况及肢端血供和皮温情况,防止动静脉血栓形成。患者卧床期间,应定时对患者下肢肢体进行被动活动和按摩挤压腓肠肌。

2.经桡动脉穿刺部位的护理　经桡动脉 PCI 术后即可立即拔除动脉鞘,使用弹力绷带或专用止血装置局部加压止血。包扎后 2 小时可放松弹力带,术后 6~8 小时可拆除绷带或止血装置。加压包扎期间也应密切观察肢端的血供和皮温情况。

三、抗凝护理

为预防术后血栓形成,PCI 术后应常规给予抗凝治疗,用药期间注意凝血酶原时间的监测,观察有无穿刺部位活动性血肿的形成、皮肤及输液部位瘀斑、牙龈出血等低凝状态的出现。

四、生活护理

设法满足患者的需要,为患者创造一个安静、舒适的医疗环境。饮食方面予以低盐、低脂饮食,进食不可过饱、少量多餐,以免加重心脏负担。因患者卧床致消化功能减退及不习惯床上排便等造成的排便困难,可反射影响心率和动脉血流量引起意外,因此排便困难者除应用缓泻剂,鼓励患者多吃水果、蔬菜外,排便时还应观察床旁心电图及血压变化,以确保患者安全。术后鼓励多饮水,一般为 6~8 小时饮水 1000~2000 mL,以便使注入体内的造影剂通过肾排泄。观察患者尿量。

五、心理护理

由于冠心病患者心理压力大,存在焦虑与恐惧心理,应对患者多做安慰解释工作,讲解有关医疗知识,并根据患者的年龄、职业、文化水平等差异进行相应的心理护理,以帮助患者消除焦虑、恐惧心理,对精神过度紧张者可适量应用镇静剂。

六、出院指导

护士和医生应密切配合,主动地向患者及其家属进行健康宣教,使患者充分了解 PCI 术后冠心病二级预防的必要性,以增加患者药物治疗和门诊随访的依从性。护士应告知患者出院后药物治疗的用法、用量、服药时间及用药注意事项,并指导患者合理饮食,适当体力活动,定期进行门诊随诊。值得我们注意的是,支架置入后存在支架内血栓形成的风险,因此对于支架置入尤其是药物洗脱支架置入的患者,我们应强调双重抗血小板药物治疗的重要性。按照中华医学会心血管病学分会《经皮冠状动脉介入治疗指南》,对于药物洗脱支架置入患者,阿司匹林(75~300 mg/d)+氯吡格雷(75 mg/d)双联抗血小板治疗至少 12 个月,支架血栓高危患者(如慢性肾功能不全、糖尿病、多支病变、左主干病变等)则可延长 1 年以上。

第八章　胃肠道疾病患者的护理

第一节　上消化道出血

上消化道出血是指屈氏韧带以上的消化道,包括食管、胃、十二指肠和胰、胆等病变引起的出血,以及胃空肠吻合术后的空肠病变出血。

一、病因

1.食管疾病　食管贲门黏膜撕裂、食管恶性肿瘤、食管溃疡、食管损伤等。

2.胃、十二指肠疾病　急性出血性胃炎、慢性胃炎、胃黏膜下横径动脉破裂出血、胃癌、胃及十二指肠溃疡、胃肠手术后病变等。

3.门静脉高压　食管胃底静脉曲张破裂出血、门脉高压性胃病等。

4.上消化道邻近器官或组织的疾病　胆道出血、胰腺疾病累及十二指肠、胸或腹主动脉瘤破入消化道、纵隔肿瘤或脓肿破入食管等。

二、临床表现

1.咯血与黑便　是上消化道出血的标志性症状。

2.失血性周围循环衰竭　患者可出现头晕、心悸、乏力、出汗、口渴、昏厥等一系列组织缺血的表现。出血性休克早期体征有脉搏细速、脉压变小。呈现休克状态时,患者表现为面色苍白、口唇发绀,呼吸急促,皮肤湿冷,呈灰白色或紫灰花斑,施压后褪色,经久不能恢复,体表静脉塌陷;精神萎靡、烦躁不安,重者反应迟钝、意识模糊。

3.贫血及血常规变化　贫血程度取决于失血量、出血前有无贫血、出血后液体平衡状态等因素。出血24小时内网织红细胞即见增高,出血停止后逐渐降至正常,如出血不止则可持续升高。

4.氮质血症　可分为肠源性、肾前性和肾性氮质血症。上消化道大出血后,肠道中血液的蛋白质消化产物被吸收,引起血中尿素氮浓度增高,称为肠性氮质血症。

5.发热　大量出血后,多数患者在24小时内出现发热,一般不超38.5℃,可持续3~5天。

三、辅助检查

1.实验室检查　测定红细胞、白细胞和血小板计数,血红蛋白浓度,血细胞比容,肝功能,肾功能,粪便隐血等。

2.内镜检查　是上消化道出血定位、定性诊断的首选检查方法。

3.X线钡餐造影检查　对明确病因也有价值。主要适用于不宜或不愿进行内镜检查者;或胃镜检查未能发现出血原因,须排除十二指肠降段以下的小肠段有无出血病灶者。

四、护理诊断/问题

1.潜在并发症　血容量不足。

2.活动无耐力　与失血性周围循环衰竭有关。

3.有受伤的危险 创伤、窒息、误吸。

4.知识缺乏 与不了解疾病相关知识有关。

5.恐惧 与生命或健康受到威胁有关。

五、护理措施

1.体位与保持呼吸道通畅 大出血时患者取平卧位并将下肢略抬高,以保证脑部供血。呕吐时头偏向一侧,防止窒息或误吸;必要时用负压吸引器清除气道内的分泌物、血液或呕吐物,保持呼吸道通畅,给予吸氧。

2.治疗护理 立即建立两条以上静脉通道。配合医生迅速、准确地实施输血、输液、各种止血治疗及用药等抢救措施,并观察治疗效果及不良反应。输液开始宜快,必要时测定中心静脉压作为调节输液量和速度的依据。避免因输液和输血过多、过快而引起急性肺水肿,对老年患者和心肺功能不全者尤应注意。肝病患者忌用吗啡、巴比妥类药物;宜输新鲜血,因库存血含氨量高,易诱发肝性脑病,准备好急救用品、药物。

3.饮食护理 急性大出血伴恶心、呕吐者应禁食。少量出血无呕吐者,可进温凉、清淡流质。出血停止后改为营养丰富、易消化、无刺激性半流质、软食,少量多餐,逐步过渡到正常饮食。

4.心理护理 观察患者有无紧张、恐惧或悲观、沮丧等心理反应,有无对治疗失去信心、不合作。解释安静休息有利于止血,关心、安慰患者。解释各项检查、治疗措施,听取并解答患者或家属的提问,以减轻他们的疑虑。

5.病情监测

(1)监测指标:①生命体征,如有无心率加快、心律失常、脉搏细弱、血压降低、脉压变小、呼吸困难、体温不升或发热,必要时进行心电监护;②精神和意识状态,如有无精神疲倦、烦躁不安、嗜睡、表情淡漠、意识不清甚至昏迷;③观察皮肤和甲床色泽,肢体温暖或是湿冷,周围静脉特别是颈静脉充盈情况;④准确记录出入量,疑有休克时留置导尿管;⑤观察呕吐物和粪便的性质、颜色及量;⑥定期复查血红蛋白浓度、红细胞计数、血细胞比容、网织红细胞计数、血尿素氮、粪便隐血,以了解贫血程度、出血是否停止;⑦监测血清电解质和血气分析的变化:应注意维持水、电解质、酸碱平衡。

(2)周围循环状况的观察:周围循环衰竭的临床表现对估计出血量有重要价值,关键是动态观察患者的心率、血压。

(3)出血量的估计:详细询问咯血和(或)黑便的发生时间、次数、量及性状,以便估计出血量和速度。①粪便隐血试验阳性提示每天出血量大于 5~10 mL;②出现黑便表明每天出血量在 50~100 mL 以上;③胃内积血量达 250~300 mL 时可引起咯血;④一次出血量在400 mL 以下时,可因组织液与脾贮血补充血容量而不出现全身症状;⑤出血量超过400~500 mL,可出现头晕、心悸、乏力等症状;⑥出血量超过 1000 mL,临床即出现急性周围循环衰竭的表现,严重者引起失血性休克。咯血与黑便的频度和数量虽有助于估计出血量,但因咯血与黑便分别混有胃内容物及粪便且出血停止后仍有部分血液贮留在胃肠内,故不能据此准确判断出血量。

(4)继续或再次出血的判断:观察中出现下列迹象,提示有活动性出血或再次出血。①反复咯血,甚至呕吐物由咖啡色转为鲜红色;②黑便次数增多且粪质稀薄,色泽转为暗红色,伴肠鸣音亢进;③周围循环衰竭的表现经充分补液、输血而改善不明显,或好转后又恶化,血压波动,中心静脉压不稳定;④血红蛋白浓度、红细胞计数、血细胞比容持续下降,网织红细胞计数持续增高;⑤在补液足够、尿量正常的情况下,血尿素氮持续或再次增高;⑥门静脉高压的患者原有脾大,在出血后常暂时缩小,如不见脾恢复肿大也提示出血未止。

(5)患者原发病的病情观察:如肝硬化并发上消化道大出血的患者,应注意观察有无并发感染、黄疸加重、肝性脑病等。

六、健康指导

1.疾病预防指导　①注意饮食卫生和饮食的规律;进营养丰富、易消化的食物;避免过饥或暴饮暴食;避免进食粗糙、刺激性食物,或过冷、过热、产气多的食物、饮料;应戒烟、戒酒;②生活起居有规律,劳逸结合,保持乐观情绪,保证身心休息。避免长期精神紧张,过度劳累;③在医生指导下用药,以免用药不当。

2.疾病知识指导　引起上消化道出血的病因很多,应帮助患者和家属掌握自我护理的有关知识,减少再度出血的危险。

3.病情监测指导　患者和家属应学会早期识别出血征象及应急措施:出现头晕、心悸等不适,或略血、黑便时,立即卧床休息,保持安静,减少身体活动;呕吐时取侧卧位,以免误吸;立即送医院治疗。慢性病者定期门诊随访。

第二节　反流性食管炎

胃食管反流病是指胃十二指肠内容物反流入食管引起胃灼热等症状,以及引起咽喉、气道等食管邻近的组织损害。

一、病因

1.抗反流屏障功能减弱　食管下括约肌(lower esophageal sphincter,LES)是食管和胃连接处抗反流高压带,能防止胃内容物反流入食管。导致 LES 压降低的因素包括:①贲门失弛缓症术后;②某些激素,如缩胆囊素、胰高血糖素、血管活性肠肽等;③食物,如高脂肪食物、巧克力等;④药物,如钙拮抗剂、地西泮;⑤腹内压增高,如妊娠、腹腔积液、呕吐、负重劳动等;⑥胃内压增高,如胃扩张、胃排空延迟等。

2.食管对抗反流物的能力障碍　食管蠕动和唾液产生的异常参与胃食管反流病的致病作用,常见疾病如干燥综合征等。

3.食管黏膜屏障作用下降　反流物进入食管后,食管借助上皮表面黏液、不移动水层和表面 HCO_3^- 复层鳞状上皮等构成的上皮屏障,以及黏膜下丰富的血液供应构成的后上皮屏障,发挥其抗反流物对食管黏膜损伤的作用。因此,任何导致食管黏膜屏障作用下降的因素,如长期吸烟、饮酒及抑郁等,将削弱食管黏膜抵御反流物损害的功能。

4.反流物对食管黏膜的攻击作用　在食管抗反流防御机制减弱的基础上,反流物刺激和损害食管黏膜,其中胃酸与胃蛋白酶是反流物中损害食管黏膜的主要成分。

二、临床表现

1.食管症状

(1)典型症状:胃灼热和反流是本病最常见、最典型的症状。常在餐后 1 小时出现,卧位、弯腰或腹压增高时可加重,部分患者胃灼热和反流症状可在夜间入睡时发生。

(2)非典型症状:主要有胸痛、吞咽困难。胸痛严重时可为剧烈刺痛,发生在胸骨后,可放射至后背、胸部、肩部、颈部、耳后,可伴有或不伴有胃灼热和反流。

2.食管外症状 由反流物刺激或损伤食管以外的组织或器官引起,如咽喉炎、慢性咳嗽和哮喘。严重者可发生吸入性肺炎,甚至出现肺间质纤维化。患者诉咽部不适,有异物感、棉团感或堵塞感,但无真正吞咽困难,称为癔球症。

3.并发症 主要有上消化道出血、食管狭窄、Barrett 食管。

三、辅助检查

1.胃镜检查 是诊断反流性食管炎最准确的方法,并能判断反流性食管炎的严重程度和有无并发症。

2.24 小时食管 pH 监测 是诊断胃食管反流病的重要检查方法,可提供食管是否存在过度酸反流的客观证据,并了解酸反流的程度及其与症状发生的关系。

3.食管 X 线钡餐检查 对诊断反流性食管炎灵敏度不高。但对不愿接受或不能耐受胃镜者可行该检查,可排除食管癌等其他食管疾病,可发现严重反流性食管炎阳性 X 线体征。

4.食管滴酸试验 在滴酸过程中,出现胸骨后疼痛或胃灼热的患者为阳性,且多在滴酸的前后 15 分钟内出现。

5.食管测压 可测定 LES 的长度和部位、LES 压、LES 松弛压、食管体部压力及食管上段肌压力等。LES 压<6 mmHg 易导致反流。

四、护理诊断/问题

1.疼痛——胸痛 与胃酸反流刺激食管黏膜有关。
2.吞咽困难 与反流引起食管狭窄有关。
3.焦虑 与病程长、症状持续、生活质量受影响有关。

五、护理措施

1.病情观察 注意观察患者疼痛的部位、性质、程度、持续时间及伴随症状,及时发现和处理异常情况。

2.去除和避免诱发因素 ①避免应用降低 LES 压的药物及引起胃排空延迟的药物,如激素、抗胆碱能药物、茶碱、地西泮、钙拮抗药等;②避免饭后剧烈运动,避免睡前 2 小时进食,白天进食后不能立即卧床,睡眠时将床头抬高 15~20 cm,以改善半卧位时食管的排空功能;③应避免进食使 LES 压降低的食物,如高脂肪餐、巧克力、咖啡、浓茶等,以高蛋白、低脂肪、无刺激、易消化为宜,少食多餐。

3.指导并协助患者减轻疼痛 ①保持环境安静、舒适,减少对患者的不良刺激和心理压力;②疼痛时尽量深呼吸,以腹式呼吸为主,减轻胸部压力刺激;③取舒适的体位;④保持情绪稳定,焦虑的情绪易引起疼痛加重;⑤教会患者一些放松和转移注意力的技巧,如做深呼吸、听音乐、看小说等,有利于缓解疼痛。

4.用药护理 遵医嘱使用促胃肠动力药、抑酸药。

六、健康指导

1.疾病知识指导 改变生活方式或生活习惯对多数患者能起到一定的疗效,应向患者及家属介绍胃食管反流病的有关知识,指导其了解并避免导致 LES 压降低的各种因素。如避免摄入过多易引起反流和胃酸过量分泌的高脂肪食物;鼓励患者咀嚼口香糖,增加唾液分泌,中和反流物;适当控制体重,减少由于腹部脂肪过多引起的腹压增高;平时避免重体力劳动和高强度体育锻炼等。

2.用药指导与病情监测指导　患者严格按医嘱规定的剂量、用法服药,了解药物的主要不良反应。应用抑酸药的患者,治愈后逐渐减少剂量直至停药或改用缓和的其他制剂再逐渐停药。平时自备铝碳酸镁、硫糖铝等碱性药物,出现不适症状时可服用。出现胸骨后灼热感、胸痛、吞咽不适等症状加重时,应及时就医。

第三节　胃炎

胃炎是指任何病因引起的胃黏膜炎症反应,常伴有上皮损伤和细胞再生,可出现消化不良、中上腹疼痛、上消化道出血甚至癌变等,是最常见的消化系统疾病之一。根据病理生理和临床表现,胃炎可分为急性、慢性和特殊类型胃炎。

一、病因

1.药物　常引起胃黏膜炎症的药物是非甾体抗炎药,如阿司匹林、吲哚美辛,某些抗肿瘤药、铁剂或氯化钾口服液等,这些药物可直接损伤胃黏膜上皮层。

2.应激　如严重创伤、手术、多器官衰竭、败血症、精神紧张等,可致胃黏膜微循环障碍,缺氧,黏液分泌减少,局部前列腺素合成不足,屏障功能损坏;也可增加胃酸分泌,损伤血管和黏膜,引起糜烂和出血。

3.幽门螺杆菌感染　是慢性胃炎最主要的病因。

4.饮食和环境因素　流行病学资料显示,饮食中高盐和缺乏新鲜蔬菜、水果与慢性胃炎的发生密切相关。长期的幽门螺杆菌感染,在部分患者可发展为慢性多灶萎缩性胃炎。

5.自身免疫　自身免疫性胃炎以富含壁细胞的胃体黏膜萎缩为主。

6.其他因素　长期饮浓茶、烈酒、咖啡,食用过热、过冷、过于粗糙的食物,可损伤胃黏膜。

二、临床表现

1.急性胃炎　多数患者症状不明显,或症状被原发病掩盖。有症状者主要表现为上腹不适,隐痛。上消化道出血是该病突出的临床表现,突发的咯血和(或)黑便为首发症状。

2.慢性胃炎　病程迁延,进展缓慢,缺乏特异性症状。70%~80%的患者无任何症状,部分有上腹痛、不适、食欲缺乏、饱胀、嗳气、反酸、恶心和呕吐等非特异性消化不良的表现,症状常与进食或食物种类有关。

三、辅助检查

1.粪便检查　急性胃炎粪便隐血试验可为阳性。

2.胃镜检查

(1)急性胃炎:因病变可在短期内消失,胃镜检查一般应在大出血后 24~48 小时进行,镜下可见胃黏膜多发性糜烂、出血灶和浅表溃疡,表面附有黏液和炎性渗出物。

(2)慢性胃炎:胃镜检查是最可靠的诊断方法。通过胃镜在直视下观察黏膜病损。慢性非萎缩性胃炎可见红斑(点、片状或条状)、黏膜粗糙不平、出血点或斑;慢性萎缩性胃炎可见黏膜呈颗粒状、黏膜血管显露、色泽灰暗、皱襞细小。两种胃炎皆可见伴有糜烂、胆汁反流。

3.幽门螺杆菌检测　可通过侵入性和非侵入性方法检测幽门螺杆菌,幽门螺杆菌可为阳性。

四、护理诊断/问题

1.营养失调——低于机体需要量　与消化不良、少量持续出血有关。

2.疼痛——腹痛　与胃黏膜炎性病变有关。

3.焦虑　与消化道出血及病情反复有关。

4.知识缺乏　缺乏有关胃炎预防的相关知识。

五、护理措施

1.病情观察　注意观察生命体征,腹部疼痛发病时间、病程,疼痛部位、程度及诱因,厌食、恶心、呕吐、腹泻等伴随症状。如有异常,及时报告医生。

2.休息与活动　患者应注意休息,减少活动,对应激造成急性胃炎者应卧床休息。同时要做好患者的心理疏导,保证身、心两方面得到充分的休息。病情缓解时,进行适当的锻炼,以增强机体抵抗力。

3.饮食护理　与患者共同制订饮食计划。进食应定时、有规律,不可暴饮暴食,避免辛辣刺激食物。一般进少渣、温凉半流质饮食。如有少量出血可给予牛奶、米汤等流质以中和胃酸,有利于黏膜的修复。急性大出血或呕吐频繁时应禁食。向患者说明摄取足够营养素的重要性,鼓励患者以少食多餐方式进食,以高热量、高蛋白、高维生素、易消化的饮食为原则。避免摄入过咸、过甜、过辣的刺激性食物。观察并记录患者每天进餐次数、量、品种,以了解其摄入的营养素能否满足机体需要。定期测量体重,监测有关营养指标的变化。

4.用药护理　指导正确使用阿司匹林、吲哚美辛等对胃黏膜有刺激的药物,必要时应用抑制胃酸分泌药物、胃黏膜保护药。遵医嘱给患者做清除幽门螺杆菌感染治疗时,注意观察药物的疗效及不良反应。胶体果胶铋剂(CBS)宜在餐前半小时服用。服用 CBS 过程中可使齿、舌变黑,可用吸管直接吸入。部分患者服药后出现便秘和粪便变黑,停药后可自行消失。

5.心理护理　做好解释工作,消除不良情绪因素,帮助其树立战胜疾病的信心。

六、健康指导

1.疾病知识指导　向患者及家属介绍胃炎的有关知识、预防方法和自我护理措施,指导患者避免诱发因素。教育患者保持良好的心理状态,平时生活要有规律,合理安排工作和休息时间,注意劳逸结合,积极配合治疗。

2.饮食指导　食物应多样化,避免偏食,注意补充多种营养物质;不吃霉变食物;少吃熏制、腌制、富含硝酸盐和亚硝酸盐的食物,多吃新鲜食物;避免过于粗糙、浓烈、辛辣食物及长期大量饮酒、吸烟。

3.用药指导　根据患者的病因、具体情况进行指导,如避免使用对胃黏膜有刺激的药物,必须使用时应同时服用抑制胃酸分泌药物或胃黏膜保护药;介绍药物的不良反应,如有异常及时复诊,定期门诊复查。

第四节　消化性溃疡

消化性溃疡主要是指发生在胃和十二指肠球部的慢性溃疡,也可发生于食管下端、胃-空肠吻合口附近及含有胃黏膜的 Meckel 憩室。这些溃疡的形成均与胃酸和胃蛋白酶的消化作用有关,故称为消化性溃疡。临床上胃溃疡和十二指肠溃疡最为常见,故通常所说的消化性溃疡是指胃溃疡和十二指肠溃疡。

一、病因

1.幽门螺杆菌感染　大量研究充分证明幽门螺杆菌感染是消化性溃疡的主要病因。

2.药物　长期服用非甾体抗炎药(NSAID)、糖皮质激素、氯吡格雷、化疗药物等药物的患者可发生溃疡。

3.胃酸分泌过多　胃酸的存在是溃疡发生的决定因素,溃疡只发生于与胃酸相接触的黏膜,抑制胃酸分泌可使溃疡愈合,充分说明了胃酸的致病作用。

4.遗传因素　消化性溃疡患者一级亲属中的发病率明显高于对照人群,遗传素质是发病因素之一。

5.长期大量吸烟　不利于溃疡的愈合,容易复发。

6.精神因素　心理因素可影响胃液分泌,如愤怒使胃液分泌增加,抑郁则使胃液分泌减少。火灾、空袭、丧偶、离婚、事业失败等因素所造成的心理影响,往往可引起应激性溃疡,或促发消化性溃疡急性穿孔。

二、临床表现

1.腹痛　上腹部疼痛是本病的主要症状,可为钝痛、灼痛、胀痛甚至剧痛,或呈饥饿样不适感。疼痛部位多位于上腹中部、偏右或偏左。多数患者疼痛有典型的节律,十二指肠溃疡表现为空腹痛,即餐后 2~4 小时和(或)午夜痛,进食或服用抗酸药后可缓解;胃溃疡的疼痛多在餐后 1 小时内出现,经 1~2 小时后逐渐缓解,至下餐进食后再次出现疼痛,午夜痛也可发生,但较十二指肠溃疡少见。溃疡活动期可有上腹部固定而局限的轻压痛,十二指肠溃疡压痛点常偏右。缓解期则无明显体征。

2.其他　尚可有反酸、嗳气、恶心、呕吐、食欲缺乏等消化不良症状,也可有失眠、多汗、脉缓等自主神经功能失调表现。

三、辅助检查

1.胃镜和胃黏膜活组织检查　是确诊消化性溃疡的首选检查方法。胃镜检查可直接观察溃疡部位,病变大小、性质,并可在直视下取活组织做病理检查和幽门螺杆菌检测。

2.X 线钡餐检查　适用于对胃镜检查有禁忌或不愿接受胃镜检查者。溃疡的 X 线直接征象是龛影,对溃疡诊断有确诊价值。

3.幽门螺杆菌检测　是消化性溃疡的常规检测项目。可通过侵入性(如快速尿素酶测定、组织学检查和幽门螺杆菌培养等)和非侵入性(如 ^{13}C 或 ^{14}C 尿素呼气试验、粪便幽门螺杆菌抗原检测等)方法检测出幽门螺杆菌。

4.粪便隐血试验　试验阳性提示溃疡有活动。如胃溃疡患者持续阳性,应怀疑有癌变的可能。

四、护理诊断/问题

1.疼痛——腹痛 与化学性炎症反应有关。

2.营养失调——低于机体需要量 与摄入减少及消耗吸收障碍有关。

3.焦虑 与疾病反复发作有关。

4.知识缺乏 与不了解疾病相关知识有关。

5.潜在并发症 上消化道出血、穿孔、幽门梗阻、癌变。

五、护理措施

1.缓解疼痛 帮助患者认识和去除病因,向患者解释疼痛的原因和机制,指导其减少或去除加重和诱发疼痛的因素。注意观察及详细了解患者疼痛的规律和特点,并按其疼痛特点指导缓解疼痛的方法。如十二指肠溃疡表现为空腹痛或夜间痛,指导患者在疼痛前或疼痛时进食碱性食物(如苏打饼干等),或用制酸药。也可采用局部热敷或针灸镇痛。

2.休息与活动 合理安排生活和工作,保证充足的睡眠和休息,要避免劳累。溃疡活动期且症状较重者,嘱其卧床休息几天至1~2周,可使疼痛等症状缓解。病情较轻者则应鼓励其适当活动,以分散注意力。

3.用药护理 根据医嘱给予药物治疗,并注意观察药效及不良反应。

(1)质子泵抑制剂:奥美拉唑可引起头晕,特别是用药初期,应嘱患者用药期间避免开车或做其他必须高度集中注意力的工作。泮托拉唑偶可引起头痛和腹泻。

(2)H$_2$受体拮抗药:药物应在餐中或餐后即刻服用,也可把1天的剂量在睡前服用。若需同时服用抗酸药,则两药应间隔1小时以上。若静脉给药应注意控制速度,速度过快可引起低血压和心律失常。

(3)弱碱性抗酸药:如氢氧化铝凝胶等,应在饭后1小时和睡前服用,服用片剂时应嚼服。

4.饮食护理 指导患者有规律地定时进食,在溃疡活动期以少食多餐为宜,避免餐间零食和睡前进食,使胃酸分泌有规律。一旦症状得到控制,应尽快恢复正常的饮食规律。饮食不宜过饱,进餐时注意细嚼慢咽,避免急食。选择营养丰富、易消化的食物。除并发出血或症状较重外,一般无须规定特殊食谱。症状重的患者以面食为主,由于蛋白质类食物具有中和胃酸作用,可适量摄取脱脂牛奶,宜安排在两餐之间饮用,脂肪摄取应适量。应避免食用机械性和化学性刺激强的食物。机械性刺激强的食物是指生、冷、硬、粗纤维多的蔬菜、水果,如洋葱、韭菜、芹菜等。化学性刺激强的食物有浓肉汤、咖啡、浓茶和辣椒、酸醋等调味品等。

5.心理护理 做好心理指导,保持情绪稳定,消除工作、家庭等各方面的精神刺激。热情接待患者,向患者介绍病室环境,使其进入患者角色。

六、健康指导

1.疾病知识指导 向患者及家属讲解引起和加重溃疡病的相关因素。指导患者保持乐观心态,生活规律;合理饮食,戒除烟酒,避免摄入刺激性食物。

2.用药指导与病情监测 指导患者遵医嘱服药及服药须知,如药名、作用、剂量、途径、不良反应及注意事项,规律用药,防止溃疡复发。指导患者慎用或勿用致溃疡药物,定期复诊。若上腹疼痛节律发生变化或加剧,或出现咯血、黑便时,应立即就医。

第五节 胃癌

胃癌属于消化系统中常见的恶性肿瘤类型之一。胃癌发病在人群中的分布以中老年男性发病率最高,非贲门癌的男女性发病率之比为 2∶1,贲门癌的男女发病比例高达 6∶1,高发年龄为 50~70 岁。

一、病因

1.饮食生活因素

(1)长期食用烟熏的肉干、咸鱼等高盐食物(盐浓度>10%)者,研究证实其对胃癌的发生与发展起促进作用。熏制食品中富含多环芳烃化合物等致癌物或潜在致癌物,动物实验证明,此类物质可诱发胃癌。

(2)饮食结构中缺乏蔬菜和水果。新鲜的蔬菜、大蒜类、柑橘类水果是防止胃癌发生的保护性因素。新鲜蔬菜和水果中含有大量的维生素和香豆素类、黄酮类等物质,维生素 C 和 β-胡萝卜素及绿茶中的茶多酚等具有抗氧化作用,可以抑制硝酸盐向亚硝酸盐转化,大蒜素在体外可以杀死胃癌细胞,体内可以抑制胃癌转移瘤的生长。

(3)吸烟是胃癌的风险因素之一。吸烟者将烟雾吞入胃中,烟雾中的 3,4-苯并芘可直接与胃黏膜接触致癌。

2.幽门螺杆菌(Hp)感染　流行病学研究表明,胃癌发病率与当地 Hp 感染率成正相关。Hp 能促使硝酸盐转化成亚硝酸盐及亚硝胺而致癌;Hp 感染引起胃黏膜慢性炎症加上环境致病因素加速黏膜上皮细胞的过度增生,导致癌变。

3.遗传和基因　遗传与分子生物学研究表明,胃癌患者有血缘关系的亲属其胃癌发病率较非胃癌患者亲属高 4 倍。胃癌的癌变是一个多因素、多步骤的过程,不同的基因可能在不同的阶段起作用,也可能通过细胞凋亡的失衡而起作用。涉及癌基因、抑癌基因、凋亡相关基因与转移相关基因等的改变,而基因改变的形式也呈多样化。

4.癌前病变　胃疾病包括胃息肉、慢性萎缩性胃炎及胃大部分切除后的残胃,这些病变都可能伴有不同程度的慢性炎症过程,胃黏膜肠上皮化增生或非典型增生,少数病例有可能转变为癌。

5.其他　霉菌的感染也与胃癌相关,流行病学研究调查结果表明,长期使用久储霉变食物的居民,在其胃液中检测出杂色曲菌、黄曲霉菌、构巢曲菌等霉菌,实验室研究发现由其产生的毒素可诱发大鼠胃癌。

二、病理分型

1.大体分型　分为早期胃癌和进展期胃癌,早期胃癌是癌变局限于黏膜和黏膜下,无论其范围大小,是否有淋巴结转移。癌组织突破黏膜下层浸润肌层或浆膜层者称为进展期胃癌,其分型主要采用国际的 Borrmann 分型。

(1)Borrmann Ⅰ型(结节蕈伞型):肿瘤呈结节、息肉状,表面可有溃疡,溃疡较浅,主要向腔内生长,界限界面清楚。

（2）Borrmann Ⅱ型（局部溃疡型）：溃疡较深，边缘隆起，肿瘤较局限，周围浸润不明显，界限界面清楚。

（3）Borrmann Ⅲ型（浸润溃疡型）：溃疡地盘较大，边缘不清楚，周围及深部浸润明显，切面界限不清。

（4）Borrmann Ⅳ型（弥漫浸润型）：癌组织在胃壁内弥漫浸润生长，浸润部胃壁增厚变硬，皱襞消失，黏膜变平，有时伴有浅溃疡，若累及全胃，则形成所谓的皮革胃。

2.组织学分型　WHO 分型为乳头状腺癌、管状腺癌、黏液腺癌、黏液（印戒）细胞癌、未分化癌、腺鳞癌、鳞状细胞癌和小细胞癌。研究显示，在全部胃癌中，高、中分化腺癌占 47%，低分化腺癌及印戒细胞癌占 56.3%。

三、临床表现

1.症状　胃癌早期多无明显症状，随着病情进展可出现各种症状。

（1）上腹痛：多为钝痛，当病变扩展、穿透浆膜、侵犯胰腺，腹膜后淋巴结出现转移时，疼痛会持续加重，并向腰背部放射。

（2）食欲减退、消瘦、乏力：很多患者在饱餐之后出现饱胀、嗳气而自动限制饮食，体重逐渐减轻。

（3）恶心、呕吐：肿瘤导致胃功能紊乱易出现恶心感，贲门肿瘤会出现进食梗阻感，幽门梗阻可呕吐出有腐败气味的宿食。

（4）出血、黑便：肿瘤形成溃疡时，可出现上消化道出血，但出血者不一定属肿瘤晚期。

2.体征　绝大多数患者无明显体征，部分患者有上腹部轻度压痛。位于幽门胃窦或胃体进展期的胃癌可扪及肿块，肿块常呈结节状，质硬。上腹部包块、锁骨上淋巴结肿大等均是胃癌晚期。

四、辅助检查

1.内镜检查　内镜检查结合黏膜活检是目前临床上最可靠和最常用的诊断方法。

2.超声内镜检查　近年来越来越多地应用于胃癌诊断，超声内镜（EUS）是将内镜和超声相结合的消化道检查技术，其有以下作用。

（1）能够确定消化道黏膜下肿瘤的起源与性质：超声内镜可将消化道壁分成五层（与其解剖结构相对应），可轻易分辨出壁内肿瘤的生长层次，五层结构中任一层次的中断及异常变化可判断肿瘤浸润的深度。超声内镜是诊断消化道黏膜下肿瘤的金标准，可以通过肿瘤起源层次、大小、回声特点等初步判定肿瘤性质，可以鉴别消化道的隆起是否为黏膜下肿瘤或壁外病变压迫所致。

（2）判断消化道肿瘤的侵犯深度及外科手术切除的可能性：超声内镜可应用于胃癌的术前分期，并可较准确地诊断消化道早癌，为早癌的内镜下切除提供保障。对于进展期的消化道癌可进行较准确的术前 TNM 分期，以便于制订手术方案或进行术前新辅助放化疗。超声内镜对于肿瘤浸润深度的判断及壁外淋巴结的肿大诊断较准确，优于腹部 CT 等影像学检查。

（3）活检检查：通过超声内镜的判断，可直接在直视下做活检，依靠活检明确病理类型。

3.X 线钡餐检查　数字化 X 线胃肠造影技术的应用，是目前临床上不能耐受内镜检查者的常用方法。常采用气钡双重造影，通过黏膜相和充盈相的观察做出诊断。早期胃癌的主要改变为黏膜相异常,进展期胃癌的形态与胃癌大体分型基本一致。

4.CT检查　可显示胃癌累及胃壁向腔内和腔外生长的范围、邻近的解剖关系及有无转移等。胃壁正常的厚度为 2~5 mm,胃癌 CT 表现大多为局限性胃壁增厚(>1 cm)。增生型胃癌可显示胃壁广基的分叶状软组织肿块;浸润型胃癌则为胃壁广泛侵犯,造影 CT 上常有增强表现;溃疡型胃癌在 CT 上可见到溃疡形成。各型胃癌在 CT 上均可见胃内外轮廓不规则,胃和邻近器官之间脂肪层面消失。

5.实验室检查　对胃癌早期诊断有意义的检查是大便隐血试验和血中癌胚抗原的检测。

五、治疗

1.手术治疗

(1)根治性手术:原则为整块切除包括癌灶和可能受浸润胃壁在内的胃的部分或全部,按临床分期标准整块清除胃周围的淋巴结,重建消化道。

(2)姑息性手术:原发灶无法切除,为了减轻由于梗阻、穿孔、出血等并发症引起的症状而做的手术,如胃空肠吻合术、空肠造口术、穿孔修补术等。

2.化学治疗

(1)术后辅助化疗:进展期胃癌患者术后辅助化疗可以降低复发率和病死率。多采用氟尿嘧啶类药物联合铂类药物(如 FOLFOX)方案,日本胃癌学会将进展期胃癌术后口服替吉奥化疗作为标准治疗方案来实行。术后辅助化疗的目的是降低复发率和病死率。

(2)术前新辅助化疗:主要用于Ⅲb 期和Ⅳ期胃癌患者。术前化疗的目的是降低肿瘤分期,提高根治性切除率,延长生存期。

(3)晚期或转移性胃癌的化疗:常用于晚期胃癌的姑息性治疗。

3.放射治疗　包括术前放疗、术中放疗、术后放疗。

(1)术前放疗:主要用于局部晚期胃癌,肿瘤与周围组织有浸润或粘连,估计完全切除肿瘤有困难者。放疗剂量在 20~40Gy,多与化疗同步进行。

(2)术中放疗:适用于原发灶已经切除,肿瘤浸润浆膜面或伴有周围组织浸润和周围淋巴结转移者。伴有腹膜种植、广泛淋巴结转移或远处转移者禁忌术中放疗。

(3)术后放疗:适用于伴有浆膜面浸润和(或)区域淋巴结转移的患者,常与化疗同步进行,放疗剂量为 20~60Gy。

4.其他治疗　包括热疗、免疫治疗、中医中药治疗等。胃癌的免疫治疗包括非特异生物反应调节剂如卡介苗、香菇多糖等;细胞因子如白介素、干扰素、肿瘤坏死因子等;过继性免疫治疗如淋巴细胞激活后杀伤细胞(IAK)、肿瘤浸润淋巴细胞(TIL)等的临床应用。抗血管形成基因是研究较多的基因治疗方法,可能在胃癌的治疗中发挥一定作用。

六、护理诊断/问题

1.营养失调——低于机体需要量　与疾病慢性消耗,食欲差、幽门梗阻或化疗致恶心、呕吐有关。

2.疼痛——上腹隐痛不适　与肿瘤浸润性或膨胀生长有关。

3.活动无耐力　与疼痛、食欲缺乏、慢性失血有关。

4.预感性悲哀　与疾病已至晚期有关。

5.潜在并发症　出血。

七、护理措施

1.观察病情　密切观察疼痛的特点、性质、部位,有无伴随恶心、呕吐、消化道出血,有无吞咽困难、急性穿孔等表现,如有突发腹部剧痛及腹膜刺激征,应及时发现并协助医生做好相关检查或手术。

2.止痛治疗的护理

(1)药物止痛:目前常用的有非麻醉性镇痛药(阿司匹林、吲哚美辛、对乙酰氨基酚等),弱麻醉性镇痛药(可待因等),强麻醉性镇痛药(吗啡、哌替啶等),辅助性镇痛药(地西泮、氯硝西泮、氯丙嗪等)。使用这些麻醉药物时应遵循 WHO 推荐的三阶梯疗法,从弱到强选择麻醉药,先用非麻醉药,无效时再加用弱麻醉性药、强麻醉性药物,并辅以其他药物,以达到好的镇痛效果,提高生存质量。现阶段临床提倡癌性疼痛按需给药原则,以有效控制疼痛。

(2)患者自控镇痛:是用计算机化的注射泵,经皮下、静脉、椎管内注入药物,可以连续性输注止痛药,并且患者可自行间歇性给药,根据患者需要,提供准确的止痛药物剂量、间歇时间,从而做到个体化给药,克服了患者用药的不及时性,控制了患者的突发疼痛。

3.饮食护理　对能进食者,让其进食易消化、营养丰富的食物,以提高机体的耐受性和抗病力。对有吞咽困难者及不能进食的中、晚期患者,遵医嘱静脉输注高营养物质,如氨基酸、白蛋白、血浆等,以维持机体的基本代谢。幽门梗阻时,行胃肠减压,静脉补充机体所需的液体、能量。

4.使用化疗药物的护理

(1)遵照医嘱使用化疗药物:某些化疗药物,如阿霉素、丝裂霉素等对机体组织刺激很大,常可引起静脉周围组织炎症,注射血管周围出现条索状红斑,有硬结或压痛,炎症消退后血管因内膜增生而狭窄,偶有闭塞。注射时药物如渗漏,会引起局部组织坏死,影响药物输入及今后的抢救。

(2)化疗时应注意:①合理使用静脉血管,先远端后近端,逐步向上移行,交替使用四肢静脉,避免使用无弹性静脉。如药物量大、刺激性强时,宜选择大血管注射。强调熟练的静脉穿刺技术;②穿刺成功后先用生理盐水输注,以确定针头在静脉内后才能注药,药物输注完后再用生理盐水输注后拔针,以减轻药物对局部组织的刺激;③输注时若发生外渗,立即停止注入,不要拔针,由原部位抽取 3~5 mL 血液以除去部分药液,局部滴入生理盐水或8.4%NaHCO$_3$ 5 mL 后拔针。局部冷敷以后,再用 25%MgSO$_4$ 湿敷或中药"六合丹"外敷,发生静脉炎症时的处理与药液外渗时相同。伴有全身发热或静脉条索状红线蔓延时,可采用治疗紫外线灯照射,每天一次,每次 30 分钟。

(3)化疗药物可引起恶心、呕吐、食欲缺乏等,带给患者最大的损害是体能消耗、明显消瘦、机体抵抗力下降。故化疗期间应避免不良刺激,给予清淡而富营养饮食,少量多餐,避免产气、辛辣和高脂食物。必要时在治疗前 1~2 小时给予止吐药,每 6~8 小时给药一次,维持24 小时血药浓度,可有效减轻恶心、呕吐反应。用化疗药物时要缓慢滴注,低于每分钟 40滴。注意观察患者面色、心率,以患者无心悸为宜。为减轻脱发,可在注射前 10 分钟戴冰帽,至药物注射完毕后 30~40 分钟脱下,使头皮血管收缩,减少头皮血流灌注,有效控制药物对毛囊的作用。

八、健康指导

1.注意饮食习惯　长期不良的饮食习惯很容易引起慢性胃病、胃溃疡甚至胃癌。经常吃过热的食物可破坏口腔和食管的黏膜,可导致细胞癌变。吃饭快,食物咀嚼不细易对消化道黏膜产生机械性损伤,产生慢性炎症,吃团块的食物易对贲门产生较强的机械刺激,久之会损伤甚至癌变。告知患者养成定时定量、细嚼慢咽的饮食习惯,避免进食生硬、过冷、过烫、过辣及油腻食物,戒烟、酒。少食含纤维较多的蔬菜、水果(橘子)或黏聚成团的食物(如糖葫芦、年糕、糯米饭、柿饼),易发生肠梗阻。避免过浓、过甜、过咸的流质食物。宜进低碳水化合物、高蛋白饮食,餐时限制饮水喝汤。进餐后平卧 10~20 分钟,以预防倾倒综合征。可鼓励患者进食富含维生素 C 和 β-胡萝卜素的食品。维生素 C 具有较强阻断亚硝基化合物的能力,β-胡萝卜素具有抗氧化能力,可以在小肠转化成维生素 A,维持细胞生长和分化。

2.积极治疗　胃病长期慢性胃炎和长期不愈的溃疡均要考虑幽门螺杆菌的感染,要积极治疗。

3.避免高盐饮食　食盐中的氯离子能损伤胃黏膜细胞,破坏胃黏膜和黏膜保护层,使胃黏膜易受到致癌物质攻击,要减少食物中盐的摄入量。

4.避免进食污染食物　煎、烤、炸的食物含有大量致癌物质。我国胃癌高发区居民有食用储存的霉变食物的习惯,其胃液中真菌检出率明显高于低发区。

5.多食牛奶、奶制品和富含蛋白质的食物　良好的饮食结构有助于减少胃癌的发生率。食物应多样化、避免偏食,在满足热量需要和丰富副食供应的基础上,增加蛋白质的摄入水平。

6.经常食用富含维生素的新鲜蔬菜和水果　每天增加蔬菜和水果的摄入量可降低恶性肿瘤的发生率。蔬菜和水果含有防癌的抗氧化剂,食用黄绿色蔬菜可以明显降低胃癌的发生率。

7.戒烟与戒酒　饮酒、吸烟,两者有致癌的协同作用,患胃癌的风险更大。

8.告知患者慎用阿司匹林、保泰松、肾上腺皮质激素类药物,因可引起胃黏膜损伤。

9.密切监测血清维生素 B_{12}、铁和钙水平,尤其是术后患者可口服补充铁剂,同时饮用酸性饮料如橙汁,可以维持血清铁水平。

10.如出现下列情况随时就诊　上腹部不适、疼痛、恶心、呕吐、咯血、黑便、体重减轻、疲乏无力、食欲减退等。

第九章　肝脏疾病患者的护理

第一节　脂肪性肝病

脂肪性肝病是以肝细胞脂肪过度贮积和脂肪变性为特征的临床病理综合征。临床上，根据有无长期过量饮酒分为非酒精性脂肪性肝病和酒精性肝病。

一、非酒精性脂肪性肝病

非酒精性脂肪性肝病(non-alcoholic fatty liver disease,NAFLD)是除外酒精和其他明确的肝损害因素所致的,以弥漫性肝细胞大疱性脂肪变性为主要特征的临床病理综合征,包括单纯性脂肪性肝病及由其演变的脂肪性肝炎和肝硬化。我国近年该病发病率呈上升趋势,成为最常见的慢性肝病之一。

(一)病因

NAFLD 最常见的易感因素是肥胖、2 型糖尿病和高脂血症。本病的发病机制复杂,因其病因不同而存在差异,目前被广泛接受的是"两次打击"学说:初次打击是胰岛素抵抗引起良性的肝细胞内脂质沉积;肝细胞内脂质尤其是三酰甘油沉积是形成 NAFLD 的先决条件。

(二)临床表现

起病隐匿,发病缓慢。

1.症状　NAFLD 常无症状。少数患者可有乏力、右上腹轻度不适、肝区隐痛或上腹胀痛等非特异性症状。严重脂肪性肝炎可有食欲缺乏、恶心、呕吐等。发展至肝硬化失代偿期则其临床表现与其他原因所致的肝硬化相似。

2.体征　严重脂肪性肝炎可出现黄疸,部分患者可有肝大。

(三)实验室检查

1.血清学检查　血清转氨酶和 γ-谷氨酰转肽酶水平正常或轻、中度升高,通常以丙氨酸氨基转移酶(ALT)升高为主。

2.病理学检查　肝穿刺活组织检查是确诊 NAFLD 的主要方法。

(四)护理诊断/问题

1.超重/肥胖　与饮食失当、缺少运动有关。

2.焦虑　与病情进展、饮食受限有关。

3.活动无耐力　与肥胖有关。

(五)护理措施

1.饮食护理　调整饮食结构,以低糖低脂为饮食原则。在满足基础营养需求的基础上,减少热量的摄入,维持营养平衡,维持正常血脂、血糖水平,降低体重至标准水平。指导患者避免高脂肪食物如动物内脏、甜食(包括含糖饮料),尽量食用含有不饱和脂肪酸的油脂(如橄榄油、菜籽油、茶油等)。多吃绿叶蔬菜、水果和富含纤维素的食物，以及瘦肉、河鱼、豆制品等，不吃零食，睡前不加餐。避免辛辣刺激性食物；多吃有助于降低血脂的食物，如燕麦、绿豆、海带、茄子、芦笋、核桃、枸杞、豆制品、黑木耳、山楂、苹果、葡萄、猕猴桃等。可制订多种减肥食谱小卡片，提高患者的依从性。

2.运动　适当增加运动可以有效地促进体内脂肪消耗。合理安排工作，做到劳逸结合，选择合适的锻炼方式，避免过度劳累。每天安排进行体力活动的量和时间应按减体重目标计算，对于需要亏空的能量，一般多考虑采用增加体力活动量和控制饮食相结合的方法，其中50%应由增加体力活动的能量消耗来解决，其他50%可由减少饮食总能量和减少脂肪摄入量以达到需要亏空的总能量。运动不宜在饭后立即进行，也应避开凌晨和深夜，以免扰乱身体节奏；对合并有糖尿病者锻炼应于饭后1小时进行。

3.控制体重　合理设置减肥目标，用体重指数(BMI)和腹围等作为监测指标，以每年减轻原体重的5%~10%或肥胖度控制在0~10%[肥胖度=(实际体重−标准体重)/标准体重×100%]为度。

4.改变不良的生活习惯　吸烟、饮酒均可致血清胆固醇升高，应督促患者戒烟酒。改变长时间看电视、用电脑、上网等久坐的不良生活方式，增加有氧运动时间。

5.病情监测　每半年测量体重、腰围、血压、肝功能、血脂和血糖，每年做肝、脾和胆囊的超声检查。

(六)健康指导

1.疾病预防指导　让健康人群了解NAFLD的病因，建立健康的生活方式，改变各种不良的生活习惯、行为习惯。

2.疾病知识指导　教育患者保持良好的心理状态，注意情绪的调节和稳定，鼓励患者随时就相关问题咨询医护人员。让患者了解本病治疗的长期性和艰巨性，增强治疗信心，持之以恒，提高治疗的依从性。

3.饮食指导　指导患者建立合理的饮食结构及习惯，改掉不良的饮食习惯，戒除烟酒。实行有规律的一日三餐。无规律的饮食方式，如不吃早餐，或三餐饥饱不均，会扰乱机体的营养代谢。避免过量摄食，吃零食、夜食，以免引发体内脂肪过度蓄积。此外，进食过快不易发生饱腹感，常使能量摄入过度。适宜的饮食可改善胰岛素抵抗，促进脂质代谢和转运，对脂肪肝的防治尤为重要

4.运动指导　运动应以自身耐力为基础、循序渐进、保持安全心率(中等强度体力活动时心率为100~120次/分，低强度活动时则为80~100次/分)及持之以恒的个体化运动方案，采用中、低强度的有氧运动，如慢跑、游泳、快速步行等。睡前进行床上伸展、抬腿运动，可改善睡眠质量。每天运动1~2小时优于每周2~3次剧烈运动。

二、酒精性肝病

酒精性肝病是由于长期大量饮酒导致的中毒性肝损伤，初期表现为肝细胞脂肪变性，进而可发展为酒精性肝炎、肝纤维化，最终导致酒精性肝硬化。短期严重酗酒也可诱发广泛肝细胞损害甚或肝衰竭。

(一)病因

饮酒后酒精主要在小肠上段吸收，其中90%以上在肝内代谢。酒精对肝细胞损害的机

制尚未完全阐明,可能涉及多种机制。酒精性肝病发生的危险因素有:①饮酒量及时间。短期内大量饮酒可发生酒精性肝炎;②遗传易感因素。遗传标记尚未确定;③性别。相同的酒精摄入量女性比男性易患酒精性肝病;④其他肝病。如乙型或丙型肝炎病毒感染可增加酒精性肝病发生的危险性,并可加重酒精性肝损害;⑤继发性营养不良。

(二)临床表现

1.症状 一情况良好,常无症状或症状轻微,可有乏力、食欲减退、右上腹胀痛或不适;酒精性肝炎常在大量饮酒后,出现全身不适、食欲减退、恶心呕吐、乏力、腹泻、肝区疼痛等症状,严重者可并发急性肝衰竭表现;酒精性肝硬化临床表现与其他原因引起的肝硬化相似,以门脉高压为主,可伴有其他慢性酒精中毒的表现如精神神经症状、慢性胰腺炎等。

2.体征 肝脏有不同程度的肿大。酒精性肝炎可有低热、黄疸、肝大并有触痛。

(三)辅助检查

1.血清学检查 血清天冬氨酸氨基转移酶(AST)、丙氨酸氨基转移酶(ALT)轻度升高。

2.影像学检查 B超检查可见肝实质脂肪浸润的改变,多伴有肝脏体积增大。CT平扫检查可准确显示肝脏形态改变及分辨密度变化。重度脂肪肝密度明显降低。影像学检查有助于酒精性肝病的早期诊断。

3.病理学检查 肝活组织检查是确定酒精性肝病的可靠方法,是判断其严重程度和预后的重要依据。但很难与其他病因引起的肝脏损害鉴别。

(四)护理诊断/问题

1.健康管理无效 与长期大量饮酒有关。
2.营养失调——低于机体需要量 与食欲缺乏有关。
3.焦虑 与病情进展、戒酒有关。

(五)护理措施

1.严格戒酒 积极引导患者戒酒,要坚持逐渐减量的原则,每天饮酒量以减少前一天的1/3为妥,在1~2周完全戒断,以免发生酒精戒断综合征。出现严重的酒精戒断综合征时,光凭意志力或家人强行戒酒很容易发生危险,应及时治疗。有重度酒瘾的人戒酒,应寻求患者家属的支持和帮助。

2.心理护理 戒酒过程中,由于血液中酒精浓度迅速下降,可能出现情绪不安、暴躁、易怒、出汗、恶心等反应,要适时对患者进行心理护理,鼓励患者在戒酒中保持积极、乐观的心态,配合医护人员,接受各项治疗。戒酒同时要配合进行心理行为治疗。鼓励家属对患者多加关心和照顾,帮助患者克服忧郁、疑虑、悲伤等不良情绪,让患者体会到社会的温暖、人生的价值和健康的重要。

3.饮食护理 酒依赖者,多以酒代饭,进食较少,导致营养不良,维生素缺乏。应以低脂肪、清淡、富有营养、易消化饮食为原则,少食多餐,禁忌生冷、辛辣刺激性食物。注意营养均衡,多吃瘦肉、鱼肉、牛奶及富含维生素的蔬菜和水果等。

4.营养监测 观察患者进食情况,定期测量患者的体重,了解营养状况的变化。

(六)健康指导

选取宣传饮酒危害性的教育片或书刊,供患者观看或阅读,宣传科学饮酒的知识,认识大量饮酒对身体健康的危害性,协助患者建立戒酒的信心,培养健康的生活习惯,积极戒酒和配合治疗。

第二节 病毒性肝炎

病毒性肝炎是由肝炎病毒引起的传染病,主要症状为乏力、食欲缺乏、肝功能异常,部分患者可有发热及黄疸等,有的病程迁延或反复发作成为慢性;少数人发展成为重症肝炎。

一、病因

病毒性肝炎发病机制较为复杂,不同类型的病毒引起疾病的机制也各不相同。

1.甲型和戊型病毒性肝炎分别由 HAV 和 HEV 感染引起。

2.乙型肝炎病毒对肝脏的损害机制较为复杂,多数学者认为不是直接的,而是通过免疫应答介导肝细胞坏死及炎症。

3.丙型病毒性肝炎的发病机制复杂,其发生、发展及转归取决于病毒和机体免疫系统间的相互作用。

4.丁型病毒性肝炎的发病除 HDV 直接细胞毒作用外,尚与宿主的免疫应答有关。

5.戊型病毒性肝炎早期肝脏的炎症主要由 HEV 直接导致细胞病变,而在病毒清除期肝细胞的病变主要由 HEV 诱导的免疫反应引起。

二、临床表现

1.急性肝炎

(1)急性黄疸性肝炎:起病较急,有畏寒、发热、乏力、厌食、厌油、恶心、呕吐等症状,约 1 周后尿色深黄,继而巩膜及皮肤出现黄疸,肝、脾均可大,肝区触叩痛明显,经 2~3 周后黄疸逐渐消退,精神、食欲好转,肝大逐渐消退,病程 1~2 个月。

(2)急性无黄疸性肝炎:起病稍缓,一般症状较轻,大多不发热,整个病程中始终无黄疸出现,其他症状和体征与急性黄疸性肝炎相似,但发病率高,占急性肝炎的 70%~90%。

2.慢性肝炎

(1)慢性迁延性肝炎:由急性肝炎迁延而至,病程达半年以上而病情未明显好转,仍有食欲缺乏、乏力、肝大、肝区痛等。

(2)慢性活动性肝炎:病程超过 1 年,症状和体征及肝功能检查均有明显异常,主要症状为乏力、食欲缺乏、腹胀、肝区痛等,且有肝病面容、肝掌、蜘蛛痣、黄疸、肝质较硬、脾大等体征。

3.重症肝炎

(1)急性重症:黄疸出现后迅速加深,肝脏缩小,伴有明显肝臭,肝功能显著减退。常有出血或出血倾向、腹腔积液、下肢水肿、蛋白尿、管型尿等,并可出现烦躁不安、谵妄、狂躁等精神症状。

(2)亚急性重症:发病初期类似肝炎,经 2~3 周后病情不见减轻,反而逐渐加重,常有乏力、厌食、严重的腹胀、尿少、重度黄疸、明显的出血倾向和腹腔积液。

三、辅助检查

1.实验室检查

（1）血清酶的检测：丙氨酸氨基转移酶（ALT）在肝功能检测中最为常用。

（2）血白蛋白的检测：慢性肝炎及肝硬化的患者可出现血白蛋白下降，球蛋白升高，A/G比值改变。

（3）血和尿胆红素检测：黄疸性肝炎尿胆原和尿胆红素明显增加；但淤胆型肝炎时尿胆红素增加，而尿胆原减少或阴性。

（4）凝血酶原活动度（PTA）检查：重症肝炎 PTA<40%。PTA 越低，预后越差。

（5）血氨浓度检测：肝性脑病的患者可有血氨升高。

（6）肝炎病毒标志物检测与病原学检查。

2.影像学检查　B 超、CT、MRI 有助于鉴别阻塞性黄疸、脂肪肝及肝内占位性病变。

3.肝组织病理检查　是明确诊断，衡量炎症活动度和纤维化程度，以及评估疗效的金标准。

四、护理诊断/问题

1.活动无耐力　与肝功能受损、能量代谢障碍有关。

2.营养失调——低于机体需要量　与食欲缺乏有关。

3.焦虑　与隔离治疗、病情反复有关。

4.潜在并发症　出血、肝性脑病、继发感染、肝肾综合征。

五、护理措施

1.休息与活动　急性肝炎、慢性肝炎活动期、肝衰竭者应卧床休息，以降低机体代谢率，增加肝脏的血流量，有利于肝细胞修复。待症状好转、黄疸减轻、肝功能改善后，逐渐增加活动量，以不感疲劳为度。肝功能正常 1~3 个月后可恢复日常活动及工作，但仍应避免过度劳累和重体力劳动。病情严重者需协助其做好进餐、沐浴、如厕等生活护理。

2.饮食护理　向患者及家属解释肝脏是营养代谢的重要器官。

（1）肝炎急性期：患者常有食欲缺乏、厌油、恶心、呕吐等症状，此时不宜强调"高营养"或强迫进食，宜进清淡、易消化、富含维生素的流质饮食。如进食量太少，不能满足生理需要，可遵医嘱静脉补充葡萄糖、脂肪乳和维生素。

（2）黄疸消退期：食欲好转后，可逐渐增加饮食，少食多餐，应避免暴饮暴食。注意调节饮食的色、香、味，保证营养摄入。保证足够的蛋白质及热量，多选用植物油，多食水果、蔬菜等含维生素丰富的食物。

（3）各型肝炎患者的饮食禁忌：不宜长期摄入高糖、高热量饮食，腹胀者减少产气食品（牛奶、豆制品）的摄入。各型肝炎患者均应禁饮酒。

3.消毒隔离　甲型和戊型肝炎患者应执行消化道隔离制度，乙型、丙型、丁型肝炎患者除执行消化道隔离制度外，还应执行血液隔离制度。患者的食具用含氯消毒剂浸泡 30 分钟以上，或煮沸消毒 30 分钟以上。医务人员接触患者时应穿隔离衣、裤、鞋，工作完毕用肥皂、流动水刷手 1~2 分钟。乙型、丙型、丁型肝炎患者用过的一次性注射器、输液器需经初步消毒后再毁形处理，切忌重复使用。

4.病情观察 注意患者的精神、食欲及乏力程度,皮肤、巩膜黄染情况,尿、便的颜色改变,有无出血、意识障碍、精神改变或昏迷情况,有异常及时报告医生。每周进行体重监测。

5.加强心理护理,减少焦虑恐惧 护士应多与患者交谈,了解其心理活动情况,发现心理问题及时疏导,指导其正确对待疾病。

6.预防并发症 密切观察精神神经症状,有无定向力障碍、头晕、性格改变、扑翼样震颤、嗜睡症状,有无肝昏迷早期表现。大便通畅。观察牙龈出血、皮肤瘀斑等早期出血征象。注意观察尿量,准确记录出入量,定期测量腹围、体重,观察有无水肿、腹腔积液等肾功能不全表现。注意颅压增高的临床表现。保持室内清洁,定时通风,做好病房物体表面和空气的定期消毒。加强口腔护理,防止皮肤、肺部感染。

六、健康指导

1.向患者及家属说明病情、治疗、预后、护理注意事项、饮食及卧床休息的重要性,取得合作。

2.宣传肝炎预防知识,指导家庭护理及自我保健。慢性患者及病毒携带者应做到:正确对待疾病,保持乐观心情;劳逸结合,合理饮食;忌用对肝脏有损害的药物。

3.注意家庭隔离。患者餐具、牙刷等用具专用,使用公筷。排泄物、分泌物用3%漂白粉消毒,坚持进食前洗手。家中密切接触者可行预防接种。

4.用药指导与病情监测。遵医嘱给药;护士应向患者详细介绍所用药物的名称、剂量、给药时间和方法,教会其观察药物疗效和不良反应。

5.定期到医院复查。

第三节 自身免疫性肝炎

自身免疫性肝炎(autoimmune hepatitis,AIH)是因机体对肝细胞产生自身抗体及T细胞介导的自身免疫应答所致。

一、病因

AIH发病机制:①遗传易感性;②补体系统和趋化因子也参与了AIH的体液免疫损伤机制,主要的自身抗原为去唾液酸糖蛋白受体(ASGP-R)和微粒体细胞色素P450;③自身反应性T细胞及其抗原提呈细胞是AIH发病的另一必要条件。

二、临床表现

大部分AIH患者起病缓慢,轻者甚至无症状,病变活动时有乏力、腹胀、食欲缺乏、瘙痒、黄疸等症状。早期肝大伴压痛,常有脾大、蜘蛛痣等。约25%的患者可有急性发作过程。活动期AIH常有肝外表现,如持续发热、急性游走性大关节炎及多形性红斑等。该病可重叠其他自身免疫性疾病,如原发性胆汁性胆管炎、原发性硬化性胆管炎、桥本甲状腺炎、溃疡性结肠炎、类风湿关节炎、干燥综合征等。

三、辅助检查

1.肝功能检查 ALT及谷草转氨酶(AST)常呈轻至中度升高。

2.免疫学检查 以高γ-球蛋白血症和循环中存在自身抗体为特征。

3.病理学检查　界面型肝炎、汇管区和小叶淋巴浆细胞浸润、肝细胞玫瑰样花环及淋巴细胞对肝细胞的穿透现象,被认为是典型的 AIH 组织学改变。

四、护理诊断/问题

1.活动无耐力　与食欲缺乏、乏力有关。

2.营养失调——低于机体需要量　与长期黑便、吸收障碍有关。

3.有感染的危险　与自身免疫导致皮肤破损有关。

五、护理措施

1.指导患者合理选择饮食。一般给予高营养、低盐、低脂、半流质饮食,适当给予叶酸、维生素 B_{12} 等多种维生素及微量元素,避免食用刺激性食物。

2.遵医嘱予静脉补充氨基酸、白蛋白,观察用药效果。

3.做好皮肤护理,保持床单元整洁、干燥;沐浴时避免水温过高,不可使用刺激性肥皂及沐浴液;指导患者修剪指甲,告知不要搔抓皮肤。

4.协助患者做好口腔护理,使用软毛牙刷,动作轻柔,避免出血;协助患者于晨起、餐后、睡前漱口。

5.关注患者血常规复查结果,及时发现感染,配合医生治疗。

6.严格执行无菌原则,预防感染。

六、健康指导

1.疾病知识指导　向患者及家属介绍自身免疫性肝炎的诱因及保健知识,帮助患者养成良好的生活习惯。帮助患者及家属正确认识疾病易复发的特点,强调预防复发的重要性。应注意预防感染,对防止复发或病情进一步发展有一定作用。平时注意自己的粪便性状,观察有无腹痛、便血、体温升高,病情较前加重应及时就医。

2.饮食指导　指导患者合理选择饮食,予低盐、低脂、高蛋白饮食,禁酒,避免粗纤维、多渣及刺激性饮食。

3.用药指导　讲解用药的注意事项及不良反应,教会患者自我观察。遵医嘱按时服药,如有病情变化及不适,及时就医。坚持服药,不可擅自停药或减量。

4.休息与活动　嘱患者劳逸结合,放松心情,避免情绪激动。长期治疗的过程中,须嘱患者保持心情舒畅,避免不良的精神刺激,减少紧张情绪。嘱之宜生活有规律,劳逸结合,不可经常熬夜、长期疲劳。注意气候变化,随时增添衣物,预防感冒。

第四节　肝硬化

肝硬化是指一种由不同病因引起的慢性、进行性、弥漫性肝病。其病理特点为广泛的肝细胞变性坏死、再生结节形成、纤维组织增生、正常肝小叶结构破坏和假小叶形成。

一、病因

1.病毒性肝炎　此病在我国最常见,占 $60\%\sim80\%$,主要为乙型、丙型和丁型肝炎病毒感染,或是急性或亚急性肝炎有大量肝细胞坏死和肝纤维化时直接演变为肝硬化。

2.酒精因素　长期大量饮酒导致肝细胞损害,发生脂肪变性、坏死、肝脏纤维化,严重者发生肝硬化。

3.营养障碍　长期营养不良或非酒精性脂肪性肝炎。

4.胆汁淤积　长期慢性胆汁淤积,导致肝细胞炎症及胆小管反应,甚至出现坏死,形成胆汁性肝硬化。

5.循环障碍　长期反复的慢性心功能不全、缩窄性心包炎及肝静脉阻塞可引起肝脏淤血,使肝细胞缺氧而坏死、变性,终致肝硬化。其中由于心脏引起的肝硬化称为心源性肝硬化。

6.药物性或化学毒物因素　长期服用某些药物,如双醋酚汀、辛可芬、甲基多巴等可导致中毒性肝炎,最后发展为肝硬化。长期接触某些化学毒物,如四氯化碳、砷、磷等可引起中毒性肝炎,发展为肝硬化。

7.遗传和代谢紊乱　由于遗传性或代谢性疾病,导致某些物质或其代谢产物沉积于肝,造成肝损害。

8.免疫疾病　自身免疫性慢性肝炎和累及肝脏的免疫性疾病。

9.寄生虫感染　反复或长期感染血吸虫病患者。

10.隐源性肝硬化　发病原因暂时不能确定的肝硬化。

二、临床表现

1.代偿期肝硬化　早期无症状或症状轻,以乏力、食欲缺乏、低热为主要表现,可伴有腹胀、恶心、厌油、上腹隐痛及腹泻等。患者营养状况一般或消瘦,肝轻度大,质地偏硬,可有轻度压痛,脾轻至中度大。

2.失代偿期肝硬化

(1)肝功能减退的临床表现

1)全身表现:有消瘦、乏力、精神不振、舌炎、夜盲、营养不良、不规则低热等症状。还可见皮肤干枯、面色黝暗无光泽及水肿等。

2)消化道症状:食欲缺乏、胃肠胀气、恶心、呕吐、腹泻,晚期出现中毒性鼓肠。以上症状是由于肝硬化门静脉高压时胃肠道淤血、消化吸收障碍及肠道菌群失调等所致。50%的患者有轻度黄疸,少数可出现中、重度黄疸。

3)出血倾向及贫血:常表现为鼻出血、牙龈出血、皮肤黏膜出血、消化道出血,出血是由于肝功能减退、合成凝血因子减少、脾功能亢进引起。贫血是由胃肠道失血和脾功能亢进等因素所致。

4)内分泌失调:肝功能减退对雌激素、醛固酮和抗利尿激素的灭活功能减弱,使这些激素在体内蓄积增加,雌激素增多,通过负反馈,抑制垂体-性腺轴、垂体-肾上腺轴的功能,导致雄激素减少。雌激素增多出现蜘蛛痣、肝掌等。

(2)门脉高压的临床表现

1)脾大:门静脉内压增高,致脾充血性肿大,继发脾功能亢进,血中白细胞计数、红细胞计数及血小板计数减少。当上消化道出血后,脾常能缩小。若发生脾周围炎时,出现左上腹隐痛或胀痛。

2)侧支循环的建立和开放:当肝硬化门静脉高压超过 200 mmHg 时,消化道及脾回心血流经肝受阻,导致侧支循环的建立,对诊断门脉高压有特殊意义。重要的侧支循环有:①食管下段和胃底静脉曲张,为门静脉系的胃冠状静脉与腔静脉系的食管静脉、肋间静脉、奇静脉等开放形成。黏膜下曲张的静脉缺乏良好的保护,常因破裂出血而发生咯血、黑便及休克等症状;②腹壁和脐周静脉曲张,为门静脉高压时脐静脉重新开放并扩张,与副脐静脉、腹壁静脉等沟通,形成以脐为中心的静脉曲张;③痔核形成,为门静脉系的直肠(痔)上静脉与腔静脉系的直肠(痔)中、下静脉吻合、扩张,形成痔核,破裂时引起便血。

3)腹腔积液:是肝硬化最突出的表现。大量腹腔积液时,腹部膨隆,腹壁皮肤紧张发亮状如蛙腹,有时腹压显著增高可发生脐疝,由于横膈抬高可出现端坐呼吸。腹腔积液的产生与下列因素有关:①门静脉压力增高使其所属腹腔脏器毛细血管滤过压增高,促使血浆外渗而形成腹腔积液;②肝功能减退,使白蛋白合成障碍。血浆白蛋白浓度降低,胶体渗透压下降,致血浆外渗;③继发性醛固酮和抗利尿激素增多,引起钠和水的重吸收增加;④肝淋巴液生成过多,由肝包膜表面和肝门淋巴管渗出至腹腔。

三、辅助检查

1.实验室检查

(1)血常规:代偿期多正常,失代偿期常有不同程度的贫血;脾功能亢进时白细胞计数和血小板计数也减少。

(2)尿常规:代偿期正常,失代偿期可有蛋白尿、血尿和管型尿;有黄疸时尿中可出现胆红素,尿胆原增加。

(3)肝功能试验:代偿期正常或轻度异常,失代偿期多有异常,重症患者血清结合胆红素、总胆红素增高,胆固醇酯低于正常。凝血酶原时间有不同程度延长。

(4)免疫功能检查:血清 IgG 显著增高,IgA、IgM 也可升高;T 淋巴细胞数常低于正常。

(5)腹腔积液检查:包括腹腔积液颜色、比重、蛋白定量、血清和腹腔积液白蛋白梯度(SAAG)、细胞分类、腺苷脱氨酶(ADA)、血清和腹腔积液乳酸脱氢酶(LDH)、细菌培养及内毒素测定等。

2.影像学检查 X 线钡餐检查示食管静脉曲张者钡剂在黏膜上分布不均,显示虫蚀样或蚯蚓状充盈缺损,纵向黏膜皱襞增宽。超声显像可显示肝脾大小、门静脉高压、腹腔积液。

3.内镜检查

(1)上消化道内镜检查:可观察食管、胃底静脉有无曲张及其曲张的程度和范围。

(2)腹腔镜检查:可直接观察肝脾情况。

4.肝活组织检查 B 超引导下肝穿刺活组织检查可作为代偿期肝硬化诊断的金标准。

四、护理诊断/问题

1.营养失调——低于机体需要量 与食欲缺乏、消化和吸收障碍有关。

2.体液过多 与钠、水潴留有关。

3.潜在并发症 上消化道出血、肝性脑病。

4.有出血的危险 与食管、胃底静脉破裂有关。

5.有感染的危险 与机体抵抗力低下有关。

五、护理措施

1.饮食护理 应向患者及家属说明导致营养状况下降的有关因素、饮食治疗的意义及原则,与患者共同制订既符合治疗需要而又为其接受的饮食计划。饮食治疗原则:高热量、高蛋白质、高维生素易消化饮食,严禁饮酒,适当摄入脂肪,动物脂肪不宜过多摄入,并根据病情变化及时调整。保证蛋白质摄入,蛋白质来源以豆制品、鸡蛋、牛奶、鱼、鸡肉、瘦猪肉为主。血氨升高时应限制或禁食蛋白质,待病情好转后再逐渐增加摄入量,并应选择植物蛋白,如豆制品等。保证足够维生素的摄取。限制钠和水的摄入,有腹腔积液者应限制摄入钠盐 500~800 mg/d(氯化钠 1.2~2.0 g/d);进水量 1000 mL/d 以内,如有低钠血症则应限制在 500 mL/d 左右。有静脉曲张者应食菜泥、肉末、软食,进餐时细嚼慢咽,咽下的食团宜小且外表光滑,切勿混入糠皮、硬屑、鱼刺、甲壳等坚硬、粗糙的食物,以防损伤曲张的静脉导致出血。必要时遵医嘱给予静脉补充营养,如高渗葡萄糖液、复方氨基酸、白蛋白或新鲜血。

2.体位与休息　平卧位有利于增加肝、肾血流量,改善肝细胞的营养,提高肾小球滤过率,故应多卧床休息。可抬高下肢,以减轻水肿。阴囊水肿者可用托带托起阴囊,以利水肿消退。大量腹腔积液者卧床时可取半卧位,以使膈下降,有利于呼吸运动,减轻呼吸困难和心悸。

大量腹腔积液时,应避免使腹内压突然剧增的因素,如剧烈咳嗽、打喷嚏等,保持大便通畅,避免用力排便。

3.用药护理　使用利尿药时应特别注意维持水、电解质和酸碱平衡。利尿速度不宜过快,每天体重减轻一般不超过 0.5 kg,有下肢水肿者每天体重减轻不超过 1 kg。

4.腹腔穿刺放腹腔积液的护理　术前说明注意事项,测量体重、腹围、生命体征,排空膀胱以免误伤;术中及术后监测生命体征,观察有无不适反应;术毕用无菌敷料覆盖穿刺部位,如有溢液可用吸收性明胶海绵处置;术毕缚紧腹带,以免腹内压骤然下降;记录抽出腹腔积液的量、性质和颜色;腹腔积液培养接种应在床旁进行,每个培养瓶至少接种 10 mL 腹腔积液,标本及时送检。

5.病情观察　观察腹腔积液和下肢水肿的消长,准确记录出入量,测量腹围、体重,并教会患者正确的测量和记录方法。进食量不足、呕吐、腹泻者,遵医嘱应用利尿药,放腹腔积液后更应密切观察。监测血清电解质和酸碱度的变化,以及时发现并纠正水、电解质、酸碱平衡紊乱,防止肝性脑病、肝肾综合征的发生。

六、健康教育

1.疾病知识指导　肝硬化为慢性过程,护士应帮助患者和家属把治疗计划落实到日常生活中。①心理调适:患者应十分注意情绪的调节和稳定,勿过多考虑病情,保持愉快心情;②饮食调理:切实遵循饮食治疗原则和计划,禁酒;③预防感染:注意保暖和个人卫生。

2.活动与休息指导　肝硬化代偿期患者无明显的精神、体力减退,可参加轻工作,避免过度疲劳;失代偿期患者以卧床休息为主,活动量以不加重疲劳感和其他症状为度。指导患者睡眠应充足,生活起居有规律。

3.皮肤护理指导　沐浴时应注意避免水温过高,或使用有刺激性的皂类和沐浴液。皮肤瘙痒者给予止痒处理,嘱患者勿用手抓搔,以免皮肤破损。

4.用药指导与病情监测　遵医嘱给药。护士应向患者详细介绍所用药物的名称、剂量、给药时间和方法,教会其观察药物疗效和不良反应。

5.照顾者指导　指导家属理解和关心患者,给予精神支持和生活照顾。细心观察、及早识别病情变化。

第十章 胆胰疾病患者的护理

第一节 胆石症

胆石症是指胆道系统(包括胆囊和胆管)任何部位发生结石的疾病,临床表现取决于结石是否引起胆道感染、胆道梗阻及梗阻的部位和程度。胆石症根据发生的部位分为胆囊结石和胆管结石,其中胆管结石还可以分为肝内胆管结石和肝外胆管结石(肝外胆管结石包括胆总管和肝总管结石)。胆石症根据成分分为胆固醇性、胆色素性和混合性3种。

一、病因

病因目前还不清楚,认为胆石症的形成可能与代谢障碍、成核因素的存在和胆道解剖及动力的异常等有关。

二、临床表现

胆石症的发生部位不同,临床表现也不一样。

1.胆囊结石 2/3胆囊结石患者并没有症状。胆囊结石的临床表现为胆绞痛、急性胆囊炎。75%有症状的胆囊结石患者发生胆绞痛,胆绞痛是由于结石嵌顿在胆囊管或排入胆总管而造成的。有些患者可以由于饮食过量或不当造成,多数没有任何诱因,多发生于夜间。疼痛部位多位于右上腹、中上腹,可以放射到肩胛区、后背或右肩,疼痛时可以伴有大汗,部分患者可以有恶心、呕吐等。一般持续1小时左右,如果发作持续超过6小时不缓解就可能继发急性胆囊炎。急性胆囊炎是由于结石嵌顿时间过长,胆囊内胆汁因出口梗阻而淤滞,腔内压力升高,同时因一些炎性介质参与使黏膜损伤;压迫动脉可造成胆囊坏死、穿孔;可因继发感染而出现感染性炎症的表现。发生急性胆囊炎时疼痛呈持续性,查上腹部有压痛和反跳痛,部分患者 Murphy 征阳性。可以伴有发热、血中白细胞升高。

2.肝外胆管结石 胆管结石可以是原发或继发于胆囊结石排入到胆管。多数肝外胆管结石有症状,主要表现为胆道梗阻和继发的胆道感染,因此部分患者可以出现胆绞痛、发热和梗阻性黄疸等,严重者可出现全身感染、感染性休克、Charcot 三联征等。

3.肝内胆管结石 肝内胆管结石的表现因发生的部位不同而不同,如果结石不排出则多感肝区隐痛或胀痛;当结石造成局部梗阻和继发感染时则表现为一过性发热和黄疸;当结石排入胆总管则表现与肝外胆管结石相同。

三、辅助检查

1.实验室检查 轻微病变无血液学和生化学改变。肝总管和胆总管炎症时常伴有胆红素的增高,增高的水平与梗阻的程度相平行。胆总管胆石症的胆红素水平通常介于 $30 \sim 200\ \mu mol/L$。

2.超声检查 胆石症在超声检查时小时为强回声光团后方伴声影。超声可以诊断直径大于 2 mm 的结石。超声对胆囊结石诊断的敏感性为95%。由于诊断准确率高、无创,可以重复检查,因此是诊断胆囊结石的首选方法。但是超声检查未能发现结石并不能排除胆石症的诊断。超声对肝外胆管结石的诊断主要依靠胆管扩张的间接表现来推测,对胆总管结石诊断的准确率低。

3.胆囊造影 常用的是口服胆囊造影,可以显示胆囊阴性结石和胆囊的收缩功能。胆囊造影的敏感性为60%。

4.内镜逆行胰胆管造影 内镜逆行胰胆管造影是使用十二指肠镜,通过十二指肠乳头插管对胆管和胰管注射造影剂进行造影。胆总管结石造影显示为充盈缺损。内镜逆行胰胆管造影对胆总管结石诊断的敏感性在90%以上,特异性98%。内镜逆行胰胆管造影是目前诊断胆总管结石准确性最高的方法之一,诊断的同时可以用于治疗。但是内镜逆行胰胆管造影需要插管造影,会造成胆管炎和注射性胰腺炎等并发症。

5.磁共振胆管造影 胆石症在磁共振胆管成像时显示为充盈缺损。磁共振胆管造影对胆总管结石诊断的敏感性为80%~95%,特异性为98%~100%;磁共振胆管造影能持续显示肝内胆管,因此是诊断肝内胆管结石的最理想方法。

6.超声内镜检查 超声内镜使用高频探头,分辨率高。超声内镜需要进行内镜的检查,且体表超声对诊断胆囊结石具有较高的敏感性,诊断胆囊结石的优势在于可以发现胆囊内的微小结石,因此,只有在临床高度怀疑有胆囊结石而体表超声检查阴性时才考虑超声内镜检查。对胆总管结石诊断的敏感性95%,特异性为100%。与内镜逆行胰胆管造影对比,由于内镜逆行胰胆管造影可同时用于治疗,因此超声内镜用于怀疑有胆总管微小结石而内镜逆行胰胆管造影、超声未能诊断的患者。

7.CT检查 胆石症的CT片表现可以为高密度、中等密度或低密度,可以是单发或多发。胆管结石可以表现为胆管内异常密度的占位,其上的胆管扩张等。CT对胆总管结石诊断的准确率为45%~60%。

8.经皮肝穿刺胆管造影 由于经皮肝穿刺胆管造影是经皮经肝组织穿刺来完成的,有胆囊瘘、胆汁性腹膜炎、腹腔出血、感染等并发症,因此一般在梗阻性黄疸患者需要通过该方法减压引流时才考虑行经皮肝穿刺胆管造影。经皮肝穿刺胆管造影进行造影的结果、准确率与内镜逆行胰胆管造影相近。

四、治疗原则

1.胆囊结石

(1)溶石疗法:①口服药物。应用于临床的有鹅去氧胆酸和熊去氧胆酸,其药理作用是降低胆固醇的合成、分泌和促进胆固醇以晶体的形式溶解。目前熊去氧胆酸已经基本取代了鹅去氧胆酸。适用于主要由胆固醇组成的结石,表面积大的结石;直径<1.5 cm的结石;口服胆囊造影或肝胆扫描证实胆囊管未闭;②直接接触溶石。通过经皮经肝胆囊置管的方法直接进行药物溶石,由于该方法创伤大,有不良反应,因此临床上并不推荐。

(2)碎石治疗:通过体外震波碎石,可以使胆囊结石粉碎而排出。结合药物对胆囊单发≤2 cm结石的治疗有效率为68%~84%。但是术后1/3的患者会发生胆绞痛,2%的患者出现胰腺炎,约5%的患者因反复发作胆绞痛而需要进行胆囊切除。

对胆总管结石最好行内镜逆行胰胆管造影和内镜下乳头切开取石术。大部分患者结石过大,通过机械碎石不能彻底排出,70%~90%的患者需内镜进一步取石。约有10%的患者出现胆道出血,4%的患者出现脓毒症等。

(3)外科治疗:胆囊结石可以根据它引起症状与否来决定下一步的治疗。一般认为没有症状的患者无须预防性胆囊切除。对反复发作的胆绞痛、胰腺炎、胆囊炎、胆管炎等并发症应考虑进行外科治疗。外科手术分为腹腔镜下胆囊切除和开腹胆囊切除。

2.胆总管结石　由于胆总管结石可以引起胆道梗阻、胆绞痛、胆道感染或急性胰腺炎等严重并发症,因此临床上应积极进行治疗。目前治疗的首选方法是内镜下十二指肠乳头切开和取石术。内镜下乳头切开取石的成功率高达 90% 以上。主要并发症有出血(1%~5%)、穿孔(1%)、感染(1%~3%)和胰腺炎(2%左右)。并发急性化脓性胆管炎且取石不成功者可以通过经皮肝穿刺胆管造影进行暂时的减压术,待病情稳定后行内镜下治疗或外科手术治疗,对结石大、碎石不能成功、有梗阻表现者可以暂时放置鼻胆引流管或支架,待稳定后行手术治疗。当内镜治疗不能完成时应考虑外科手术。外科手术需放置 T 管引流。

3.肝内胆管结石　肝内胆管结石大多合并近端狭窄,有的位置较深,因此内镜下取石困难,部分患者可以通过胆道镜取石,当因胆石梗阻引起反复的黄疸和感染时需要进行外科手术。根据病变范围选择手术方式。一般结石局限于左肝可选择左肝叶切除。病变分布于右肝或同时有左肝,可以进行胆管切开冲洗,或同时进行胆肠吻合术。

五、护理诊断/问题

1.疼痛　与急性炎症发作或手术相关。

2.体温过高　与胆道内细菌感染有关。

3.有体液不足的危险　与恶心、呕吐、进食少、禁食、术后胃肠减压有关。

4.焦虑　与疾病反复发作有关。

六、护理措施

1.常规护理

(1)饮食护理:指导患者选用低脂肪饮食,肝功能较好者给高蛋白饮食,禁食者给静脉营养。

(2)心理护理:胆道疾病的检查方法复杂,治疗后也易复发,要鼓励患者说出自己的想法,消除焦虑、恐惧及紧张心理,树立恢复健康的信心。

2.专科护理

(1)疼痛护理:针对患者疼痛的部位、性质、程度、诱因、缓解和加重的因素,有针对性地采取措施以缓解疼痛。先用非药物缓解疼痛的方法止痛,必要时遵医嘱应用镇痛药物,并评估其效果。指导患者卧床休息,采取舒适卧位。

(2)黄疸的护理:观察发生的时间、程度及消退情况,观察和记录大便的颜色。如皮肤瘙痒,嘱患者勿抓破皮肤,可外用炉甘石洗剂止痒,温水擦浴。

3.病情观察　密切监测患者病情变化,若出现寒战、高热、腹痛加重、腹痛范围扩大等,应考虑病情加重,如有异常及时通知医生,积极进行处理。体温升高时,应每 4 小时测量并记录体温、脉搏、呼吸、血压。如果血压下降,神志改变,说明病情危重,可能有休克发生。观察腹痛的部位、性质、有无诱因及持续的时间,注意黄疸及腹膜刺激征的变化,观察有无胰腺炎、腹膜炎、急性重症胆管炎的发生。及时了解实验室结果。准确记录 24 小时出入量。

七、健康指导

1.向患者及家属介绍有关胆道疾病的书籍,并能初步掌握基本的卫生科普知识,对健康有正确的认识。

2.进少油腻、富含维生素、低胆固醇饮食,烹调方式以蒸煮为宜。多吃新鲜蔬菜和水果。

3.适当参加体育锻炼,提高机体抵抗力。

4.定时复诊,如果出现发热、腹部疼痛等情况及时到医院就诊。

第二节　胆囊炎

胆囊炎是感染、胆汁刺激、胰液向胆道反流,以及胆红素和类脂质代谢失调等所引起的胆囊炎性疾病。胆囊炎又可分为急性胆囊炎和慢性胆囊炎。

一、病因

1.结石　结石在胆囊管嵌顿引起梗阻、胆囊内胆汁淤积,浓缩的胆盐损害胆囊黏膜引起炎症。

2.细菌感染　常见的致病菌为大肠杆菌、产气杆菌、铜绿假单胞菌等,大多从胆道逆行而来。

3.化学刺激　高浓度胆汁酸盐刺激胆囊黏膜引起急性炎症。近年来,随着国人饮食习惯的改变和高龄化,城市人群胆囊结石的发病率明显升高。

二、临床表现

1.右上腹钝痛、胀痛、坠痛或不适感。

2.嗳气、反酸、腹胀、胃部烧灼感等消化不良症状。

3.恶心、厌油腻食物或进食高脂食物后症状加重。

4.右肩、右肩胛区或右背部疼痛不适,这是由于胆囊炎症或与周围的粘连涉及右膈神经或右侧肋间神经而出现的反射性疼痛。

5.部分病例可有胆绞痛,多是由较小结石或浓稠胆汁的刺激引起胆囊管的痉挛性收缩所致。绞痛发作时,患者抱腹蜷卧或辗转不安,常屏气或不愿讲话,以减轻疼痛。绞痛可持续数分钟或数小时不等,可伴恶心、呕吐,常在呕吐后有所缓解。

6.可有大便干燥、稀溏或黏滞不爽。

三、辅助检查

1.血常规　急性胆囊炎时,白细胞计数轻度增高,中性粒细胞增多。如白细胞计数超过$20×10^9$/L,并有核左移和中毒性颗粒,则可能是胆囊坏死或有穿孔等并发症发生。

2.超声检查　如发现胆囊结石、胆囊壁增厚、缩小或变形,有诊断意义。

3.腹部 X 线片　如是慢性胆囊炎,可发现胆结石、胀大的胆囊、胆囊钙化斑和胆囊乳状不透明阴影等。

4.胆囊造影　可发现胆结石、胆囊缩小或变形、胆囊浓缩及收缩功能不良、胆囊显影淡薄等慢性胆囊炎影像。

5.胆囊收缩素试验　如胆囊收缩幅度小于 50%,并出现胆绞痛,为阳性反应,表示为慢性胆囊炎。

6.纤维腹腔镜检查　直视下可发现肝脏和胀大的胆囊呈绿色、绿褐色或绿黑色。

7.小剖腹探查　是近年来新提倡的一种诊断疑难肝胆疾病及黄疸的方法。

四、护理诊断/问题

1.疼痛　与结石突然嵌顿、胆汁排空受阻致胆囊强烈收缩或继发胆囊感染有关。

2.有体液不足的危险　与不能进食和手术前后需要禁食有关。

3.潜在并发症　胆囊穿孔、胆道出血、急性胰腺炎。

五、护理措施

1.卧床休息　协助患者取舒适体位,以减轻疼痛。

2.合理饮食　进清淡饮食,忌油腻食物。

3.维持体液平衡　根据医嘱经静脉补充足够的水、电解质、能量和维生素等。

4.病情监测　严密监测患者生命体征变化;严密观察患者腹痛的部位、程度、性质;观察腹部体征变化。

5.禁食、胃肠减压　定时抽吸,维持引流通畅,观察和记录引流液的颜色、性状及量。加强口腔护理,每天口腔护理两次。

6.药物镇痛　遵医嘱通过口服、注射等方式给予消炎利胆、解痉或镇痛药物,以缓解疼痛。

7.控制感染　遵医嘱及时合理应用抗菌药。

8.并发症的预防及护理　及时处理胆囊穿孔。

六、健康指导

1.合理安排休息时间,劳逸结合,避免过度劳累及精神高度紧张。

2.低脂饮食,忌油腻食物,宜少量多餐,避免过饱。

3.遵医嘱服药,定期到医院检查。若出现腹痛、发热和黄疸等症状时,应及时就医。

第三节　胰岛素瘤

胰岛素瘤为最常见的胰腺内分泌肿瘤。临床上以反复发作的空腹期低血糖所引起的神经精神症状为其特征。本病多为良性,少数属胰岛 B 细胞增生,另有 11% 左右为恶性,多见于中青年,女性稍比男性多发。

一、病因

胰岛素瘤主要含有 B 细胞,分泌大量胰岛素,加速葡萄糖的氧化,降低肝内的糖原分解而导致低血糖。低血糖对全身的影响取决于血糖下降的速度。神经系统特别是中枢神经系统对低血糖反应最为敏感,如血糖突然下降,可使神经系统过度兴奋;如血糖持续降低,可使脑细胞代谢而致抑制状态,如反复发作或长时间低血糖,则可使脑细胞退化造成不可逆的损害。

二、临床表现

胰岛素瘤的症状主要是因肿瘤释放出大量胰岛素而产生低血糖,常在空腹时发生,开始发作频率低、时间短，以后发作频繁，每天数次。低血糖发作时可出现以下症状。

1.由于低血糖致大量儿茶酚胺释放所引起的交感神经兴奋症状　冷汗、心悸、面色苍白、饥饿、无力等。

2.神经系统症状　头痛、头晕、视力模糊、烦躁不安、精神恍惚、反应迟钝、性格改变、行为异常、昏迷惊厥等。是因低血糖致脑神经细胞代谢发生异常所致。

3.低血糖症的典型表现为 Whipple 三联征　①低血糖的症状和体征，尤其是在饥饿和劳累时发作者；②重复血糖测定在 2.8 mmol/L（50 mg/dL）以下；③口服和静脉注射葡萄糖后症状很快减轻或消失。90%的患者根据 Whipple 三联征可以得到正确诊断。

三、辅助检查

1.空腹血糖测定　发作时血糖可低于 2.8 mmol/L（50 mg/dL）。

2.空腹胰岛素测定　正常人空腹血胰岛素为 5～30 μU/mL，本病发作时可超过 50 μU/mL。

3.胰岛素释放指数测定　发作时抽血同时测定血浆胰岛素（IRI）和血糖（G），并计算 IRI/G 比值，对诊断有较大帮助。正常人 IRI/G<0.3，胰岛素瘤者 IRI/>0.3。

4.C 肽测定　正常人空腹血清 C 肽为（1.10±0.23）ng/mL，24 小时尿 C 肽为（81±36）μg/24h，本病时常高于正常。

5.激发试验　在无自发性低血糖发作时可采用以下试验诱发低血糖：葡萄糖刺激胰岛素释放试验、甲苯磺丁脲刺激试验、胰高糖素试验、饥饿试验。最简便易行的是饥饿试验，禁食 12～18 小时，约 2/3 患者血糖降至 3.3 mmol/L。禁食 24～36 小时，绝大多数患者出现低血糖症，血糖<2.2 mmol/L 时应终止试验。

6.特殊检查　证实有低血糖症者可酌情选用。

（1）超声、CT、MRI：直径<1 cm 的肿瘤发现阳性率很低，由于 70%的胰岛素瘤直径在 2 cm 以下，超声、CT 与 MRI 检出率较低，为 30%～50%。

（2）选择性腹腔动脉造影：由于胰岛素瘤为多血运肿瘤，选择性动脉造影对肿瘤定位价值较大，确诊率为 50%～90%。

（3）经皮经肝门静脉置管分段取血测定胰岛素：胰体尾部静脉血回流至脾静脉，头钩部静脉血回流至门静脉或肠系膜上静脉，如胰腺体内有胰岛素瘤，则在回流的静脉血内应有大量的胰岛素，且距肿瘤部位越近者胰岛素含量越高。测定门静脉、脾静脉不同部位血清中胰岛素含量可为胰岛素瘤的诊断和肿瘤定位提供可靠的依据。本诊断率较高，可达 91.7%。经皮经肝门静脉置管分段取血测定胰岛素不属常规检查，但当其他方法不能确认甚至剖腹后仍未找到病灶而症状又十分典型者，可选用之。

（4）超声内镜：由于超声内镜相对体表超声分辨率高，对于较小的肿瘤（直径<1.0 cm）其优越性更为突出，能分辨出 0.5 cm 以下的肿瘤结节。因此，目前认为超声内镜是胃肠胰腺神经内分泌肿瘤术前定位最精确有效、最经济的手段，敏感性可达 90%。

（5）生长抑素受体放射性核素显像：胰岛素瘤相对其他胰腺神经内分泌肿瘤的阳性率要低，约为 20%。

四、治疗原则

1.手术治疗　手术切除肿瘤是治疗胰岛素瘤唯一有效的方法。由于长期低血糖发作将导致脑损害,发生意识障碍及精神异常,所以对有手术适应证者应尽早手术治疗。手术时应仔细检查胰腺、相邻淋巴结及附近的器官(如肝脏、十二指肠等)。应查明肿瘤部位、数目及有无异位胰岛细胞瘤等,术中超声监测及细针穿刺行细胞学检查是简单可行的确立诊断的方法。对手术切除的标本应立即做冷冻病理切片,以证实诊断。一般在肿瘤切除后即可见血糖回升至正常。手术方法有肿瘤摘除、胰体尾切除、肿瘤部位胰腺切除、胰十二指肠切除等。

2.药物治疗　对肿瘤无法切除、不能完全摘除干净及有转移的恶性胰岛素瘤者,可采用药物治疗。曾试用双氮嗪、苯妥英钠、氯丙嗪、普萘洛尔(心得安)等,但效果不理想。近年来有试用链霉素者,动物试验证实它可损伤 B 细胞,对多数患者有缓解低血糖作用,半数患者肿瘤有缩小。氟尿嘧啶及烷化剂对肿瘤的生长也有一定的抑制作用。目前研究不支持生长抑素有抗肿瘤效果,但有缓解症状的作用。

五、护理诊断/问题

1.知识缺乏　缺乏有关疾病和治疗的知识。

2.潜在并发症　低血糖。

3.焦虑与恐惧　与症状反复发作且进行性加重有关。

六、护理措施

1.常规护理

(1)一般护理:患者多次低血糖发作,可引起大脑退行性改变,出现狂躁、忧郁、痴呆及行为异常等。平时应嘱患者少下床活动,必要时专人护理,便于抢救。对有类似癫痫症状表现者,注意保护,勿发生摔伤。

(2)饮食护理:患者饮食以高蛋白、富含维生素、高热量为主,提高机体对手术的耐受力。少食多餐,以避免低血糖发作。

(3)血糖的监测与控制:严格执行交接班制度,增加查房次数,观察患者有无低血糖反应。掌握患者低血糖发生规律,定时监测血糖及胰岛素水平,并做好记录。当患者有发病的先兆或患者突然出汗、心悸、抽搐甚至昏迷时,立即给患者监测血糖,如血糖<2.8 mmol/L 时,遵医嘱给患者抽血检测血糖和胰岛素,嘱患者进食或立即静脉推注 50% 葡萄糖注射液 40~60 mL。备好急救物品如氧气、开口器等。

(4)安全护理:向患者及家属讲解所患疾病是胰腺 B 细胞分泌胰岛素亢进引起反复低血糖发作,出现一系列的症状和表现,如心悸、饥饿、手足湿冷、面色苍白、头晕,甚至发生发作性低睡、意识障碍、癫痫等,使患者及家属了解此疾病发病机制及临床表现。教会患者如出现低血糖早期表现,应立即卧床休息及进食;教会患者随身携带含糖食物,以备急用;减少远距离活动,活动范围内避免放置成角硬物,防止疾病发作时意外伤害,告知患者应在医务人员或家属视线范围内活动。

(5)心理护理:由于本病较少见,患者对自己的病情缺乏了解,担心预后不好,多有情绪低沉、焦虑、恐惧等,针对此类患者我们特别加强了心理护理,采取相应的护理措施。及时增加与患者交流次数,了解患者心理动态,并介绍同类病例我们救治成功的例子,稳定患者情绪,帮助其树立战胜疾病的信心。患者因病程长,对治愈抱怀疑态度。同时因为低血糖反复发作使脑细胞退行性变化,患者反应略迟钝。护理人员必须耐心细致地做好患者的心理护理,经常与患者交谈,说明哪些是低血糖的临床表现,如何预防及处理低血糖。告诉患者疾病已确诊,施行手术可以摘除肿瘤。鼓励患者树立战胜疾病的信心。

2.病情观察

(1)症状:①神经系统症状。患者有无嗜睡、智力减退、痴呆、精神异常;②低血糖时有无交感神经兴奋症状。如出冷汗、心悸、面色苍白、饥饿、无力等;③癫痫症状。是否发生舌咬伤、摔伤、抽搐等。

(2)身体状况:①血糖及胰岛素水平;②营养状态。因经常加餐、进食量大,有无体型肥胖;③意识状态。发作时的意识情况。

七、健康指导

1.向患者讲解低血糖时的症状,并教会其自我观察,交代其随身携带食品及糕点,如发生低血糖,及时进食,摄入含糖食品。

2.评估患者家属是否了解低血糖的常见症状及患者低血糖的好发时间,告知家属注意事项,要求其能够及时向患者提供食品,若患者出现大汗淋漓、神志淡漠等低血糖症状时,应及时送医院急救。

第十一章　糖尿病患者的护理

第一节　糖尿病概述

糖尿病的基本病理生理为绝对或相对胰岛素分泌不足及胰岛素敏感性下降和胰高血糖素活性增高所引起的代谢紊乱,包括糖、蛋白质、脂肪、水及电解质等,严重时常导致酸碱平衡失常;其特征为高血糖、糖尿、葡萄糖耐量降低及胰岛素释放试验异常。临床上早期无症状,至症状期才有多食、多饮、多尿、烦渴、善饥、消瘦或肥胖、疲乏无力等症状,久病者常伴发心脑血管、肾、眼及神经等病变。2 型糖尿病常伴动脉粥样硬化、非酒精性脂肪肝和肥胖。严重病例或应激时可发生酮症酸中毒、高渗性昏迷、乳酸性酸中毒而威胁生命,常易并发化脓性感染、尿路感染、肺结核等。自从胰岛素及抗菌药物问世后酮症及感染已少见,病死率明显下降。如能及早防治,严格和持久控制高血糖、高血压、高血脂可明显减少慢性并发症,有些患者病情是可以逆转的,患者体力可接近正常。

一、病因和分类

大部分糖尿病患者可归为两大发病机制范畴。一类(1 型)为胰岛素分泌的绝对缺乏。大多数 1 型糖尿病患者经血清或 DNA 检查可发现免疫反应指标或基因标志。另一类(2 型)的原因为胰岛素抵抗兼有胰岛素代偿性分泌反应不足。在 2 型患者中,在被确诊前可以长期毫无症状。这两个类型的糖尿病在发病机制、自然病史、治疗原则和反应,以及预防均有明显不同。此外,尚有少数的糖尿病患者有其特有的病因与发病机制,可归于其他特殊类型。

1.1 型糖尿病　β 细胞毁坏,常导致胰岛素绝对不足。

(1)自身免疫性急发型和缓发型,GAD 和(或)胰岛细胞抗体阳性。

(2)特发性无自身免疫证据。

2.2 型糖尿病　主要是胰岛素抵抗和(或)胰岛素分泌障碍。研究发现老年痴呆症与胰岛素的作用下降密切相关且常伴有糖尿病,因此提出 3 型糖尿病的概念,我们认为与其说 3 型糖尿病,还不如说老年痴呆症是糖尿病的并发症或伴发症。

3.特殊类型糖尿病

(1)β 细胞功能基因缺陷:如 MODY 1 型、2 型、3 型;线粒体 DNA。

(2)胰岛素作用遗传性缺陷:如胰岛素基因突变;胰岛素受体缺陷 A 型胰岛素抵抗,妖精貌综合征,脂肪萎缩性糖尿病等。

(3)胰腺外分泌病:如胰腺炎症、外伤、手术或肿瘤。

(4)内分泌疾病:如肢端肥大症、库欣综合征、胰高糖素瘤、嗜铬细胞瘤和甲状腺功能亢进症等。

(5)药物或化学品所致糖尿病:如杀鼠药、烟草酸、糖皮质激素、甲状腺激素、噻嗪类药物、β-肾上腺能类似物、苯妥英钠、IFN-α 和二氮嗪等,大多数均能引起糖耐量减退。

（6）感染所致糖尿病：如风疹、巨细胞病毒等。

（7）少见的免疫介导糖尿病：如 Stiffman 综合征，抗胰岛素受体抗体等。

（8）伴糖尿病的其他遗传综合征：如 Down、Klinefelter、Turner、Wolfram、Lawrence Moon Beidel 等综合征和 Huntington 舞蹈病等。

4.妊娠期糖尿病（gestational diabetes mellitus，GDM）　指在妊娠期发现的糖尿病，但不排除于妊娠前原有糖耐量异常而未被确认者，已知是糖尿病的患者妊娠时不属此型。多数患者于分娩后可恢复正常，近 30% 以下患者于 5~10 年随访中转变为糖尿病。

二、发病机制

胰岛素绝对不足大多见于 1 型患者，相对不足大多见于 2 型患者。绝对不足的证据有以下几点：①空腹血浆胰岛素浓度很低，一般 <4 μU/mL（正常值为 5~20 μU/mL），甚至测不出；②用葡萄糖或胰高血糖素刺激后血浆胰岛素及 C 肽仍低，呈扁平曲线；③对磺酰脲类治疗无效；④病理切片上示胰岛炎，早期有淋巴细胞等浸润，后期 β 细胞呈透明变性、纤维化，β 细胞数仅及原来 10%。1 型糖尿病患者每天胰岛素分泌量甚少，空腹基值及糖刺激后峰值均明显低于正常，提示绝对分泌不足。

肥胖的 2 型糖尿病患者血浆胰岛素浓度基值或刺激后高峰均比正常对照为高，仅比相应体重而非糖尿病患者低且高峰延迟出现。葡萄糖刺激后正常人胰岛素高峰见于口服糖后 30~60 分钟，2 型患者的高峰延迟 30~45 分钟出现。

三、临床表现

糖尿病是一种慢性进行性疾病，除 1 型起病较急外，2 型一般起病徐缓，难以估计时日。2 型糖尿病各期临床表现如下。

1.无症状期　约 90% 是中年以上 2 型糖尿病患者，食欲良好，体态肥胖，精神体力正常，往往因体检或检查其他疾病或妊娠检查时偶然发现食后有少量糖尿。空腹血糖正常或稍高，但饭后 2 小时血糖高峰超过正常，糖耐量试验往往显示糖尿病。不少病者可先发现常见的兼有病或并发症如高血压、动脉硬化、肥胖症及心血管病、高脂血症或高脂蛋白血症，或屡发化脓性皮肤感染及尿路感染等。1 型患者有时因生长迟缓、体力虚弱、消瘦或有酮症等明显症状而易被发现。

在 2 型糖尿病无症状期或仅处于 IGT 状态时，患者常常已有高胰岛素血症，而在 1 型糖尿病出现症状前往往已有 ICA 和 GAD 阳性。

无症状期糖尿病经饮食或（和）运动等治疗，可使病情较易得到控制，防止和减少慢性并发症，甚至逆转。

2.症状期　此期患者常有轻重不等的症状，且常伴有某些并发症、伴随症或兼有病。有时本病症状非常轻微，但兼有病或并发症的症状可非常严重，且有时先于糖尿病症状出现，或以主要症状的形式出现而将糖尿病本身症状掩蔽。幼年病者有时可以酮症酸中毒为首发症状。如空腹及餐后血糖均明显升高者，一般有下列典型症状。

（1）多尿、烦渴、多饮：由于糖尿，尿渗透压升高而肾小管回吸收水减少，尿量常增多。病者尿意频频，多者一日夜可 20 余次，夜间多次起床，影响睡眠。不仅每次尿多与尿频，一日尿总量常在 2~3L 以上，偶可达 10 余升。由于多尿失水，病者烦渴，喝水量及次数均增多，可与血糖浓度及尿量和失糖量成正比；当胰岛素缺乏及酮症酸中毒时，钠、钾离子回吸收更困难,多尿加重;常使血浆浓缩,影响渗透压,可酿成高渗性昏迷等严重后果。

(2)善饥多食:由于失糖,糖分未能充分利用,伴以高血糖刺激胰岛素分泌,食欲常亢进,易有饥饿感,主食有时达 0.1~1 kg,菜肴比正常人多一倍以上,尚不能满足。但有时病者食欲忽然降低,则应注意有否感染、发热、酸中毒,或已诱发酮症等并发症。多尿、多饮及多食临床上常称"三多症"。

(3)疲乏、体重减轻、虚弱:由于代谢失常,能量利用减少,负氮平衡,失水和电解质,酮症时更严重,患者感疲乏、虚弱无力。尤其是幼年(1 型)及重症(2 型)患者消瘦明显,体重下降可达数十斤,劳动力常减退。久病幼儿生长发育受抑制,身材矮小、脸色萎黄、毛发少光泽,体力多虚弱。但中年以上 2 型轻症患者常因多食而肥胖。

(4)皮肤瘙痒:多见于女性阴部,由于尿糖刺激局部所致。有时并发白念珠菌等真菌性阴道炎,瘙痒更严重,常伴以白带等分泌。失水后皮肤干燥也可发生全身瘙痒,但较少见。

(5)其他症状:有四肢酸痛、麻木、腰痛、性欲减退、阳痿不育、月经失调、便秘、视力障碍等。有时有顽固性腹泻,每天大便 2~3 次至 5~6 次不等,呈稀糊状,一般属非炎症性而为功能性腹泻,可能与自主神经功能紊乱有关。有时有直立性低血压、大汗淋漓、大小便失禁等也属严重神经系表现,许多症状由于并发症与兼有病所致。

早期轻症,大多无体征。久病者常可发现因失水、营养障碍、继发感染、心血管、神经、肾、眼部、肌肉、关节等并发症而出现各种体征。可肝大,尤多见于 1 型病者,适当治疗后可恢复。

1 型糖尿病虽各个年龄组均可发病,但多发生于儿童及青少年时期,"三多一少"症状往往比 2 型糖尿病明显。发病初期往往有较明显的体重下降,且起病迅速,常有酮症倾向,以致出现酮症酸中毒,临床表现为食欲减退、恶心、呕吐、头痛、烦躁、呼吸深快及尿量减少等症状,甚至出现昏迷。具有特征性的临床表现是呼气中有烂苹果味(丙酮气味)。据上述临床特点,尚可鉴别 1 型和 2 型糖尿病,若有困难时则需检测胰岛素和相关抗体。

四、实验室检查

1.尿

(1)尿糖测定:尿糖阳性是诊断糖尿病的重要线索,但是尿糖阴性不能排除糖尿病,尤其是在 2 型患者。决定糖尿及尿糖量的因素有:①血糖浓度;②肾小球滤过率;③肾小管回吸收葡萄糖率(可能与 SGLT2 有关)。正常人肾糖阈为 160~180 mg/dL;如菊糖清除率为125 mL/min,肾小管能回吸收肾小球滤液中葡萄糖 250~300 mg/min,故血糖正常时尿中无糖。但不少晚期病者由于肾小动脉硬化、肾小球硬化症等病变,肾血流量减少,肾小球滤过率减低而肾小管回吸收糖的功能相对尚好时,则血糖浓度虽高而无糖尿,临床上称为肾糖阈增高。反之如肾小管再吸收糖的功能降至 120 mg/min 以下,则血糖浓度虽在 100 mg/dL 左右仍可有糖尿,临床上称为肾糖阈降低,见于肾性糖尿,为本病重要鉴别诊断之一。

(2)蛋白尿:一般无并发症病者阴性或偶有白蛋白尿,低于 30 mg/d 或 20 μg/min,白蛋白尿排泄率在 30~300 mg/d 时称微量白蛋白尿,表明患者已有早期糖尿病肾病;白蛋白尿排泄率>300 mg/d 时,称临床或大量白蛋白尿,常规尿检可出现蛋白尿,可达 0.59%(相当于4+),每天丢失蛋白质可在 3 g 以上(正常人<30 mg/d),常引起严重低蛋白血症和肾病综合征。高血压、肾小动脉硬化症、心力衰竭者也常有少量蛋白尿,酮症酸中毒、高渗昏迷伴循环

衰竭者或休克失水严重影响肾循环时也可出现蛋白尿。

（3）酮尿：见于重症或饮食失调伴酮症酸中毒时，也可因感染、高热等进食很少（饥饿性酮症）。

（4）管型尿：往往与大量蛋白尿同时发现，多见于弥漫型肾小球硬化症，大都属透明管型及颗粒管型。

（5）镜下血尿及其他：偶见于伴高血压、肾小球硬化症、肾小动脉硬化症、肾盂肾炎、肾乳头炎伴坏死或心力衰竭等病例中。有大量白细胞者常提示有尿路感染或肾盂肾炎，往往比非糖尿病患者为多见。有肾乳头坏死者有时可排出肾乳头坏死组织，为诊断该病的有力佐证。

2.血　无并发症者血常规大多正常，但有下列生化改变。

（1）血糖：本病2型中轻症病例空腹血糖可正常，餐后常超过11.1 mmol/L，重症及1型病例则显著增高，常在11.1~22.0 mmol/L范围，有时可高达33.0 mmol/L以上。华山医院1例2型患者高达66.0 mmol/L，但此类病者常伴高渗昏迷及糖尿病酮症而失水严重，经治疗后可迅速下降。

（2）血脂：未经妥善控制者或未治患者常伴以高脂血症和高脂蛋白血症。典型的表现主要是三酰甘油（TG）及低密度脂蛋白（LDL）升高、高密度脂蛋白（HDL）降低。尤以2型肥胖患者为多，但有时消瘦的患者也可发生。三酰甘油可自正常浓度上升4~6倍，游离脂肪酸自正常浓度上升2倍余，总胆固醇、磷脂、低密度脂蛋白（LDL）均明显增高。高密度脂蛋白尤其是亚型2（HDL2Ch）降低，ApoA1、ApoA2也降低。

（3）血酮、电解质、酸碱度、CO_2结合力与尿素氮等变化：将在酮症酸中毒、高渗昏迷、乳酸性酸中毒和肾病变等有关节段中叙述。

（4）抗体检查：胰岛细胞抗体（ICA）、胰岛素抗体（IAA）、谷氨酸脱羧酶自身抗体（GADAb），其中以GADAb的价值最大。

（5）HbA1c测定：对空腹血糖正常而血糖波动较大者可反映近2~3个月中血糖情况，对糖代谢控制状况和与糖尿病慢性并发症的相关性优于血糖测定结果。HbA1c正常值为3.2%~6.4%，糖尿病患者常高于正常。

（6）果糖胺和糖化血清白蛋白测定：可反映近2~3周中血糖情况，与HbA1c相平行，糖尿病患者不论1型、2型均增高，尤以1型为高。注意测定结果受白蛋白浓度的影响。

（7）对部分患者需估计其胰岛素抵抗、β细胞功能或血糖控制情况时，尚可以做下列测定。

1）空腹血浆胰岛素测定：华山医院放射免疫法测定空腹血浆胰岛素正常范围为2.6~11.1 mU/mL，1型患者往往在5 μU/mL以下，甚至不能测出。2型患者血浆胰岛素浓度一般正常，少数患者偏低，肥胖患者常高于正常，增高明显者呈高胰岛素血症，提示有胰岛素抵抗。胰岛素和胰岛素原有免疫交叉性，因此均能为一般放免测定法测出，研究显示胰岛素原对心血管的不良影响，较胰岛素更严重。

2）胰岛素释放试验：1型病者除空腹水平很低外，糖刺激后胰岛素水平仍很低，呈低扁平曲线，尤其是计算同时的葡萄糖（G）与胰岛素（IRI）的比值，IRI/G，提示胰岛素分泌偏低。2型病者空腹腔积液平可正常或偏高，刺激后呈延迟释放。葡萄糖刺激后如胰岛素水平无明显上升或低平，提示β细胞功能低下。

3)C肽测定:C肽是从胰岛素原分裂而成的与胰岛素等分子肽类物,不受肝酶的灭能,仅受肾作用而排泄,故血中浓度可更好地反映胰岛β细胞储备功能。测定C肽时不受胰岛素抗体所干扰,与测定胰岛素无交叉免疫反应,也不受外来胰岛素注射的影响,故近年来仍用测定C肽血浓度或24小时尿中排泄量以反映β细胞分泌功能。①血清C肽浓度测定:正常人血清C肽为0.65~2.7 μg/L,当口服葡萄糖后峰值见于60分钟时,浓度为3.10ng/mL;②24小时尿C肽测定:正常人为(36±4)μg,1型病者仅(1.1±0.5)μg,2型病者为(24±7)μg,每天C肽的排出量约相当于胰岛素分泌量的5%,而胰岛素排出量仅占0.1%。

4)按患者临床征象估计胰岛素敏感性:高血压或心肌梗死、2型糖尿病家族史各为2分,腰围/臀围(WHR)>0.85、高血压[>140/90 mmHg(1 mmHg=0.133 kPa)]、高三酰甘油(>1.9 mmol/L)、高尿酸血症(>386.8 mmol/L)和脂肪肝(γ-GT>25U/L或B超密度异常)各判为1分。若总分≥3时疑为有胰岛素抵抗可做OGTT,如证实为IGT或DM即可考虑胰岛素抵抗。如血糖正常可测定血胰岛素水平,如≥15 μU/mL则也可认为胰岛素抵抗。如总分<3时胰岛素抵抗的可能性不大。

5)稳态模型的胰岛素抵抗指数及胰岛素作用指数:胰岛素抵抗的"金标准"是正常血糖高胰岛素钳夹试验,但体质指数(BMI)、腰围(W)、腰臀比(WHR)、空腹胰岛素(FINS)、空腹血糖/空腹胰岛素(FPG/FINS)、胰岛素作用指数(IAI)和Homa-IR因操作简单、价格便宜对患者几乎无损伤而受广泛欢迎。其中Homa-IR是基于血糖和胰岛素在不同器官的相互影响而建立的数学模型,该模型仅用空腹血糖和胰岛素值来评估机体的胰岛素抵抗(Homa-IR)和β细胞功能(胰岛素分泌指数Homa-IS):Homa-IR=(FINS×FPG)/22.5,并对结果行对数转换或Homa-IR=FINS/22.5e-InFPG,Homa-IS=20×FINS/(FPG-3.5),其中胰岛素单位为μU/mL,葡萄糖为mmol/L。Homa-IR、Homa-IS仅涉及空腹状态下血糖和胰岛素值。在糖耐量异常和糖尿病患者运用Ho-ma-IR时,应同时了解患者的病程、治疗情况,作综合分析。计算空腹血糖与胰岛素乘积的倒数[1/(FPG×FINS)],并取其自然对数即为胰岛素作用指数。计算公式:IAI=ln[1/(FINS×FPG)]。研究结果显示在糖耐量正常、糖耐量减低和2型糖尿病人群IAI与Clamp测定的胰岛素敏感性的相关系数高度显著相关,分别为-0.78(n=150)、-0.71(n=62)和-0.71(n=29)。

第二节　糖尿病饮食治疗及护理

糖尿病饮食治疗是糖尿病综合治疗管理的基石,也是糖尿病疾病发展各阶段预防与控制必不可少的措施。中华医学会糖尿病学分会颁布的《中国糖尿病医学营养治疗指南》中指出:糖尿病医学营养治疗的意义在于有效降低血糖、降低血脂及低密度脂蛋白(low density lipoprotein,LDL)等风险因素;减轻体重和降低血压、预防糖尿病的发生、治疗糖尿病、预防或延缓糖尿病并发症的发生。

一、饮食治疗的原则

1.合理控制总能量　它是糖尿病饮食治疗的首要原则。总能量的多少根据年龄、性别、身高、体重、活动量大小、病情、血糖、尿糖及有无并发症确定。每周测量体重一次,并根据体重的变化及时调整能量供给量。能量摄入的标准,在成人以能够达到或维持理想体重为标准;儿童青少年则保持正常生长发育为标准;妊娠期糖尿病则需要同时保证胎儿与母体的营养需求。

2.保证碳水化合物的摄入 碳水化合物是能量的主要来源。在其充足的状态下,可减少体内脂肪和蛋白质的分解,预防酮症发生。碳水化合物供给量占总能量的50%~60%为宜。碳水化合物过多会使血糖升高,增加胰岛负担。食物血糖指数(glycemic index,GI)可用于比较不同碳水化合物对人体餐后血糖反应的影响。

欧洲糖尿病营养研究专家组及WHO均推荐低GI食物。低GI食物包括燕麦、大麦、谷麦、大豆、小扁豆、豆类、裸麦粗(粗黑麦)面包、苹果、柑橘、牛奶、酸奶等。低GI饮食可降低糖尿病患者的血糖。另外,碳水化合物中红薯、土豆、山药、芋头、藕等根茎类蔬菜的淀粉含量很高,不能随意进食,需与粮食交换。糖尿病患者应严格限制白糖、红糖、蜂蜜、果酱、巧克力、各种糖果、含糖饮料、冰激凌及各种甜点心的摄入。

3.限制脂肪和胆固醇 有研究表明,过高的脂肪摄入量可导致远期的心血管病发病风险增加,并导致不良临床结局。因此,膳食脂肪摄入量应适当限制,占总能量的20%~30%,饱和脂肪酸和反式脂肪酸占每天总能量比不超过10%。对于超重或肥胖的患者,脂肪摄入占总能量比还可进一步降低。富含饱和脂肪酸的食物主要是动物油脂,如猪油,牛油,奶油,但鱼油除外;富含单不饱和脂肪酸的油脂有橄榄油、茶籽油、花生油、各种坚果油等;而植物油一般富含多不饱和脂肪酸,如豆油、玉米油、葵花子油等,但椰子油和棕榈油除外。胆固醇摄入量应少于每天300 mg,合并高脂血症者,应低于每天200 mg。因此,糖尿病患者应避免进食富含胆固醇的食物,如动物内脏、鱼籽、虾籽、蛋黄等食物。

4.适量的蛋白质 糖尿病患者蛋白质供给量与正常人接近,为0.8~1.2 g/(kg·d),占总能量的15%~20%。膳食中的蛋白质分为植物蛋白质和动物蛋白质,应有1/3以上的蛋白质为优质动物蛋白质,如瘦肉、鱼、乳、蛋、豆制品等。对于有肾功能损害者,蛋白质的摄入为0.6~0.8 g/(kg·d),并以优质动物蛋白为主,限制主食、豆类及豆制品中植物蛋白。有研究表明大豆蛋白质对于血脂的控制较动物蛋白质更有优势。乳白蛋白具有降低超重者餐后糖负荷的作用,可有效减少肥胖相关性疾病发生的风险。

5.充足的维生素 流行病学研究显示,接受饮食治疗的糖尿病患者常存在多种维生素的缺乏,1型糖尿病患者常存在维生素A、维生素B_1、维生素B_2、维生素B_6、维生素C、维生素D、维生素E等缺乏;2型糖尿病患者则以B族维生素、β-胡萝卜素及维生素C缺乏最为常见。因此,供给足够的维生素也是糖尿病营养治疗的原则之一。补充B族维生素(包括维生素B_1、维生素B_2、维生素PP、维生素B_{12}等)可改善患者的神经系统并发症;补充维生素C可防止微血管病变,供给足够的维生素A可以弥补患者难以将胡萝卜素转化为维生素A的缺陷;充足的维生素E、维生素C和β-胡萝卜素能加强患者体内已减弱的抗氧化能力。

6.合适的矿物质 调查研究发现,锌、铬、硒、镁、钙、磷、钠与糖尿病的发生、并发症的发展之间有密切关联。比如血镁低的糖尿病患者容易并发视网膜病变;钙不足易并发骨质疏松症;锌与胰岛素的分泌和活性有关,并帮助人体利用维生素A;三价铬是葡萄糖耐量因子的成分;锰可改善机体对葡萄糖的耐受性;锂能促进胰岛素的合成和分泌。因此,糖尿病患者应均衡饮食,在日常生活中可适当补充含多种微量元素的营养制剂,保证矿物质的供给量满足机体的需要。但应限制钠盐摄入,以防止和减轻高血压、高脂血症、动脉硬化和肾功能不全等并发症。

7.丰富的膳食纤维 膳食纤维能有效地改善糖代谢,降血压、降血脂和防止便秘等。膳食纤维又可根据其水溶性分为不溶性膳食纤维和可溶性膳食纤维。前者包括纤维素、木质素和半纤维素等,存在于谷类和豆类的外皮及植物的茎叶部,可在肠道吸附水分,形成网络状,使食物与消化液不能充分接触,减慢淀粉类的消化吸收,可降低餐后血糖、血脂,增加饱腹感并软化粪便;后者包括果胶、豆胶、藻胶、树胶等,在豆类、水果、海带等食品中较多,在胃肠道遇水后与葡萄糖形成黏胶,从而减慢糖的吸收,使餐后血糖和胰岛素的水平降低,并具有降低胆固醇的作用。膳食纤维不宜摄入过多,否则影响矿物质的吸收,建议膳食纤维供给量每天 20~30 g。

二、饮食治疗的意义

1.纠正代谢紊乱 糖尿病患者由于体内葡萄糖难以进入组织细胞被利用,使机体分解自身的蛋白质、脂肪来提供人体所需的能量;同时胰岛素不足使体内蛋白质和脂肪合成减少,机体出现负氮平衡、血脂增高。通过合理的平衡膳食,可以纠正糖、脂代谢紊乱,补充优质蛋白质及预防其他必需的营养素缺乏。

2.减轻胰岛 β 细胞的负荷 糖尿病患者长期稳定的高血糖状态导致胰岛 β 细胞不可逆受损,通过合理的饮食可减轻胰岛 β 细胞的负担并帮助恢复部分功能。

3.防治并发症 个体化的糖尿病饮食治疗,并在疾病各阶段提供适当、充足的营养素,能有效防治糖尿病并发症的发生与发展。

4.提高生活质量 提高生活质量,改善患者整体健康水平。

5.合理膳食 为 1 型糖尿病或 2 型糖尿病的儿童青少年患者、妊娠期或哺乳期妇女及老年糖尿病患者制订合理膳食,满足其在特定时期的营养需求。

6.肠外或肠内营养 对于无法经口进食或进食不足超过 7 天的高血糖患者(包含应激性高血糖)提供合理的肠外营养或肠内营养治疗,改善临床结局。

三、制订饮食计划

有研究提示,短期坚持糖尿病饮食治疗,可使 2 型糖尿病患者 HbA1c 在治疗 3~6 个月后出现显著下降(0.25%~2.90%)。1 型糖尿病患者的 HbA1c 可降低约 1%。由于患者的饮食受年龄、性别、病程、文化风俗、地域差异等因素的影响,制订个体化、符合病情及风俗、尊重个人喜好的饮食计划尤为重要。制订饮食计划步骤包括营养评估、计算总热量、营养分配。

1.营养评估 通过对糖尿病患者进行营养状况评估,初步判断营养状况,从而为确定营养治疗方案提供依据。营养状况评估一般包括膳食调查、体格检查、临床检查和实验室检查四个部分。

(1)膳食调查:是基础的营养评估方法,其内容包括调查期间被调查者每天摄入食物的品种、数量;分析其摄入营养素的数量、来源,比例是否合理,能量是否充足,供能营养素比例是否合理;分析饮食结构和餐次分配是否合理等。膳食调查的方法有定量和定性两大类。定量调查包括询问法、记录法、化学分析法等,其中询问法主要包括 24 小时膳食回顾法和饮食史法,记录法包括称重法、记账法等,另外还有食物频率法。

(2)体格检查:可以反映患者的营养状况,发现营养不良,尤其是蛋白质-能量营养不良,并评价营养治疗的效果。身高、体重是临床常用的营养状况评估指标,而体质指数(body mass index,BMI)是目前最常用的方法,是评价肥胖和消瘦的良好指标。BMI 的计算公式为:

$$体重(kg)/身高(m)^2。$$

BMI 正常或处于边缘值的患者,这种情况下可以用腰/臀比(waist-hip ratio,WHR),即腰围与臀围的比值。与 BMI 等指标结合,判断患者营养状况和疾病风险。我国的 WHR 参考值是男性<0.9,女性<0.8。超过此值者称为中央性(内脏型、腹内型)肥胖。

(3)临床检查:包括询问病史、主诉、症状及寻找与营养状况改变有关的体征。检查时通常要注意头发、面色、眼、唇、舌、齿、龈、面(水肿)、皮肤、指甲、心血管、消化、神经等系统。

(4)实验室检查:是借助生理、生化实验手段评价营养状况的临床常用方法。通过对血液、尿液中营养素、营养素代谢产物、其标志物含量、与营养素有关的血液成分或酶活性的测定可及时发现患者的生理、生化改变,并制订合理的治疗方案,预防营养不良的发生。

2.计算总热量

(1)理想体重的计算。目前常用的公式:

$$理想体重(kg)=身高(cm)-105。$$

在理想体重±10%以内均属正常范围,小于-20%为消瘦,大于 20%为肥胖。

国际上多采用 BMI 来评估患者的体型,以鉴别患者属于肥胖、消瘦或正常。中国成年人 BMI 18.5~24 为正常;少于 18.5 为体重过轻;超过 28 为肥胖。

(2)根据理想体重和劳动强度热量级别(表 11-1),计算出每天摄入总热量。

$$每天所需要的总热量-理想体重×每公斤体重需要的热量$$

表 11-1 劳动强度热量级别

劳动强度	举例	单位:kcal/(kg·min)		
		消瘦	正常	肥胖
卧床休息	-	20~25	15~20	15
轻体力劳动	办公室职员、教师、售货员、简单家务或与其相当的活动量	35	30	20~25
中体力劳动	学生、司机、外科医生、体育教师、一般农活或与其相当的活动量	40	35	30
重体力劳动	建筑工、搬运工、冶炼工、重的农活、运动员、舞蹈者或与其相当的活动量	45	40	35

3.营养分配

(1)营养分配原则:糖尿病患者至少一日 3 餐,将主食、蛋白质等均匀分配,并定时定量。可按早、午、晚各占 1/3、1/3、1/3 或 1/5、2/5、2/5 的能量比例分配。注射胰岛素或口服降糖药易出现低血糖的患者,可在三顿正餐之间加餐。加餐时间可选择为上午 9~10 点,下午 3~4 点和睡前 1 小时。加餐食物的选择方法如下。

1)可从正餐中匀出 25 g 主食作为加餐或选用 100 g 苹果等水果,但上一餐要扣除主食 25 g。

2）选择一些低糖蔬菜,如 150~200 g 黄瓜或西红柿。

3）睡前加餐除扣除主食外,还可选择 125 mL 牛奶或 50 g 鸡蛋、100 mL 豆浆等蛋白质食物,以延缓葡萄糖的吸收,有效预防夜间低血糖。

（2）食物交换份法:为达到均衡合理膳食,方便糖尿病患者进行日常食品的替换,目前多采用食物交换份法。食品交换份法是将食物按照来源、性质分成四大类（谷薯类、菜果类、肉蛋类及油脂类）、八小类（谷薯、蔬菜、水果、肉蛋、豆类、奶制品、坚果及油脂类）。同类食物在一定重量内所含的蛋白质、脂肪、碳水化合物和热量相似,不同类食物间所提供的热量也是相同的,即每份食物供能 90 kcal。但需注意,同类食物之间可以互换,非同类食物之间不得交换。部分蔬菜、水果可与谷薯类互换。

四、饮食治疗的注意事项

1.饮酒

（1）酒精可使血糖控制不稳定,饮酒初期可引起使用磺脲类降糖药或胰岛素治疗的患者出现低血糖,随后血糖又会升高。大量饮酒,尤其是空腹饮酒时,可使低血糖不能及时纠正。一个酒精单位可提供 377 kJ 的热量,饮酒的同时摄入碳水化合物更容易使血糖明显增高,因此在饮酒时应减少碳水化合物的摄入。

（2）有研究报道,持续过量饮酒（每天 3 个或 3 个以上酒精单位）可引起高血糖。酒精的摄入量与 2 型糖尿病、冠心病和卒中的发病风险有显著相关性,为此不推荐糖尿病合并肥胖、高三酰甘油血症、肾病及糖尿病妊娠患者饮酒。

（3）如要饮酒,《中国糖尿病医学营养指南》推荐的饮酒量为:女性每天不超过 1 个酒精单位,男性每天不超过 2 个酒精单位。1 个酒精单位大约相当于 35 mL 啤酒、150 mL,葡萄酒或 45 mL 蒸馏酒。建议每周不超过 2 次饮酒。

2.水果　水果中富含膳食纤维和维生素,糖尿病患者在血糖平稳情况下,如空腹 ≤7 mmol/L,餐后 2 小时血糖 ≤10 mmol/L,HbA1c ≤7.5%,可适量摄入水果。一般在两餐之间加水果,血糖波动大的患者可暂不食用水果。水果中的碳水化合物含量为 6%~20%,因此进食水果要减少主食的摄入量。

3.特殊情况下的饮食治疗

（1）糖尿病合并肾病:出现显性蛋白尿起即需适量限制蛋白质,推荐蛋白质摄入量为 0.8 g/（kg·d）。从肾小球滤过率下降起,即应实施低蛋白饮食,推荐蛋白质摄入量 0.6 g/（kg·d）,并可同时补充复方 α-酮酸制剂 0.12 g/（kg·d）。

（2）糖尿病视网膜病变:忌吃辛辣食品,如生姜、生蒜等。另有研究报道牛磺酸具有较强的抗氧化活性,适量补充可以提高视神经传导及改善视觉功能。

（3）糖尿病合并肝功能损害:已有非酒精性脂肪肝的患者应在营养评估下制订个体化饮食计划进行减重;合并肝功能不全的患者应供应热量 35~40 kcal/（kg·d）,蛋白质 0.8~1.0 g/（kg·d）;肝硬化或肝性脑病的患者,可给予适量的直链氨基酸。

（4）糖尿病合并高血压:平衡饮食、适量运动有益于血压的控制,每天盐摄入量 <3~5 g,钠 <1700 mg。

（5）糖尿病合并神经病变:维生素是治疗糖尿病神经病变最基本、应用最早的药物,糖尿病合并神经病变时可运用维生素 B_{12} 改善糖尿病患者自发性肢体疼痛、麻木、神经反射及传导障碍。

（6）糖尿病合并高尿酸血症：由于嘌呤摄入量与血尿酸水平呈正相关,因此糖尿病合并高尿酸血症的患者应限制高嘌呤类食物,如海鲜、动物内脏、肉汤、酵母等。

4.烹调方式　糖尿病患者少吃煎炸食物,宜多采用清蒸、白灼、烩、炖、凉拌等烹调方式。

第三节　糖尿病运动治疗及护理

一、运动治疗的意义

1.改善糖、脂代谢

（1）适量的运动可减轻胰岛素抵抗,从而提高胰岛素的敏感性,可通过改善胰岛素受体前、胰岛素受体、胰岛素受体后作用机制改善胰岛素抵抗。

（2）单次运动能够降低运动时和运动后的血糖,长期规律的运动则能改善糖尿病患者的葡萄糖耐量、降低 HbA1c 的水平。

（3）长期规律运动使肾上腺激素诱导的脂解作用降低,提高卵磷脂—胆固醇转酰基酶的活性,减少胆固醇在动脉内膜的沉积,还可降低 TG、LDL 并增加高密度脂蛋白（high-density lipoprotein,HDL）的水平,从而减少心血管疾病的发生。

2.改善糖尿病机体内分泌紊乱状态、炎症状态及氧化应激状态

（1）糖尿病患者胰岛素及脂肪细胞因子都处于内分泌紊乱状态,造成机体高胰岛素血症或胰岛素分泌功能障碍,规律的运动可以改善其紊乱状态。

（2）2 型糖尿病表现为慢性低度炎症,规律运动能有效改善炎症状态。

（3）氧化应激在糖尿病并发症发生中的作用十分重要,而规律的运动是重要的防治方法之一。

3.改善治疗效果

（1）病情较轻的 2 型糖尿病患者在饮食控制的基础上进行运动治疗可使血糖控制在正常水平。

（2）运动治疗同样也能减少需要胰岛素和口服降糖药治疗的糖尿病患者用药的剂量。

4.改善心理健康

（1）患者因"糖尿病治疗疲竭",使心理负担沉重,抑郁、焦虑发病率明显高于普通人群。

（2）参加运动能增加人与人之间交流的机会,使其减轻对疾病的焦虑和担心,保持心情愉快,从而增强战胜疾病的信心。

5.预防骨质疏松、增强心肺功能

（1）糖尿病患者骨质疏松发生风险较高,规律的运动可以增加骨密度,外出日照可增加维生素 D_3 的合成,促进钙吸收。

（2）有氧耐力锻炼可以增强患者的心肺负荷能力,加强心肌收缩力,促进血液循环,改善心肌代谢状况,增加呼吸肌的力度及肺活量,改善肺的通气功能。

二、运动治疗的原则及目标

1.运动治疗的原则

（1）安全性：指合理运动治疗,改善代谢紊乱的同时应避免发生运动不当导致的心血管

事件、代谢紊乱及外伤等。

（2）科学性、有效性：运动治疗切忌急功近利，应循序渐进、量力而行、持之以恒。高强度的运动有可能使血糖进一步升高，并加重原有脏器的损伤，提倡进行中等强度以下的运动，以有氧耐力训练为主，适当辅以轻度的抗阻力运动。运动方式应在患者病情、治疗方案及自身实际情况的基础上，尽量选择喜好的运动方式，并维持终身。

（3）个体化：在指导患者运动治疗前，应了解患者年龄、体重指数 BMI、腰臀比、病程、足背动脉搏动及骨关节运动器官情况、有无并发症，以及患者工作生活特点、文化背景、喜好、以往运动能力和习惯、社会支持系统、目前对运动的积极性及主要障碍等，根据他们的情况进行个体化的运动指导。

（4）专业人员指导：患者运动治疗应在专业人员指导下进行，包括内分泌医生、糖尿病教育护士、运动康复师等，并定期接受其他专业人员指导，如心血管医生、眼科医生、营养师等，建立糖尿病团队治疗。

2.运动治疗目标

（1）改善糖尿病状态，降低糖尿病发病率。

（2）改善身心状态，消除应激紧张状态，扩大患者的日常生活和社交网络。

（3）改善代谢指标，如胰岛素水平、血糖、血脂、HbA1c 等。

（4）阻止和减轻并发症，改善生活质量。

三、运动治疗的适应证和禁忌证

1.运动治疗的适应证

（1）2 型糖尿病患者，特别是肥胖型患者。

（2）处于稳定期的 1 型糖尿病患者。

（3）无早产、先兆流产等异常情况的妊娠糖尿病患者。

（4）IGT 及糖尿病高危人群。

2.运动治疗的禁忌证

（1）血糖明显升高，超过 14 mmol/L，尤其有明显酮症倾向的患者。

（2）血糖波动大或频发低血糖患者。

（3）各种急性感染。

（4）合并严重心、肾功能不全。

（5）合并新近发生的血栓。

（6）合并未控制高血压，血压>24/16 kPa（180/120 mmHg）。

（7）合并糖尿病肾病、糖尿病血管病变、糖尿病眼病等并发症，应咨询医生，在专业人士指导下进行运动治疗。

四、运动治疗的方法

1.运动方式的选择　运动方式要选择能改善和维持心肺功能、增进心血管健康的运动，应以等张、持续时间长、有节律、并有大肌肉群参与的有氧运动为主，辅以轻度抗阻力运动，并且运动间隔时间不宜超过 3 天。

（1）散步：运动强度小，适合于体质较差的老年糖尿病患者和消瘦且体力不足的 1 型糖尿病患者。行走时应全身放松，眼观前方，自然而有节律地摆动上肢，每次 10～30 分钟。

（2）医疗步行：医疗步行是在平地或适当的坡上做定距离、定速的步行，中途做必要的休息。按计划逐渐延长步行距离（如从1500～4000 m）提高步行速度（由50～100 m/min），以后可加入一定距离的爬坡或登阶梯运动。例如，每次来回各步行400～800 m，每3～5分钟走200 m，中间休息3分钟；或来回各步行1000 m，用18分钟走完1000 m，中间休息3～5分钟；或来回各步行1000 m，其中要走一段斜坡，用25分钟走完1000 m，中间休息8～10分钟。可根据环境条件设计具有不同运动量的几条路线方案，根据患者的功能情况选用，每天或隔天进行1次。

（3）慢跑：属中等偏高的运动强度，适合于身体条件较好、无心血管疾病的2型糖尿病患者，慢跑时要求全身放松。

此外，还可选择骑自行车、游泳、登山、打太极拳、跳健身操、跳交谊舞等运动方式。对糖尿病患者来说，应选择适量的、全身性的、有节奏的锻炼项目为宜，也可结合自己的兴趣爱好，因地制宜地选择适合自己的运动方式。

2.运动强度

（1）运动量：一般人运动量的计算公式为：运动量＝运动强度×运动时间。但对于肥胖的2型糖尿病患者，为了减轻体重，每天消耗的热量应大于摄入的热量，计算公式为：

$$X = (Q + S) - R$$

式中：X，所需施加的运动量；Q，摄入的热量；S，需要增加机体消耗的热量；R，日常生活活动所消耗的热量（如吃饭、工作、梳洗、睡觉等）。

（2）运动量计算的具体方法

1）记录1天日常生活的活动量，可连续记录几天然后算平均值。

2）根据表11-2计算1天日常生活活动所消耗的总热量。

表11-2 日常活动消耗的热量（单位 kcal/kg·min）

项目	消耗热量	项目	消耗热量
梳洗穿衣	0.0287	睡眠	0.0170
吃饭	0.0269	做饭	0.0481
普通步行	0.0570	打扫卫生	0.0676
散步	0.0464	洗衣（手洗）	0.0587
乘车	0.0375	洗衣（机洗）	0.0410
骑自行车	0.0658	读书	0.0233
上接梯	0.1349	购物	0.0481
下楼梯	0.0658	闲谈	0.0233

3）根据性别、年龄，参照表11-3中的校正系数计算出每天实际消耗的热量。

表 11-3　活动消耗热量的校正系数

年龄/岁	18	19	20~29	30~39	40~49
男	1.06	1.04	1	0.95	0.84
女	0.95	0.93	0.9	0.85	0.83

（3）选择运动方式：根据自身情况选择运动方式。

（4）计算运动时间：按所选择的运动方式每分钟的热量消耗计算运动所需持续的时间。

适当的运动强度为运动时患者的心率（heart rate，HR）达到个体 60% 的最大耗氧量。个体 60% 最大耗氧时心率的简易计算公式为：HR-170 或 180-年龄（岁）。其中常数 170 适用于病后恢复时间较短者或病情复发、体质较弱者；180 适用于已有一定锻炼基础、体质较好的康复患者和老年人。

3.运动时间

（1）中国的糖尿病患者多为餐后血糖增高，故运动的最佳时间应该在餐后 1~3 小时进行。

（2）运动前首先做 5~10 分钟的准备活动或热身运动，活动一下肌肉、关节，同时可使心跳、呼吸的频率逐渐加快，以适应下一步将要进行的运动。达到运动强度后持续时间为 20~30 分钟，可根据患者的具体情况逐渐延长，每天 1 次，运动应缓慢活动 5~10 分钟，不宜立即停止运动。

（3）口服降糖药或使用胰岛素的患者最好每天定时运动，注意不要在胰岛素或口服降糖药作用最强的时候运动，否则有可能导致低血糖。

（4）肥胖患者可适当增加运动次数。

（5）合理运动频率通常为每周 3~4 次，并平均分配在 1 周中（对体力不佳的患者每周 1~2 次的运动也可）。

4.运动治疗计划调整原则　运动效果与运动强度、运动量密切相关，个体疾病状况及运动能力的差异不同，运动治疗的计划应循序渐进、量力而行、因人而异，并根据患者的病情及运动能力的变化等情况调整治疗计划。

（1）由少至多：运动治疗起始期，时间可控制在 10~15 分钟，待机体适应后，将时间提高至每次至少 30 分钟。抗阻力运动训练每周 2~3 次。

（2）由轻到重：在运动治疗起始阶段，运动强度可从最大耗氧量的 so% 开始，慢慢增加，至 6 周后逐渐增加到最大耗氧量的 70%~80%。

（3）由稀至繁：运动的频率，需要结合患者的身体情况，参考运动的强度和持续时间，如果达到了中到较大强度的运动量持续时间至少 30 分钟，推荐刚开始每周至少 3 次，逐步增加到每周 5 次或每天 1 次。

（4）适度恢复：如患者经过强度较大，时间过长的耐力训练后产生疲劳、肌肉酸痛，不建议天天运动，应给予适当休息。如为抗阻力训练推荐间隔 1~2 天。

（5）周期性原则：运动治疗后，患者会对同样的运动强度产生适应，需重新调整运动方案，逐渐增加患者负荷。

5.合并不同疾病糖尿病患者的运动治疗

（1）冠心病：对糖尿病患者每年应评估一次心血管危险因素，冠心病并不是运动的绝对禁忌证，运动强度取决于病情及心功能，必须个体化，一般选择较低运动强度，每次20~45分钟，每周3~4次为宜，适当的规律运动比单纯药物治疗有更好的疗效。

（2）高血压：运动强度应为低中度，避免憋气动作或高强度运动，建议血压控制稳定后，在专业人员的监控下进行中等强度的运动。

（3）糖尿病外周血管病变及周围神经病变：可进行监督下的平板训练和下肢抗阻训练，有周围神经病变而没有急性溃疡的患者可参加中等强度的负重运动，有足部损伤或溃疡的患者建议进行非负重的上肢运动训练（如肢体等长收缩训练或渐进抗阻训练）。若保护性感觉丧失，可选择骑单车、划船、坐式运动及手臂锻炼等非负重运动。运动时穿合适的鞋子，运动前后检查足部皮肤，穿鞋前检查鞋子。

（4）糖尿病肾病：微量蛋白尿的出现本身不是运动受限的指征，体力活动会急剧增加尿蛋白分泌，但没有证据证明高强度锻炼会增加糖尿病肾病的进展。研究表明，适当的运动对降低糖尿病肾病微量蛋白尿有积极作用，即使是透析期间也可以适当进行运动训练。运动方式的选择应根据肾脏受损的程度及全身情况而定，避免高强度的运动。

（5）视网膜病变：因存在玻璃体积血和视网膜脱落的风险，禁忌做大强度有氧运动和抗阻运动。应注意避免可能冲撞或头低于腰部的运动，切忌潜水和剧烈运动，以免加速视网膜脱落。不鼓励进行的运动：举重、慢跑、冲撞剧烈的球类运动、用力吹的运动；可进行的运动：散步、蹬车等。

（6）血糖反应异常：对于偶发血糖反应异常者，临床观察，暂不做特别处理，对频发血糖异常者，帮助寻找及消除血糖反应异常的原因（如胰岛功能丧失、消化功能障碍、胰岛素降解和利用障碍等），及时与医生联系。强化合理的饮食运动治疗，加强运动前的个体评估，密切监测血糖，及时调整用药。

6.运动治疗的注意事项

（1）病史询问和体格检查：参加运动前要对所有接受运动疗法的糖尿病患者都要进行全面的病史询问和体格检查，尤其对年龄在35岁以上或病程较长的患者。检查内容包括肝、肾功能，血糖变化，尿常规等，心电图检查，眼底检查，足部及关节检查，下肢血管检查等。

1）运动前筛查：对患者进行危险因素的系统评估，如心理状况、心电图或运动负荷试验，检查神经系统、足部、关节等，查眼底、尿常规或尿微量蛋白，35岁以上及病程10年以上患者进行冠状动脉疾病筛查。

2）运动前各项代谢指标应控制良好：①未出现酮体的患者，血糖控制应<16.7 mmol/L；出现酮体的患者，血糖控制应≤14 mmol/L；②收缩压<24 kPa（180 mmHg）；③运动前血糖<5.6 mmol/L，应摄入额外的碳水化合物后运动。

（2）运动前准备：运动前要准备足够的水，便于携带的含糖食物，如水果、糖等。运动时选择合适、宽松的衣物，严禁赤脚，选择鞋底厚软、透气、不露脚趾的鞋子。

（3）低血糖的防范：文献报道，超过70%患者有运动后低血糖经历，因此运动前血糖值<5.5 mmol/L时应补充含糖的食物；不宜在空腹和注射胰岛素后立即运动；胰岛素注射液皮下注射患者，不宜在血流丰富的运动部位注射胰岛素；每餐定时定量，运动时间和强度相对固定；必要时随身携带便携式血糖仪在运动前后监测血糖。

（4）心血管事件及意外创伤的防范：选择舒适的鞋袜及衣裤；选择安全舒适的运动场所，避免过冷过热天气；糖尿病伴心脏病变或潜在冠状动脉病变患者应在医生评估下做适量运动。

（5）防寒防暑：注意添减衣服，天气较冷或较热时最好选择室内运动。

（6）运动周围环境：周围环境应安静、空气清新，暮练好过晨练。

（7）选择合适方式：选择患者喜欢及能坚持的运动方式，制订切实可行的运动计划，帮助患者长期坚持运动治疗。

（8）监测与记录：指导患者做好运动记录、血糖监测记录，分析运动治疗失败的原因，寻找影响因素，及时予以解决，确保运动治疗有效、安全地进行。最好结伴运动，准备个人急救卡，防止意外。

第四节　糖尿病药物治疗及护理

一、概述

高血糖的药物治疗多基于导致人类血糖升高的两个主要病理生理改变：胰岛素抵抗和胰岛素分泌受损，适用于饮食治疗和运动治疗不能很好控制血糖的 2 型糖尿病患者，也可与胰岛素合用于 1 型糖尿病患者。由于糖尿病为进展性疾病，临床上常常需要口服药间的联合用药。口服降糖药根据作用效果的不同，可以分为促胰岛素分泌剂，包括磺脲类、格列奈类、二肽基肽酶-4（dipeptidyl peptidase 4，DPP-4）抑制剂；非促胰岛素分泌剂，包括双胍类、噻唑烷二酮类（thiazolidinediones，TZDs）、α-糖苷酶抑制剂。

2 型糖尿病药物治疗的首选药物是二甲双胍。如果没有禁忌证，二甲双胍应一直保留在糖尿病的治疗方案中。中国 2 型糖尿病防治指南提出 2 型糖尿病高血糖控制的策略和治疗路径。绿色路径是根据药物卫生经济学、疗效和安全性等方面的临床证据，以及我国国情等因素权衡考虑后推荐的主要药物治疗路径，与国际上大部分糖尿病指南中建议的药物治疗路径相似。

二、口服药物及护理

（一）磺脲类降糖药

中国 2 型糖尿病防治指南（以下简称指南）明确指出磺脲类药物可以使 HbA1c 降低 1%～2%，是目前许多国家和国际组织制定的糖尿病指南中推荐的控制 2 型糖尿病患者高血糖的主要用药。

1.作用机制

（1）胰腺内作用机制：促进胰岛 β 细胞释放胰岛素，有功能的胰腺是发挥这种作用的前提。这种作用通过两条途径实现，包括依赖 ATP 敏感的钾离子通道（K^+-ATP）及不依赖 K^+-ATP通道的途径。

（2）胰外作用机制：加强胰岛素介导的肌肉、脂肪组织对葡萄糖的摄取和利用，其主要形式是糖原和脂肪的合成。

（3）磺脲类降糖药的其他作用：第三代格列苯脲具有抗动脉粥样硬化斑块形成的作用，

可能对大血管病变有一定的保护作用。格列苯脲和格列齐特影响血栓素诱导的活化和聚集作用对糖尿病微血管慢性并发症有一定的作用。

2.作用特点

（1）此药与血浆蛋白结合率高,血浆蛋白降低或同时使用非甾体抗感染药可使血药浓度增高,引起低血糖反应。

（2）常致高胰岛素血症,导致胰岛 β 细胞出现疲劳,甚至衰竭。

（3）20%~30%糖尿病患者出现对磺脲类产生耐受性,并且每年有 5%~10%的糖尿病患者继发失效。

3.适应人群

（1）中年以上的 2 型糖尿病患者,经饮食、运动等治疗血糖未能控制者。

（2）未用过胰岛素或每天应用胰岛素剂量在 20~30IU 以下者。

（3）体重正常或轻度肥胖的患者。

4.不适应人群

（1）1 型糖尿病或胰岛功能衰竭的 2 型糖尿病。

（2）妊娠及哺乳期。

（3）严重肝、肾功能不全。

（4）糖尿病患者发生急性代谢紊乱、严重感染、急性心肌梗死、严重创伤及手术等应激状态。

（5）严重的慢性并发症或并发症进展迅速时。

（6）磺脲类、磺胺类药物过敏者。

（7）白细胞减少的患者。

（8）高胰岛素血症者。

5.护理要点

（1）服用方法和时间:饭前口服。

（2）常见不良反应的观察及护理。①低血糖反应:是磺脲类降糖药最重要、最危险的不良反应。各种磺脲类降糖药引起低血糖反应的危险性区别很大,与药物的降糖强度、剂量和患者本身有关;②体重增加:磺脲类降糖药使用后,胰岛素分泌量增加,糖分得到较充分利用,如不注意饮食调节和适当的运动,可能使患者体重增加;③其他:如消化道反应、皮肤过敏反应、骨髓抑制、神经系统反应,个别有肝酶升高,但均不常见。

（3）药物间相互作用:此药物与磺胺类、水杨酸制剂、β 受体阻滞剂、利血平等药物合用时会产生协同作用,可增加其降糖效应,注意观察血糖变化。而噻嗪类利尿剂、糖皮质激素和口服避孕药则减弱其效果。

（4）其他注意事项:①在高血糖得到纠正后,胰岛 β 细胞的分泌功能可能会部分地恢复,要及时调整磺脲类药物的剂量,尽量避免发生低血糖反应;②教会患者掌握低血糖的症状及处理原则;③磺脲类药物普遍存在继发性失效的问题,一定要定期复查血糖,及时调整治疗方案。

（二）格列奈类

非磺脲类胰岛素促泌剂,主要通过刺激胰岛素的早期分泌而降低餐后血糖,模仿胰岛素生理性分泌。指南指出,此类药物可使 HbA1c 降低 0.3%~1.5%,发生低血糖风险相对较低。

1.作用机制　作用机制与磺脲类药物相似,但其结合位点与磺脲类不同,故结合和解离迅速。该药不进入 β 细胞内,不抑制细胞内蛋白质合成,不影响胰岛素的直接胞泌作用,因此不会导致 β 细胞功能衰竭。

2.作用特点

(1)具有吸收快、起效快和作用时间短的特点,故又名餐时血糖调节剂。

(2)能模拟胰岛素的生理分泌,主要抑制餐后高血糖,可单独使用或与其他降糖药物联合应用。

(3)瑞格列奈主要在肝脏中降解,代谢产物经胆道排出,只有 8% 的剂量经泌尿系统排出,因此非常适合合并肾脏病变的 2 型糖尿病患者。该药对功能受损的胰岛细胞能起到保护作用,且其作用强弱取决于投药剂量和体内血糖浓度,过高的血糖及低血糖均不利于药效发挥,然而这对饮食不规律或漏餐的患者却起到了保护作用。

(4)能延缓糖尿病患者血管及微血管并发症的进程,可降低餐后血浆游离脂肪酸及血小板黏附等。

3.适应人群

(1)饮食控制、降低体重及运动锻炼不能有效控制高血糖的 2 型糖尿病患者,尤其是基础血糖正常,餐后血糖高。

(2)肾功能不全的患者。

4.不适应人群　与磺脲类药物类似。

(1)糖尿病急性并发症,如酮症酸中毒、高渗昏迷等。

(2)1 型糖尿病,C-肽阴性糖尿病患者。

(3)肝肾功能严重受损的糖尿病患者。

(4)妊娠或哺乳妇女。

(5)12 岁以下儿童。

(6)已知对瑞格列奈或那格列奈过敏的患者。

5.护理要点

(1)服用方法和时间:此类药物需在餐前即刻服用,不进餐不服药,可单独使用或与其他降糖药联合应用。

(2)常见不良反应的观察及护理。①低血糖:发生率较磺脲类药物相对较少,也较轻微;②视觉异常:极少见,多见于治疗开始时,血糖水平改变可导致暂时性视觉异常;③胃肠道反应:如腹痛、腹泻、恶心、呕吐和便秘;④肝酶指标升高:治疗期间发生,多为轻度和暂时性;⑤过敏反应:皮肤瘙痒、发红、荨麻疹。

(3)药物间相互反应:①单胺氧化酶抑制剂、非选择性 β 受体阻滞剂、血管紧张素转换酶抑制剂(angiotensin converting enzyme inhibitors, ACEI)抑制剂、非甾体抗感染药、水杨酸盐、奥曲肽、酒精及促合成代谢的激素类可增强该类药物疗效,应注意观察血糖变化;②口服避孕药、噻嗪类药、皮质激素、甲状腺激素和拟交感神经药可拮抗该类药物作用;③瑞格列奈片禁忌与酮康唑、伊曲康唑、红霉素、氟康唑、米比法地尔、利福平或苯妥英合用。

(4)其他注意事项:①衰弱和营养不良的患者,应谨慎调整剂量;②预防和及时纠正低血糖。

(三)双胍类

目前临床上使用的双胍类药物主要是盐酸二甲双胍,苯乙双胍因其乳酸酸中毒发生率高,在欧美国家已停止使用,在我国也已趋淘汰。许多国家和国际组织制定的糖尿病指南中推荐二甲双胍作为 2 型糖尿病患者控制高血糖的一线用药和联合用药中的基础用药。二甲双胍可以使患者 HbA1c 下降 1%~2%,并可使体重下降,减少肥胖 2 型糖尿病患者心血管事件和死亡。

1.作用机制

(1)增加胰岛素敏感性。

(2)抑制肠道葡萄糖吸收,抑制食欲。

(3)抑制肝糖生成,减少肝糖输出。

(4)增加周围组织对葡萄糖转运利用及氧化。

(5)抑制糖原分解。

(6)降低极低密度脂蛋白、TG 水平,抑制肠道胆固醇生物合成和储存。

(7)抑制血小板聚集、增加纤溶活性,降低血管通透性,延缓血管并发症发生。

2.作用特点

(1)不刺激胰岛 β 细胞分泌胰岛素,主要是胰外作用降血糖,单用不会导致低血糖,正常人服用无降糖作用。

(2)不会加重胰岛 β 细胞的负担,不会导致高胰岛素血症,可有效控制体重。

(3)可以改善血脂,减少血小板凝聚力,改善纤溶酶活性,因而对心脑血管具有保护作用,是目前唯一有证据表明可以降低 2 型糖尿病患者心血管并发症的降糖药物

(4)无致癌、致突变作用,对生育能力无影响,是目前唯一被美国食品与药品管理局批准可用于儿童 2 型糖尿病的口服降糖药物。

(5)美国糖尿病预防计划(DDP 研究)证明,二甲双胍可减少糖耐量减低者发展成糖尿病的风险,对青少年及肥胖 IGT 人群最明显。

3.适应人群

(1)肥胖 2 型糖尿病患者经饮食、运动治疗后,血糖控制不佳者,可作为首选药物。

(2)非肥胖 2 型糖尿病患者与磺脲类或 α-葡萄糖苷酶抑制剂合用可增强降糖效果。

(3)接受胰岛素治疗者(包括 1 型糖尿病、2 型糖尿病和一些特殊类型的糖尿病),血糖波动大或胰岛素用量大,有胰岛素抵抗者可合用双胍类药物。

(4)可用于治疗肥胖的非糖尿病患者及多囊卵巢综合征患者。

(5)糖耐量受损或空腹葡萄糖受损者,使用双胍类药物可防止和延缓其发展为糖尿病。

(6)青少年 2 型糖尿病,尤其是肥胖和超重者。

(7)代谢综合征者。

4.不适应人群

(1)糖尿病代谢急性紊乱期,如酮症酸中毒等。

(2)糖尿病患者应激状况下,如重度感染、高热、创伤、手术、妊娠、分娩等。

(3)糖尿病合并严重慢性并发症,肝肾功能不全等。

(4)慢性营养不良、消瘦。

(5)低氧血症,如慢性心功能不全、心力衰竭、慢性阻塞性肺气肿、肺源性心脏病、贫血等。

(6)既往有乳酸性酸中毒史者。

(7)对双胍类药物过敏者。

(8)1型糖尿病不能单独使用。

(9)线粒体糖尿病患者。

(10)近期有上消化道出血或消化道反应剧烈及原有慢性消化道疾病者。

5.护理要点

(1)服用方法和时间:可饭后服用,若无胃肠道反应也可饭前服用。

(2)常见不良反应的观察及护理:①常见胃肠道反应,与剂量有关,减量后可减轻或消失。服药时从小剂量开始,逐渐加量是减少不良反应的有效方法;②肝、肾功能损害;③乳酸性酸中毒,老年人或者合并心血管、肺、肝、肾并发症等低氧状态的糖尿病患者容易发生;④加重酮症酸中毒,有酮症酸中毒或酮症酸中毒倾向的糖尿病患者不宜使用。

(3)药物间相互反应:与磺脲类降糖药或胰岛素合用时可能引起低血糖。

(4)其他注意事项:①造影检查前、后48小时内暂停二甲双胍,造影检查48小时后,检查肾功能正常后恢复二甲双胍;②血肌酐:男性≥1.5 mg/dL,女性≥1.4 mg/dL时停用二甲双胍;③长期服用二甲双胍可能干扰维生素B_{12}的吸收导致贫血,应至少每年检查一次血常规;④计划怀孕、妊娠期间或哺乳期妇女避免服用双胍类药物;⑤各种原因导致脱水、尿量减少时应停用二甲双胍;⑥服用二甲双胍时饮酒易致乳酸性酸中毒,尽量避免饮酒。

(四)α-糖苷酶抑制剂

该药适用于以碳水化合物为主要食物成分和餐后血糖升高的患者,可使HbA1c下降0.5%~1%,不增加体重,并且有使体重下降的趋势,可与磺脲类、双胍类、TZDs或胰岛素合用。

1.作用机制 抑制小肠壁细胞和寡糖竞争,与α-葡萄糖苷酶可逆性结合,抑制酶的活性,使淀粉类分解为葡萄糖的速度减慢,从而延缓碳水化合物的降解,造成肠道葡萄糖吸收缓慢,降低餐后高血糖。

2.作用特点

(1)不抑制蛋白质和脂肪的吸收,一般不引起营养吸收障碍。

(2)本药可使HbA1c下降0.5%~1%,与磺酰脲类或双胍类药物合用可使HbA1c下降1.5%~2%。

(3)低剂量时几乎完全不吸收,安全性高。

(4)能降低餐后血糖、安全和不增加胰岛素分泌,但其降糖作用较弱,单用不会导致低血糖。

3.适应人群

(1)2型糖尿病患者、肥胖超重者、高胰岛素血症者。

(2)磺脲类或双胍类口服降糖药疗效不满意,尤其是餐后血糖控制不佳者。

(3)1型糖尿病患者作为胰岛素的辅助治疗用药,可减少餐后血糖波动。

(4)预防和延缓IGT转化为显性糖尿病。

4.不适应人群

(1)糖尿病急性并发症,如酮症酸中毒等。

(2)炎症性肠道疾病、肠梗阻、消化道溃疡、腹腔积液明显的患者。

(3)部分性小肠梗阻或有小肠梗阻倾向的患者。

(4)妊娠或哺乳妇女及小于18岁的儿童。

(5)肝肾功能受损的患者。

(6)酗酒者。

5.护理要点

(1)服用方法和时间:服药时应与前几口碳水化合物类食物一起嚼服,且服药期间保证一定量糖水化合物的摄入。

(2)常见不良反应的观察及护理:①常见胃肠道反应,常有胃肠胀气和肠鸣音,肛门排气增多,偶有腹泻,极少见腹痛。使用该药若出现较明显的胃肠道反应,可继续使用或减量后消失;②偶见红斑、皮疹和荨麻疹等皮肤过敏反应;③个别患者在使用大剂量时会发生无症状的肝酶升高,故应在用药前6~12个月监测肝酶的变化。停药后肝酶值会恢复正常。

(3)药物间相互反应:服用抗酸剂、考来烯胺、肠道吸附剂和消化酶类制剂,会影响疗效。

(4)其他注意事项:①服药期间患者如果出现低血糖,不能食用淀粉类食物纠正低血糖,需使用葡萄糖或蜂蜜等单糖;②如果饮食中淀粉类比例太低,而单糖或啤酒过多则该药治疗疗效不佳,应加强对患者饮食健康宣教。

(五)噻唑烷二酮类

噻唑烷二酮类(TZDs)降糖药为高选择性过氧化物酶体增生激活的γ受体(peroxisome proliferator activated receptor γ,PPARγ)的激动药,明显降低空腹血糖及胰岛素和C-肽水平,对餐后血糖和胰岛素也有明显的降低作用。指南指出TZDs可以使HbA1c下降1.0%~1.5%。目前在我国上市的主要有马来酸罗格列酮和盐酸吡格列酮。

1.作用机制　激活脂肪、骨骼肌和肝脏等胰岛素所作用组织的PPARγ核受体,增加肝脏、肌肉和脂肪组织对胰岛素作用的敏感性。

2.作用特点

(1)单独使用不引起低血糖,无继发性失效。

(2)不刺激胰岛素分泌,明显降低空腹及餐后血清胰岛素及前胰岛素水平。

(3)不增加体重。

(4)该药95%经肝代谢,故也可适用于糖尿病肾病患者。

(5)本品需内源性胰岛素作为发挥作用的基础,故对1型糖尿病患者及胰岛功能衰竭的2型糖尿病患者无效。

(6)有降血压、调节脂质代谢、抑制炎症反应、抗动脉粥样硬化及保护肾脏的作用。

3.适应人群

(1)单独用于经饮食和运动控制不佳的2型糖尿病患者。

(2)与双胍类、磺脲类药物或胰岛素合用于2型糖尿病患者。

(3)伴有胰岛素抵抗的患者,代谢综合征及多囊卵巢综合征。

4.不适应人群

（1）已知对药物过敏者。

（2）伴糖尿病急性并发症如酮症酸中毒者。

（3）1型糖尿病患者。

（4）有心力衰竭（纽约心脏学会心功能分级Ⅱ级以上）、活动性肝病或转氨酶升高超过正常上限2.5倍，以及严重骨质疏松和骨折病史的患者应禁用本类药物。

（5）妊娠和哺乳妇女及18岁以下儿童。

（6）水肿患者慎用。

5.护理要点

（1）服用方法和时间：应在空腹或进餐时服用，食物不影响药物吸收。

（2）常见不良反应的观察及护理：①体重增加和水肿是TZDs的常见不良反应，与胰岛素联合使用时表现更加明显；②TZDs的使用还与骨折和心力衰竭风险增加相关；③肝酶增高，其发生率为0.54%~1.9%，用药前常规监测肝功，用药期间定期监测肝功，最初一年每2个月复查，以后定期检查。

（3）其他注意事项：①此药起效时间较其他降糖药慢，一般需数周至数月才能达到最大作用；②单用不发生低血糖，但与其他口服降糖药或胰岛素合用时可能发生低血糖，应密切监测血糖；③加强健康宣教，药物治疗必须与饮食控制和运动锻炼相结合，监测血糖，按时就医。

（六）DDP-4抑制剂

目前在国内上市的DPP-4抑制剂为西格列汀、沙格列汀和维格列汀。包括我国2型糖尿病患者在内的临床试验显示西格列汀可使HbA1c降低1.0%。

1.作用机制　该药通过抑制DPP-4而减少胰高血糖素样肽-1（glucagon-like peptide-1，GLP-1）在体内的失活，增加GLP-1在体内的水平。GLP-1以葡萄糖浓度依赖的方式增强胰岛素分泌，抑制胰高血糖素分泌。

2.作用特点

（1）不增加低血糖发生的风险，不增加体重。

（2）GLP-1主要的优点之一是具有血糖依赖性的肠促胰岛素分泌作用，从而明显减少了糖尿病药物治疗中常存在的低血糖的危险。

（3）阻止胰岛β细胞退化，刺激β细胞的增生和分化，从根本上改善糖尿病病程的发展。

（4）延缓胃排空，抑制食欲。

3.护理要点

（1）常见不良反应的观察及护理：沙格列汀最常见不良反应为上呼吸道感染、尿路感染和头痛。

（2）在有肾功能不全的患者中使用时，应注意按照药物说明书来减少药物剂量。

（3）加强健康宣教，药物治疗必须与饮食控制和运动锻炼相结合，监测血糖，按时就医。

三、胰岛素治疗及护理

胰岛素是由胰岛β细胞受内源性物质或外源性物质如葡萄糖、乳糖、核糖、精氨酸、胰高血糖素等的刺激而分泌的一种蛋白质激素,是机体内唯一直接降低血糖的激素,也是同时促进糖原、脂肪、蛋白质合成的激素。胰岛素治疗是控制高血糖的重要手段,1型糖尿病患者需终生胰岛素替代治疗,2型糖尿病患者在生活方式和口服降糖药联合治疗后血糖未达标时即可开始胰岛素治疗。在某些时候,如妊娠、围术期、急性并发症或应激状态等,胰岛素治疗是最主要的控制血糖措施。胰岛素治疗是一个复杂而有效的过程,涉及药物选择、治疗方案、注射装置、注射技术、自我血糖监测(self-monitoring of blood glucose,SMBG)、根据血糖监测结果所采取的行动、居家护理等。开始胰岛素治疗后医护人员应指导患者坚持饮食控制和运动,正确使用胰岛素,进行SMBG,加强健康教育,以控制高血糖和预防低血糖的发生。

(一)胰岛素治疗

1.胰岛素治疗的适应证

(1)1型糖尿病。

(2)糖尿病伴急慢性并发症、合并症者:如酮症酸中毒、高渗性高血糖状态、乳酸性酸中毒,急性感染、创伤、手术前后的糖尿病者,妊娠合并糖尿病,尤其在分娩前的阶段,糖尿病合并有心、脑、眼、肾、神经等并发症,消耗性疾病者。

(3)2型糖尿病患者经饮食、运动、口服降糖药物治疗,血糖不能满意控制者,β细胞功能明显减退者。

2.胰岛素制剂分类

(1)根据胰岛素的来源不同又分为:动物胰岛素(猪、牛)、人胰岛素、胰岛素类似物。

(2)根据作用快慢和维持时间长短,胰岛素又可分为超短效胰岛素类似物、常规(短效)胰岛素、中效胰岛素、长效胰岛素制剂(包括长效胰岛素和长效胰岛素类似物)和预混胰岛素制剂(包括预混胰岛素和预混胰岛素类似物)。

3.胰岛素的使用原则和剂量调节　胰岛素是双链多肽结构,在胃肠道的消化酶和酸性条件下易被降解,因此不能口服给药。有研究提到胰岛素可通过肺部或口腔黏膜给药,新的给药方式因尚存在自身的不足而未推广。目前,临床上胰岛素的给药途径分为皮下注射、静脉滴注、微量泵静脉泵入、胰岛素泵持续皮下输注。皮下注射是最常用的胰岛素给药途径,注射部位有腹部(脐周5 cm外)、大腿外侧、上臂外侧和臂部外上侧;静脉滴注和微量泵静脉泵入主要适用于糖尿病酮症酸中毒、高渗性高血糖状态、严重外伤、感染、外科治疗围术期者,胰岛素泵持续皮下输注则常用于胰岛素强化治疗患者。

(1)在起始治疗中基础胰岛素的使用:基础胰岛素包括长效动物胰岛素、中效人胰岛素及长效胰岛素类似物。当仅使用基础胰岛素治疗时,不必停用胰岛素促泌剂口服药。

使用方法:继续口服降糖药,联合长效动物胰岛素、中效人胰岛素或长效胰岛素类似物睡前注射。起始剂量为0.2IU/(kg·d)。根据患者空腹血糖水平调整胰岛素用量,通常每3~5天调整1次,根据血糖的水平每次调整1~4IU直至空腹血糖达标。如3个月后空腹血糖控制理想但HbA1c不达标,应考虑调整胰岛素治疗方案。

(2)在起始治疗中预混胰岛素的使用:预混胰岛素包括预混人胰岛素(HI30R、HI50R、HI70/30)、预混胰岛素类似物(预混门冬胰岛素30、预混赖脯胰岛素25、预混赖脯胰岛素50)。根据患者的血糖水平,可选择每天1~2次的注射方案,当使用每天2次注射方案时,应停用胰岛素促泌剂。①每天1次预混胰岛素注射方案:起始的胰岛素剂量一般为0.2IU/(kg·d),晚餐前注射,根据患者空腹血糖水平调整胰岛素用量,通常每3~5天调整1

次,根据血糖水平每次调整 1~4IU 直至空腹血糖达标;②每天 2 次预混胰岛素注射方案:起始的胰岛素剂量一般为 0.2~0.4IU/(kg·d),按 1:1 的比例分配到早餐前和晚餐前,根据空腹血糖和晚餐前血糖分别调整早餐前和晚餐前的胰岛素用量,每 3~5 天调整 1 次,根据血糖水平每次调整的剂量为 1~4IU,直到血糖达标。1 型糖尿病在刚开始胰岛素治疗时,可短期使用预混胰岛素每天 2~3 次注射,但不宜用于 1 型糖尿病的长期血糖控制。

(3)强化治疗:胰岛素强化治疗方案是 WHO 公布的北美"糖尿病控制与并发症试验"的临床研究报告中提出的,适用于 1 型糖尿病,严重血糖代谢紊乱或简单的胰岛素治疗方案不能有效控制血糖的 2 型糖尿病,妊娠糖尿病等。有 2 种治疗方案,即多次皮下注射胰岛素、持续皮下胰岛素输注,具体如下。

多次皮下注射胰岛素:在上述胰岛素起始治疗的基础上,经过充分的剂量调整,如果患者的血糖水平仍未达标或出现反复的低血糖时,可采用餐时+基础胰岛素或每天 3 次预混胰岛素类似物进行强化治疗。使用方案有:①餐时+基础胰岛素。根据血糖水平分别调整睡前和三餐前的胰岛素用量,每 3~5 天调整 1 次,根据血糖水平每次调整的剂量为 1~4IU,直到血糖达标。开始使用餐时+基础胰岛素方案时,可在基础胰岛素的基础上采用仅在一餐前(如主餐)加用餐时胰岛素的方案。之后根据血糖的控制情况决定是否在其他餐前加用餐时胰岛素;②每天 3 次预混胰岛素类似物。根据睡前和三餐前血糖水平进行胰岛素剂量调整,每 3~5 天调整 1 次,直到血糖达标。

持续皮下胰岛素输注(continuous subcutaneous insulin infusion,CSII):是胰岛素强化治疗的一种形式,需要使用胰岛素泵来实施治疗,即胰岛素泵注射治疗。经 CSII 给入的胰岛素在体内的药代动力学特征更接近生理性胰岛素分泌模式,与多次皮下注射胰岛素方案相比,CSII 治疗控制血糖更有效,低血糖发生的风险小,但费用贵。在胰岛素泵中只能使用短效胰岛素或超短效胰岛素类似物。CSII 主要适用于 1 型糖尿病患者,计划受孕和已受孕的糖尿病妇女或需要胰岛素治疗的妊娠糖尿病患者,需要胰岛素强化治疗的 2 型糖尿病患者。

(4)特殊情况下胰岛素的应用。①初诊糖尿病患者的高血糖:新诊断的 2 型糖尿病伴有明显高血糖时可短期使用胰岛素治疗,替代 β 细胞分泌的胰岛素,使 β 细胞得到有效休息而恢复部分功能,在高血糖得到控制和症状缓解后可根据病情调整治疗方案,如改用口服药治疗或医学营养治疗和运动治疗。应注意加强血糖的监测,及时调整胰岛素剂量,并注意尽量避免低血糖的发生;②妊娠:单纯饮食控制不佳者应采用短效胰岛素和中效胰岛素,忌用口服降糖药,妊娠中晚期不建议腹部注射胰岛素;③围术期:一般在术前 3~7 天改为短效胰岛素或速效胰岛素治疗;已用长效胰岛素或中效胰岛素治疗的患者,也应改为短效胰岛素或速效胰岛素治疗,以便于调整剂量。空腹血糖控制在 7.8 mmol/L 以下,餐后血糖控制在 10 mmol/L 以下时可进行手术,但需注意防止发生低血糖反应。术后尽快患者恢复进食,不能进食的患者,需输注葡萄糖时应加用胰岛素,可按 2~4 g 葡萄糖加 1IU 胰岛素计算,使血糖控制在 7.8~10.0 mmol/L 为宜;④急性并发症或应激状态:如糖尿病酮症酸中毒(diabetic keto acidosis,DKA)、高渗性高血糖状态、乳酸性酸中毒、严重感染等;⑤严重慢性并发症:如重症糖尿病肾病、DF 等。

(二)胰岛素治疗的护理

1.影响胰岛素吸收的因素

(1)胰岛素类型和剂量:中、长效胰岛素吸收慢,短效、速效吸收快;注射大剂量高浓度的胰岛素吸收会延缓,建议剂量大于40IU时应分次给药。

(2)患者因素:运动、按摩注射部位、高热会增加胰岛素吸收速度;环境温度低、吸烟会减慢胰岛素吸收速度。

(3)注射技术与部位:腹部吸收最快,依次为上臂、臀部,大腿吸收最慢。应确保胰岛素注射到皮下组织,注射到血管时胰岛素吸收加快。

2.胰岛素与其他药物间的相互作用

(1)与胰岛素有拮抗作用的药物:有糖皮质激素、促肾上腺皮质激素、胰高血糖素、雌激素、口服避孕药、肾上腺素、生长激素、噻嗪类利尿剂、β_2受体激动剂(利托君、沙丁胺醇、特布他林)、H_2受体拮抗剂、可乐定、吗啡、尼古丁等可不同程度升高血糖,合用时应调整药物或胰岛素的剂量。

(2)与胰岛素有协同作用的药物:有口服降糖药、抗凝血药、水杨酸盐(例如阿司匹林)、磺胺类药、氨甲蝶呤、非甾体类消炎镇痛药、抗抑郁剂(例如单胺氧化酶抑制剂)、血管紧张素转化酶抑制剂(卡托普利、依拉普利)、β_2受体阻滞剂、奥曲肽、酒精等,可增强胰岛素降糖作用,合用时应减少胰岛素的剂量。

3.胰岛素常见不良反应及护理

(1)低血糖反应:最常见,多种原因导致。

1)原因:①胰岛素剂量过大;②混合胰岛素比例不恰当,预混制剂使用前未充分摇匀;③注射胰岛素后未正常进食;④高糖毒性纠正后胰岛素未及时减量;⑤运动量增加;⑥合用与胰岛素有协同作用的药物;⑦女性月经前期、妊娠早期、分娩后;⑧合并甲减、肝、肾功能不全等疾患;⑨胰岛素注入肌肉、血管;⑩饮酒等。

2)护理:①规范操作,加强教育,预防低血糖发生;②胰岛素注射后作用最强时要密切观察患者有无低血糖症状出现;③发生低血糖时患者的处理原则:参见"低血糖的护理";④处理过程中密切监测血糖,观察病情;⑤寻找和去除诱因,预防再次发生。

(2)胰岛素水肿:胰岛素有水钠潴留的作用,胰岛素水肿可表现为下肢轻度水肿甚至全身性水肿,可持续4~6天,甚至更长时间,但一般均能自行缓解。应给予低盐饮食,水肿明显时限制水摄入,注意保护皮肤,防止损伤,必要时用氢氯噻嗪、呋塞米等利尿剂以促进水肿消退。

(3)视力模糊:胰岛素治疗过程中有时患者感觉视力模糊,这是由于治疗时血糖迅速下降,影响晶状体及玻璃体内渗透压,使晶状体内水分逸出而屈光率下降,发生远视,属暂时性变化。一般随血糖浓度恢复正常而迅速消失,不至于发生永久性改变,故不必配镜矫正,一般无须特殊处理。此种屈光不正多见于胰岛素使用初期或者血糖波动较大的幼年型患者。

(4)胰岛素抵抗:在没有酮症酸中毒的情况下,每天胰岛素需用量高于200IU。其主要原因为感染,使用皮质激素或体内存在有胰岛素抗体和胰岛素结合,此时可更换胰岛素制剂或加口服降糖药。

(5)过敏反应:主要因所含杂质(如防腐剂甲苯)及鱼精蛋白等引起。表现为注射部位针刺感、发痒、发热,常在注射后1.5~2小时发生,局部肿胀或硬结、紫癜,个别患者可有虚脱或急性肺水肿甚至过敏性休克发生。反应轻者有的能自动脱敏,无须干预,也可更换制剂类型或者加用抗组胺药。严重过敏而又必须使用者可行脱敏疗法,先通过胰岛素皮试试验,选择过敏症状较轻的胰岛素种类行脱敏治疗,脱敏治疗时首次皮下注射0.000 01IU胰岛素,逐渐以 10 倍浓度递增,间隔 30 分钟注射一次,直至注射到治疗剂量。脱敏疗法后需持续使用胰岛素,中途停用可再发生过敏反应。

(6)局部反应:注射部位出现皮下脂肪萎缩、皮下脂肪增生、红斑和皮下硬结等。更换纯度较高的胰岛素,选择注射器并注意轮换注射部位,1 周内不要在同一部位注射 2 次,同时采用热敷、按摩等理疗,可使其慢慢恢复,也可用局部氧疗法或用地塞米松局部注射。

(7)皮肤感染:胰岛素需长期注射,无菌操作不严可造成局部皮肤红肿热痛,甚至发生脓肿感染。要注意无菌操作、皮肤清洁、有计划轮流注射,出现脓肿时及时正确处理。

(8)体重增加:最初使用胰岛素治疗的患者大多有体重增加,这可能与胰岛素的水钠潴留作用及改善代谢有关,或者当开始胰岛素治疗时,有的患者害怕会发生低血糖,多吃一些食物来预防而导致体重增加。体重增加是可控制的,通过学习交流、监测体重、协调胰岛素、饮食和运动间的平衡,使体重增加的幅度减少至最小,保持在合理体重之内。联合使用二甲双胍可以避免或减少胰岛素引起的体重增加。

4.胰岛素使用的注意事项

(1)消毒剂的选择:建议用 75% 酒精消毒,因为聚维酮碘或碘酊消毒可能破坏胰岛素的蛋白质结构,影响胰岛素的活性。

(2)胰岛素的存放:未启封的胰岛素储存于冰箱 2~8℃ 冷藏,在有效期内使用;胰岛素开启后可在 2~25℃ 室温下保存,使用 28 天。保存时避免强光直射。

(3)养成规律的进食习惯:接受胰岛素治疗的患者进食应定时、定量、适时加餐,注射前确定进餐时间以避免因注射后未及时进餐导致的低血糖。另外,胰岛素的吸收有个体差异,可根据患者血糖变化规律适当调整注射时间。

(4)注意运动的影响:患者刚运动后或准备活动之前应避免在运动肢体上进行注射。

(5)注意注射的深度:勿将针头刺入过深,如过深易将胰岛素注入肌肉组织,导致胰岛素吸收速度过快,改变了药物对人体的功效。

(6)中效胰岛素、预混胰岛素静置时易产生沉淀,在注射前要充分摇匀(倾倒混摇 10 次以上)。

(7)定期自我监测血糖:每天注射胰岛素的患者应定期进行 SMBG。

(8)监测体重:注射胰岛素的患者通常体重会增加,每个人增加程度不同,也有人体重无变化。应定期监测体重、体质指数和腰围,以指导胰岛素用量。

(9)居家胰岛素的使用:胰岛素注射治疗往往是一个长期甚至终身的过程,患者大多数时间需要在家中自行注射胰岛素,在使用胰岛素的过程中需要注意以下几个方面:①胰岛素注射针头应一次性使用,使用过的注射器和针头应丢弃在专门盛放尖锐物的容器中。如果没有专用废弃容器,也可使用加盖的硬壳容器等不会被针头刺穿的容器替代。容器装满 2/3 后,盖上盖,密封后贴好标签,放到指定地点;②特殊情况下的胰岛素注射和剂量调节:如忘记注射胰岛素,使用速效胰岛素的患者可在餐后即刻注射,使用早、晚餐前注射预混胰岛素者,早餐前忘注射,可餐后立即补注并监测血糖,若接近中午时才想起,应先检查血糖,超过 10 mmol/L 时可在午餐前临时注射一次短效胰岛素或超短效胰岛素;③外出就餐时勿暴饮暴食,按时注射胰岛素;④生病或发生其他特殊情况时应及时就医,并告知医生自己患有糖尿病,在医生的指导下调节胰岛素用量。

(10)旅行中胰岛素的使用:正在接受胰岛素注射治疗的糖尿病患者可以外出旅游,但应注意以下几点:①外出旅游前应准备足够的胰岛素、注射和消毒用品,以及血糖仪、试纸等,携带胰岛素应避免过冷、过热及反复震荡,最好能随身携带一个保温箱;②乘坐飞机旅行时,胰岛素和其他降糖药物应装入随身携带的包中,不可随行李托运,因为托运的行李容易丢失且托运舱温度过低,会使胰岛素变性;③旅行过程中避免过度劳累,尽量不使作息时间有很大的变动,按时注射胰岛素和进餐,坚持饮食控制,定时监测血糖,随身携带病情卡和含糖食品,并告诉同伴处理低血糖的方法。

5.胰岛素治疗心理性抵抗及护理

(1)概念:Leslies 在 1994 年首次将"尽量延迟开始胰岛素治疗时间的心理障碍,称为心理性胰岛素抵抗,这种障碍不仅存在于初始使用胰岛素和已经使用胰岛素的患者之间,也存在于医生之间。"糖尿病态度、愿望及要求(diabetes attitudes wishes and needs,DAWN)研究把心理性胰岛素抵抗总结为 6 个方面:认知、生活管理、态度、注射相关问题、不良反应及花费障碍,并发现一半以上的患者担心使用胰岛素,50%认为使用胰岛素意味着病情加重。

(2)护理:医护人员应对糖尿病患者加强健康教育,使患者正确认识胰岛素治疗,预防心理性胰岛素抵抗发生。针对存在心理性抵抗的胰岛素治疗患者,先评估其主要的心理障碍,可通过开放式提问探寻患者胰岛素使用障碍背后的原因,然后利用有趣、生动形象的图片,协助患者对糖尿病病程、临床表现、并发症、生活管理等相关知识,以及胰岛素的作用及胰岛素注射相关问题的理解,澄清患者在胰岛素认知、管理、态度及使用等方面的顾虑与担心。坚持饮食和运动治疗,尽早使用胰岛素,根据患者病情和治疗情况制订个体化的胰岛素治疗方案,告知患者胰岛素注射时间及注意事项,指导患者进行胰岛素注射、SMBG 等。

四、GLP-1 受体激动剂

胰高血糖素样肽-1(glucagon-like peptide-1,GLP-1)是一种肠促胰岛素,主要由小肠黏膜 L 细胞分泌,并由胰高血糖素原基因转录、翻译及加 T 而成的多肽。有两种活性形式:GLP-1-(7-37)和 GLP-1-(7-36)-酰胺。GLP-1 半衰期极短,分泌后很快被二肽基肽酶-Ⅳ(dipeptidyl-peptidase-Ⅳ,DPP-Ⅳ)或中性肽链内切酶降解,针对内源性 GLP-1 的优点和不足,研制的药物因分子结构不同,分为 GLP-1 受体激动剂和 GLP-1 类似物。主要生理功能有:改善胰岛 β 细胞功能、促进胰岛素分泌、降低餐后血糖而维持血糖稳态、加强胰岛素生物合成、抑制胰高血糖素分泌、抑制胃肠蠕动尤其是胃排空从而增加饱足感、降低食欲并控制体重。

1.作用机制　GLP-1 通过与特异性受体结合而发挥抗糖尿病作用,当 GLP-1 与位于胰岛 β 细胞上的 GLP-1 受体结合后,激活腺苷酰环化酶,产生 cAMP,cAMP 可激活 PKA,抑制胰岛 β 细胞膜上的 K^+-ATP 通道,引起胰岛 β 细胞去极化,使电压依赖性的钙离子通道激活而导致细胞内钙离子内流增加,触发胰岛素的分泌和释放。这种促进胰岛素分泌作用是葡萄糖依赖性的,当高血糖时 GLP-1 可促进胰岛素分泌降低血糖;当血糖恢复正常时,GLP-1 的作用减弱或停止。GLP-1 还作用于胰岛 α 细胞,强烈抑制胰高血糖素的分泌,因而抑制肝糖输出,降低空腹血糖;对胰岛 δ 细胞促进生长抑素的分泌,生长抑素又作为旁分泌激素参与抑制胰高血糖素的分泌。

2.适应证　用于改善 2 型糖尿病患者的血糖控制,适用于单用二甲双胍、磺脲类及二甲双胍合用磺脲类,血糖仍控制不佳的患者。

3.禁忌证 对药品或本品其他成分过敏的患者。

4.常用药物及用法 目前国内已上市的新药有艾塞那肽、利拉鲁肽。

(1)艾塞那肽:商品名为百泌达,无色澄明液体。推荐起始剂量为每次 5 g,每天 2 次。在早餐和晚餐前 60 分钟内或每天 2 次主餐前(给药间隔大约 6 小时或更长)皮下注射,不应在餐后注射。根据疗效,在治疗 1 个月后剂量可增加至每次 10 μg,每天 2 次。

(2)利拉鲁肽:商品名为诺和力,无色澄明液体,GLP-1 类似物。推荐起始剂量为每天 0.6 mg。至少 1 周后,剂量应增加至 1.2 mg/d。预计一些患者在将剂量从 1.2 mg/d 增加至 1.8 mg/d 时可以获益,为了进一步改善降糖效果,在至少一周后可将剂量增加至 1.8 mg/d。推荐每天剂量不超过 1.8 mg。每天 1 次,可在任意时间注射,无须根据进餐时间给药,推荐每天固定在最为方便的时间注射。

5.护理要点

(1)注射部位:与胰岛素相同,可选择大腿、腹部、臀部或上臂皮下注射,不可静脉或肌内注射。

(2)存储和使用:在使用前,2~8℃冷藏保存。首次使用后,百泌达在不高于25℃的室温条件下可保存 30 天;诺和力在 30℃ 以下贮藏或冷藏在 2~8℃ 冰箱中。两种药物均需避光保存,不得冷冻,冷冻后或当药物有颗粒、混浊或变色时均不得使用。百泌达注射笔使用方法与胰岛素笔不同,使用前仔细阅读注射笔使用手册。

(3)观察用药后不良反应:遵医嘱准确用药,观察患者出现不良反应后及时通知医生处理。常见不良反应有恶心、呕吐、腹泻等胃肠道反应;无力、不安感等一般状况反应;注射部位反应;食欲下降、低血糖等代谢及营养异常;眩晕、头痛等神经系统异常等。与磺脲类降糖药合用后低血糖发生率增加,告知患者低血糖反应的症状、预防措施等,特别是从事驾驶和操作机器工作的患者更应注意。

第五节　糖尿病患者的心理护理

糖尿病的发病因素是综合性的,与生活方式、行为及社会心理关系密切。由于患者社会角色的转换,糖尿病治疗的长期性,生活方式的改变,家庭经济负担的加重及疾病本身的内分泌因素,使糖尿病患者的心理问题更加突出。国外调查显示近20%~30%糖尿病患者患有抑郁症,抑郁症发病率约为非糖尿病患者人群 3 倍,国内有学者调查示 2 型糖尿病住院患者焦虑和抑郁发生率分别为42%、51%。糖尿病患者焦虑、抑郁等负性情绪,可通过神经内分泌系统相互影响和加重,抑郁引起的激素混乱可导致血糖控制不良,使糖尿病患者发生慢性大血管病变和微血管病变的风险增加。因此糖尿病患者的心理问题在临床护理工作中日益受到关注和重视。

一、糖尿病患者常见心理问题

糖尿病患者有其特有的心理特点,在糖尿病初期,患者往往不能接受患病事实而持怀疑、否定心理。因糖尿病是一种难以治愈的终身性疾病,可能出现多种并发症,而产生焦虑、恐惧心理,长期的治疗和花费给家庭带来经济负担,使患者易出现内疚、自责心理,在求学、工作、恋爱遇到障碍时或者治疗效果达不到期望时,常有一种愤怒情感,甚至悲观厌世、自杀。因此,在药物治疗同时,也应进行相应的心理疏导,帮助患者及早摆脱不良心理,恢复自信,有助于提高其生活质量。

1.心理问题发生机制

(1)神经生理因素:该部分的研究还存在少量的争议,但大多数的研究结论大致相似。下丘脑-垂体-肾上腺轴的调节失衡是负性情绪影响血糖病理性升高的主要机制,负性情绪还可能作用于下丘脑-边缘系统的情绪环路,进而导致血糖代谢异常。

(2)社会心理因素:病程长、经济压力大、长期控制饮食、家庭成员的厌烦与矛盾等社会因素极易引发糖尿病患者的负性情绪。而负性情绪也能对糖代谢产生影响,其可能的途径有以下几种。

1)内分泌途径:与抑郁有关的皮质醇、生长激素分泌亢进产生拮抗胰岛素样作用而降低葡萄糖的利用,促进糖异生,导致血糖升高。

2)糖尿病患者伴发悲观、绝望感而影响治疗依从性间接影响糖代谢及治疗效果。

3)慢性心理应激:不良情绪会影响糖尿病患者认知评价系统,造成认知偏差及消极应对方式,这些易形成慢性心理应激而导致胰岛素抵抗的发生。

2.影响糖尿病患者心理问题的因素 影响患者心理的因素最重要的是患者对糖尿病的理解、认识和态度,患者与医护人员、家庭及社会的关系,患者的人格状态等。

(1)内因:人格特性、心理因素、自信、感情、精神刺激、抑郁症、认知功能受限、进食障碍。

(2)外因:环境因素、治疗环境、家庭社会、与医生的关系、DE、并发症。

(3)自我管理能力:饮食控制、运动治疗、坚持服药、胰岛素治疗、血糖监测、足护理、门诊复查。

(4)强化因素:血糖、HbA1c、胰岛功能、尿蛋白、血压、酮体、症状、并发症、治疗满意度、生活质量。

3.糖尿病患者的常见心理特征

(1)否定怀疑:否定是一种心理防御反应,也是患者常见心理反应之一,多见于初诊糖尿病患者。他们常常不承认自己患了糖尿病甚至怀疑医生诊断的正确性,尤其是在血糖得到控制,身体没有明显症状体征的时候,就以主观感觉良好来否认疾病存在的事实,甚至幻想自己已被治愈,从而严重影响患者的遵医行为。这一阶段心理疏导十分关键,通过健康教育帮助患者改变错误的认知,接受现实,增强控制血糖的意识和决心,制订阶段性的目标,如第一周开始控制饮食,逐渐开始运动锻炼,监测血糖等。

(2)恐惧紧张:恐惧感多见于青少年儿童患者和老年人。前者缺乏认知能力,从家长处得到过多的紧张情绪的感染;而后者年龄大,心理脆弱,不能正确对待疾病带来的精神打击,恐惧、怕死、消极情绪多。部分患者惧怕因为疾病而影响自己的将来和自己的家人,惧怕生活方式的改变,惧怕注射胰岛素,惧怕并发症,惧怕死亡,特别是了解到糖尿病目前尚无根治之法,将之与不治之症的癌症画上等号,常常表现为对治疗过分关心,甚至出现感觉过敏、精神高度紧张、失眠等。医护人员要耐心倾听患者的诉说,与其进行交流,了解产生恐惧紧张的原因,安抚患者情绪,给予适当的支持和鼓励,指导患者进行疾病和生活的管理。

(3)焦虑抑郁:糖尿病患者中所存在的情感障碍以抑郁和焦虑为主要表现,此情绪常见于对糖尿病缺乏了解,对自己未来没有信心的患者,其中抑郁是糖尿病较多见的心理问题。患者感到被剥夺了生活的权利与自由,对生活失去信心,情绪低落,整天沉浸在悲伤的情绪中,情感脆弱,对治疗采取消极态度。另外由于需要每天服药,正常的日常生活发生了变化,故而焦虑、失眠,当听到糖尿病的种种并发症,可能会导致截肢、失明、患尿毒症时,更加重其不良情绪反应。患者往往会丧失生活乐趣,悲观厌世,或不愿给家庭带来更大的负担,易导致其不愿遵从治疗,甚至绝望而有自杀倾向。医护人员应早期评估患者心理状态,及时进行心理干预,预防糖尿病抑郁发生,有自杀倾向者应防自伤、防自杀。

(4)轻视麻痹:常见于中年患者。患者往往正处于事业的高峰,是家庭的支柱,没有时间顾及自己的健康问题。另外由于糖尿病的早期,患者往往没有明显的自觉症状,故患者易对疾病产生麻痹大意的思想,认为糖尿病并不那么可怕,血糖高一点儿也并没有什么不适,从而满不在乎,不积极配合治疗。针对这类患者,应加强健康教育,指导饮食控制和运动,定期健康检查。

(5)愤怒拒绝:多数患者常常“病急乱投医”,盲目相信虚假广告,期望能在短时间内治愈,当达不到期望值时,便出现烦躁易怒。青少年糖尿病患者正处于求学、创业、恋爱的大好时光时,得知患糖尿病且无法治愈时,常有一种愤怒情感,部分患者将愤怒感迁至家人、社会甚至自己,表现为脾气暴躁,甚至放弃自己、拒绝治疗,进入一个恶性循环的状态。对此类患者要用亲切、诚恳的语言取得信任,与其建立良好的关系,用宣泄法让其表达内心的忧伤、委屈及愤怒,并反复讲述糖尿病的治疗前景,让患者主动配合治疗。

(6)内疚混乱:常见于中年糖尿病患者,患病后不能照顾家庭,长年治疗花费会造成家庭经济困难,他们感到内疚自责,感觉自己会成为社会、家人的负担,甚至担心遗传给自己的下一代。另外有的患者一方面需要改变多年来形成的饮食或生活习惯,食物选择受到限制而出现愤怒、拒绝;另一方面又不得不强制自己接受改变,使自己陷入混乱矛盾的心理情绪。医护人员让患者了解到糖尿病通过合理饮食、运动、用药及保持良好情绪可以很好地控制病情,像健康人一样工作、学习和生活。同时,在尽可能的条件下,协助社会各方面关系,帮助患者解决实际困难,减轻其心理负担。

(7)厌世抗拒:多见于有较多并发症、疾病控制不佳的患者,尤其是自己努力后血糖等各项指标仍旧不好,并发症仍在进展时。此类患者易出现不配合治疗,认为无药可医,迟早都是死,自暴自弃,对医护人员不信任,常常表现出一种冷漠、无动于衷的态度,严重者出现自杀心理。这类患者最好由具有丰富的医疗护理知识和经验的医护人员与其沟通交流,首先用温和的语言主动与患者谈心,并合理提供治疗信息,对病情变化、检验结果向其做科学、保护性的解释,用正确的人生观、社会观和价值观感染患者,促进其克服厌世心理,从而树立起治疗的信心。

二、糖尿病患者常用心理护理技巧

心理治疗也是糖尿病治疗中重要的一环。糖尿病患者心理情绪表现各异,不同年龄、生活经济背景、文化程度都会直接影响到患者的心理情绪变化。高质量的护理不仅仅是身体的,还包括心理的照顾。

1.心理护理技巧 建立良好的护患关系是心理护理的基础,常见的心理护理技巧有以下几项。

(1)健康教育及认知疗法:疾病健康教育的原理与作用相当于认知疗法,这一治疗技术最初由美国学者 Beck 提出,是通过认知和行为技术来改变患者不良认知的一类心理治疗方法的总称。由于个体对事物的看法、观念会直接或间接地影响其情绪和行为上的表现,所以在治疗方法上侧重处理认知层次,经由认知上的纠正和更改,便可继发地改善其情绪及行为。糖尿病健康教育通过传导糖尿病相关知识,加强药物饮食运动指导,定期监测血糖,使患者及亲属正确认识糖尿病的特点,建立糖尿病相关的合理信念及态度、行为方式,配合医务人员控制好糖尿病及防止并发症的发生和发展。

(2)支持性心理治疗:支持技术包括解释、鼓励、保证、指导、促进环境的改善,例如让患者与糖尿病病友交谈;鼓励家属与患者一起参与糖尿病的健康教育,协助患者管理疾病;加强糖尿病的健康宣传,让群众正确认识糖尿病,不歧视糖尿病患者等。支持性心理治疗原则是提供患者所需要的心理上的支持,包括同情体贴、鼓励安慰、提供处理方法与原则等,以协助患者度过困境,应对心理上的挫折,还包括提高糖尿病患者的应对能力,鼓励患者采取较为成熟的适应方式,以及帮助患者善用各种社会支持系统资源。针对糖尿病等慢性心身疾病,支持性心理治疗一般作为其他心理治疗技术的辅助治疗或基础治疗。

(3)松弛疗法:松弛疗法是通过一定程式的训练达到精神及躯体、特别是骨骼肌放松的一种行为治疗方法,具有良好的抗应激效果。常采用的松弛疗法分为泡澡、呼吸法、渐进性肌肉放松等。糖尿病患者进行泡澡时,应注意温度适宜,不宜空腹与饱食后泡澡,泡澡后避免受凉。渐进性肌肉放松,操作如下:在安静的环境中指导患者闭目想象身处于舒适和放松的环境里,指导语引导从上到下依次开始放松身体,并配合腹式呼吸和深呼吸。每天1次放松训练,每次15~20分钟。

(4)音乐疗法:音乐疗法是指运用音乐的非语言审美体验和演奏音乐的活动达到心理调节的治疗技术,其治疗作用在国内外被越来越多的人们认识,如西方古典音乐《蓝色的多瑙河》《卡门》组曲,中国古典音乐《春江花月夜》《病中吟》等音乐,能改善人的心理功能及生理活动。不同的音乐疗法适用的时间不同,护士应根据患者不同的年龄、病情、心情有选择性地进行。一般来说,兴奋性的音乐宜在早上或上午听,使人精力充沛,意气风发;镇静性的音乐应在晚上临睡前听,有助于睡眠和休息;解郁性的音乐受限制较小,可在任何时间听。另外也可以采取主动式音乐疗法,如参加卡拉OK、演唱会等形式的活动,自娱自乐,效果也很好。这样通过主动性的文娱活动,可以帮助患者消除孤独感,使之能更好地融入社会。

总之,糖尿病患者心理护理应因人而异,宣教时尽量语言通俗易懂。护士与患者交流时要有端庄的仪表、专业的护理知识和技术水平,语言科学、举例恰当、和蔼可亲,给患者信任感。针对不同时期,应做到"四个用心",即用真诚的爱心、耐心、细心、责任心进行心理疏导,以利于身心健康。良好的情绪、乐观的心态、积极的治疗,可以促进患者早日康复,充分体现心理护理的重要性。经过实践证明,综合性心理干预与系统化健康教育不仅能增加糖尿病患者的相关知识及社会支持,还能纠正错误认知及不良行为,增强患者战胜疾病的信心,消除疑虑和担忧,缓解和改善抑郁、焦虑等负性情感,从而提高生活质量。

第十二章　糖尿病并发症的护理

第一节　糖尿病急性并发症的护理

一、低血糖的护理

低血糖是指糖尿病药物治疗过程中发生的血糖过低现象,可导致患者不适甚至生命危险,也是血糖控制达标的主要障碍,应该引起特别注意和重视。对非糖尿病的患者来说,低血糖症的诊断标准为血糖水平小于 2.8 mmol/L。而接受药物治疗的糖尿病患者只要血糖水平≤3.9 mmol/L 就属低血糖范畴。低血糖常发生于老年人、肾功能减退的患者、有微血管和大血管疾病的患者和(或)糖尿病强化治疗的过程中。

1.分类　一般来说,低血糖可分为以下几类。

(1)严重低血糖:需要旁人帮助,常有意识障碍,低血糖纠正后神经系统症状明显改善或消失。

(2)症状性低血糖:血糖≤3.9 mmol/L,且有低血糖症状。

(3)无症状性低血糖:血糖≤3.9 mmol/L,但无低血糖症状。此外,部分患者出现低血糖症状,但没有检测血糖(称可疑症状性低血糖),也应该及时处理。

2.危害

(1)自主神经功能障碍:糖尿病患者常伴有自主神经功能障碍,影响机体对低血糖的反馈调节能力,增加了严重低血糖发生的风险。同时,低血糖也可能诱发或加重患者自主神经功能障碍,增加发生心肌梗死、急性心力衰竭、脑卒中、心律失常的风险,形成"恶性循环"。

(2)脑功能障碍:脑组织储存的葡萄糖非常有限,仅够维持 5~10 分钟脑细胞功能,脑组织的能量代谢全部依靠血液中的葡萄糖供能。当发生低血糖时,进入脑组织的葡萄糖减少,脑组织非常容易受伤害,而如果低血糖昏迷持续 6 小时以上的话,脑细胞将受到严重的不可逆伤害,可导致痴呆,甚至死亡

(3)其他:反复发生的低血糖可能导致眼和肾脏等器官的损害,甚至增加糖尿病患者的病死率,如 1 型糖尿病患者死亡原因中有 2%~4% 都是低血糖。同时低血糖反应带来的不适还可能影响患者正常的日常工作、学习及家庭生活。

3.诱因　低血糖的发生机制是血糖和胰岛素分泌不同步,胰岛素分泌延迟,即当血糖达到高峰时,胰岛素却未达到高峰,血糖逐渐下降时,胰岛素的高峰却来临,就产生了低血糖。常见诱因包括如下几类。

(1)胰岛素或胰岛素促分泌剂等药物使用不当或过量:可引起低血糖的降糖药物有胰岛素、磺脲类和非磺脲类胰岛素促泌剂及 GLP-1 激动剂,其他种类的降糖药物单独使用时一般不会导致低血糖。但若和上述药物合用也可增加低血糖发生的风险。如果未按患者病情及时调整药物用量或进行强化治疗的患者血糖控制过于严格,血糖下降幅度过大或下降速度过快等,都可能发生低血糖。

（2）未按时进食或进食过少：在口服降糖药物或注射胰岛素后没能按时进餐或没能吃够平时的主食量。

（3）运动量增加：过量运动（时间过长、强度过大、突然运动等）。

（4）酒精摄入，尤其是空腹饮酒：酒精迅速进入肝脏，能抑制肝糖原的分解和异生，直接导致低血糖。

4.临床表现　低血糖的临床表现与血糖水平及血糖的下降速度有关，可表现为交感神经兴奋和中枢神经症状。其程度和出现临床症状的轻重个体差异很大，与糖尿病的病程、神经病变、年龄，同时服用某些掩盖低血糖症状的药物（如β受体阻滞剂）和患者的感知功能有关。

（1）交感神经兴奋症状：包括软弱无力、出汗、心悸、面色苍白、视物模糊、四肢颤抖、饥饿感、恶心呕吐、烦躁、焦虑等。

（2）中枢神经症状：包括神志改变、认知障碍、头痛、言语障碍、幻觉、痴呆、癫痫发作，甚至昏迷、休克。部分患者在多次低血糖症发作后会出现无警觉性低血糖症，患者无心悸、出汗、视物模糊、饥饿、无力等先兆，直接进入昏迷状态，通常发生在夜间。老年患者因伴有自主神经病变，发生低血糖时常可表现为行为异常或其他非典型症状，加上反复发生，导致老年人记忆力差、智力减退、精神异常，饮食和药物治疗难以进行等。

5.治疗及护理

（1）治疗：糖尿病患者应常规备用碳水化合物类食品，以便及时食用。患者血糖≤3.9 mmol/L，即需要补充葡萄糖或含糖食物。低血糖具体诊治流程如图 12-1 所示。

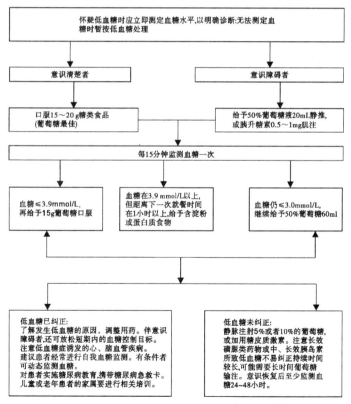

图 12-1　低血糖的处理流程

（2）护理

1）严密观察病情：密切观察生命体征及意识变化；观察小便情况，记录出入量；观察治疗前后的病情变化，评估治疗效果并做好记录。

2）一般护理：昏迷患者按昏迷常规护理，意识恢复后要注意观察是否有再度发生低血糖的情况，以便及时处理；抽搐者除补糖外，可酌情应用适量镇静剂，并注意保护患者，防止外伤；缺氧者给予氧气吸入。

6.预防

（1）定期监测：定期监测血糖，保持良好的血糖控制状态。

（2）告知患者及家属：告知糖尿病患者、患者家属及照顾的人员低血糖的相关知识，包括临床症状及自我处理低血糖的方法等，并进行相关的心理指导。

（3）老年患者血糖的控制：老年患者血糖不宜控制太严，为防止夜间无症状性低血糖的发生，睡前可适量加餐，并加测夜间 3 个时间点（0 点、3 点、6 点）血糖。

（4）药物剂量的调整：充分了解患者应用的降糖药，监督患者遵医嘱用药，不误用或过量使用降糖药物。初用各种降糖药时要从小剂量开始，然后根据血糖水平逐步调整药物剂量。

（5）佩戴病情卡：糖尿病患者外出时随身佩戴病情卡，以便发生低血糖昏迷能及时得到他人帮助。

二、糖尿病酮症酸中毒的护理

糖尿病酮症酸中毒（diabetic ketoacidosis，DKA）是由于胰岛素不足和升糖激素不适当升高引起的糖、脂肪和蛋白质代谢严重紊乱综合征，临床以高血糖、高血酮和代谢性酸中毒为主要表现，是糖尿病患者最常见的急性并发症。严重者出现不同程度的意识障碍直至昏迷，延误诊断或治疗可导致死亡。1 型糖尿病有发生 DKA 的倾向，2 型糖尿病在一定诱因下也可发生。

1.诱因　DKA 发病的基本环节是由于胰岛素缺乏和胰岛素拮抗激素增加，导致糖代谢障碍，血糖不能正常利用，结果血糖增高，脂肪的动员和分解加速，脂肪酸在肝脏经 β 氧化，生成大量乙酰乙酸、β-羟丁酸和丙酮，三者统称为酮体，当酮体生成超过组织利用和排泄的速度时，发展成酮症，同时酮症大量消耗体内储备碱，出现代谢性酸中毒，称为酮症酸中毒。因此，任何可以引起或加重胰岛素分泌绝对或相对不足的因素均可成为 DKA 诱因。多数患者的发病诱因不是单一的，但也有的患者无明显诱因。常见的诱因有急性感染、胰岛素不适当减量或突然中断治疗、饮食不当、胃肠疾病、脑卒中、心肌梗死、创伤、手术、妊娠、分娩、精神刺激等。

2.临床表现　DKA 分为轻度、中度和重度。轻度仅有酮症而无酸中毒（糖尿病酮症）；中度除酮症外，还有轻至中度酸中毒（糖尿病酮症酸中毒）；重度是指酸中毒伴意识障碍（糖尿病酮症酸中毒昏迷）或虽无意识障碍，但二氧化碳结合力低于 10 mmol/L。

（1）临床症状：早期主要表现为多尿、烦渴多饮和乏力症状加重；失代偿阶段出现食欲减退、恶心、呕吐，常伴头痛、烦躁、嗜睡等症状，呼吸深快，呼气中有烂苹果味（丙酮气味）；病情进一步发展，出现严重失水，尿量减少、皮肤黏膜干燥、眼球下陷、脉快而弱，血压下降、四肢厥冷；到晚期，各种反射迟钝甚至消失，终至昏迷。少数患者表现为腹痛等急腹症表现。

（2）实验室检查：尿糖、尿酮阳性或强阳性，血酮体增高，多在 4.8 mmol/L 以上；血糖升高,一般在 16.7~33.3 mmol/L;血钾在治疗前高低不定;血尿素氮和肌酐轻中度升高。

3.治疗及护理

(1)治疗:对单有酮症者,仅需补充液体和胰岛素治疗,持续到酮体消失。对失代偿或昏迷的 DKA 应按以下方法积极治疗。

1)补液治疗:是抢救 DKA 的首要和关键措施,能纠正失水,恢复肾灌注,有助于降低血糖和清除酮体,并保证随后的胰岛素治疗发挥作用。补液速度应先快后慢,并根据血压、心率、每小时尿量及周围循环状况决定输液量和输液速度。一般先立即静脉输入生理盐水,1小时内滴入 1000 mL,以后 6 小时内每 1~2 小时滴入 500~1000 mL。治疗过程中必须避免血糖下降过快、过低,以免发生脑水肿,当血糖降至 13.9 mmol/L 以下,改用 5% 葡萄糖加胰岛素继续输注(按每 2~4 g 葡萄糖加 1IU 胰岛素计算)。第一个 24 小时输液总量为 4000~5000 mL,严重失水者可达 6000~8000 mL,对老年、心血管疾病患者,输液尤应注意不宜太多、太快,以免发生肺水肿。患者清醒后鼓励饮水补液。

2)胰岛素:一般采用生理盐水加小剂量胰岛素治疗方案,即以 0.1 IU/(kg·h)胰岛素治疗,以达到血糖快速、稳定下降,而又不易发生低血糖反应的疗效。如在第 1 小时内内血糖下降不明显且脱水已基本纠正,胰岛素剂量可加倍。每 1~2 小时测定血糖,根据血糖下降情况调整胰岛素用量。当血糖降至 11.1 mmol/L 时,胰岛素剂量减至 0.02~0.05 IU/(kg·h)。

3)纠正电解质紊乱和酸中毒:酸中毒时细胞内缺钾,治疗前血钾水平不能真实反映体内缺钾程度,在开始胰岛素及补液治疗后,患者的尿量正常,血钾低于 5.2 mmol/L 即可静脉补钾。治疗前已有低钾血症,尿量>40 mL/h 时,在胰岛素及补液治疗同时必须补钾。严重低钾血症<3.3 mmol/L)应立即补钾,当血钾升至 3.5 mmol/L 时,再开始胰岛素治疗,以免发生心律失常、心搏骤停和呼吸肌麻痹。如患者有肾功能不全、血钾过高(≥6.0 mmol/L)或无尿时则暂缓补钾。补钾最好在心电监护下,结合尿量和血钾水平,调整补钾量和速度。

轻症患者经补液及胰岛素治疗后,酸中毒可逐渐得到纠正,不必补碱;重症酸中毒,二氧化碳结合力<8.92 mmol/L,pH<6.9 时,应考虑适当补碱,给予适量等渗碳酸氢钠溶液静脉输入,但不宜过多、过快以免诱发或加重脑水肿,补碱后还需监测动脉血气,直到 pH 上升至 7.0以上。

4)去除诱因和治疗并发症:如休克、心力衰竭和心律失常、脑水肿和肾衰竭等。

(2)护理

1)严密观察病情:①严密观察体温、脉搏、呼吸、血压及意识变化,低血钾患者应作心电图监测,为病情判断和观察治疗效果提供客观依据;②及时采血、留尿,定期测血糖,血、尿酮体,注意电解质和血气变化并做肝肾功能检查,以便及时调整治疗方案;③准确记录 24 小时出入量。

2)一般护理:立即开放两条静脉通路;昏迷患者按昏迷常规护理;卧床休息,注意保暖,保持呼吸道通畅,给予氧气吸入;加强生活护理,特别注意皮肤、口腔护理。

4.预防

(1)掌握知识,提高认识:糖尿病患者及相关人员要掌握糖尿病的基本知识,提高对糖尿病酮症酸中毒的认识,一旦怀疑本病应尽早到医院就诊。

(2)密切监测,合理治疗:1 型糖尿病患者要坚持合理地应用胰岛素,不得随意减量,更不能中断治疗,以保证血糖处于良好的控制状态。2 型糖尿病患者在合并危重疾病、感染、大手术及外伤等应激情况时,要密切监测血糖、尿酮体,血糖明显增高时要使用胰岛素治疗。

(3)控制饮食,加强护理:严格控制饮食、多饮水,定期监测血糖,按时复诊,加强口腔、皮肤护理,预防感染。

三、糖尿病高渗性高血糖状态的护理

高渗性高血糖状态(hyperosmolar hyperglycemic state,HHS)是糖尿病的严重急性并发症之一,临床以严重高血糖,血浆渗透压显著升高、失水和意识障碍为特征,无明显酮症酸中毒。HHS 的发生率低于 DKA 且多见于老年 2 型糖尿病患者。HHS 的预后不良,病死率为 DKA 的 10 倍以上,抢救失败的主要原因是高龄、严重感染、重度心脏衰竭、肾衰竭、急性心肌梗死和脑梗死等。

1.诱因　患者原有不同程度的糖代谢障碍,再加上某种诱因,引起严重的高血糖,但由于患者的胰岛还能分泌一定量的胰岛素,而机体抑制脂肪分解所需的胰岛素远比糖代谢所需的胰岛素量小,HHS 患者自身的胰岛素量虽不能满足应激状态下对糖代谢的需要,却足以抑制脂肪的分解,因而表现出严重的高血糖,而血酮增加不明显。常见的诱因有以下三方面。

(1)引起血糖增高的因素:各种感染并发症和应激因素,如手术、外伤、脑血管意外等;各种能引起血糖增高的药物,如糖皮质激素、苯妥英钠、普萘洛尔等;糖摄入过多,如静脉大量输入葡萄糖,静脉高营养;合并影响糖代谢的内分泌疾病,如甲亢、肢端肥大症、皮质醇增多症等。

(2)引起失水、脱水的因素:使用利尿药、水入量不足(如饥饿、限制饮水或呕吐、腹泻等)、透析治疗(包括血液透析和腹膜透析)、大面积烧伤。

(3)肾功能不全:如急性肾衰竭、慢性肾衰竭、糖尿病肾病等,由于肾小球滤过率下降,对血糖的清除也下降。

2.临床表现　HHS 起病常常比较隐匿。典型的 HHS 主要有严重失水和神经系统两组症状体征。

(1)临床症状:患者来诊时常已存在显著失水甚至休克。起病时患者常先有多尿、多饮,多食不明显,有的伴发热症状;随着失水逐渐加重,出现尿少甚至尿闭,同时出现神经精神症状,表现为嗜睡、幻觉、淡漠、迟钝,最后陷入昏迷。

(2)实验室检查:尿比重较高。尿糖呈强阳性。尿酮阴性或弱阳性,常伴有蛋白尿和管型尿;血糖明显增高,多为 33.3~66.6 mmol/L,血钠多升高,可达 155 mmol/L 以上。血浆渗透压显著增高,一般在 350 mOsm/L。以上。血尿素氮、肌酐和酮体常增高,多为肾前性;血酮正常或略高;血清碳酸氢根≥15 mmol/L 或动脉血 pH>7.3。

3.治疗及护理

(1)治疗:治疗方法与 DKA 基本一致,主要包括积极补液,纠正脱水,小剂量胰岛素静脉输注控制血糖,纠正水电解质和酸碱失衡,以及去除诱因治疗并发症等。因脱水较重,24 小时补液量可达到 6000~10 000 mL,建议配合管喂或口服温开水,每 2 小时 1 次,每次 200 mL,总补液量占体重 10%~12%。另外,与 DKA 不同的是,当血糖下降到 16.7 mmol/L 时可改为 5% 葡萄糖液加胰岛素静脉输入。

(2)护理:同 DKA 的护理。应注意观察患者的呼吸、脉搏、血压和意识变化,观察尿色和尿量。如发现患者咳嗽、呼吸困难、烦躁不安、脉搏加快,特别是在昏迷好转过程中出现上述

表现,提示输液过量的可能,应立即减慢输液速度并及时报告医生。

4.预防

(1)定期监测血糖:定期监测血糖,保持良好的血糖控制状态。

(2)保证水分摄入:保证充足的水分摄入,鼓励主动饮水;对有中枢神经系统功能障碍不能主动饮水者要记录每天出入量;保证水、电解质平衡;鼻饲饮食者要计划好每天的水摄入量,每天观察尿量。

(3)伴其他疾病时:糖尿病患者因其他疾病需使用脱水治疗时要监测血糖、血钠和渗透压。发生呕吐、腹泻、烧伤、严重感染等疾病时要保证供给足够的水分。

(4)控制饮食,加强护理:遵医嘱用药,严格控制饮食,多饮水,按时复诊,加强口腔、皮肤护理,预防感染。

四、糖尿病乳酸性酸中毒的护理

主要是体内无氧酵解的糖代谢产物乳酸大量堆积,导致高乳酸血症,进一步出现血 pH降低,即为乳酸性酸中毒。糖尿病合并乳酸性酸中毒的发生率较低,但病死率很高。大多发生在伴有肝、肾功能不全,慢性心肺功能不全等缺氧性疾病患者,尤其见于服用苯乙双胍者。

1.诱因 主要见于乳酸产生过多、清除减少。乳酸产生过多见于休克和左心功能不全等病理状态造成组织低灌注;呼吸衰竭和严重贫血等导致动脉血氧和降低,组织缺氧;某些与糖代谢有关的酶系(葡萄糖-6-磷酸脱氢酶、丙酮酸羧化酶和丙酮酸脱氢酶等)的先天性缺陷等。乳酸清除减少主要见于肝肾功能不全。

2.临床表现 主要为疲乏无力、恶心、厌食或呕吐,呼吸深大,嗜睡等。大多数有服用双胍类药物史。实验室检查有明显酸中毒,但血、尿酮体不升高,血乳酸水平升高。

3.治疗及护理

(1)治疗:除有明显心功能不全和肾功能不全外,应尽快纠正脱水,包括补液、扩容。一般补充生理盐水,血糖无明显升高者可补充葡萄糖液,并可补充新鲜血液,改善循环,补碱应尽早且充分,常用 NaHCO2,每 2 小时监测动脉血 pH,当 pH 达到 7.2 时暂停补碱治疗并观察病情,避免过量引起代谢性碱中毒。注意补钾和纠正其他电解质紊乱。积极对伴发病进行治疗,消除诱因,由药物(二甲双胍、苯乙双胍等)引起者立即停用该药物,改用胰岛素。疗效不明显者可做透析治疗以清除乳酸。

(2)护理:严密观察体温、脉搏、呼吸、血压及意识变化,低血钾患者应作心电图监测;定期测血糖,测定血乳酸浓度,注意电解质和血气变化并做肝肾功能检查;准确记录 24 小时出入量及病情变化。其他一般护理同"DKA 的护理"。

4.预防 严格掌握双胍类药物的适应证,尤其是苯乙双胍,对伴有肝、肾功能不全,慢性缺氧性心肺疾病,食欲不佳,一般情况差的患者忌用双胍类降糖药。二甲双胍引起乳酸性酸中毒的发生率大大低于苯乙双胍,因此建议需用双胍类药物治疗的患者尽可能选用二甲双胍。使用双胍类药物患者在遇到急性危重疾病时,应暂停本药,改用胰岛素治疗。长期使用双胍类药物者要定期检查肝、肾功能,如有不适宜用双胍类药物的情况时应及时停用。

第二节　糖尿病慢性并发症的护理

一、概述

糖尿病慢性并发症包括大血管病变、微血管病变、神经病变及骨关节病变等。由于长期的高血糖、高血压及糖尿病的脂代谢紊乱,除对心、脑、肾等全身许多重要器官损害外,还对血管、神经及骨与关节造成危害而导致患者下肢溃疡及截肢。糖尿病慢性并发症治疗难、疗效差、病程长、易复发的临床特点给医疗及护理工作带来极大压力,同时也是糖尿病患者致死、致残最主要的因素之一,所以做好糖尿病慢性并发症的防治与护理工作尤其重要。

1 型糖尿病患者在确诊后的 4~5 年,较少有慢性并发症的出现,而大部分 2 型糖尿病患者在确诊之前就已经有糖尿病慢性并发症发生。有些患者因为存在某些并发症才被发现患了糖尿病,甚至糖尿病并发症已处于较晚期阶段。糖尿病治疗及护理的目的就包括预防、减少或延缓糖尿病慢性并发症的发生与发展,使糖尿病患者像正常人一样生活、学习、工作和娱乐,有像正常人一样的寿命和生活质量。要减少糖尿病慢性并发症的发生,糖尿病患者必须长期坚持控制好各种代谢异常指标,如高血糖、高血压、血脂异常、肥胖、胰岛素抵抗、血液黏稠度高及不良的生活习惯等。

1.影响糖尿病慢性并发症产生的危险因素　糖尿病患者慢性并发症产生的危险因素是复杂和综合性的,目前仍未完全清楚。主要的诱发因素可分为不可改变因素和可改变因素两个方面。

(1)不可改变的因素

1)遗传因素:无论糖尿病患者的代谢控制如何,也不管糖尿病的病程长短,在临床上却有部分糖尿病患者并不出现糖尿病的慢性并发症;相反,有部分 2 型糖尿病患者即使病情控制良好,在较短时间内即出现了慢性并发症。因此,遗传因素可能在糖尿病慢性并发症的发生中起到一定的作用。

2)糖尿病病程:随着糖尿病病程的延长,产生糖尿病慢性并发症的危险性、例数和严重程度的概率都将增加,病程是糖尿病患者发生慢性并发症的重要不可改变的危险因素。

3)年龄:糖尿病慢性并发症随着年龄增长而增加,尤其是大血管病变,糖尿病患者发生大血管病变比非糖尿病者高 2~5 倍。

4)性别:在正常成年人,绝经前女性由于雌激素对心血管的保护作用,发生心血管疾病的危险性低于男性,绝经后的女性和男性危险性相同。

(2)可改变因素:是在目前充分掌握糖尿病诊疗知识和技能,并充分利用现有医疗设备的条件下,通过不断努力可使这些危险因素发生改变,以避免或阻止其慢性并发症的发生和进展。

1)高血糖:糖尿病患者发生慢性并发症的关键因素。严格控制高血糖,使其接近正常水平,同时尽量避免低血糖的发生,可预防和延缓糖尿病慢性并发症的发生和进展。

2)高血压:糖尿病患者慢性并发症尤其是心血管并发症的重要因素。早期检出和控制高血压将有利于阻止糖尿病慢性并发症的发生和发展,并可减少糖尿病尤其是 2 型糖尿病患者的致残率和病死率。

3)血脂异常:糖尿病患者发生动脉粥样硬化性疾病的重要危险因素。经过长期的血脂干预,可明显降低糖尿病患者大血管并发症的发生和发展。

　　4)肥胖:尤其是中心性肥胖可导致体内胰岛素抵抗增强和高胰岛素血症,不仅是2型糖尿病的诱发因素,也是糖尿病患者产生动脉粥样硬化性疾病的重要危险因素,需控制体重至理想水平。

　　5)血液高凝状态:糖尿病患者血液黏稠度增强而处于高凝状态,易于导致大血管、小血管及神经并发症的发生与发展,可影响糖尿病的治疗。

　　6)不良生活习惯:糖尿病患者吸烟不仅可加速和加重动脉粥样硬化性疾病的发生和进展,而且慢性吸烟可使2型糖尿病患者的胰岛素敏感性降低,从而使血糖难以达标;酗酒可使体内的热量增加和造成血脂代谢异常,加重体内胰岛素抵抗等。所以,为预防、减少和延缓糖尿病患者并发症的发生与发展,糖尿病患者需要改变不良的生活习惯。

　　2.糖尿病慢性并发症的治疗重点

　　(1)非药物治疗:无论1型糖尿病患者还是2型糖尿病患者,生活方式调整是基础治疗;根据患者的实际情况,如工作、生活条件等,来决定适合的饮食和运动治疗方案。

　　(2)血糖达标:患者应尽早与医生及糖尿病教育专家一起制订个性化的血糖控制目标;对1型糖尿病患者,应该尽早地开始行胰岛素治疗,在加强血糖监测的基础上,控制好全天的血糖,保护残存的胰岛细胞功能。

　　(3)全面达标:除了血糖控制满意外,还要求血脂、血压正常或接近正常,体重保持在正常范围,并有良好的精神状态。

　　(4)加强教育:加强DE,使患者掌握有关知识。

　　(5)加强相关专业协作:加强与糖尿病相关专业的协作,开展多学科协作进行糖尿病临床和研究工作,为糖尿病患者提供有科学依据的高质量和便捷的综合服务,减轻患者的经济负担。

二、糖尿病与血脂异常的护理

　　大部分高血脂与营养过剩、进食脂肪类食物过多有关,但仍有相当一部分高脂血症患者与遗传因素或其他疾病如胰岛素抵抗有关。研究发现,大多数糖尿病患者都有胰岛素分泌相对不足的情况,而胰岛素分泌不足常可引起脂质代谢异常。因为胰岛素具有促进脂蛋白分解的作用,当胰岛素分泌不足或体内产生胰岛素抵抗时,患者血液中的TG、LDL、VLDL都会明显升高,从而出现血脂异常的表现。有关流行病学调查结果显示,普通人群血脂异常的发生率为20%~40%,而糖尿病患者合并血脂异常者约占60%。更可怕的是,这两种疾病一旦联合起来,对人体的危害就会大大增加。糖尿病患者由于血糖、HbA1c增高,会对血管内膜产生刺激,造成血管内膜损伤,而过高的血脂则非常容易通过损伤的血管内膜,进入血管壁并在内膜下沉着,从而导致动脉粥样硬化。糖尿病本身就是心血管疾病的危险因素,再加上过高的血脂"助纣为虐",对身体的危害可想而知。众多临床观察结果显示,糖尿病患者患冠心病的可能性,要比非糖尿病患者增加3倍以上。倘若糖尿病患者同时伴有血脂异常。那么,他们患心血管疾病的危险性就会更大。所以,对于伴有血脂异常的糖尿病患者,在控制血糖的同时,调脂也就显得更有必要。

　　1.糖尿病血脂控制目标　根据西亚太地区2型糖尿病政策组制定的血脂控制目标见表12-1。

表 12-1　血脂控制目标　　　　　　　　单位:mmol/L

项目	良好	一般	不良
总胆固醇(TC)	<4.2	≥4.5	≥6.0
高密度脂蛋白胆固醇(HDL-C)	>1.1	1.1~0.9	<0.9
三酰甘油(TG)	<1.5	<2.2	≥2.2
低密度脂蛋白胆固醇(LDL-C)	<2.5	2.5~4.0	>4.0

2.血脂异常的筛查

(1)糖尿病患者建议每年筛查血脂一次。

(2)40岁以上男性,绝经期后女性,吸烟者需每年最少筛查一次血脂。

(3)具有以下疾病的人群:已有冠心病、脑血管病或周围血管动脉粥样硬化者;高血压、肥胖、有早发动脉粥样硬化家族史者;有家族性高脂血症者;黄色瘤或黄疣者需每半年筛查一次血脂。

(4)筛查项目:包括LDL-C(LDL中胆固醇的含量)、TG、TC、HDL-C(HDL中胆固醇的含量)、VLDL等。

3.血脂异常的防治与护理

(1)非药物治疗:根据血脂检查结果,先开始饮食、运动、戒烟限酒等非药物治疗,可降低体重、TG,升高HDL-C,并有轻度的降低LDL-C的作用。对以代谢综合征为主要表现的肥胖、高TG和HDL-C过低的2型糖尿病患者,主要通过控制体重(控制总热卡和增加运动)和适当控制碳水化合物(碳水化合物占总热卡的50%)。此原则是对饮食调节的总体要求,实际应用要个体化,要根据患者的血脂情况及对血糖和体重的控制目标采取针对性措施,鼓励患者通过营养师得到具体饮食指导,改变不良的生活方式。3个月后复查血脂水平,达到目标后继续坚持,可每6~12个月复查一次。

(2)药物治疗:通常仅仅通过非药物降脂疗法进行降脂是不够的,在保持健康生活方式的同时,应根据血脂升高的类型服用相应的降脂药物,如降低TC的药物(主要为贝特类,如力平脂),降低TG的药物(主要为他汀类,如立普妥、辛伐他汀等),升高HDL-C的药物(主要为烟酸类,即维生素B₃类)等。有些人患高血脂后服用阿司匹林、藻酸双脂钠、维生素E、银杏制剂等,认为它们可以降脂,其实不然,这些药物各有其相应的药理作用,但并不能降低血脂。目前临床常用降脂药物使用原则及不良反应见表12-2。

表 12-2　降脂药物使用原则

药物类别	血脂参数变化强度			获益	不良事件/评论
	LDL-C	HDL-C	TG		
他汀	↓↓↓	↑	↓	降低总病死率	耐受性良好,没有非心血管死亡的额外风险
烟酸	↓↓	↑↑↑	↓↓↓	和冠心病死亡	脸部潮红,胃肠道不适降低依从性;高血糖症限制它在糖尿病患者上的使用
贝特	↓	↑↑↑	↓↓↓	降低总病死率	增加非冠心病死亡的额外风险
树脂	↓↓	↑	↑	和冠心病死亡	降低许多药物吸收,不方便使用;口感差

依据患者临床状况选择起始剂量,首次随访在用药后 6~8 周,复查肝功、心肌酶和血脂,如果能达到治疗目标,可改为每 4~6 个月复查一次或更长(每年一次)。如开始治疗后未达目标,可能需要增加剂量、联合用药或换药。即使血脂降至正常,也还是应当继续服用降脂药使血脂维持在正常水平,这样才能达到防病治病的目的。如用药过程中肝功超过正常上限 3 倍,应暂停给药;注意有无肌痛、肌压痛、肌无力、乏力和发热等症状,血肌酸激酶高超过正常上限 5 倍应停药;如有其他可能引起肌肉溶解的急性或严重情况,如败血症、创伤、大手术、低血压和抽搐等,应暂停给药。

(3)血糖控制目标:对于没有并发症的 1 型糖尿病,通过使用胰岛素,严格控制血糖,可以完全纠正血脂异常。对 2 型糖尿病,理想的血糖控制可降低 TG,HDL-C 水平没有变化或轻度升高,LDL-C 水平可有轻度的降低。

三、糖尿病伴心血管疾病的护理

心血管疾病是糖尿病患者致残、致死,并造成经济损失的主要原因,其年发病率比年龄及性别相同的非糖尿病患者群高 2~3 倍。2 型糖尿病是冠心病的独立危险因素,明显增加了心血管疾病的发病率、患病率及病死率。中华医学会糖尿病学分会对京、津、沪、渝 4 城市 10 家医院住院糖尿病患者并发症患病率进行调查,结果显示合并各种心血管并发症者高达 93%,其中高血压占 41.8%。冠心病占 25.1%。

(一)糖尿病冠心病

即糖尿病合并心脏冠状动脉粥样硬化(coronary heart disease,CHD),是糖尿病的主要大血管合并症。其中男性糖尿病患者并发 CHD 的危险是正常人的 2 倍,而女性则高于正常人的 5 倍。另据报道糖尿病并发 CHD 者高达 72.3%,约 50% 的 2 型糖尿病患者在诊断时已有 CHD,约 80% 的糖尿病患者死于心血管并发症,其中 75% 死于冠心病,为非糖尿病的 2~4 倍。而糖尿病本身又加速冠心病的发展,因此从某种意义上讲对糖尿病的防治,自始至终其主要目的就是尽可能地预防和延缓冠心病的发生,从而降低糖尿病冠心病病死率。

1.病因与发病机制　高血糖损伤血管内膜,内膜上内皮细胞损伤以后,血液当中的血脂等就容易沉积在血管内壁上,导致管腔狭窄,动脉硬化。另外,糖尿病患者血小板凝血功能增强,血小板因子增多,血液黏稠,容易导致血栓,堵塞血管。同时肥胖、脂肪代谢异常、高胰岛素血症、吸烟等几种因素综合起来,会导致心肌缺血缺氧,甚至坏死而引起心脏病。

2.临床表现

(1)慢性稳定型心绞痛:一种以胸、颈、肩或臂部不适为特征的综合征。常表现为胸部绞痛、紧缩、压迫或沉重感,部位在胸骨后但可以放射到颈、上腹或左肩臂,常持续几分钟,以劳累或情绪激动为诱因,休息或舌下含化硝酸甘油后常在 30 秒至数分钟缓解。

(2)无痛性心绞痛:可表现为恶心、呕吐、头晕、四肢乏力、心律失常、短暂性的胸闷气紧不适、突发心源性休克、24 小时动态心电图显示 ST 段偏移等,且有发病年龄较早、起病快、预后差。

(3)急性冠状动脉综合征:急性冠状动脉综合征是一组由急性心肌缺血引起的临床综合征,包括急性心肌梗死及不稳定型心绞痛。不稳定型心绞痛和急性心肌梗死的共同表现特点为心前区痛,但是疼痛表现形式多样,发作诱因可有可无,可以劳力性诱发,也可以自发性疼痛。发作时间一般比稳定型心绞痛长,可达到 30 分钟,疼痛部位和放射部位与稳定型心绞痛类似,服用硝酸甘油后多数能缓解。但是也经常有发作不典型者,表现为胸闷、气短、周身乏力、恶心、呕吐等,尤其是老年女性和糖尿病患者。

3.治疗及护理

(1)疼痛的护理

1)绝对卧床休息,采取舒适卧位。

2)心理护理,安慰患者,解除紧张不安的情绪,减少心肌耗氧量。

3)必要时给予氧气吸入。

4)评估疼痛的部位、性质、程度、持续时间,严密观察血压、心率、心律变化,有无面色改变、大汗、恶心、呕吐等。

5)给予硝酸甘油(心绞痛发作时使用)舌下含服。对于心绞痛频繁发作或含服硝酸甘油无效的,可遵医嘱静脉滴注硝酸甘油,监测血压、心率变化,但应注意输入速度,防止低血压的发生。部分患者用药后可出现面部潮红、头部胀痛、头昏、心动过速、心悸等不适,应告诉患者是由于药物导致血管扩张所致,以解除顾虑。第一次用药时,患者应平卧。青光眼、低血压禁用。

6)患者疼痛缓解后与其讨论发作的诱因,总结预防方法。

(2)活动与休息:评估活动受限的程度,制订活动原则,解释合理活动的意义,指导病员活动及活动中不良反应的监测。

(3)介入治疗及外科治疗:介入治疗包括经皮冠状动脉腔内成形术、冠状动脉斑块旋切术、经皮冠状动脉腔内斑块旋磨术、经皮冠状动脉激光成形术、冠状动脉内支架及激光心肌血运重建术等。外科治疗包括冠脉搭桥术。

(4)急性心肌梗死的护理:绝对卧床休息,保持环境安静,限制探视,减少陪护,间断或持续吸氧,安置心电监护,遵医嘱给予吗啡或哌替啶止痛,烦躁者可给予地西泮,迅速建立静脉通道溶栓治疗并观察有无寒战、发热、过敏等不良反应,补充血容量纠正酸中毒,控制休克,给予患者适当心理安慰及解释工作。

4.健康指导

(1)加强冠心病的筛查,心电图是最基本、最常用的方法,对于心电图正常且无心肌缺血症状者,应注意其是否有危险因素存在,建议定期随访监测与筛查心电图,及时捕捉有症状的心电图,对诊断更有价值。

(2)指导患者提高自我监测及自我护理的能力,定期进行心电图、血糖、血压、血脂等检查,讲解心血管并发症基本知识及处理原则。

(3)指导患者生活规律、减肥、戒烟酒;调整日常生活与工作量,适当参加体力劳动和身体锻炼;不宜在过饱或饥饿时洗澡,水温勿过冷过热,时间不宜过长;保持平和乐观的情绪,避免焦虑、急躁等。

(4)摄入低热量、低脂、低胆固醇、低盐、高纤维素饮食,保持大便通畅,限制单糖类食物(如水果和蜂蜜),鼓励多吃粗粮,少吃多餐。

(5)坚持按医嘱服药,自我监测药物不良反应,外出时随身携带硝酸甘油应急。

(6)控制高血糖。

(7)定期门诊随访。

(二)糖尿病合并高血压

高血压是导致糖尿病大血管和微血管病变的重要危险因素。高血压能使血管进一步收缩变窄,很容易发生阻塞或出血,还能使尿蛋白增多,肾脏功能恶化;它也是导致糖尿病患者心脑血管系统功能紊乱而致死的主要原因,还会加重视网膜病变。1型糖尿病多在并发肾脏病变后出现高血压,2型糖尿病往往合并原发性高血压,可以在2型糖尿病发病之前、同时或之后出现。对糖尿病合并高血压人群根据心血管危险性评估进行积极的干预和治疗,对预防糖尿病大血管并发症和微血管并发症,预防心血管事件的发生和提高生存质量、延长患者寿命具有十分重要的意义。

1.病因与发病机制　糖尿病患者血糖升高,机体为了使血糖能保持正常,就代偿性的释放更多的胰岛素。胰岛素是一种促合成的激素,不仅能够促进蛋白质、脂肪等合成,而且能够使水钠潴留和体重增加,促进或加重高血压的发生和发展。同时糖尿病产生的动脉粥样硬化也是加重高血压发生的重要因素。

2.诊断标准　对于糖尿病患者来说,定期监测血压非常重要,当发现自己的血压升高,就应当采取相应的治疗措施。血压测量必须成为糖尿病日常门诊不可缺少的内容,必要时要进行不同体位的测量,以发现自主神经病变对血压的影响;门诊发现血压异常,应改天进行重复测量,以证实血压是否升高;凡糖尿病患者应当每3个月测量一次血压,对血压升高和接受降压治疗者,宜鼓励患者自测血压或增加血压检测频度,至少每周测量一次。

3.治疗与护理

(1)一般护理

1)行为治疗:纠正不良生活方式尤为重要,包括加强锻炼、生活规律、戒烟、戒酒等。3个月合理的行为治疗可以使收缩压下降 $1.33 \sim 2$ kPa($10 \sim 15$ mmHg)。男性每天酒精摄入应 $\leqslant 20 \sim 30$ g,女性 $\leqslant 10 \sim 20$ g。

2)控制体重:体重每减轻1 kg,可使平均动脉压降低 0.13 kPa(1 mmHg),对轻、中度高血压有效。超重10%以上者至少减肥5 kg。

3)量化饮食治疗,限制钠盐:每天摄入钠盐不应超过6 g。多进食低脂、少盐、高纤维饮食。

4)量化运动治疗:每天快走或游泳45分钟,每周坚持5天。

5)缓解心理压力,保持乐观心态。

(2)药物治疗与护理:在血压 $\geqslant 18.67/12$ kPa(140/90 mmHg)的患者,直接加用药物治疗,对于已经出现微量白蛋白尿的患者,也应该直接使用药物治疗。遵医嘱合理用药,尽早用药,定期监测病情,尽快稳定控制病情。

1)药物治疗:首先考虑使用血管紧张素转换酶抑制剂(angiotensin converting enzyme inhibitors,ACEI)或血管紧张素受体拮抗剂,二者为治疗糖尿病高血压的一线药物。前者抑制血管紧张素的产生,降低肾小球内压,阻止肾小球肥大,减少尿蛋白,减慢肾小球滤过率,对糖、脂肪及其他代谢方面没有不良作用,主要不良反应是咳嗽,升高血肌酐、血钾、过敏、皮疹、白细胞降低等。当使用ACEI出现咳嗽不耐受的可以选择血管紧张素受体拮抗剂,但血肌酐>3 mg/dL者慎用,因其主要不良反应是高钾血症、肾功能恶化等。当需要联合用药时,也应以其中一种为基础。

2)利尿剂、β受体阻滞剂、钙拮抗剂:作为二级药物或者联合用药。血压达标通常需要2个或2个以上的药物联合治疗。但利尿药双氢克脲噻可升高血糖,β受体阻滞剂会掩盖低血糖早期症状,故使用过程中需注意。

3)辅助药物:阿司匹林或其他抗血小板药物可减少脑卒中和心血管病死亡的危险。

4)用药后的护理:服药后注意体位变化宜慢,防直立性低血压;也可以穿弹力袜促进下肢血液循环;洗澡水温度不能太高,时间不能超过15分钟,禁止洗桑拿;坚持锻炼,但运动时禁止突然转身、下蹲、起立、弯腰等动作,运动后要注意盐和水的补充;保证充足睡眠;坚持长期用药,不随便停药;定期监测血压,定期随访。

四、糖尿病眼部病变的护理

糖尿病患者一旦发生眼部并发症,视力就会减退,甚至失明,失明率是正常人的25倍。世界范围内导致失明最重要的原因之一就是糖尿病眼部并发症。糖尿病患者眼的各部位均可出现病变,如角膜异常、虹膜新生血管、视神经病变等,其中最常见的是糖尿病性视网膜病变,它是糖尿病致盲的重要原因,对糖尿病患者危害最大,在2型糖尿病成年患者中,有20%~40%出现视网膜病变,8%有严重视力丧失,各型糖尿病的视网膜病变患病率随患病时间和年龄的增长而上升,99%的1型糖尿病和60%的2型糖尿病,病程在20年以上者,几乎都有不同程度的视网膜病变。其次是糖尿病性白内障,为糖尿病破坏视力最常见病因。

(一)糖尿病性视网膜病变

糖尿病性视网膜病变能导致双眼不可逆性失明,一般来说,糖尿病性视网膜病变发生较早,也较常见。早期病变较轻,表现为微血管瘤、视网膜出血斑、软性或硬性视网膜渗出、视网膜动静脉病变,视力不同程度下降。随着病情进一步发展,出现增生性病变,如新生血管、纤维性增生、视网膜脱落,可使视力完全丧失。

1.发病机制　糖尿病引起视网膜血管循环紊乱失调,血管硬化痉挛形成微血管瘤和小点状或小片状出血,视网膜静脉充盈扩张、轻度迂曲。随着病情的发展,除了微血管瘤和点、片状出血外,同时出现白色或黄白色渗出,病变往往波及黄斑区影响视力。进一步发展到视网膜和视盘上出现广泛的新生血管,并有结缔组织增生,视网膜反复出血,棉絮状渗出增多,严重损害视力。晚期或严重病例,可反复发生大量的玻璃体积血,出血如不能完全吸收可产生机化条索,与视网膜粘连,引起增生性玻璃体视网膜病变,增生条索牵拉视网膜引起视网膜脱离,最后导致失明。

2.分期及临床表现　我国眼底病学组将糖尿病视网膜病变分为单纯型和增生型两种,共六期。

(1)单纯型:Ⅰ期有微动脉瘤或合并有小出血点;Ⅱ期有黄白色"硬性渗出"或合并有出血斑;Ⅲ期有白色"软性渗出"或合并有出血斑。

(2)增生型:Ⅳ期眼底有新生血管或合并有玻璃体积血;Ⅴ期眼底有新生血管和纤维增生;Ⅵ期眼底有新生血管和纤维增生,并发视网膜脱离。

3.治疗与护理

(1)一般护理

1)定期随访检查:糖尿病性视网膜病变在早期患者常无症状,单眼患病时常不易察觉,等患者有明显症状时往往已经有视物模糊、眼底出血等。因此,确诊糖尿病后,患者要进行眼科检查,并进行定期随访。1 型糖尿病发病 5 年后每年检查一次,2 型糖尿病发现糖尿病后就要每年检查一次;有眼睛的异常表现,随时进行眼科检查;糖尿病妇女,应在计划怀孕前 12 个月内到医院检查眼底,怀孕后应于第一孕期内再进行眼底检查,以后每 3 个月定期复查;有视网膜病变者,应每年复查数次。检查内容包括视力、瞳孔对光反射、眼底检查、测眼压等。

2)早期诊断和及时治疗糖尿病:若已出现视网膜病变,即使控制糖尿病,疗效也差。

3)控制血压、血脂:高血压可加重眼底血管病变,增加眼底出血的可能性,高血脂可改善全身血液流变学,故控制血压、血脂对早期病变有一定好处。

4)养成良好的生活方式:戒烟、限酒、运动(避免剧烈活动及潜水等运动)、减肥、减少压力、保持心情愉快。

5)发生以下情况需尽快就医:视物模糊、视力减退、夜间视力差、眼前有阴影漂浮(飞蚊症)、视野缩小、不能解释的眼部症状、戴眼镜后视力下降、眼压增高等。

(2)药物治疗:使用药物以防止血栓形成和营养视网膜。对于早期单纯性视网膜病变。主要采用抗凝药物治疗,如阿司匹林、肝素、双嘧达莫等,眼底出血时可合用透明质酸酶或普罗碘铵等治疗。药物治疗也可作为眼底激光和手术治疗前后的辅助治疗。

(3)激光治疗:用于增生型视网膜病变。适时采用激光治疗,可以保护患者视力,是目前世界医学界公认的控制糖尿病视网膜病变发展的最好治疗方法,它利用激光凝固出血点,阻止视网膜出血,封闭新生血管,保存现在的视力,并防止视网膜病变进一步发展致眼球内部大出血。

(4)玻璃体切割术:对于严重的晚期糖尿病视网膜病变,如玻璃体积血、机化、牵拉性视网膜脱离,可采取玻璃体切割术,适当提高视力。

(二)糖尿病性白内障

白内障主要是由于各种原因导致患者晶状体混浊,而影响了物体在视网膜上的成像,使患者视物不清。糖尿病是导致白内障的危险因素之一。不论 1 型糖尿病还是 2 型糖尿病,发生白内障的危险性均明显增加,其发病率仅次于视网膜病变。

1.发病机制　目前认为糖尿病性白内障是由于醛糖还原酶活性增强,葡萄糖转化为山梨醇,导致晶状体代谢紊乱,使晶状体蛋白发生变性,形成混浊,影响了物体在视网膜上的成像,使患者视物不清。

2.临床表现及分类　一般表现为视力模糊、眼胀、怕光、看物体颜色较暗或呈黄色,甚至复视(双影)及看物体变形等症状,可分为以下两类。

(1)真性(早期)糖尿病性白内障:以年轻患者为多,一般 5~25 岁,双眼发病,发展迅速,可在数天,甚至两天内成熟,可通过裂隙灯显微镜检查发现。

(2)糖尿病老年性白内障:同非糖尿病老年性白内障相比,临床表现类似,但发病年龄稍早,成熟较快,发生率较高。

3.治疗　不可能用药物治愈白内障,只有手术更换晶状体。

(三)糖尿病性青光眼

糖尿病青光眼是眼部并发症中一种发病迅速、危害性大、随时可能导致失明的常见疑难眼病,预后较差。

1.发病机制　糖尿病可引起前房角小梁网硬化,房水外流不畅,眼压升高而发生原发性青光眼。而糖尿病血液循环障碍可导致眼部血流灌注减少,引起青光眼性视神经损伤,发生正常眼压性青光眼。在高血糖状态下晶状体发生肿胀,导致前房角关闭,眼压升高,引起继发性青光眼。最重的是糖尿病视网膜病变引起视网膜组织缺氧,产生具有活性的血管形成因子,向眼前部扩张,刺激虹膜形成纤维血管膜,跨越前房角,影响房水排出,致眼压升高,最终引起开角性青光眼。当纤维血管膜收缩,前房角粘连,则变成继发性闭角性青光眼。

2.临床表现　青光眼的病因机制非常复杂,因此它的临床表现也是多种多样。如原发性开角性青光眼早期一般无任何症状,当病变发展到一定程度时,可出现轻度眼胀、视力疲劳和头痛,视力一般不受影响,而视野逐渐缩小,出现行动不便和夜盲,有些晚期病例可有视物模糊和虹视。而急性闭角型青光眼,发病急骤,表现为患眼侧头部剧痛、眼球充血、视力骤降的典型症状,疼痛沿三叉神经分布区域的眼眶周围、鼻窦、耳根、牙齿等处放射,眼压迅速升高,眼球坚硬,常引起恶心、呕吐、出汗等,患者看到白炽灯周围出现彩色晕轮或像雨后彩虹即虹视现象。

3.治疗

(1)激光治疗:主要有解除瞳孔阻滞的激光虹膜切除术,增加房水排出的激光小梁成形术和减少房水生成的激光睫状体光凝术。

(2)药物治疗:使用20%甘露醇静脉滴注,必要时可用1%毛果芸香碱和噻马洛尔滴眼或加用乙酰唑胺口服。

(3)预防与护理

1)保持愉快的情绪:生气、着急及精神受刺激,很容易使眼压升高,引起青光眼,所以平时要保持愉快的情绪。

2)保持良好的睡眠:睡眠不安和失眠,容易引起眼压升高,诱发青光眼,必要时服药,尤其是眼压较高的人。

3)少在光线暗的环境中工作或娱乐:在暗室工作的人,每1~2小时要走出暗室或适当开灯照明;情绪易激动的人,要少看电影,看电视时也要在电视机旁开小灯照明。

4)避免过劳:不管是体力劳动还是脑力劳动,身体过度劳累后都易使眼压波动,所以要注意生活规律、劳逸结合、避免过劳。

5)饮食护理:不要暴饮暴食,暴饮暴食会使眼压升高,诱发青光眼。老年人应饭吃八分饱,不吸烟、不喝酒、不喝咖啡、不喝浓茶、不吃辛辣及有刺激性的食物;不可在短时间内饮大量水分;多吃蜂蜜及西瓜、冬瓜、红豆等利尿的食物,降低眼压。

6)自我监测:常摸自己的眼球,看灯光。青光眼的特点是眼球发硬,看灯光有虹圈,发现后及早治疗。老年人每年要量一次眼压,尤其是高血压患者。发现白内障、虹膜炎也要及早治疗,以免引起继发性青光眼。

7)防止便秘:便秘的人大便时,常有眼压增高的现象,要养成定时大便的习惯,并多吃蔬菜、水果。

8)坚持体育锻炼:体育锻炼能使血流加快,眼底瘀血减少,房水循环畅通,眼压降低。但不宜做倒立,以免使眼压升高。

五、糖尿病肾脏病变的护理

糖尿病肾病是糖尿病严重的微血管病变之一,是导致肾衰竭的常见原因,常见于病史超过 10 年的患者。广义上讲,与糖尿病有关的肾脏疾病都称为糖尿病肾病。狭义的糖尿病肾病是特指糖尿病性肾小球硬化症,一种以血管损害为主的肾小球病变。1 型糖尿病患者或 2 型糖尿病患者中 20%~40% 的患者会发生肾病,终末期糖尿病肾病已占肾透析治疗患者的 50% 以上。1 型糖尿病从发病至出现典型临床糖尿病肾病一般历时 10 年左右,再经历 10 年左右进入肾衰竭,是 1 型糖尿病患者的主要死亡原因。2 型糖尿病患者发生糖尿病肾病的概率比 1 型糖尿病低,但在 2 型糖尿病患者中其严重性仅次于心、脑血管病。

糖尿病肾病早期,肾小球并无实质性损伤,经严格控制血糖及血压,能改善肾小球基膜的滤过环境,从而使微量蛋白尿排出减少,甚至可以使病情恢复正常。但若进入晚期,则为不可逆病变,治疗只能延缓病情发展。

1.发病机制　糖尿病肾病的基本病理特征为肾小球基膜均匀肥厚伴有肾小球系膜细胞基质增加、肾小球囊和肾小球系膜细胞呈结节性肥厚及渗透性增加。其发病机制如下。

(1)高蛋白饮食加剧糖尿病肾病的恶化:糖尿病患者由于严格限制碳水化合物的摄入,而以高蛋白纤维食物供给为主,致使蛋白分解产物及磷的负荷过度和积聚,进而加剧了糖尿病肾病的病理损害。

(2)高血压的影响:糖尿病患者由于脂代谢紊乱、动脉粥样硬化等诸多原因,合并高血压者为数不少,这些患者中几乎都可见到尿微量蛋白,表明肾损害普遍。

(3)高血糖:长期血糖增高,可致毛细血管通透性增加,血浆蛋白外渗,引起毛细血管基膜损害,肾小球硬化和肾组织萎缩。

2.分期与实验室检查　1 型糖尿病所致肾损伤分为 5 期,2 型糖尿病导致的肾损害也参考该分期。

Ⅰ期:肾小球高滤过期,肾体积增大。肾小球滤过率(glomerular filtration rate,GFR)> 150 mL/min,影像学检查(CT 或 B 超)可发现肾脏增大。此期无肾病临床症状和体征。这种初期病变与高血糖水平一致,但是可逆的,经过胰岛素治疗可以恢复,但不一定能完全恢复正常。

Ⅱ期:间断微量白蛋白尿。患者休息时尿白蛋白排出率(UAE)正常(<20 μg/min 或< 30 mg/24h),部分患者在代谢控制不良和应激(如运动)时可出现微量蛋白尿,GFR 稍高于正常,休息后可恢复。但这一期肾小球已出现结构改变,肾小球毛细血管基膜(glomerular basement membrane,GBM)增厚和系膜基质增宽。

糖尿病肾损害Ⅰ期、Ⅱ期患者的血压多正常,GFR 增高,UAE 正常,故此二期不能称为糖尿病肾病。

Ⅲ期:早期糖尿病肾病,以持续微量白蛋白尿为标志。尿白蛋白排出率为 20~200 μg/min 或 30~300 mg/24h,病理检查 GBM 增厚及系膜基质增宽,小动脉壁出现玻璃样变,尿常规示蛋白仍呈阴性,GRH 下降至正常,血压正常或偏高。积极治疗,部分仍可逆转。

Ⅳ期:临床糖尿病肾病或显性糖尿病肾病。这一期的特点是 UAE>200 μg/min 或> 300 mg/24h,GFR 减低,尿常规化验蛋白阳性,可出现高血压、贫血、水肿、视网膜病变、不同程度的大血管、周围神经及自主神经病变等。水肿比较严重,对利尿药反应差。

Ⅴ期:终末期肾衰竭。持续性尿蛋白发展,肾小球基膜广泛增厚,肾小球毛细血管腔进行性狭窄和更多的肾小球荒废,肾脏滤过功能进行性下降,导致肾衰竭。高血压、水肿、贫血、蛋白尿等症状加重,相继出现电解质紊乱、酸中毒等,患者最终常死于尿毒症、昏迷、继发感染、心力衰竭或脑血管意外。

3.临床表现　糖尿病肾病起病隐匿,进展缓慢,早期症状多不明显,随着病情发展,可逐渐出现一系列临床表现。

(1)蛋白尿:是糖尿病肾病的特征。可逐渐变为持续性蛋白尿,尿常规化验一旦检查出现蛋白尿阳性,则标志进入临床糖尿病肾病期,是预后不良的征象。24小时尿蛋白检查是诊断糖尿病肾病和分期的重要依据。

(2)水肿:早期糖尿病肾病患者一般水肿不明显或较轻微,进入临床肾病期后,可有明显的水肿出现,多表现在局部,如眼睑等疏松部位。少数可出现全身的水肿、低蛋白血症、高度蛋白尿及血浆蛋白增多的肾病综合征。

(3)高血压:糖尿病肾病患者中常见。严重的肾病多合并高血压,而高血压又加速糖尿病肾病的进展和恶化。

(4)肾功能不全:糖尿病性肾病一旦开始,则是一个进行性的过程。而氮质血症、尿毒症则是其最终结局。

(5)贫血:有明显氮质血症的糖尿病患者,可有轻度至中度的贫血,铁剂治疗无效。贫血为红细胞生成障碍所致,可能与长期限制蛋白饮食和氮质血症有关。

(6)其他症状:如视网膜病变、恶心、呕吐、食欲下降,抽搐等。

4.治疗与护理

(1)严格控制血糖:高血糖是糖尿病肾病发生发展的基本因素,只有将血糖控制在正常水平,才能使早期肾脏的病理改变得以康复。力争使空腹血糖<6.1 mmol/L(110 mg/dL)、餐后血糖<8.0 mmol/L(144 mg/dL)、HbA1c<6.5%。可根据医生的建议谨慎选择口服降糖药。如磺脲类药主要经肾排泄,肾功能不全时体内药物蓄积易诱发低血糖,故应禁用。不过格列喹酮例外,因其代谢产物仅5%经肾排泄,故轻度到中度肾功能不全时仍可应用,仅终末肾衰竭患者需适当减量;格列奈类药、噻唑烷二酮类药在轻、中度肾功能不全时仍可应用;双胍类药主要经肾排泄,肾功能不全时体内药物蓄积易导致严重乳酸性中毒,故应禁用;α-糖苷酶抑制剂口服后仅约2%吸收入血,其余均从肠道排出,故肾功能不全时仍可服用。如果血清肌酐进一步升高且血糖尚未得到有效控制,宜尽早采用胰岛素治疗,对防止临床蛋白尿的发生是较好的选择。不同患者情况不同,应密切监测血糖变化来调节胰岛素剂量。可采用胰岛素+血管紧张素转化酶抑制剂+α-糖苷酶抑制剂联合用药。但若肾功能不全时,由于胰岛素的降解和排泄减少,易导致胰岛素蓄积发生低血糖,故应减少胰岛素用量。

(2)积极治疗高血压:高血压可以加速肾功能的恶化。在糖尿病肾病的治疗中,控制高血压是很重要的环节,而且也要严格达标。无肾损害及尿蛋白<1.0 g/d的患者,年龄大于18岁的非妊娠患者,血压应<17.33/10.67 kPa(130/80 mmHg),尿蛋白>1.0 g/d的患者血压应达<16.67/10 kPa(125/75 mmHg)。可选用钙拮抗剂(硝苯地平);血管紧张素转换酶抑制剂(贝纳普利);β受体阻滞剂(美托洛尔、普萘洛尔)等。如效果仍不满意,可加用血管扩张剂(哌唑嗪),利尿剂(呋塞米)等。特别是血管紧张素转换酶抑制剂有降低肾小球灌注压,减慢肾小球硬化,减少尿白蛋白及延缓肾损害进展,保护肾功能的功效,故目前为糖尿病肾病的首选药物。糖尿病患者从出现微量白蛋白尿起,无论有无高血压均应服用血管素转换酶抑制剂(AC EI)或血管紧张素Ⅱ受体阻滞剂(ARB)。中药中的黄芪也有同样的功效。

具体用药时需注意以下几点:①尽量选用长效、双通道(肾及肾外)排泄药物;②服药需从小量开始,无不良反应时逐渐加量,为有效减少尿白蛋白及延缓肾损害进展常需较大药量(比降血压剂量大),服药时间要久(常需数年);③要密切观察不良反应如咳嗽、高血钾及血清肌酐迅速增高(高于服药前 30%~50%,常出现于肾缺血时)等,必要时停药。但是高血钾被纠正,肾缺血被解除且肌酐恢复原有水平后,仍可重新用药;④双侧肾动脉狭窄、妊娠及血清肌酐>265 μmol/L。(3 mg/dL)的患者不宜用此类药物。

(3)透析治疗:当患者肾小球滤过率降至 15~20 mL/min 或血清肌酐水平超过 5 mg/dL时,就应做透析治疗。包括血液透析和腹膜透析。对终末期尿毒症的糖尿病患者应进行透析治疗,但效果不如非糖尿病患者好。因为糖尿病患者存在血管病变,故在透析过程中人工动静脉瘘管容易失败;出现心肌梗死、充血性心力衰竭、感染、高渗性昏迷等并发症增多;血透后 3 年生存率为 50%,病死率是非糖尿病患者的两倍。目前,主张采用连续性可动式腹膜透析,因为它不增加心脏负荷及应激,能较好控制细胞外液容量和高血压,还可腹腔注射胰岛素,操作方便,费用较低,但应注意预防感染。

(4)对症治疗:如给予抗凝治疗以改善血液循环;纠正脂代谢紊乱;有低蛋白血症者补充白蛋白及适当应用利尿剂等。

(5)肾移植:尽管糖尿病肾病患者在进行肾移植时,泌尿系统及心血管系统的并发症发生率均较非糖尿病患者高,但仍不失为一种有效的治疗措施。如移植成功,大部分患者症状改善,能维持生活能力,部分患者甚至可以恢复工作。据国外资料统计:肾移植 1 年存活率为 66%,2 年存活率为 61%,5 年为 58%。

(6)饮食护理:饮食护理的基本原则是在控制总热量的前提下,强调低钠低蛋白高纤维素饮食。

1)指导患者计算热量:教会患者及其家属根据标准体重、热量标准来计算饮食中的蛋白质、脂肪和碳水化合物的含量,并教会患者如何分配三餐食物及合理安排膳食结构。鼓励患者按时按量进餐。

2)蛋白质摄入量:如肾功能正常者蛋白质摄入量为每天每公斤体重 0.8~0.9 g,对肾功能不全的患者应控制蛋白质摄入量为每天每公斤体重 0.6~0.8 g,并以优质动物蛋白代替植物蛋白,以减轻肾脏负担。选用高生物效价的蛋白质,如鸡蛋、牛奶、鱼、瘦肉等。

3)控制碳水化合物摄入:保证膳食中碳水化合物的摄入,又要控制碳水化合物的摄入,控制血糖,通过提供足够的热量以减少自体蛋白质的分解,发生营养不良,必要时加必需氨基酸或 α-酮酸等治疗。并注意纠正贫血,补充铁剂和促红细胞生成素。

4)限制钠的摄入:限制钠的摄入,以减轻水肿和高血压,每天膳食中钠应低于 3 g。

5)微量元素摄入控制:因糖尿病肾病极易出现酸中毒和高钾血症,故应节制含钾饮料及水果。同时应该补充充足维生素 B、维生素 C 和微量元素钙、锌、铁等,对肾脏起保护作用。

6)限制水的摄入:限制水的摄入,水的摄入量应控制在前一天尿量加 500 mL 为宜。

(7)一般护理

1)密切观察病情:监测体重,每天 2 次,每次在固定时间穿着相同衣服测量;记录 24 小时出入量,观察尿量、颜色、性状变化,有明显异常及时报告医生;观察患者的血压、水肿、尿检结果及肾功能变化,如有少尿、水肿、高血压、应及时报告主管医生给予相应的处理;密切观察患者的生化指标,观察有无贫血、电解质紊乱、酸碱失衡、尿素氮升高等情况。如发现异常及时报告医生处理。

2)保护肾脏:尽量避免有肾毒性的药物,如庆大霉素、链霉素、阿米卡星等。避免进行静脉、肾盂造影。避免使用碘造影剂。

3)预防和治疗尿路感染:糖尿病患者对感染的抵抗力减退,易合并肾盂肾炎,加重肾脏损害,并且症状往往不典型,仅有轻度排尿不适和腰痛。应注意个人清洁卫生,如有感染,立即做细菌培养,并应根据细菌培养结果在医生指导下用药。

4)定期检查:每年查肾功能、尿微量白蛋白、血尿素氮、肌酐等,以早期发现糖尿病性肾病。最基本的检查是尿常规,检测有无尿蛋白。这种方式有助于发现明显的蛋白尿及其他一些非糖尿病性肾病,但是会遗漏微量白蛋白尿。检测尿液微量白蛋白最简单的方法是测定尿中白蛋白与肌酐的比值,只需单次尿标本即可检测。如结果异常,要在 3～6 个月连测 3 次以明确诊断。微量白蛋白尿的诊断标准是:白蛋白/肌酐,男性 2.5～25.0 mg/mmol(22～220 mg/g);女性3.5～25.0 mg/mmol(31～220 mg/g)。大量白蛋白尿的诊断标准是:白蛋白/肌酐>25.0 mg/mmol(220 mg/g)。如为持续性微量白蛋白尿,并排除其他引起其增加的因素,如泌尿系感染、运动、原发性高血压、大量蛋白质摄入等,应高度警惕。确诊糖尿病肾病前必须除外其他肾脏疾病,必要时需做肾穿刺病理检查。

5)保持健康的生活方式:适当运动,对水肿明显、血压较高或肾功能不全的患者,强调卧床休息,降低体重,戒烟、限酒。

6)心理护理:安慰患者,鼓励患者讲出心中的感受,以消除紧张情绪,保持思想乐观,情绪稳定;耐心向患者解释病情,使其认识到大多数糖尿病肾病可以通过治疗得到控制,减轻患者的思想压力,以利于病愈,提高生活质量。

六、糖尿病神经病变的护理

糖尿病神经病变是糖尿病神经系统发生的多种病变的总称,是糖尿病严重的并发症之一,可加重其他并发症如 DF,也是糖尿病患者死亡及伤残的重要原因之一。糖尿病诊断后的 10 年内常有明显的糖尿病神经病变的发生,其发生率与病程、年龄、血糖控制差相关。神经功能检查发现60%～90%的患者,有不同程度的神经病变,其中 30%～40%的患者无症状,而有 10%～20%的患者出现严重症状。在吸烟、年龄超过 40 岁及血糖控制差的糖尿病患者中神经病变的患病率更高。患者可无症状或有疼痛、感觉缺失、无力和自主神经功能失调等。在早期,有效的治疗可使病情得到良好控制,而当病情进一步发展至晚期,则很难逆转。

1.病因与发病机制　准确的病因及发病机制不明,一般认为是长期高血糖造成神经细胞的直接破坏和损伤了神经细胞的供血血管。

2.分类及临床表现

(1)周围神经病变:周围神经主要是指管理四肢、皮肤的感觉、运动神经。周围神经病变可单侧或双侧,可对称或不对称,但以双侧对称性常见。

1)对称性多发性周围神经病变:多为两侧对称的远端感觉障碍,下肢比上肢明显,是最常见的类型。常表现为:①双下肢麻木、感觉减退或消失,对冷热、压力、疼痛不敏感,四肢远端有"手套样"或"袜套样"感觉;②膝反射、跟腱反射减弱或消失;③位置觉减弱或消失;音叉震颤觉减弱或消失,易导致下肢和足部的损伤;④出现肢体灼痛、针刺样痛,有时出现痛觉过敏,疼痛剧烈时,患者难以忍受,夜间加重,不能入睡,清晨时疼痛减退,有的呈自发性闪电痛或刀割样痛;⑤可有蚁行感、发热和触电样异常感;⑥运动神经受累时,患者的肌力常有不同程度的减退,晚期出现营养不良性萎缩。

2)非对称性多发性单神经病变:可出现皮肤苍白、青紫、少汗、无汗、脱毛、皮肤营养障碍等神经营养失调现象,以四肢近端尤其是下肢损害为主,起病较急,常有肌无力、肌萎缩。上肢的臂丛神经、正中神经最常受累,下肢以股神经、坐骨神经、闭孔神经损害较常见。

(2)自主神经病变:可累及心血管系统、消化系统、泌尿系统、生殖系统、瞳孔、汗腺等,是糖尿病神经病变中最复杂的一种。它起病隐蔽,患者多无主诉,要靠细心询问病史及自主神经功能试验来发现,其症状易与其他疾病混淆。

1)心血管系统:主要是血管运动反射受损害,常表现为静息时心动过速、体位性低血压、无痛性心肌梗死,可导致严重心源性休克、心力衰竭,甚至猝死。

2)汗腺分泌异常:可出现足、腿及躯干下部出汗减少,而上半身出现多汗,尤其吃饭时大汗淋漓。

3)胃肠系统:常常出现胃排空迟缓、胃轻瘫、糖尿病性腹泻与便秘交替等。

4)无症状性低血糖:极易导致低血糖昏迷。

5)无张力性膀胱(神经源性膀胱):是指排尿后膀胱中的残余尿超过 50 mL。早期可无症状,以后可表现为尿流变细、排尿时间延长、排尿时需更用力,以致出现排尿不尽、滴沥等现象;膀胱排空困难,残余尿增多,引起尿潴留,继而易发生反复尿路感染,甚至累及肾脏,引起肾盂肾炎、肾衰竭。

6)性功能紊乱:男性可出现阳痿、早泄、逆性射精、不育;女性可有月经紊乱、不孕。

7)瞳孔调节异常:瞳孔缩小,外形不规则,双侧不对称不等大,对光反射不灵敏。

(3)中枢神经病变

1)糖尿病性脊髓病:较少见,包括脊髓性共济失调、脊髓软化、脊髓性肌萎缩等,表现为走路不稳、步态蹒跚,如踩棉花感;如有感觉障碍,则出现共济失调。

2)脑部病变:以缺血性脑血管病多见。根据发生部位的不同,可发生偏瘫、偏盲、失语、智力障碍、血管性痴呆、假性延髓麻痹及帕金森综合征等。

3.治疗与护理　糖尿病神经病变不仅发病原因复杂,致病因素多样,而且几乎累及全身任何器官、系统,产生复杂临床表现,因而其治疗也是综合性的,目前缺乏特效治疗手段。

(1)控制高血糖:严格控制饮食,合理使用降糖药,积极治疗糖尿病。

(2)改善神经微循环:遵医嘱可酌情选用丹参、川芎嗪、葛根素、山莨菪碱和前列腺素 E 等活血化瘀药物及神经营养药,如甲基维生素 B_{12}(甲钴胺)、维生素 B_1、维生素 B_2 等;经常检查双手、双足及暴露部位的皮肤有无破损,皮下注射部位及经常受压部位有无红肿现象;注意保暖,但应避免使用过热的水、热水袋和电热褥;适度运动,促进肢体血液循环;保持清洁,预防外伤;卧床患者勤翻身,预防压疮。

(3)对症护理

1)疼痛:遵医嘱可用吲哚美辛、苯妥英钠、卡马西平、曲马朵、麻醉止痛剂、镇静安眠剂、血管扩张剂等药物止痛;心理安慰,减轻患者心理负担,转移患者注意;保持环境的安静舒适;适当按摩运动。

2)腹泻:遵医嘱采用红霉素、甲硝唑、碱式碳酸铋等药物或中药,针灸等方法止泻;同时给予适当安慰鼓励,树立信心;每次便后保持肛周及臀部皮肤清洁干燥,预防压疮;指导病员锻炼盆底肌肉,控制排便。

3)胃轻瘫:患者应少吃多餐,进食低脂、低纤维饮食,配合胃动力药如多潘立酮、西沙比利等。

4)尿潴留:鼓励患者白天每3~4小时排尿一次,并同时于下腹部用手压迫帮助排尿。

5)直立性低血压:患者改变体位时应缓慢,下肢可用弹力绷带。

(4)一般护理

1)养成良好生活习惯,戒烟限酒,适当营养,避免毒性物质等。

2)强调早期筛查和早期治疗,让患者了解神经病变的症状和体征,强调病变可以是无症状的,解释其危害及发生发展,解释不同病变的不同治疗方法,告知病员保护足的重要性。

七、糖尿病合并感染的护理

糖尿病患者由于代谢紊乱及各种并发症,使机体抵抗力下降,容易发生各种感染,在血糖控制差的患者中更常见且严重;同时感染也可能加重糖尿病的发展或产生其他并发症,故控制感染也是糖尿病治疗的任务之一。

1.病因与发病机制　高血糖使患者抵抗力下降,白细胞吞噬作用受到抑制。同时,由于组织的糖原含量增高,给细菌、真菌、结核等病菌繁殖创造了良好的环境,使糖尿病患者容易发生各种感染。

2.常见感染部位　皮肤、口腔、呼吸道、泌尿生殖系统。

3.临床特点

(1)皮肤感染:糖尿病患者中有1/3患有与糖尿病相关的皮肤病变,如皮肤瘙痒症、湿疹、皮肤化脓性感染、皮肤真菌感染等,可形成败血症或脓毒血症。同时皮肤病变可加重糖尿病,应给予重视并积极治疗和预防。

(2)口腔感染:由于糖尿病患者身体大部分微血管都有病变,供血不足,若发生在牙周组织血管,产生牙周病和龋齿,再加上高血糖状态,使糖尿病患者的口腔易发生感染。如果不予治疗,又会使糖尿病恶化,严重者导致酮症酸中毒。因此,要及时处理和预防口腔疾病。

(3)呼吸道感染:易导致肺炎,老年卧床患者更常见,是糖尿病猝死的常见诱因。肺结核发生率也高,进展快,易形成空洞。

(4)泌尿生殖系统感染:由于尿糖刺激,女性易反复发作发生阴道炎、女性外阴瘙痒、肾盂肾炎、膀胱炎等,男性也可发生龟头炎。

4.治疗及护理

(1)严密观察,包括体温、白细胞及局部表现。

(2)控制血糖,积极治疗糖尿病。

(3)合理使用抗生素。

(4)对症处理。

(5)日常护理:①做好个人卫生,勤洗澡、勤换衣,保持皮肤清洁;洗澡时,水温不宜过热,应轻轻搓揉,防止皮肤破损引起感染;应使用刺激小的中性香皂、浴液,切勿使用刺激大的碱性洗涤剂;老年患者每次洗澡时间不宜过长,最好采用淋浴;②卧床患者应勤翻身,减少局部组织受压,预防压疮发生;③女性患者勤换内裤,内裤不宜过小过紧,选用通气性能好的天然织物内衣,并消毒晾晒;月经期应使用消毒卫生纸或符合卫生要求的卫生巾;④对有反复真菌感染、化脓性皮肤病、顽固性皮肤瘙痒的中老年人,应重视血糖测定,应做伤口细菌培养以选用敏感抗生素,伤口局部不可随意用药,尤其是刺激性药物;⑤每天至少早晚各刷牙一次,使用软毛牙刷,每3个月更换牙刷一次;饭后要漱口,注意预防口腔疾病;每天仔细检查牙龈,有无发炎组织;重患者给予特殊口腔护理;⑥预防感冒等上呼吸道传染疾病,避免与感冒、肺炎、肺结核等感染者接触。

八、糖尿病伴骨关节病变的护理

糖尿病骨关节病变是指糖尿病性神经病变引起的神经性关节病,是夏科关节病中的一类,是进行性的关节破坏,可以涉及一个或多个关节,其病理特点是关节脱位、病理性骨折、严重的足弓塌陷。而骨关节病变的结果是严重的畸形,足掌压力增加和溃疡,如不能得到有效治疗及护理,最终可能导致截肢。糖尿病患者中约1%可能发生夏科关节病,主要系神经病变所致,感染可加重其损伤,可致关节脱位、畸形,严重影响关节功能,使患者生活质量降低。

1.病因 由于糖尿病感觉神经和自主神经病变,肩、肘、颈椎、髋、膝、踝、趾等关节没有痛觉的保护机制,导致关节过度使用、撞击发生破坏,可发生无痛性肿胀等。

2.临床表现 关节逐渐肿大、不稳、积液,可穿出血样液体。肿胀关节多无疼痛或仅轻微胀痛,关节功能受限不明显。关节疼痛和功能受限与关节肿胀破坏不一致为本病之特点。晚期关节破坏进一步发展,可导致病理性骨折或病理性关节脱位。

3.辅助检查 主要通过X线检查,早期见软组织肿胀、骨端致密;晚期关节显示不同程度的破坏、间隙狭窄、骨端致密、病理骨折、关节内游离体、骨质吸收、退变骨赘和新骨形成,以及关节脱位与畸形。

4.治疗及护理 目前无特异性治疗手段,以保护防治措施为主。

(1)病变关节、上肢避免用力工作,下肢尽量减轻负重;破坏较重关节(如膝、肘和脊柱部位)可用支架保护。

(2)足部畸形的患者可选择特殊治疗鞋或减压鞋垫,不宜长时间行走,避免局部持续受压而发生足部溃疡。

(3)足部病重且溃疡不愈者可做截肢术,青壮年患者膝、踝关节破坏严重者可作关节融合术,不过邻近关节可再发生此病。

(4)卧床休息,将痛肢用被褥等垫起,采取舒适体位,以减轻疼痛,但需变换体位,以免局部皮肤受压,日久可造成肌肉失用性萎缩及关节功能不良。

(5)避免所有诱发因素,加强自我管理意识,防止关节过度活动,注意关节保暖。

(6)痛风是导致骨与关节病变的常见原因之一,对有痛风的患者饮食上应注意避免进食含嘌呤高的食物。

九、糖尿病病足的护理

糖尿病足(diabetes foot,DF)是指发生于糖尿病患者踝关节或踝关节以下的部位,由于合并神经病变及各种不同程度的末梢血管病变而导致下肢感染、溃疡形成和(或)深层组织的破坏。患者从皮肤到骨与关节的各层组织均可受害,其主要临床表现为足溃疡和坏疽。糖尿病患者中有4%~10%并发DF,糖尿病患者一生中并发DF的风险高达25%。DF是糖尿病患者尤其是老年糖尿病患者最严重的慢性并发症之一,也是患者致残、致死的主要原因之一。

1.诱因 常见诱因有鞋创伤、切割伤、温度创伤、重复性应激、压疮、医源性创伤、血管堵塞、甲沟炎及其他皮肤病、皮肤水肿等。

2.溃疡的高危因素 DF溃疡的高危因素包括合并有周围神经病变、周围血管病变、视网膜病变、肾脏病变(特别是肾衰竭)、老年人(特别是男性)、独居、既往曾有足溃疡史或截肢史、足畸形、足底压力增加、足部皮肤异常、关节活动受限、胖胀、糖尿病知识缺乏、糖尿病病程超过10年、糖尿病控制差、职业危害、不能进行有效足部保护、吸烟、酗酒等。对于这些高危人群应定期随访,加强足部相关知识教育,预防足溃疡的发生。

3.分类 按照病因,DF溃疡可分为神经性、缺血性和神经-缺血性溃疡,不同溃疡的区别见表12-3。

表12-3 糖尿病神经性和缺血性溃疡的比较

症状	缺血性溃疡	神经性溃疡
皮肤颜色	苍白	正常
皮肤温度	凉(怕冷)	温暖
皮肤状况	有汗	干燥,皲裂
跖背/踝动脉	无或减弱	正常
创面	有黑痂,湿,有渗出	洞,边缘清晰,渗出少
感觉	疼痛	无/迟钝
胖胀体	无	常见
跛行	有	无
静息痛	有	无
血管B超	串珠样改变	改变不严重
伤口部位	足表面	足底,足边缘

4.分级 DF的分级方法有很多,国内临床常用的分级方法为Wagner分级法,分为0~5级。

0级:有发生足溃疡危险因素,目前无溃疡。

1级:浅表溃疡,临床上无感染。

2级:较深的溃疡,影响到肌肉,无脓肿或骨的感染。

3级:深度感染,伴有骨组织病变或脓肿。

4 级:局限性坏疽(趾、足跟或前足)。

5 级:全足坏疽。

5.治疗　DF 的治疗强调多学科协作,防治相结合,治疗目标是预防足溃疡的发生和避免截肢。首先是全身治疗,即控制高血糖、血脂异常、高血压、戒烟,改善全身营养不良状态和纠正水肿等,只有在全身治疗基础上局部换药才会有效。对糖尿病患者足的评估应该作为整个糖尿病治疗的一部分。

(1)缺血性病变的处理:对于血管阻塞不是非常严重或没有手术指征者,可以采取内科治疗,使用扩张血管和改善微循环的药物,如川芎嗪、丹参、培达、前列腺素 E 等。如果血管病变严重,应行血管重建手术,如血管成形术或血管旁路术。坏疽患者在休息时,有疼痛并有广泛病变但又不能保守治疗者,应给予截肢。截肢前最好做血管造影,以决定截肢平面。血管完全闭塞且没有流出道的患者,尤其是不能行血管外科手术者,可采用干细胞移植法,以促使侧支循环的形成。也可采用超声消融的方法,使已经狭窄或闭塞的血管再通。另外,还有血管腔内介入治疗如支架植入术、球囊扩张,也可使闭塞的血管再通,改善局部供血,降低截肢率。

(2)神经性足溃疡的处理:关键是减轻原发病变所造成的压力,可通过矫形鞋或矫形器等改变足的压力。同时根据溃疡的深度、大小、渗出量及是否合并感染再决定换药的次数和局部敷料的选用。

(3)足溃疡合并感染的处理:足溃疡合并感染的是糖尿病患者截肢的重要原因美国感染病学会(IDSA)临床指南所列出的可能感染证据如下:非脓性渗出、松散或变色粗糙组织、未局限的伤口边缘和恶臭;骨探测试验阳性;溃疡形成时间超过 30 天;有足部溃疡复发的病史;足部外伤、患肢周围血管疾病;既往下肢截肢史;感觉丧失、肾功能不全和(或)赤脚走路的病史,这些都会增加 DF 感染的风险。应从深部组织采集标本进行培养,采取活检或者剪除的方法,要在创面清洁和清创之后进行。避免拭子法和不合适的清创处理,以免出现不良后果。可先经验性地选择广谱抗生素治疗,待细菌培养结果出来后,再根据药物敏感试验,选用合适的抗生素。轻度软组织感染用抗生素治疗的疗程为 1~2 周,中度感染和严重感染需要抗生素治疗2~3周。除了抗感染治疗外,对感染性伤口的治疗还包括外科去除坏死组织、适当的伤口换药、解除对伤口的压迫和改善感染部位的血供。

(4)足溃疡的创面处理:原则为清创、引流、保湿、减轻压力、控制感染、改善血供,促进肉芽组织生长及上皮爬行。

1)清创:在清创之前必须全面考虑病情,进行创面评估包括血管评估及溃疡的分类分级,采用"蚕食法"清除坏死组织。有严重血管病变时,清创不要太积极,视血供情况及时进行血管重建等治疗。趾端干性坏疽,暂不进行清创,可待其自行脱落。胼胝可能掩盖深部的溃疡,应及时去除。当有危及肢体和生命的感染时,即使是缺血的患者也应该立即清创。

2)减轻压力:对于由敷料、鞋袜、行走时造成的压力而导致的溃疡,减轻负重足部的压力以促进溃疡愈合是十分重要的,减压措施应贯穿于创面愈合的全过程。

3)敷料选择:敷料的选择要保证湿性修复环境和渗出液的吸收,根据溃疡的面积、深度和性质(干性伤口、渗出多的伤口和红肿的伤口)来选择敷料,选择原则如下:①对于有焦痂、不易清创的溃疡,有暴露的肌腱、骨骼需要保护者,可选用水凝胶敷料;②对于有感染的溃疡,可选用含银、含碘敷料局部抗感染,并取标本作培养,尤其是有骨髓炎和深部脓肿者,应根据药敏试验选用抗生素静脉滴注,并及时切开引流。严重溃疡合并感染者,特别是有坏疽者,可能同时需要截肢;③有窦道或腔隙者,可选用藻酸盐敷料等填充,松紧应适宜。无感染者,也可采用含生长因子类敷料填充,但一定要有充足的血供;④对于渗液过多者,可利用泡沫敷料的高效吸收能力管理渗液;⑤处于肉芽组织生长及上皮爬行阶段者,可选用水胶体类、泡沫类等敷料。

4)创面评估:每次换药时应对创面充分评估,以便及时调整治疗方案。

(5)DF治疗护理新进展

1)自体富血小板凝胶在糖尿病难治性皮肤溃疡中的应用:自体富血小板凝胶是取自患者自身外周静脉血,经离心、分离、浓缩制得的富含血小板血浆按一定的比例与凝血酶-钙剂混合凝固形成。具有减少创面疼痛,减少分泌物渗出,加速止血,且含有丰富的生长因子的特点,能加速创面的愈合。

根据溃疡发生的位置,术前需要做好体位训练,防止术中凝胶流失。尽量清除坏死组织、炎性肉芽和过度角化的组织,对于较深的窦道或常规清除困难的部位,可采用超声清创刀辅助清创。创面凝胶凝固后予油纱覆盖,无菌纱布包扎。术后指导患者保持正确的体位,以免凝胶受压,降低效果。

2)负压封闭引流(vacuum sealing drainage,VSD)技术:对DF溃疡的治疗作用主要表现在及时、有效地清除创面或窦道内的渗液、脓液及坏死组织;减少创面的细菌菌落数,降低伤口感染率;促进创面血供的恢复,增加血管通透性,促进水肿消退及肉芽组织生成等。

根据创面大小裁剪VSD敷料并覆盖于创面,每根引流管周围的VSD敷料不超过2 cm,半透膜封闭整个创面,用"系膜法"封闭引流管出创面边缘,调节负压在-125~-450 mmHg,以看到敷料收缩,手触变硬并有液体引流出为度,每天用无菌生理盐水冲管1~2次,4~7天后拆除VSD敷料。注意引流管质地软硬适中、透明,长度以90~120 cm为宜,负压吸引瓶的位置应低于创面。如果瘪陷的海绵恢复原状,贴膜下出现积液,提示负压失效,应立即查找原因,检查管道是否堵塞、松脱,封闭膜是否漏气,必要时重新封闭被引流区或更换引流装置,以维持有效负压。

6.筛查 筛查并识别出有DF危险因素的患者是成功处理DF的关键。所有患者应在诊断为糖尿病后至少每年检查一次足部情况,有足溃疡危险因素的患者检查应该更加频繁,建议根据实际情况每1~6个月1次。DF病变的有关检查见表12-4。

表 12-4　DF 病变的有关检查

项目	临床检查	客观实验
皮肤	颜色、出汗、干燥、干裂、是否感染	望诊、触诊
形态和畸形	足趾的畸形	
	跖骨头的突起	足的 X 线检查
	Charcot 畸形	足的压力检查
	胼胝	
感觉功能	针刺痛觉	细针
	振动觉	音叉、Biothesiometer
	温度觉	温度阈值测试
	压力觉检查	尼龙丝触觉检查
		足压力测定仪
运动功能	肌萎缩、肌无力	电生理检查
	踝反射	
自主功能	出汗减少,胼胝	定量发汗试验
	足温暖,足背静脉膨胀	皮温阈值,皮肤表面温度测定
血管状态	足背动脉搏动,皮肤颜色	非创伤性多普勒超声检查
	足凉、水肿	$TcPO_2$

7.预防和护理　DF 重在预防,尽管 DF 的治疗困难,但 DF 的预防却十分有效。对于有发生足溃疡危险因素的患者,应该及时地对患者和其家属提出防治措施并予具体指导。足部损伤的预防包括:定期观察和检查足及鞋袜;识别高危患者;教育患者及其亲属和有关医务人员;合适的足部保护措施;对非溃疡性病变进行治疗。

(1)全身状况检查:全面控制血糖、血脂、血压、戒烟、限酒,还应强调营养神经、抗凝、改善微循环。每年至少进行一次足部的专科检查,以确定足溃疡和截肢的危险因素。如足部结构、生物力学、足部供血状况、皮肤完整性、保护性感觉的评估等。

(2)足部自我检查:做好足部的自我检查,在光线充分的情况下,眼睛不好者戴上眼镜,看不清的地方,请家人帮忙,看不到的地方,可借助镜子。重点检查足趾、足底、足变形部位,是否有损伤、水疱,皮肤温度、颜色、是否干燥、皲裂、趾甲有无异常、鸡眼、足癣、足部动脉搏动等。

(3)足部的日常护理

1)每天用温水洗脚,洗的时间不要太长,10 分钟左右,不要用脚试水温,可用手或请家人代试水温,洗完后用柔软的浅色毛巾擦干,尤其脚趾间。

2)双脚涂上润肤霜,保持皮肤柔润,不要太油,不要涂在趾间和溃疡处;有皮肤皲裂者,可擦含有尿素成分的皲裂霜;脚出汗较多者,可用滑石粉置于鞋中或脚趾间擦酒精,再以纱布隔开,以保持足部的干爽。

3)进行下肢、足部的按摩,动作轻柔,避免搓、捏等损伤性动作。

4)适当运动,改善肢端血液循环。

5)冬天要防止冻伤、烫伤,不要用热水袋或电热毯直接取暖,不要烤火及热水烫脚。夏天要防止蚊虫叮咬。

6)不要自行处理伤口,不要用鸡眼膏等化学药物处理鸡眼或胼胝。

7)避免足部针灸,防止意外感染。

8)不要盘腿坐、不要跷二郎腿。

9)不要吸烟。

10)穿鞋前,检查鞋内是否有异物,防止足部损伤。

11)确保在看得清楚的情况下修剪趾甲,平着修剪,不要修剪得过短,挫圆边角尖锐的部分。

12)选择适合的袜子,如吸水性、透气性好的浅色棉袜、羊毛袜,不宜太小或太大,袜口不要太紧,内部接缝不要太粗糙、无破洞。

13)选择适合的鞋子,如面料柔软、透气性好、圆头、厚底、鞋内部平整光滑最好能放下预防足病的个性化鞋垫。禁穿尖头鞋、高跟鞋、露趾凉鞋。最好下午买鞋,双脚需穿着袜子同时试穿;新鞋穿20~30分钟后应脱下,检查双脚皮肤是否有异常,每天逐渐增加穿鞋时间以便及时发现潜在问题。

14)出现任何症状应及时就医,如水疱、陷甲、足癣、甲沟炎、鸡眼、胼胝、皮肤破损等。

第十三章　神经外科疾病的护理

第一节　颅内压增高与脑疝

一、颅内压增高患者的护理

颅内压是指颅腔内容物(脑组织、脑脊液和血液)对颅腔内壁所产生的压力。一般以侧卧时腰椎穿刺测得的脑脊液压或直接穿刺脑室测定脑脊液静水压来表示,还可以采用颅内压监护系统进行动态观察。颅腔与脑组织、脑脊液和血液是颅内压形成的物质基础。当颅缝闭合后,成人颅腔容积固定不变,为 1400~1500 mL。颅腔的内容物使颅内维持一定的压力。成人的正常颅内压为 0.7~2.0 kPa(70~200 mmH$_2$O),儿童的正常颅内压为 0.5~1.0 kPa(50~100 mm H$_2$O)。

当颅腔内容物体积增加或颅腔容积减少,超过颅腔可代偿的容量,导致成人颅内压持续高于 2.0 kPa(200 mmH$_2$O),儿童高于 1.0 kPa(100 mmH$_2$O),出现头痛、呕吐和视盘水肿三大病症,伴有意识、瞳孔、生命体征及肢体活动改变时,称为颅内压增高。如不能及时诊断和去除引起颅内压增高的病因,患者很可能引发脑疝危象而死亡。

(一)病因

1.颅腔内容物的体积或量增加

(1)脑体积增大:最常见的原因是脑水肿。脑组织损伤、炎症、缺血缺氧、中毒等均可导致脑水肿。

(2)脑脊液增多:脑脊液分泌过多、吸收障碍或脑脊液循环障碍导致脑积水。

(3)脑血流量增加:高碳酸血症时二氧化碳分压增高,引起脑血管扩张、静脉窦血栓所致颅内静脉回流受阻、过度灌注等均可使脑血流量增多。

2.颅腔容积或颅内空间变小

(1)先天性畸形:狭颅症、颅底凹陷症等使颅腔容积变小。

(2)颅内空间相对变小:外伤致大片凹陷性颅骨骨折;颅内占位性病变如颅内血肿、脑肿瘤、脑脓肿和脑寄生虫病等使颅内空间缩小。

(二)护理评估

1.健康史

(1)健康史:评估患者姓名、年龄、家庭住址、职业等一般资料。婴幼儿颅缝未闭合,幼儿的颅缝融合尚未牢固,老年人脑萎缩都可使颅腔内代偿能力增加,从而延缓病变的发展。

(2)颅内压增高因素与相关因素:了解患者有无颅脑外伤史,颅内肿瘤、炎症病史;有无引起腹内压、胸内压增高的因素如便秘、咳嗽等;有无高热、癫痫病史,是否合并有其他系统疾病,如肝性脑病、尿毒症等。此类疾病均为加重颅内压增高的因素,或引起颅内压升高的相关因素。

2.身体状况

（1）症状

1）头痛：是最常见、最主要的症状。因增高的颅内压使脑膜血管和神经受牵拉和刺激所致。头痛时间晨晚较重，头痛部位额颞多发，可从颈枕部向前方放射至眼眶。头痛性质以胀痛和撕裂样痛多见。随颅内压的持续增高而进行性加重，在用力、咳嗽、打喷嚏、弯腰或低头活动时加重。

2）呕吐：剧烈头痛时可伴有恶心、呕吐。呕吐多呈喷射状，因迷走神经受刺激所致。虽与进食无直接关系，但常见于餐后，呕吐后头痛可缓解。严重呕吐可致电解质紊乱。

3）视盘水肿：是颅内压增高重要的客观体征之一。因视神经受压、眼底静脉回流受阻所致。表现为眼底视网膜静脉曲张，视神经盘充血、水肿、边缘模糊不清，中央凹变浅或消失。严重者视神经盘周围可见片状或火焰状出血。若水肿长期存在，则视盘颜色苍白，继而视力下降、视野向心缩小，出现视神经继发性萎缩。严重者视力恢复困难，甚至失明。

头痛、呕吐、视盘水肿，合称颅内压增高的"三主征"，是颅内压增高患者最典型的临床表现。三主征各自出现的时间并不一致，可以其中一项为首发症状。

4）意识障碍：急性颅内压增高患者意识障碍呈进行性发展；慢性者则表现为神志淡漠、反应迟钝或时轻时重。

5）脑疝：是颅内压增高最严重的并发症。

（2）体征

1）Cushing反应（库欣反应）：早期代偿时，表现为血压增高尤其是收缩压增高，脉压增大，脉搏慢而有力，呼吸深慢（即"两慢一高"）；后期失代偿时，血压下降，脉搏细快，呼吸浅快不规则，甚至呼吸停止，终因呼吸循环衰竭而死亡。此种生命体征的变化称为库欣反应。

2）其他：小儿可有头颅增大、头皮静脉怒张、囟门饱满、颅缝增宽。头颅叩诊时呈破罐音（Macewen征）。成人可出现阵发性黑蒙、头晕、猝倒，头颅一侧或双侧外展神经麻痹，可出现复视。

3.辅助检查

（1）影像学检查

1）CT、MRI：目前CT是诊断颅内占位性病变的首选检查。CT和MRI检查能显示病变的位置、大小和形态，均能较准确地定位诊断并可帮助定性诊断。加之无创伤性特点，易于被患者接受。MRI检查时间较长，对颅骨骨质显像差。

2）脑造影检查：包括数字减影血管造影（DSA）、脑血管造影、脑室造影等。其中数字减影血管造影，安全性高，图像清晰，疾病的检出率高。对怀疑脑血管畸形或血运丰富的颅脑肿瘤，可提供定位和定性诊断。

3）头颅X线片：X线片对颅骨骨折有重要诊断价值。颅内压增高时，可见脑回压迹增多，蛛网膜颗粒压迹增大，鞍背骨质稀疏及蝶鞍扩大等。小儿可见颅缝分离。但单独作为诊断颅内占位性病变的辅助检查手段现已少用。

（2）腰椎穿刺：可以直接测量颅内压力，同时取脑脊液做生化指标检查。但对有明显颅内压增高症状和体征者应禁用，有引起脑疝的危险。

（3）颅内压监测：临床需要监测颅内压者，可植入颅内压力传感器，进行持续监测。

（4）眼科检查：可通过眼底检查、光学相关断层扫描等观察视盘形状、边缘清晰度、色泽变化,视网膜动静脉直径和比例等。

4.心理-社会状况　了解患者有无因头痛、呕吐等不适所致的烦躁不安、焦虑等心理反应。了解患者及家属对疾病的认知和适应程度,家庭经济状况及家属对患者的关心和支持程度。

(三)护理诊断/问题

1.疼痛:头痛　与颅内压增高有关。

2.有脑组织灌注无效的危险　与颅内压增高、脑疝有关。

3.有体液不足的危险　与颅内压增高引起频繁呕吐、不能进食和脱水治疗等有关。

4.有受伤的危险　与颅内压增高引起视力障碍、复视、意识障碍等有关。

5.潜在并发症　脑疝。

(四)护理措施

1.治疗原则

(1)非手术治疗

1)一般治疗:对于颅内压增高的患者应留院观察,密切观察生命体征变化及意识和瞳孔变化,及时掌握病情发展;有条件可做颅内压监测;不能进食的患者应当补液,注意水电解质和酸碱平衡;避免患者用力排便,可用缓泻剂;保持呼吸道通畅,对昏迷患者及咳痰困难者行气管切开等。

2)脱水治疗:脱水药物可使脑组织水分向血液循环内转移,缩小脑体积,达到降低颅内压的作用。常用的药物有渗透性脱水剂(20%甘露醇等)和利尿性脱水剂(氢氯噻嗪、呋塞米等)。长期脱水需警惕水和电解质紊乱,休克及心、肾功能障碍,或颅内有活动性出血而无立即手术条件者,禁用脱水剂。

3)糖皮质激素治疗:糖皮质激素可降低毛细血管通透性,稳定血脑屏障,预防和缓解脑水肿,并通过加速消退水肿和减少脑脊液生成,降低颅内压。常用药物有地塞米松、氢化可的松、泼尼松等。治疗中应注意防止并发高血糖、应激性溃疡和感染。

4)亚低温冬眠疗法:临床上一般采用轻度低温(33~35℃)或中度低温(28~32℃)降温方法,统称为亚低温。亚低温冬眠疗法是应用药物和物理方法使患者处于亚低温状态,以降低脑耗氧量和脑代谢率、减少脑血流量、改善细胞膜通透性、增加脑对缺血缺氧的耐受力、减轻脑水肿,从而降低颅内压。

5)辅助过度换气:目的是使体内 CO_2 排出,当 $PaCO_2$ 每下降 1 mmHg 时,可使脑血流量递减 2%,从而使颅内压相应下降。但脑血流量减少会加重脑缺氧,故应行血气分析监测。

6)脑脊液体外引流术:有颅内压监护条件时,行脑室穿刺缓慢引流脑脊液,可缓解颅内压增高。

7)抗生素治疗:控制颅内感染或预防感染。

8)对症治疗:头痛者给予镇痛剂,但禁用吗啡和哌替啶,以免抑制呼吸中枢;呕吐者应禁食,并注意维持水、电解质及酸碱平衡;对高热者进行有效降温,减少脑缺氧;有抽搐发作者,给予抗癫痫药物治疗。

(2)手术治疗:手术去除病因是最根本和有效的治疗手段。对无手术禁忌的颅内占位性病变,首先考虑手术切除病变。非功能区的良性病变,争取根治性切除,难以根治的,可做大部切除、部分切除或减压术。有脑积水者行脑脊液分离术,即将脑室内液体经特殊导管分流入蛛网膜下隙、心房或腹腔。颅内压增高引起脑疝者,应进行紧急抢救或手术处理。

2.一般护理

(1)休息与体位:指导患者卧床休息,保持情绪稳定,抬高床头15°～30°,利于颅内静脉回流,减轻脑水肿。

(2)饮食与营养:控制液体摄入量。神志清醒者,给予普食,但需限制钠盐摄入。不能进食者,成人每天补液量不超过2000 mL,其中等渗盐水不超过500 mL,保持24小时尿量不少于600 mL。控制输液速度,防止短时间内输入大量液体,加重脑水肿。维持水电解质及酸碱平衡。

(3)心理护理:通过加强护患沟通,了解患者的心理状态,对患者给予精神鼓励与支持,消除紧张、恐惧心理,使其更好配合检查与治疗。

3.病情观察　密切观察患者意识、生命体征及瞳孔的变化。观察患者有无肢体活动障碍和癫痫发作,警惕颅内高压危象的发生,有条件时可做颅内压监护,以掌握病情发展的动态并指导治疗。

(1)意识状态:意识反映大脑皮质和脑干的功能状态。意识障碍程度的评定,目前主要采用意识状态分级法(表13-1),将意识分为清醒、模糊、浅昏迷、昏迷和深昏迷五级。格拉斯哥昏迷计分法(Glasgow coma scale,GCS),依据患者睁眼、语言及运动反应进行评分,三项相加累计得分,最高分为15分,8分以下为昏迷,最低分为3分,分数越低,表示意识障碍越严重(表13-2)。

表13-1　意识状态分级

意识状态	语言刺激反应	痛刺激反应	生理反应	大小便自理	配合检查
清醒	灵敏	灵敏	正常	能	能
模糊	迟钝	不灵敏	正常	有时不能	尚能
浅昏迷	无	迟钝	正常	不能	不能
昏迷	无	无防御	减弱	不能	不能
深昏迷	无	无	无	不能	不能

表13-2　格拉斯哥昏迷计分

睁眼反应	计分	语言反应	计分	运动反应	计分
自动睁眼	4	回答正确	5	遵命动作	6
呼唤睁眼	3	回答错误	4	痛觉定位	5
刺痛睁眼	2	含混不清	3	疼痛躲避	4
不能睁眼	1	有声无语	2	肢体屈曲	3
		不能发音	1	肢体过伸	2
				无动作	1

（2）瞳孔改变：正常瞳孔等大、等圆,在自然灯光下直径 3~4 mm,直接、间接对光反射灵敏。严重颅内压增高继发脑疝时,患侧初期瞳孔缩小,对光反射迟钝。后期随病情进展动眼神经麻痹,患侧瞳孔逐渐扩大,直接或间接对光反射消失。观察瞳孔时应注意患者是否应用过散瞳或缩瞳剂,是否有白内障等疾病。

（3）生命体征改变：注意观察呼吸的频率和深度,脉搏频率、节律及强度、血压和脉压差的变化。血压上升、脉搏缓慢有力、呼吸深而慢,同时有进行性意识障碍,是颅内压增高所致的代偿性生命体征变化。

（4）肢体功能：病变对侧肢体肌力有无减弱和麻痹,是否存在双侧肢体自主活动消失,有无阳性病理征。

（5）颅内压监护：可动态观察患者颅内压的变化。颅内压进行性增高提示有引发脑疝的可能;颅内压持续增高提示预后较差。监护过程应严格无菌操作,预防感染,监护时间不宜超过一周。

4.预防颅内压骤升

（1）休息：保持病室安静,避免情绪激动。尽量减少搬运患者。提醒患者不要用力坐起、提重物、弯腰、低头及用力活动等。

（2）保持呼吸道通畅：呼吸道梗阻,患者呼吸用力,胸腔压力升高,加重颅内压增高。及时清理呼吸道分泌物,防止窒息。昏迷患者有舌根后坠者,可托起其下颌,开放气道,放置口咽通气管,必要时配合医生进行气管切开术;加强基础护理,按时为患者翻身、叩背,防止肺部并发症的发生。

（3）避免剧烈咳嗽和便秘：剧烈咳嗽和用力排便可加重颅内压增高。及时控制呼吸道感染,防止剧烈咳嗽、打喷嚏。鼓励患者多吃蔬菜和水果等富含纤维素食物,并给缓泻剂以防止发生便秘。对已有便秘者,予以开塞露或低压小剂量灌肠。必要时戴手套,把干硬粪块抠出来,禁忌高压及大量液体灌肠。

（4）及时控制癫痫发作：癫痫发作可加重脑缺氧及脑水肿,注意观察有无癫痫症状出现,遵医嘱定时定量给予抗癫痫药物;一旦发作应协助医生及时给予抗癫痫及降颅压处理。

5.对症护理

（1）疼痛：遵医嘱使用高渗性脱水剂,必要时给予镇痛剂,但禁用吗啡和哌替啶,以免抑制呼吸中枢。

（2）呕吐：应禁食和维持水、电解质及酸碱平衡。及时清除呕吐物,防止误吸,观察并记录呕吐物的量和性状。

（3）高热：进行有效降温,减少脑缺氧。必要时行冬眠低温疗法。

（4）躁动：寻找原因,遵医嘱给予镇静药物,切忌强行约束。

6.脱水治疗的护理

（1）遵医嘱使用高渗性和利尿性脱水剂。常用 20% 甘露醇 250 mL,在 30 分钟内快速静脉滴注,输注后 10~20 分钟颅内压开始下降,维持 4~6 小时,可重复使用。同时静脉注射利尿剂呋塞米 20~40 mg,降低颅内压效果更好。

（2）脱水治疗期间应观察血压、脉搏、尿量变化。给药后 1 小时内不要大量喝水,记录24 小时出入量,尤其尿量,注意用药反应及有无血容量不足、水电解质失衡等不良反应。

（3）使用脱水药物时应严格按医嘱定时、反复使用,停药前逐渐减量或延长给药间隔时间,防止颅内压增高的反跳现象。严密观察其输注速度及治疗效果,特别是对于老年人、儿童及心肺功能不良患者。

7.激素治疗的护理 常用地塞米松 5~10 mg,每天 1~2 次静脉注射,治疗期间应注意高血糖、感染和应激性溃疡的发生。

8.亚低温冬眠疗法的护理 适用于各种原因引起的严重脑水肿、中枢性高热患者。儿童和老年人慎用。休克、全身衰竭或有房室传导阻滞者禁用。

(1)环境和物品准备:将患者安置于一个安静、光线宜暗的单间,室温在 18~20℃。室内备氧气、冬眠药物、水温计、冰袋或冰毯、吸痰装置、急救药物及器械和护理记录单等,由专人护理。

(2)降温方法:遵医嘱给予足量冬眠药物,常用的有冬眠Ⅰ号(氯丙嗪、异丙嗪、哌替啶)和冬眠Ⅱ号(异丙嗪、哌替啶、双氢麦角碱),待自主神经被充分阻滞,患者进入昏睡状态,御寒反应消失,方可加用物理降温措施。降温速度以每小时下降 1℃ 为宜,体温降至肛温 32~34℃、腋温31~33℃较为理想。冬眠药物最好经静脉滴注,物理降温方法可采用头部戴冰帽或在体表大动脉(颈动脉、腋动脉、肱动脉、股动脉)等放置冰袋。此外,还可通过降低室温、减少被盖、体表覆盖冰毯或冰水浴巾等方法,使患者体温维持在治疗要求的范围内。

(3)病情观察:严密观察生命体征、意识、瞳孔变化和神经系统病症,做好记录。冬眠低温治疗期间,若脉搏超过 100 次/分,收缩压低于 100 mmHg,呼吸次数减少或不规则时,应及时通知医生处理。

(4)饮食:冬眠低温疗法治疗期间患者机体代谢率降低,能量及水分的需求相对减少。每天液体入量不宜超过 1500 mL。鼻饲食物要与体温相同。观察患者胃排空情况,防止反流和误吸。

(5)预防并发症:冬眠低温疗法治疗期间患者昏睡、卧床、体温低,容易发生并发症。加强呼吸道管理预防肺部并发症;加强皮肤护理,防止压疮和冻伤的发生;注意眼睛的保护,避免发生暴露性角膜炎。

(6)复温的护理:冬眠低温治疗时间一般为 3~5 天。缓慢复温,先停止物理降温,然后停冬眠药物,注意保暖,为患者加盖被毯,让体温自然回升。必要时使用电热毯,温度应适宜,避免烫伤。

9.辅助过度换气的护理 辅助过度换气,通过降低 $PaCO_2$ 来减少脑血流,从而降低颅内压,故应监测血气分析。治疗期间维持 PaO_2 在 90~100 mmHg(12~13 kPa),$PaCO_2$ 在 25~30 mmHg(3.33~4.0 kPa)水平为宜,且治疗持续时间不宜超过 24 小时,以免引起脑缺血。

10.脑室引流的护理

(1)严格无菌操作,妥善固定引流装置:引流管的开口高于侧脑室平面 10~15 cm。每天定时更换引流袋,搬动患者和更换引流袋时夹闭引流管,防止空气进入或脑脊液反流,引起颅内感染。

(2)控制引流速度及量:每天引流量不超过 500 mL。可适当抬高或降低引流袋位置,以控制速度和流量。术后早期适当提高引流袋的位置,减缓速度。过多过快引流脑脊液可能导致颅内压急剧下降引起脑疝等意外。颅内感染患者脑脊液分泌增多,引流量可以适当增加,但同时需注意补液。

(3)保持引流的通畅:应避免引流管受压、扭曲、成角、折叠,适当限制患者的头部活动以免牵拉引流管。引流管内有液体流出且引流管内液面随患者呼吸、脉搏而上下波动,则提示引流管通畅。

(4)观察并记录脑脊液颜色、性状和量:正常脑脊液无色透明,无沉淀。手术后1~2天可略呈血性,以后变淡。若脑脊液中有较多血液或血色渐加深,提示脑室内出血,若引流液混浊,呈毛玻璃状或有絮状物则提示颅内感染。应及时报告医生。

(5)拔管:持续引流时间通常不超过1周;开颅术后一般引流3~4天。拔管前应试行夹管或者抬高引流袋24小时,观察有无头痛、呕吐等颅内压增高现象。若患者出现上述症状应立即开放引流。若未出现上述症状,可拔管。拔管时,先夹闭引流管,以免管内液体逆流入脑室引起感染。拔管后加压包扎,嘱患者卧床休息,减少活动,若切口处有脑脊液漏出应告知医生妥善处理,避免颅内感染。

11.术后护理

(1)颅内占位性病变术后护理:参见本章颅内肿瘤患者的护理相关内容。

(2)脑脊液分流术的护理:严密观察病情变化,防止并发症的发生,如脑室—腹腔引流易引起腹部并发症、脑室心房分流术可引起心血管并发症等,如有异常,及时通知医生并协助处理。

(五)健康教育

1.向患者及其家属介绍疾病相关知识,防止剧烈咳嗽、便秘、用力等诱发颅内压骤升的因素,避免脑疝发生。

2.指导患者及家属学习和掌握康复知识和技能,循序渐进地进行多方面训练,最大限度恢复生活自理能力。

3.复诊指导　指导患者若出现头痛进行性加重伴呕吐,需及时就诊,以明确诊断。

二、脑疝患者的护理

脑疝是指颅腔内某分腔有占位性病变时,各分腔之间压力不平衡,脑组织从高压区向低压区移位,使脑组织、血管、神经等重要结构受压或移位,被挤到附近的生理孔隙(大脑镰下间隙、小脑幕裂孔、枕骨大孔等)或病理性孔隙或孔道中,从而出现一系列严重的临床症状。脑疝是颅内压增高的危象和引起死亡的主要原因。

(一)病因

脑内任何部位占位性病变发展到一定程度均可导致颅内各分腔因压力不均衡而诱发脑疝。常见病因:①外伤所致的颅内血肿;②脑脓肿;③颅内肿瘤;④颅内寄生虫和各种炎性肉芽肿;⑤医源性因素如不适当操作如腰椎穿刺、引流脑脊液过快过多等。

(二)护理评估

1.健康史　主要评估患者既往健康状况,有无引起颅内压增高的疾病,如颅内肿瘤等。颅内压增高患者有无剧烈咳嗽、用力排便、提重物等引起颅内压急剧增高的诱因。最近有颅脑外伤史的患者,了解其受伤过程,判断有无脑损伤,有无其他合并伤等。

2.身体状况

(1)小脑幕切迹疝

1)症状:①颅内压增高。进行性加重的剧烈头痛和与进食无关的频繁呕吐伴烦躁不安,视盘水肿可有可无;②进行性意识障碍。由于脑干网状上行激动系统受累,患者随脑疝进展出现嗜睡、浅昏迷至深昏迷。

2)体征:①生命体征改变。患者早期可出现 Cushing 综合征;当病情恶化,患者可出现血压忽高忽低,呼吸浅不规则,脉搏快而弱,体温过高或不升,最后可因呼吸、心跳停止而死亡;②瞳孔改变。初期因患侧动眼神经受刺激导致瞳孔缩小,对光反射迟钝,后期随病情进展动眼神经麻痹,患侧瞳孔逐渐扩大,直接或间接对光反射消失,伴有患侧上睑下垂、眼球外斜(图 13-1)。晚期中脑受压出现脑干供血障碍,脑内动眼神经核功能丧失,双侧瞳孔均散大固定,对光反射消失;③运动障碍。表现为病变对侧肢体肌力减弱或麻痹,肌张力增高,腱反射亢进,病理征阳性。随病情发展可致双侧自主活动减少或消失,严重者可出现去大脑强直发作,这是脑干严重受损的表现。

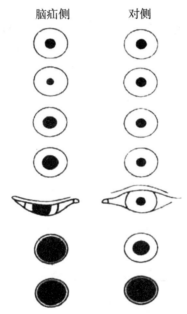

图 13-1 一侧小脑幕切迹疝引起的典型瞳孔变化过程

(2)枕骨大孔疝:多见于幕下占位性病变,或行腰椎穿刺放出脑脊液过快过多所致。由于颅后窝容积小,对颅内压代偿能力小,病情变化快。表现为:①剧烈头痛和频繁呕吐;②颈项强直、强迫头位;③生命体征改变迅速,意识障碍和瞳孔改变出现较晚。由于延髓直接受压,患者可突发呼吸、心跳停止而死亡。

3.辅助检查

(1)头颅 CT:目前最常用检查技术,安全、可靠。小脑幕切迹疝时可见基底池(鞍上池)、环池、四叠体池变形或消失。

(2)MRI:分辨率高于 CT。可观察脑疝时脑池的变形、消失情况,直接观察到沟回、海马旁回、间脑、脑干及小脑扁桃体等脑内结构。

4.心理-社会状况 评估患者及家属是否了解疾病的相关知识,以及患者及其家属对疾病的恐惧、焦虑程度;了解患者的经济承受能力等。

(三)护理诊断/问题

1.疼痛:头痛　与颅内压增高、脑疝有关。

2.有脑组织灌注量无效的危险　与颅内压增高、脑疝有关。

3.有体液不足的危险　与颅内压增高引起剧烈呕吐及使用脱水剂等有关。

4.潜在并发症　意识障碍,呼吸、心搏骤停。

(四)护理措施

1.治疗原则　脑疝是由于急性颅内压增高造成的危象,一旦出现脑疝的典型症状,应立即快速静脉输注高渗性脱水剂,降低颅内压,缓解病情,争取时间。确诊后尽快手术去除病因,切除颅内肿瘤或清除颅内出血。一时难以确诊或已确诊但病因无法直接去除时,可以作侧脑室穿刺引流术、脑脊液分流术、减压术等姑息性手术,以降低颅内压,抢救脑疝。

2.脑疝急救护理

(1)立即脱水治疗:患者一旦出现脑疝症状,应立即静脉输注高渗药物以降低颅内压。首选20%甘露醇200~500 mL静脉滴注,并快速静脉滴注地塞米松10 mg,呋塞米(速尿)40 mg静脉推注,暂时缓解病情,同时观察脱水效果,做好手术前准备。

(2)保持呼吸道通畅,吸氧,准备气管插管及呼吸机。患者取平卧位,头偏向健侧,抬高床头15°~30°,以利静脉回流,减轻脑水肿。昏迷时间较长的患者应取侧卧位,以防止舌后坠及呼吸道分泌物增多,引起窒息。保持呼吸道通畅,并为患者吸氧,以维持适当血氧浓度。发生呼吸骤停者,立即进行气管插管和辅助呼吸。

(3)密切观察病情变化:严密观察患者生命体征、瞳孔、意识及肢体活动等,及早发现情况,及时处理。

(4)做好紧急手术准备。

第二节　头皮损伤

头皮损伤是最常见的颅脑损伤,是因外力作用使头皮完整性或皮内结构发生改变。均由直接外力造成,损伤类型与致伤物种类密切相关。根据致伤原因和表现特点的不同,头皮损伤可分为头皮血肿、头皮裂伤和头皮撕脱伤。

一、头皮血肿

头皮血肿多因钝器打击或碰撞所致。根据血肿位于头皮内的不同层次分为皮下血肿、帽状腱膜下血肿和骨膜下血肿3种。皮下血肿,位于皮肤表层和帽状腱膜之间,常见于产伤或碰伤。帽状腱膜下血肿,位于帽状腱膜和骨膜之间,常因切线暴力所致。骨膜下血肿:位于骨膜和颅骨外板之间,常因颅骨骨折引起。

(一)护理评估

1.健康史　评估患者受伤时间、致伤原因、致伤强度和致伤部位,受伤后表现,以及有无高血压、癫痫病史等。了解现场急救情况,用药情况及止血、止痛措施。

2.身体状况

(1)皮下血肿:因受皮下纤维隔限制,血肿体积较小,范围局限,无波动,不易扩散。张力高,压痛明显,边缘隆起,中央凹陷。

(2)帽状腱膜下血肿:帽状腱膜下组织松弛,出血易扩散,可蔓延至全头部,失血量多。头颅增大,肿胀,波动感明显。

(3)骨膜下血肿:骨膜在骨缝处紧密连接,血肿多以骨缝为界,局限于某一颅骨范围内,张力较高。

3.辅助检查

(1)实验室检查:血常规检查可了解机体对创伤的反应情况,有无继发感染;通过血红蛋白了解出血的严重程度。

(2)影像学检查:X线、CT、MRI等检查有助于发现有无合并颅骨骨折和颅脑损伤及严重程度。

4.心理-社会状况　评估患者是否了解疾病及其治疗的相关知识,以及由于突发的意外伤害对工作和生理的影响程度等。

(二)护理诊断/问题

1.焦虑/恐惧　与头皮损伤及出血有关。

2.疼痛　与头皮血肿有关。

3.潜在并发症　感染、失血性休克。

(三)护理措施

1.治疗原则　较小的头皮血肿无须特殊处理,1~2周可自行吸收;伤后给予冷敷以减少出血和疼痛,24小时后改用热敷以促进血肿吸收;切忌用力揉搓,血肿较大者需在无菌操作下穿刺并加压包扎。

2.一般护理

(1)休息与体位:疼痛剧烈时卧床休息,必要时遵医嘱使用止痛药物。

(2)饮食与营养:鼓励患者进食高蛋白、高热量、高维生素易消化食物。

(3)心理护理:了解患者的心理状况,加强护患沟通,对其给予精神上的鼓励和支持,消除患者紧张心理,鼓励积极配合治疗及护理。

3.病情观察　注意观察患者的意识状况、生命体征和瞳孔变化等,警惕合并颅骨骨折及脑损伤。注意头皮血肿的形状、大小和张力的变化,如有异常报告医生并积极配合处理。

4.对症护理

(1)减轻疼痛:头皮血肿发生后24小时内冷敷血肿局部,可减少出血和减轻疼痛。24~48小时后可用热敷局部血肿,促进血肿的吸收,遵医嘱给予止血、镇痛药。

(2)预防感染:常规使用抗生素预防和控制感染。

(3)预防并发症:血肿加压包扎,嘱患者勿用力揉搓,以免增加出血。经反复穿刺加压包扎血肿仍不能缩小者,需注意是否有凝血障碍或其他原因。

(四)健康教育

1.发生头皮血肿时,指导患者勿涂擦药酒或用力按揉推拿,避免加重局部出血。

2.若血肿较大,应由医生进行处理;禁止自行用针随便穿刺放血,防止继发感染。

3.出院后如果患者自觉不适,应及时到医院进一步诊治。

二、头皮裂伤

头皮裂伤是常见的开放性损伤,常由锐器或钝器打击而引起。由于帽状腱膜具有纤维小梁结构的解剖特点,头皮血管破裂后,血管不易自行收缩而出血较多,可致失血性休克。

(一)护理评估

1.健康史　重点询问受伤时间、致伤原因、致伤时情况,伤前有无酗酒、癫痫、高血压、心脏病等病史,以及受伤当时急救及用药情况。

2.身体状况

(1)出血:头皮伤口处可见动脉性出血,严重者可呈喷射状出血。

(2)失血性休克:因血管丰富、出血量大,不易自止,可致失血性休克。

(3)头皮损伤:伤口大小、深度不一,创缘规则或不规则,可有组织缺损。锐器所致头皮裂伤创缘整齐。钝器打击或头部碰撞造成的头皮裂伤,创缘多不规则,常伴颅骨骨折或脑损伤。

3.辅助检查　头颅 X 线片、头颅 CT 可判断有无颅骨骨折。

4.心理-社会状况　评估患者由于突如其来的创伤有无紧张、焦虑、恐惧的心理,以及了解其对工作和生活的影响程度等。

(二)护理诊断/问题

1.焦虑/恐惧　与头皮裂伤及出血有关。

2.有感染的危险　与头皮裂伤有关。

(三)护理措施

1.治疗原则　现场加压包扎止血,及早进行清创缝合术。由于头皮供血丰富,即使受伤已超过 24 小时,只要没有明显的感染征象,仍可进行彻底清创一期缝合;探查有无骨折、异物或碎骨片,若有脑脊液或脑组织溢出按开放性脑损伤处理;常规使用抗生素预防感染,并注射破伤风抗毒素。

2.减轻和控制疼痛　对疼痛患者,可指导其采取舒适卧位,深呼吸,必要时遵医嘱使用止痛剂,合并有脑损伤时禁忌使用吗啡镇痛。

3.病情观察　注意观察有无休克、感染发生,有无颅骨骨折和脑损伤。

4.心理护理　及时疏导患者紧张情绪,鼓励患者积极配合治疗。

5.术后护理

(1)伤口护理:局部加压包扎止血,注意创面有无渗血和感染,保持敷料清洁干燥。

(2)预防感染:严格无菌操作,常规使用抗生素预防感染,并注射破伤风抗毒素。遵医嘱补液和输血等。

(四)健康教育

1.在日常工作、生活中应避免外力撞击头部而引起头皮裂伤。

2.如发生头皮裂伤,现场加压包扎止血,及早到医院行清创缝合术。

三、头皮撕脱伤

头皮撕脱伤是最严重的头皮损伤。多因发辫被卷入旋转的机器内所致,使大片头皮自帽状腱膜下或连同骨膜一并撕脱。分为完全撕脱和不完全撕脱两种。伤者常因大量出血及剧烈疼痛而发生休克,有时可合并颈椎损伤,较少合并颅骨和脑损伤。

(一)护理评估

1.健康史　要重点评估受伤经过,了解现场急救情况,用药情况及止血、止痛措施。了解重要疾病史,有无高血压、癫痫等。

2.身体状况

(1)症状:头皮部分或整块自帽状腱膜下撕脱,患者可因剧烈疼痛,大量失血而发生休克。

(2)体征:大块头皮自帽状腱膜下层连同骨膜层一并撕脱,头皮缺损和颅骨外露。

3.辅助检查　头颅 X 线检查可判断有无颅骨骨折。

4.心理-社会状况　了解患者的情绪反应,及时疏导,动员患者的社会支持系统。

(二)护理诊断/问题

1.疼痛　与头皮撕脱伤有关。

2.焦虑/恐惧　与头皮撕裂伤及出血有关。

3.潜在并发症　感染、休克。

(三)护理措施

1.治疗原则　头皮不完全撕脱,争取在伤后 6~8 小时清创缝合。头皮完全撕脱,急救过程中用无菌敷料包扎止血同时保留撕脱的头皮,用无菌敷料或干净布块包裹,隔水放置在盛有冰块的容器内,随患者一同送至医院,争取清创后再植。严格无菌操作规程,常规使用抗生素预防感染,给予止痛剂镇痛。及时止血和补充血容量,防治休克。

2.一般护理

(1)休息与体位:嘱其卧床休息,对休克患者应取休克卧位(仰卧中凹位)。

(2)心理护理:突如其来的创伤、疼痛、失血及容颜的改变,使患者产生焦虑、恐惧、自怜甚至自弃心理,护理人员应耐心、仔细地倾听患者的陈述,向患者介绍病情、治疗手段和注意事项,指导患者正确面对损伤,以取得配合,消除紧张情绪。

3.病情观察　密切观察患者血压、脉搏、呼吸、尿量和神志的变化,注意有无休克和脑损伤的发生。

4.对症护理

(1)预防感染:遵医嘱全身使用有效抗生素及注射破伤风抗毒素。

(2)减轻疼痛:绝对卧床休息,禁止随意搬动患者,以免加重疼痛,协助患者采取舒适卧位,必要时遵医嘱使用镇痛药物。

(3)抗休克护理:密切观察生命体征变化,及时发现休克征象。一旦出现休克,立即开放静脉通路,及时补液,做好抗休克护理。

5.术后护理

(1)伤口护理:保持敷料整洁和干燥,保持引流通畅;注意创面有无渗血、皮瓣坏死和感染情况。为保证再植成活,植皮区不能受压。

(2)预防感染:严格无菌操作规程,密切观察有无全身和局部感染表现;遵医嘱应用抗生素和破伤风抗毒素。

(四)健康教育

1.预防为主　头皮撕脱伤多发生于青年女性,伤后常遗留有永久性瘢痕及秃发,给患者造成终生痛苦。故在工作中必须严格执行各项操作规程,以确保安全,防止意外事故的发生。

2.指导患者在外出前选择适宜的假发　鼓励患者尽量多走出户外,多与人群交流,鼓励患者恢复正常工作学习。

第三节　颅骨骨折

颅骨骨折是指暴力作用于颅骨,引起颅骨结构的改变。颅骨骨折的严重性并不在于骨折本身,而在于骨折同时并发的颅内血肿、脑膜、血管及脑神经的损伤。

一、颅盖骨折

颅盖骨折是指发生在颅盖部分的骨折。当暴力作用于头部,颅骨的变形超过其弹性限度时,则可发生骨折。以顶骨最多见,额骨次之。颅盖骨折分为线性骨折和凹陷性骨折两种,其中前者发生率最高,骨折处可有头皮挫伤或头皮血肿,常伴骨膜下血肿。凹陷性骨折在骨折处常有头皮肿胀与血肿,可合并脑挫伤,骨折片伤及静脉窦时可合并颅内血肿。

(一)护理评估

1.健康史　重点评估受伤原因、受伤过程,判断有无脑损伤,有无其他合并伤。了解现场急救情况,用药情况及止血、止痛措施。了解有无重要疾病史,如高血压、癫痫等。

2.身体状况

(1)线性骨折:局部压痛、肿胀,并常伴局部骨膜下血肿。应警惕合并脑损伤和颅内血肿的可能。

(2)凹陷性骨折:多见于额、顶部。单纯性凹陷性骨折,多为闭合性损伤,头皮完整,不伴有脑损伤。粉碎性凹陷性骨折常伴有硬脑膜和脑组织损伤,或骨折位于脑重要功能区,引起颅内出血、偏瘫、失语、癫痫等神经系统定位体征。

3.辅助检查

(1)X线片:颅盖骨折时,X线片可帮助了解有无骨折片陷入及陷入的深度和有无合并脑损伤。

(2)头部CT:可确诊骨折情况,并有助于脑损伤的诊断。

4.心理-社会状况　了解患者因颅盖骨折而引起的焦虑、恐惧心理反应的程度,对疾病知识的了解程度及家属对患者的关心程度和支持能力。

(二)护理诊断/问题

1.疼痛　与损伤和颅内压增高有关。

2.焦虑/恐惧　与颅骨骨折的诊断及担心疗效有关。

3.潜在并发症　骨膜下血肿、颅内压增高、癫痫。

(三)护理措施

1.治疗原则 单纯的线形骨折或凹陷性骨折下陷较轻,范围不大者可观察,一般无须特殊处理。若凹陷深度大于 1 cm;位于重要功能区;合并脑损伤、大面积的骨折片陷入颅腔引起颅内压增高者或并发脑疝者;骨折片刺入脑内。骨折片压迫脑组织引起神经系统体征或癫痫者需手术整复或摘除陷入之骨片。

2.一般护理

(1)休息与体位:如有颅盖凹陷性骨折,应绝对卧床休息,抬高床头 15°～30°,有利于颅内静脉回流。

(2)饮食与营养:遵医嘱补充液体与电解质,维持水、电解质及酸碱平衡。鼓励患者合理饮食,加强营养,以利疾病恢复。

(3)心理护理:评估患者的心理状态,给予精神鼓励和支持,帮助患者减轻焦虑、恐惧程度,向患者及家属介绍治疗方法、给予必要的健康教育。

3.病情观察 密切观察生命体征,观察有无头痛、呕吐、意识障碍等颅内压增高表现,警惕硬膜外血肿的发生。观察有无偏瘫、失语、视野缺损等局灶症状与体征,警惕凹陷性骨折压迫脑组织。发现异常及时通知医生进行处置。

4.对症护理

(1)缓解疼痛:对剧烈疼痛者,可遵医嘱给予止痛剂。

(2)预防感染:常规使用破伤风抗毒素和抗生素抗感染。

5.并发症的护理

(1)骨膜下血肿:线性骨折常伴有骨膜下血肿,注意观察血肿范围和出血量,遵医嘱给予止血、镇痛药。

(2)颅内压增高和脑疝:参见本章第一节相关内容。

(3)癫痫:凹陷性骨折患者可因脑组织受压出现癫痫,遵医嘱使用抗癫痫药物,注意观察病情和药物作用。

(四)健康教育

1.指导有颅骨缺损患者,避免局部碰撞,以免造成脑组织损伤。嘱患者伤后 6 个月左右可做颅骨成形术。

2.对颅盖骨折后有癫痫发作史者,指导其按医嘱服用抗癫痫药物,不能自行停药或减量,指导其家属关于癫痫发作时的急救措施。

二、颅底骨折

颅底骨折是由强烈间接暴力所致或由颅盖骨折延伸而来,多为线性骨折。因颅底部的硬脑膜与颅骨贴合紧密,颅底骨折易撕裂硬脑膜,出现脑脊液外漏成为开放性骨折。颅底骨折按其解剖部位可以分为颅前窝骨折、颅中窝骨折和颅后窝骨折。

(一)护理评估

1.健康史 评估患者致伤原因,致伤强度及作用部位;了解现场急救情况,用药情况及止血、止痛措施;了解伤后表现、有无耳、鼻出血或流液,局部有无瘀斑,有无脑神经受损症状;了解有无重要疾病史,高血压、癫痫等。

2.身体状况　损伤部位不同,其临床表现各异(表 13-3)。

表 13-3　颅底骨折的临床表现

骨折部位	脑脊液漏	瘀斑位置	可能累及的脑神经及相应症状
颅前窝	鼻漏	眶周(熊猫眼征)、球结膜下(兔眼征)	嗅神经-嗅觉障碍 视神经-视觉减退或失明
颅中窝	鼻漏和耳漏	乳突区(Battle 征)	面神经-周围性面瘫 听神经-耳鸣,听力障碍
颅后窝	无	乳突部、枕下部、咽后壁	偶有Ⅸ~Ⅻ对脑神经损伤

3.辅助检查

(1)实验室检查:耳、鼻流出液做葡萄糖定量检测,有助于明确有无脑脊液漏并可与鼻腔分泌物鉴别。

(2)影像学检查:X 线检查对颅底骨折意义不大。CT 扫描可清楚显示骨折的部位,有助于眼眶及视神经管骨折的诊断,还可了解有无脑损伤,故有重要价值。

4.心理-社会状况　评估患者对疾病的了解程度,对治疗及其配合事项的知情情况,由于疾病治疗时间较长,注意评估患者及家属的焦虑、恐惧、无助等心理反应及程度,并给予及时的疏导和鼓励。

(二)护理诊断/问题

1.知识缺乏　缺乏脑脊液外漏的护理知识。

2.有感染的危险　与脑脊液外漏有关。

3.潜在并发症　颅内压增高、颅内低压综合征、颅内出血等。

(三)护理措施

1.治疗原则　颅底骨折本身无须特殊处理,重点是预防颅内感染。脑脊液漏属于开放性损伤,需给予破伤风抗毒素(TAT)及抗生素治疗,以预防感染。多数脑脊液漏能在 1~2 周自愈,持续 4 周以上未愈合者应及时进行硬脑膜修补,封闭漏口。若骨折片或血肿压迫视神经或面神经,应尽早行手术减压。

2.一般护理

(1)休息与体位:脑脊液外漏时,需绝对卧床休息,取头高位,头部抬高 15°~30°,头偏向患侧,借重力作用使脑组织移至颅底,促使脑膜粘连以利漏口封闭。

(2)饮食与营养:进食高蛋白质、易消化、营养丰富的食物,避免刺激性和坚硬、需用力咀嚼的食物。多吃蔬菜、水果等,以保持大便通畅,防止便秘,呕吐剧烈者禁食。

(3)心理护理:患者颅底骨折出现脑脊液漏,脑神经损伤症状时,大都十分紧张;加之住院期间需长期卧床,日常活动受到限制,治疗费用高,患者可出现焦虑、烦躁情绪,要针对以上情况做好知识宣教,使患者了解颅底骨折的相关知识,保持良好心态,积极配合治疗。

3.病情观察

(1)观察有无体温升高、脑膜刺激征等颅内感染征象,及时发现和处理。

（2）明确有无脑脊液外漏并估计外漏量。观察并询问患者是否经常有腥味液体流至咽部。颅脑外伤后,若有淡红色液体自患者鼻腔、外耳道流出,可疑为脑脊液漏,但需与血性渗液区分。脑脊液漏还需与鼻腔分泌物进行鉴别。在鼻前庭或外耳道口松松放置干棉球,随湿随换,观察24小时浸湿棉球数,估计并记录脑脊液外漏量。

（3）警惕颅内低压综合征,详见"并发症的观察与护理"相关内容。

4.脑脊液漏的护理　当有脑脊液外漏时,应加强耳、鼻、呼吸道护理,预防颅内感染。

（1）体位:绝对卧床休息,取头高位,头部抬高15°～30°,头偏向患侧,借重力作用使脑组织移至颅底,促使脑膜粘连以利漏口封闭。

（2）局部清洁消毒,保持外耳道、鼻腔和口腔清洁:颅底骨折出现脑脊液漏时,头部垫消毒治疗巾,污染时及时更换。每天2次清洁、消毒鼻前庭或外耳道内的血迹和污垢,防止液体引流受阻而逆流。在鼻前庭或外耳道口松松放置干棉球,随湿随换,观察24小时浸湿棉球数,估计并记录脑脊液外漏量。

（3）严禁从鼻腔吸痰和放置胃管;禁止严堵深塞鼻腔和外耳道;禁止耳鼻滴药和冲洗;禁忌腰椎穿刺。

（4）避免用力咳嗽、打喷嚏、擤鼻涕;避免用力排便,以免颅内压的骤然变化导致脑脊液反流。

（5）用药护理:遵医嘱给予抗生素和破伤风抗毒素治疗。

5.并发症的观察与护理

（1）颅内感染:做好脑脊液漏护理,是预防颅内感染的关键。保持局部清洁,每天清洁外耳道、鼻腔、口腔,防止逆行感染;遵医嘱应用抗生素预防感染,并注射破伤风抗毒素。

（2）颅内低压综合征:若脑脊液外漏过多,颅内压过低可导致颅内血管扩张,出现剧烈头痛、眩晕、呕吐、厌食、反应迟钝、脉搏细弱、血压偏低等症状。头痛立位时加重,卧位时缓解。一旦发生应取平卧位,头稍抬高,以防脑脊液外漏过多;遵医嘱补充大量水分以缓解症状。

（四）健康教育

1.指导有颅骨缺损的患者,避免局部碰撞,以免造成脑组织损伤。嘱患者伤后6个月左右可做颅骨成形术。

2.有剧烈头痛、眩晕、呕吐等不适时及时到医院就诊。

第四节　脑损伤

脑损伤是指脑膜、脑组织、脑血管及脑神经在受到外力作用后所发生的损伤。

一、脑震荡

脑震荡是指一过性的脑功能障碍,无肉眼可见的神经病理改变,显微镜下可见神经组织结构紊乱,是一种最常见的轻度原发性脑损伤。

（一）护理评估

1.健康史　评估受伤原因,伤后有无昏迷和近事遗忘,昏迷时间的长短,有无呕吐及其次数,伤前有无高血压、癫痫等既往病史。

2.身体状况

（1）症状：①短暂意识障碍。患者在伤后立即出现短暂意识障碍，持续数秒或者数分钟，一般不超过30分钟。有的仅表现为瞬间意识混乱或恍惚，并无昏迷；②自主神经和脑干功能紊乱。患者同时可伴有皮肤苍白、出汗、血压下降、心动徐缓、呼吸浅慢、肌张力降低、各种生理反射迟钝或消失等自主神经和脑干功能紊乱表现；③逆行性遗忘。清醒后大多不能回忆伤前及受伤当时情况，而对往事记忆清楚；④常伴有头痛、头昏、呕吐、恶心、失眠、耳鸣、情绪不稳、记忆力减退等症状，一般持续数天或数周。

（2）体征：神经系统检查无阳性体征，脑脊液无明显改变，CT无阳性发现。

3.辅助检查　脑脊液检查及头颅X线、CT等检查无异常发现。

4.心理-社会状况　评估患者因突发意外伤害的心理承受能力，对疾病相关知识的了解程度等。

（二）护理诊断/问题

1.疼痛　头痛与脑震荡有关。

2.焦虑/恐惧　与脑震荡相关知识缺乏及担心疾病的预后有关。

（三）护理措施

1.一般护理

（1）休息与体位：限制人员探视，卧床休息1～2周，并将头部抬高15°～30°。患者多在2周内可恢复正常。

（2）饮食与营养：鼓励患者进食营养丰富，易消化的食物。

（3）心理护理：加强护患沟通，向患者做好疾病知识宣教，说明本病对日常生活和工作的影响小，恢复快，以减轻患者的焦虑情绪。对少数神经官能症症状持续时间较长者，应加强心理护理。

2.病情观察　少数患者可合并严重颅脑损伤，需严密观察意识、瞳孔、肢体活动及生命体征的变化，如发现患者出现头痛、恶心、呕吐和意识的改变，立即通知医生，并配合医生进行处理。

3.对症护理　遵医嘱对疼痛明显者给予镇静止痛药物。

（四）健康教育

1.嘱患者加强休息，保证充足睡眠，避免用脑过度，增加营养，适当增加体育锻炼，避免劳累。

2.加强安全意识的教育，防止意外伤害。

二、脑挫裂伤

脑挫裂伤，是指暴力作用于头部，造成脑实质的器质性损伤。其包括脑挫伤和脑裂伤，前者脑组织损伤稍轻，软脑膜完整。后者软脑膜、血管、脑组织同时破裂，伤后易出现蛛网膜下隙出血，脑水肿、颅内压增高甚至脑疝。两者常并存，合称为脑挫裂伤。

（一）护理评估

1.健康史　评估受伤的原因、时间，致伤物的强度、作用部位，以及受伤后有无出现头痛、呕吐、意识改变,偏瘫、失语等症状与体征。了解急救措施及使用的药物。了解既往病史有无高血压、癫痫等。

2.身体状况

(1)症状

1)意识障碍:是脑挫裂伤最突出的症状之一。一般伤后立即出现昏迷,时间绝大多数超过半小时,可达数小时、数天、数月不等,甚至发生迁延性昏迷。

2)头痛、恶心、呕吐:脑挫裂伤最常见的症状。由于脑挫裂伤后,颅内压升高,蛛网膜下隙出血及自主神经功能紊乱,可有持续性剧烈头痛伴频繁呕吐。疼痛可局限,也可为全头疼痛,间歇或持续性,在伤后 1~2 周最明显,以后逐渐减轻或一度好转又加重。

3)颅内压增高、脑疝:继发于脑水肿和颅内血肿,表现为早期的意识障碍或瘫痪程度加重,或意识好转后又加重。

(2)体征:若伤及脑功能区,在受伤当时立即出现与受伤部位相应的神经功能障碍和体征。如语言中枢受损出现失语,运动中枢受损出现锥体束征、肢体抽搐或偏瘫等。若伤及额、颞叶前端"哑区"等,可无局灶性症状和体征。

3.辅助检查

(1)影像学检查:CT 检查为首选项目,可显示脑挫裂伤部位、范围及脑水肿程度和有无脑室受压及中线结构移位等;对开放性脑损伤可了解伤口、碎骨片和异物的具体情况,明确定位;MRI 检查时间较长,一般较少用于急性颅脑损伤的诊断。但对较轻的脑挫伤病灶显示优于 CT;X 线检查有助于了解颅骨骨折情况。

(2)腰椎穿刺检查:腰椎穿刺脑脊液有大量红细胞,可与脑震荡鉴别。同时可测量颅内压或引流血性脑脊液,以减轻症状。但颅内压明显增高者禁忌腰穿。

4.心理-社会状况 评估患者及家属的心理状况和对疾病的认识程度。

(二)护理诊断/问题

1.意识障碍 与脑损伤、颅内压增高有关。

2.清理呼吸道无效 与意识障碍有关。

3.营养失调——低于机体需要量 与呕吐、长期不能进食有关。

4.潜在并发症 颅内压增高、脑疝、癫痫、感染、废用综合征、蛛网膜下隙出血、消化道出血等。

(三)护理措施

1.一般护理

(1)休息与体位:抬高床头 15°~30°,昏迷者头偏向一侧,或侧卧位,防止口腔分泌物吸入气管引起呛咳或窒息。

(2)饮食与营养:昏迷期间禁食,静脉输液补充,或给予鼻饲管喂养,恢复期可给予易消化饮食,记录 24 小时出入水量并维持水、电解质、酸碱平衡。

(3)心理护理:由于伤后昏迷时间较长,恢复时间长,患者及家属常表现出精神紧张、忧虑、烦躁等情绪,应耐心向其解释病情和各种治疗、护理的必要性,以取得合作,促进康复。

2.病情观察 对脑损伤患者进行动态病情观察是护理的要点之一,可早期发现脑疝征兆,同时为判断疗效和及时实施治疗措施提供重要依据。

（1）意识状态：反应大脑皮质功能及病情轻重。意识状态改变是脑挫裂伤患者最常见的变化之一。伤后立即出现意识障碍，是原发性脑损伤的表现，伤后清醒后意识障碍又继续加重，是颅内压增高形成脑疝的表现。躁动患者突然出现安静昏睡，应立即报告医生并复查CT。意识障碍程度判断可参考本章第一节相关内容。

（2）生命体征：患者伤后可出现持续的生命体征紊乱。①体温：伤后早期，常因组织创伤反应，出现中等程度发热；若伤后昏迷，体温持续超过40℃，为中枢性高热，提示下丘脑或脑干损伤；若伤后数天体温升高，常提示有感染性并发症；②呼吸、脉搏、血压：三者呈综合性改变，为避免患者躁动影响检查准确性，应先测呼吸，再测脉搏，后测血压。注意呼吸节律和深度、脉搏快慢和强弱，以及血压和脉压变化。若伤后出现血压升高、脉搏减慢、呼吸深慢，则提示颅内压增高。

（3）瞳孔：应观察瞳孔大小、形态、对光反射，以及眼裂的大小、眼球的位置和活动情况等。每15~30分钟观察一次瞳孔，如有异常，及时报告医生。①若伤后立即出现一侧瞳孔散大，对光反射消失，但患者的生命体征平稳、神志清醒，多为动眼神经损伤；②若伤后一侧瞳孔散大，对侧肢体活动障碍，提示脑受压或脑疝；③双侧瞳孔大小形态多变，对光反射消失伴眼球分离或异位，多为脑干损伤的表现；④眼球不能外展且有复视者，多为外展神经受损；⑤眼球震颤常见于小脑或脑干损伤；⑥间接对光反射的有无可以鉴别视神经损伤与动眼神经损伤，视神经损伤间接对光反射存在，动眼神经损伤间接对光反射消失。要注意某些药物对瞳孔的影响，如有机磷农药中毒、毛果芸香碱、吗啡、氯丙嗪可使瞳孔缩小，阿托品、麻黄碱、可卡因等药物可使瞳孔散大。

（4）神经系统体征：当一侧大脑皮质运动区损伤，伤后可立即出现对侧肢体的肌力减退且相对稳定；伤后一段时间才出现一侧肢体运动障碍，进行性加重伴意识障碍和瞳孔变化多为小脑幕切迹疝，使中脑受压、锥体束受损所致。

3.对症护理

（1）高热的护理：高热可造成脑组织缺氧，加重脑损害。当脑干、下丘脑损伤时可出现中枢性高热，可采用人工冬眠低温疗法；对感染所致发热，主要遵医嘱使用抗生素并辅以物理降温。

（2）躁动的护理：突发的躁动不安，常是患者意识恶化的先兆，可能伴有颅内血肿和脑水肿的发生；意识模糊的患者出现躁动不安，可能是因为疼痛、颅内压增高、尿潴留、肢体受压等引起，需查明原因及时排除，慎用镇静剂；对躁动患者不可强加约束，以防过度挣扎使颅内压进一步增高。避免坠床和抓伤，必要时专人护理。

4.并发症的护理

（1）颅内压增高和脑疝：参见本章第一节相关内容。

（2）昏迷的护理：①压疮。长期卧床患者需保持皮肤清洁干燥，定时翻身。注意耳郭、骶尾部、足跟骨隆突部位和敷料覆盖部位是否有压疮；②废用综合征。加强肢体功能锻炼，每天2~3次做四肢关节被动活动和肌肉按摩，保持四肢关节功能位，预防关节痉挛、肌萎缩；③坠积性肺炎。保持呼吸道通畅，定期翻身叩背，防止误吸和呼吸道感染；④泌尿系统感染。对尿潴留、留置导尿的患者特别注意防止泌尿系统感染。留置尿管时间不宜过长，必须导尿时，严格无菌操作。需长期导尿者，宜行耻骨上膀胱造瘘术以减少泌尿系统感染；⑤暴露性角膜炎。定期清除眼分泌物，并滴抗生素眼药水。眼睑闭合不全者，用无菌纱布覆盖或涂眼药膏保护,预防暴露性角膜炎和角膜溃疡。

(3)外伤性癫痫护理:任何部位脑损伤均可能导致癫痫。颅内血肿、脑挫裂伤、蛛网膜下隙出血可早期出现癫痫发作,脑瘢痕、脑萎缩可引起晚期癫痫发作。对癫痫患者应掌握其先兆,做好预防措施。发作时应有专人护理,用牙垫防止舌咬伤;及时清理呼吸道分泌物,保持呼吸通畅。外伤性癫痫可用苯妥英钠预防,发作时可用地西泮制止抽搐。癫痫完全控制后,继续用药1~2年,逐渐减量后停药,以防突然停药所致复发。

(4)蛛网膜下隙出血护理:多由脑裂伤所致,患者可有头痛、发热、颈项强直等脑膜刺激征表现。遵医嘱给予解热镇痛药对症处理。病情稳定时,排除颅内血肿、颅内压增高、脑疝征象后可行腰椎穿刺,放出血性脑脊液缓解头痛。

(5)消化道出血护理:应激性溃疡及糖皮质激素应用可诱发急性胃肠黏膜病变,引起消化道出血。遵医嘱补充血容量,停用糖皮质激素,使用胃酸分泌抑制剂如西咪替丁等。及时清理呕吐物,避免误吸。

5.术后护理　详见颅内肿瘤患者的护理。

(四)健康教育

1.康复指导　脑损伤后遗留的运动、语言或智力障碍在伤后1~2年内有部分恢复的可能,鼓励患者树立信心,协助制订康复计划,坚持功能锻炼,以提高生活自理能力及社会适应能力。

2.其他　对有外伤性癫痫的患者,外出时应有人陪伴,不可单独骑车、驾车、游泳、攀高等,以防意外,并应坚持长期服用抗癫痫药物,不可自行中断服药。

三、颅内血肿

颅内血肿是颅脑损伤中最常见、最危险而又可逆的继发病变。颅内血肿形成后,可引起颅内压增高而导致脑疝的发生,如未及时发现处理,可危及患者生命。颅内血肿按照发病时间可分为急性(<3天)、亚急性(3天至3周)和慢性(>3周)3种类型;按照血肿的来源和部位分为硬脑膜外血肿、硬脑膜下血肿和脑内血肿。

(一)护理评估

1.健康史　了解患者受伤时间、原因、致伤源的强度及作用部位;了解头部有无伤口,有无意识改变,神经系统病征,以及有无合并胸腹、脊柱的联合伤等;了解现场急救措施及用药情况;了解有无高血压、癫痫等既往病史。

2.身体状况

(1)硬脑膜外出血:①意识障碍。与原发性脑损伤的轻重和出血速度密切相关。通常在伤后数小时甚至1~2天发生。其典型表现是在原发性意识障碍后有一个中间清醒期,然后再度出现意识障碍,并逐渐加重,即昏迷-清醒-昏迷。两次意识障碍的发生机制不同,前者是由原发性脑损伤引起,后者为继发性血肿及颅内压增高所致。如果原发性脑损伤较重或血肿形成迅速,则可能不出现中间清醒期;②颅内压增高及脑疝表现。一般成人幕上血肿大于20 mL、幕下血肿大于10 mL,即可导致颅内压增高症状。血肿进一步增大可形成脑疝。

(2)硬脑膜下血肿:①急性和亚急性硬脑膜下血肿。症状类似于硬脑膜外血肿,因脑实质损伤重,原发性意识障碍时间长,中间清醒期不明显。颅内压增高征象在1~3天进行性加重;②慢性硬脑膜下血肿。较少见,多见于老年人。多数致伤外力小,出血缓慢。患者可有慢性颅内压增高、偏瘫失语等局灶症状和体征,有时可有智力障碍、精神失常、记忆力减退等表现。易误诊为老年性痴呆、神经官能症、高血压脑病、脑血管意外或颅内肿瘤等,中老年人如有上述临床表现,不论有无头部外伤史,应注意鉴别诊断。

(3)脑内血肿:以进行性加重的意识障碍为主,当血肿累及重要功能区,可出现偏瘫、失语、局灶性癫痫等定位体征。

3.辅助检查 CT有助于明确诊断,可直接显示血肿大小、部位,还可了解脑室受压和中线结构移位的程度及并存的脑挫裂伤、脑水肿等情况。

4.心理–社会状况 评估家属对患者的关心程度和支持能力。

(二)护理诊断/问题

1.意识障碍 与颅内血肿、颅内压增高有关。

2.知识缺乏 缺少有关疾病治疗,术后预防复发的康复知识。

3.潜在并发症 颅内压增高、脑疝、颅内感染、术后血肿复发。

(三)护理措施

1.一般护理

(1)休息与体位:绝对卧床休息,抬高床头15°~30°;以利静脉回流,降低颅内压。如复查CT时需搬动患者时,有引流管者,暂时夹闭引流管,保持头部与躯体成一条直线。

(2)饮食与营养:昏迷患者禁食,可通过静脉补充水和电解质,也可通过鼻饲胃管予以营养支持,清醒和术后饮食需有规律、不能过饱,多食富含蛋白、维生素易消化食物,戒烟、酒,保持大便通畅。

(3)心理护理:由于颅内血肿患者及家属心理负担极重,应针对其不良心理状态予以疏导,加强关于疾病知识的宣教,以增强患者及家属的信心。对在治疗护理中需要得到配合的事项进行详细说明,以取得患者合作。

2.病情观察 密切观察生命体征、意识、瞳孔及肢体改变,及早发现异常情况,及时报告医生处理。

3.对症护理

(1)保持呼吸道通畅:及时清理口腔及呼吸道分泌物,呕吐物,观察痰液的性质和量,每1~2小时翻身、叩背一次,保持病室内空气新鲜。

(2)高热的护理:若脑外伤累及体温调节中枢,可发生中枢性高热,可遵医嘱使用冬眠药物、物理降温及皮质激素治疗;如因感染而致的发热,遵医嘱在使用抗生素治疗的同时辅以物理降温。

4.术后护理

(1)病情观察:密切观察患者意识状态、生命体征,瞳孔变化等,一旦发现颅内压增高征象,应积极采取措施降低颅内压,同时做好术前准备。术后观察病情变化,判断血肿清除效果并及时发现术后血肿复发迹象。

(2)留量引流管的护理:①体位。患者取平卧位或头低足高患侧卧位,以便充分引流;②引流瓶(袋)应低于创腔30 cm,保持引流管通畅;③注意观察引流液的性质和量;④术后3天左右行CT检查,证实血肿消失后可拔管。

（3）其他：慢性硬脑膜下血肿术后不使用强力脱水剂，也不严格限制水分摄入，以免颅内压过低影响脑膨出。

（四）健康教育

1.对存在偏瘫、失语，或生活不能自理的患者，病情稳定后即开始康复锻炼。耐心指导患者，制订合适目标，指导加强肢体、语音的训练，促进其早日康复。

2.指导家属生活护理方法及注意事项。

第十四章　神经外科手术的护理配合

第一节　颅脑手术的麻醉护理配合

一、颅脑手术的麻醉特点

1.颅脑创伤　包括软组织开放性损伤、颅骨骨折、脑实质挫裂伤、急慢性硬膜外和硬膜下血肿、脑内血肿等。

（1）颅脑外伤患者的特点：①伤者多为饱胃，甚至有酗酒史，伤后部分患者已发生反流、呕吐和误吸，或者麻醉诱导期反流、误吸可能性大；②患者多数伴有颅内压升高和意识障碍，难以配合检查和治疗；③丘脑、脑干和边缘系统损伤或脑疝患者常出现生命体征不稳，随时可能发生呼吸、心跳停止；④可能伴随全身多器官功能的严重损伤；⑤多伴有低氧血症及凝血功能障碍。

（2）紧急治疗流程：①采用 Glasgow 昏迷评分法对患者意识障碍程度做出准确判断，Glasgow 得分越低表示意识障碍程度越严重，8 分以下为重度脑损伤，并需对患者的瞳孔大小、对光反射和四肢运动功能的对称性做出迅速评价；②对伤情做出全面判断，对实质性内脏器官破裂、重要血管破裂、失血性休克等严重威胁生命的情况应首先进行处理；③建立气道行机械通气；④早期开始液体复苏，必要时给予缩血管药物维持血压稳定，保证脑灌注；⑤降低颅内压。

（3）处理原则：保证脑灌注及氧合，降低颅内压，减轻脑水肿，避免继发性脑损伤。选择药物时应考虑其对脑血流、脑代谢、脑血管自身调节功能和 CO_2 的反应性的影响，同时还要考虑对术后处理的影响。丙泊酚复合阿片类是较理想的选择。有躁动者可适当给予镇静剂，并在麻醉诱导时适当增加用药剂量，但对于存在呼吸抑制或呼吸道不通畅，或考虑用药后控制气道有困难者要谨慎；对于深昏迷患者可直接或仅在肌肉松弛药的辅助下进行气管内插管，控制气道后根据具体情况确定用药种类和剂量。单纯硬膜外或硬膜下血肿清除术持续时间不长，在麻醉诱导和维持时注意选择起效快、作用时间短、苏醒完全的药物，使患者术后尽快恢复意识状态，便于判断伤情和预后。术后应注意严密监护，随时了解病情发展，保持患者安静和呼吸道通畅，待患者神志完全清醒后方可拔除气管导管。对有反流、误吸情况的患者，尤其要警惕肺部并发症的发生。

2.后颅凹手术　后颅凹疾病多为肿瘤，包括小脑肿瘤、第四脑室肿瘤、脑桥小脑角肿瘤及脑干肿瘤，一后颅凹邻近脑干，与呼吸循环中枢、运动传导通路、感觉传导通路、上行网状激活系统等特殊结构联系紧密，该部位病变可引起生命体征不稳定或意识障碍。小脑肿瘤还容易累及第四脑室和中脑，阻塞脑脊液通路导致脑积水和严重颅高压，甚至引起小脑扁桃体疝，晚期可出现阵发性去大脑强直和意识丧失。舌咽及迷走神经周围肿瘤可能破坏呕吐反射，增加误吸危险。由于后颅凹部位邻近生命中枢，手术大多属于显微操作，时间长，难度大，并发症多，病死率高，风险也极大。

（1）麻醉诱导要求平稳，避免呛咳、屏气等引起颅内压升高的因素。第四脑室肿瘤有一定范围的活动性，行气管插管或摆放手术体位过程中，可因肿瘤移位导致第四脑室出口阻塞，出现急性脑脊液梗阻，颅内压急剧升高、血压升高、心律失常甚至呼吸停止。遇此情况应立即施行脑室穿刺引流脑脊液，缓解颅内压升高，以免因脑干受压时间过长而发生不可逆损伤。

（2）后颅凹手术常用体位有坐位、俯卧位或侧卧位。坐位有利于暴露手术野，出血少，不易损伤脑干，但易引起气管导管滑出，还可能因脑静脉压力降低而发生空气栓塞。术中若出现低氧、高碳酸血症及呼气末二氧化碳分压突然降低、低血压、听诊心前区发现特殊的"磨轮音"或压迫颈静脉时手术野开放血管有泡沫溢出，是空气栓塞形成的可靠征象。对空气栓塞的处理，应立即报告术者压迫颈内静脉，帮助查找空气栓塞来源并予以封闭；用生理盐水冲洗术野，阻止气体继续进入血液循环；经中心静脉抽出栓塞气体，加强静脉输液，维持血流动力学稳定及提高脑静脉压。出现严重心血管和呼吸功能异常者，按心肺复苏处理，近年来，临床上提倡侧卧位下施行后颅凹手术，安全性较前有所提高。

（3）后颅凹手术过程中常要求保留患者的自主呼吸，以便在分离肿瘤和脑干粘连时，及时发现手术操作是否触及呼吸中枢，避免造成脑干损伤。在麻醉平稳状态下，若呼吸突然发生变化，应及时通知术者，暂停操作。对保留自主呼吸的患者，还应注意监测呼吸功能，尤其是潮气量、呼吸频率和呼气末二氧化碳分压

（4）在排除体温升高、缺氧、二氧化碳蓄积及血容量不足等因素的情况下，手术过程中出现的心率及心律的变化，常见的原因为牵拉脑干引起，暂停手术操作即可复原。不要盲目使用抗心律失常药。

（5）术后保持头位相对固定，特别是术前脑干已被肿瘤挤压移位的患者，术后短期内应保持与术中相同的头位。在搬动患者的过程中若头颈部活动幅度过大，可能导致脑干移位而出现呼吸、心搏骤停；在气道管理方面，要警惕有无后组脑神经的损伤。

3.脑血管手术　脑血管疾病的发病率逐年增高，且呈年轻化趋势；该病的病死率高，后遗症多，手术治疗风险极大。临床上常见的脑血管手术有高血压动脉硬化性脑出血、颅内动脉瘤和脑动、静脉畸形。

（1）高血压动脉硬化性脑出血：长期高血压引起颅内小动脉痉挛或闭塞，形成软化灶，使血管周围组织的支持作用减弱。当各种原因引起血压波动时就可能因血管破裂而发生出血。临床常表现为突然发作的剧烈头痛、呕吐和不同程度的意识障碍。意识障碍的程度与出血量和出血部位有关，出血量大或出血部位位于脑干者，将快速出现深度昏迷，发病数小时即可死亡。脑出血和脑梗死鉴别诊断，脑出血一般在清醒状态下发病，且大多有运动、咳嗽、情绪波动等诱因，意识障碍严重而定位神经体征不明显；脑梗死多在安静或睡眠状态下发生，一般有明确的神经定位体征而意识障碍发生率低，可经 CT 检查而确诊。脑出血常需施行紧急手术进行止血和清除颅内血肿。术前要注意患者有无饱胃及反流、误吸，搬运患者过程中动作要轻柔。诱导前首先要求清理呼吸道，确保气道畅通。要求麻醉诱导平稳，尤其要注意避免血压大幅度波动，以免加重出血或使脑血管发生二次破裂，增加手术复杂性。术中要尽量维持血压平稳，由于高血压患者脑血管自动调节功能已经发生了变化，为防止引起正常脑组织缺血，一般不采用控制性低血压，如必须施行，降压幅度不要超过麻醉前水平的30%，并应尽量缩短降压时间。过度通气虽能降低颅内压，但减少脑血流量，有加重脑缺氧

的危险,应慎用:苏醒期应尽量保持患者安静,避免躁动、呛咳,必要时可辅以镇静剂。患者术后若能耐受气管导管,可保留气管导管同病房,视意识恢复情况,再考虑拔除气管导管或气管切开饱胃患者,即使不能耐受气管导管,如意识恢复不好,仍保留气管导管,必要时使用镇静剂。

(2)颅内动脉瘤破裂是导致自发性蛛网膜下隙出血的主要原因,常以自发性蛛网膜下隙出血为首发症状。通过头部 CT 和磁共振扫描(MRI)可以早期确诊。颅内动脉瘤多进行瘤体切除或夹闭术。麻醉诱导要求平稳,避免呛咳等使颅内压力增加的因素,以免致命性瘤体破裂或使本已破裂的瘤体出血加重。应注意避免瘤体透壁压增高[平均动脉压 - 颅内压(ICP)],降低瘤体破裂的风险。术中分离瘤体时为便于手术操作和清晰暴露视野,必要时进行控制性低血压,保持患者血压在可接受的低限范围,一旦瘤体夹闭或切除,应逐步将收缩压提升至术前水平,避免脑缺血发生。术后应采用尼莫地平、罂粟碱等扩张脑血管的药物治疗,防止脑血管痉挛。

4.垂体瘤手术　垂体瘤患者因血中激素和皮质醇水平可能有差异,所以麻醉药量也不相同。生长激素腺瘤患者常有下颌突出、舌体肥大等体征,很可能发生气管内插管困难,需做好困难插管的准备。手术结束后一定要等患者完全清醒后才考虑拔除气管导管,拔管的同时应做好重新插管或气管切开等急救准备。

垂体瘤手术的路径有两种,开颅手术入路,病灶显露困难,对脑组织的牵拉容易使患者发热、呼吸循环紊乱;经蝶窦入路,手术暴露良好,较易止血和控制出血,术后恢复也快,但出血容易积聚于口鼻腔内,应当严密观察。尤其是拔除气管导管后,要防止血液进入气道或血块引起上呼吸道梗阻。若高度怀疑肿瘤侵蚀海绵窦,则头高 15°,预防静脉气体栓塞形成,同时应监测呼气末二氧化碳分压。不少垂体腺瘤患者肿瘤侵蚀了垂体柄或者因术中牵拉,尿量迅速增加,必须及时处理,防止尿崩症发生。术前合并糖代谢紊乱者,术中应动态监测血糖变化。

5.脑膜瘤摘除术　脑膜瘤是常见的颅内良性肿瘤,它的特点是血液循环丰富,术中可能出血多,特别是窦旁脑膜瘤。为了减少出血,必要时可在术前结扎或暂时阻断颈外动脉,在处理肿瘤时辅助实施控制性低血压。手术过程要求平稳,适时调节麻醉深度,切忌血压波动过大,做好直接动脉测压、中心静脉和出入量监测,备两条静脉通路,及时补充血容量。术中血液回收,对于大出血的患者,必要时还可实施控制性低温,以避免脑组织损害。

二、麻醉前的护理配合

1.麻醉前患者的禁饮、禁食　为了避免患者在全麻过程中呼吸道误吸或窒息,成人择期手术患者应在麻醉前禁食 12 小时,禁饮 4 小时。小儿一般应禁食固体食物并禁奶 8 小时。1~5 岁的小儿可在麻醉前 6 小时进少量清淡液体:新生儿至 1 岁婴儿麻醉前 4 小时可进少量清淡液体。护士在术前访视时应向患者及其家属(特别是小儿的家属)解释清楚禁饮、禁食的目的和要求,以及不进行禁食、禁饮的危害,以免产生误解致食用未予指明的食物。对于饱胃而又需做全麻的患者,一般采用"清醒气管内插管"的方法来主动控制呼吸,保证其免受呕吐物误吸。

2.做好心理护理　手术前患者对麻醉和手术常感到紧张和恐惧,必然引起患者机体内环境的紊乱,可严重影响患者对麻醉和手术的耐受力。手术护士在麻醉前访视时应针对患者的心理问题做好心理护理,尊重患者的人格和知情权,适当介绍所选麻醉用于该患者的优点、麻醉过程、安全性和安全措施及手术治疗的重要性,回答并合理解释患者及其家属提出的问题,指导患者如何配合麻醉与手术,增强患者对手术治疗的信心。

3.设备及药物的准备　麻醉前应准备适用的麻醉机及相应的气源,气管内插管用具(面罩、气管导管、麻醉喉镜、插管钳、牙垫),负压吸引装置及吸引管,听诊器和胶布,监测血压、脉搏、心电图、血氧饱和度、体温等生理监测仪,不同型号的动、静脉留置针,各种静脉液体。同时准备足够的常用麻醉药和肌肉松弛药、心血管药和其他急救药等。

4.麻醉前核对患者　核对其病室、床号、姓名、年龄、性别、禁食情况、麻醉前用药、药物过敏史、麻醉方式、拟施手术、各种同意书(麻醉同意书、手术同意书、输血同意书、特种手术同意书)中患者或家属的签字、各种化验结果、血型与合血单、患者所携带的用物(CT片、MRI片、抗生素或其他特殊药物等)。

5.对有活动性义齿的患者,应检查义齿是否已取出,对女患者要注意指甲染色和唇膏是否已擦拭干净。

三、麻醉诱导期的护理配合

1.根据病情及手术方式确定建立静脉输液的途径,保证术中输液输血和药物的及时供给,备好急救设施和药物。

2.保持手术室内的安静,使麻醉医生和有关人员能集中注意力,同时避免喧闹对患者的不良刺激。

3.协助安置好常用的监测装置,以确保在有连续监测的情况下进行诱导。

4.连接负压吸引装置,备好吸痰管,保持负压吸引管道的通畅。协助麻醉医生连接好麻醉机,根据患者情况选择适合的气管导管,必要时准备插管钳或纤维支气管镜协助插管,危重患者麻醉前应用注射器抽好急救药物。

5.协助安置好患者的体位,除特殊情况外,全麻诱导时患者的体位均为仰卧位,头部垫一高约10 cm薄枕,使患者感到松弛和舒适,肩背靠紧手术台,调整手术台高度,使患者颜面与麻醉医生剑突平齐。

6.麻醉诱导插管时,巡回护士守护床旁,密切观察患者病情变化,插管困难时协助传递特殊插管用具,注意保持呼吸道通畅,并观察各种监测指标,出现意外及时配合抢救。

四、麻醉期间的体温管理

正常的体温是机体进行新陈代谢和正常生命活动的必要条件,人体通过自主性和行为性体温调节功能维持体温的恒定。围术期核心温度低于36℃称为低体温麻醉期间行为性体温调节能力丧失,容易产生体温失衡情况,无论体温升高或降低都会对人体的内环境、正常的生理功能和药物代谢速率造成影响。因此,术中应进行体温监测,对于老人、小儿、危重症及大手术患者应进行连续体温监测,及时发现和处理体温异常情况。

1.围术期保温措施　手术护士在术前应根据病情、年龄、手术种类、手术时间及皮肤的完整性等评估术中体温下降的可能性及下降的程度,制订有效的保温措施,患者入室后立即采取保温措施。①寒冷天气接患者时被服应预热保持暖和,不能让患者感觉寒冷,更不能让患者寒战;②体表加温:调节室内温度在21~25℃;使用变温毯和加温垫,调节其温度为38~40℃;覆盖充气暖被;③输入液体加温:使用加温器将输入液体和血液进行加温,或将输入液体在恒温箱内加温至 38~40℃ 后输入;④使用恒温液体冲洗术腔和手术切口。

2.围术期体温升高的防治　①连续监测体温,及时发现体温的变化,及早处理;②调节合适的室内温度和湿度,室温 21~25℃,相对湿度 30%~60%;③麻醉诱导和维持要求平稳,维持正常的循环和呼吸功能,避免缺氧和 CO_2 蓄积;④发现体温升高可采用物理降温方法,如冰袋、冰帽及酒精浴等维持正常体温。

五、麻醉期间生命体征监测

除常规监测血压、心电图、脉搏、氧饱和度外,有条件的应尽量监测中心静脉压、颅内压、呼气末二氧化碳浓度、麻醉深度、血气分析、体温和尿量变化。

六、麻醉期间呼吸通道管理

颅脑手术患者术中一般采用机械控制呼吸,以确保供氧和排出二氧化碳。同时,还可以通过适当的过度通气降低颅内压力;对于术中依靠观察呼吸来了解病情和手术损伤情况的患者,应予保留自主呼吸。但同时应注意及时给予辅助,以免呼吸肌疲劳而影响术后恢复,或因自主通气功能不足而引起缺氧及二氧化碳蓄积。

七、控制性低血压

适当降低患者血压可减少手术出血,减少血制品的使用。尤其是对于颅脑深部手术,可以提供清晰的手术视野,有利于手术的进行。因此,控制性低血压技术应用越来越广泛。但应注意长时间的血压降低有可能引起脑灌注压下降而导致脑组织缺血,因此要注意低血压的程度和持续时间,一般在关键操作结束后即尽早使血压恢复至接近正常水平。

八、调控颅内压

神经外科手术围术期调控颅内压的主要任务是降低颅内压。强调麻醉诱导平稳、确保呼吸道畅通、避免缺氧和二氧化碳蓄积是有效预防颅内压升高的重要措施。对于术前已经存在颅内高压的患者,还应积极采取脱水、利尿、控制液体入量和辅助体位调节等措施,使颅内压尽量降至接近正常水平。同时也要防止本来颅内压不高的患者因过度脱水和限制液体入量而致颅内压降低,引起脑神经损伤。

九、液体管理

总原则是维持正常血容量,保证脑组织及其他脏器灌注;维持高于正常的血浆渗透压,降低脑组织水含量;除非特殊需要应限制使用含糖溶液,避免加重脑损伤及糖代谢后产生水分增加脑组织水含量。术中严格记录患者的出入量,根据血压、中心静脉压、血气分析和尿量监测结果,及时调整输液的种类和速度。若血脑屏障受损,如严重低氧、脑外伤、肿瘤等,胶体液和晶体液均可进入脑组织细胞外液,对脑水肿及颅内压的形成效应相同。如需大量补液,等渗晶体液 0.9% 生理盐水优于低渗液乳酸钠林格液,但大量生理盐水会引起代谢性酸中毒,也应在严密监测下使用。

十、体位管理

神经外科手术应安置舒适、安全、稳妥的手术体位,才能保证手术顺利进行,并有效防止皮肤压力性损伤等各种并发症的发生。

安放体位应遵循的原则:①术野暴露最佳以便于操作;②便于全面监控,不影响患者呼吸循环的功能;③让患者感觉舒适,肢体处于功能位置;④头部最好与心脏水平或稍高,有利于静脉回流;⑤受压部位得到妥善有效保护,防止压疮发生。

某些颅脑手术术中可能要求变换体位,要注意避免患者肢体损伤,尤其要保护好气管导管,在体位变动前、后仔细检查,并妥善固定。平卧位头部抬高15°~30°有助于静脉回流和脑脊液引流。后颅凹等特殊部位的手术有时还要求患者采取坐位,此时由于脑组织静脉血管压力降低,有形成空气栓塞的可能,适当提高液体输入量和采用正压通气对空气栓塞的发生有预防作用。坐位手术还应积极预防低血压,措施有:双下肢用弹力绷带"绑腿"样包扎,适当补充血容量,必要时给少量升压药。

十一、脑功能保护

围术期脑缺血是发生脑功能障碍的主要原因:脑组织自身不能储备能量,完全依赖血液中的葡萄糖供给。当脑血流停止超过5分钟即可导致不可逆性损伤。脑组织保护主要达到以下目的:降低脑代谢、加强能量供应、维持脑血流。

脑组织保护的治疗主要采用药物,包括:①巴比妥类药物。通过抑制神经元电活动,最低限度降低脑代谢率;②挥发性麻醉药。研究表明异氟烷、七氟烷及地氟烷可能具有脑保护作用;③钙离子通道阻滞剂。尼莫地平可增加低灌注区的脑血流,对蛛网膜下隙出血后的血管痉挛有缓解作用;④胰岛素。控制血糖在150 mg/dL(8.3 mmol/L)以下,注意防止低血糖。脑缺血缺氧后,葡萄糖的无氧代谢会产生过多乳酸,加重细胞内酸中毒,进而加重缺血后的脑损伤。此外,还可通过浅低温(33~35℃)降低脑代谢率,以及血液稀释使HCT控制在32%~34%,以提高血氧运输来达到脑组织保护。

十二、苏醒过程中患者的管理

体位的变化对麻醉后患者的循环功能影响很大,尤其是在血容量不足时,故在转运前应根据病情适当加快输液速度,补足血容量;在搬动过程中,应有4人以上人员参加,动作应轻柔、缓慢、协调,特别是术中侧卧位或者俯卧位的患者,搬动时应以脊柱为轴线在同一水平上旋转,防止脊柱的损伤,确保各种管道的妥善固定,防止脱出;对有呕吐可能者,应将其头偏位;对全麻未清醒的患者应在人工呼吸的状态下转送;一般患者的转送,可在自主呼吸状态下转送;对大手术、危重患者,则应在吸氧及严密循环、呼吸监测下转送。

第二节 颅骨成形术

一、适应证

1.颅骨缺损直径在3 cm以上,使脑的保护受到影响者。

2.有严重的自觉症状,如头晕、头痛、头位改变时症状加重者,局部疼痛,有搏动感。

3.有严重精神负担,如怕声响、怕震动、怕受外伤、易激惹等。

4.大型骨缺损有碍外观者。

5.缺损区存在癫痫灶者。

二、麻醉、手术体位与切口

1.麻醉 局部麻醉或全身麻醉。

2.手术体位　按缺损部位采取相应的体位。

3.手术切口　沿缺损边缘做马蹄形切口,一般按照原切口入路。

三、手术步骤及护理配合

1.皮肤常规消毒、铺单　递干棉球塞住两侧外耳道后,递擦皮钳钳夹小纱布,蘸4%碘酒、酒精消毒手术野皮肤,递对折中单1块铺于头、颈下方,递2把布巾钳将中单固定于头架两侧;顺序递横折1/3朝自己、横折1/3朝助手、竖折1/3朝助手的治疗巾3块,铺盖于切口周围;递全打开的治疗巾1块,请巡回护士放托盘在托盘架上压住治疗巾,将剩余的2/3布单外翻盖住托盘;递对折治疗巾1块,布巾钳2把;铺甲状腺单,铺盖头部、胸前托盘及上身,贴60 cm×45 cm手术膜;托盘铺大单;递治疗巾1块,艾利斯钳2把固定于托盘下方与切口之间布单上,形成器械袋。

2.皮瓣形成　切口两侧各置1块干纱布,递22#刀切开皮肤及帽状腱膜层,每切一段,递头皮夹钳钳夹头皮止血。出血部位递双极电凝止血,更换手术刀片,递22#刀,有齿镊游离、翻转皮瓣,递头皮拉钩牵开皮瓣,固定在托盘上,双极电凝止血,递盐水纱布覆盖保护。

3.剥离骨膜,检查骨折情况　递骨膜剥离器。

4.显露并处理好骨缺损缘　递脑压板将硬脑膜剥离至骨缺损缘,递咬骨钳咬除不整齐的骨缺损缘,使其整齐且呈斜坡状。

5.植入并固定植片　递已灭菌的植片置于缺损处,递钛板剪将钛板修整,递钛钉固定。如颅骨缺损较大,递6×17圆针、1#丝线将缺损中央的硬脑膜吊在植片上。

6.放置引流管,关闭切口,包扎切口　递生理盐水冲洗伤口内积血;递过氧化氢和双极电凝,彻底冲洗止血,于伤灶处放置引流管。清点器械、脑棉、缝针。递酒精小纱布消毒切口周围的皮肤,逐层缝合切口,覆盖敷料,包扎伤口。

第三节　颅骨肿瘤切除术

一、适应证

1.骨瘤较大,直径在2 cm以上,且有局部不适感及影响美观者。

2.骨瘤已向内生长,并出现颅内压迫症状者。

3.骨瘤虽较小,但患者精神负担重,也可考虑手术。

4.骨瘤较小,但影响到外形美观者。

二、麻醉、手术体位与切口

1.麻醉　局部浸润麻醉,若骨瘤范围较大,也可选用全身麻醉。

2.手术体位　体位选择的原则是既要充分显露手术野,又要使患者手术过程舒适。一般采用头架固定,可根据肿瘤部位选择仰卧位、仰卧头侧位(头转向健侧20°~40°,术侧肩下垫一软垫)、侧卧位等。

3.手术切口　根据骨瘤的大小和部位,可选择直切口、S形切口、梭形切口、弧形切口与瓣形切口。

三、手术步骤及护理配合

1.皮肤常规消毒、铺单　同"颅骨成形术"。

2.皮瓣形成　切口两侧各置 1 块干纱布,递 22 号刀切开皮肤及帽状腱膜层。每切一段,递头皮夹钳钳夹头皮止血。出血部位递双极电凝止血,更换手术刀片,递 22 号刀,有齿镊游离、翻转皮瓣,递头皮拉钩牵开皮瓣,固定在托盘上,双极电凝止血,递盐水纱布覆盖保护。

3.骨瘤暴露　递 22 号刀切开骨膜,递骨膜分离器剥开骨膜,充分暴露出骨瘤与所侵犯的颅骨。骨面有出血时,递骨蜡涂抹止血。

4.骨瘤切除　若骨瘤不大,递锐利骨凿沿颅骨外板切线方向凿除骨瘤而保留内板,或用磨钻将骨瘤磨至颅骨板障。凿平后围绕在骨瘤的四周,递脑棉片覆盖 1 圈,保护健康组织。递电凝灼烧瘤床,如有出血可用骨蜡止血。如需连同内板一并切除的骨瘤,递弓形钻在骨瘤四周正常颅骨上钻孔 4~6 个。递咬骨钳依次咬除颅骨,或递线锯锯开骨瘤处骨瓣,再递骨膜分离器撬起骨瘤骨瓣,全部取下骨瘤。骨窗缘有出血时,递骨蜡止血。骨缺损处可用仿生颅骨行一期修补。

5.切口缝合包扎　清点器械、脑棉、缝针。缝合头皮各层。递敷料覆盖切口,绷带包扎。

第十五章　妊娠期并发症患者的护理

第一节　流产

流产是指妊娠不足 28 周、胎儿体重不足 1000 g 而终止者。妊娠 12 周前终止者,称早期流产;妊娠 12 周至不足 28 周终止者,称晚期流产。流产又分为自然流产和人工流产,胚胎着床后约 31% 发生自然流产,其中早期流产占 80% 以上。本节主要讲述自然流产。

一、病因与发病机制

导致流产的原因很多,主要有以下五个方面。

1. 胚胎因素　在早期自然流产发生时,染色体异常的胚胎或胎儿占 50%~60%,是早期流产最常见的原因。多为染色体的数目异常,如某条染色体出现三体、X 单体、三倍体及四倍体等,少数为染色体结构异常,如染色体易位、倒置、缺失等。极少数可能继续发育成胎儿,但出生后也会发生某些功能异常或合并畸形。

2. 母体因素

(1)全身性疾病:妊娠期高热可引起子宫收缩而致流产;细菌毒素或病毒(单纯疱疹病毒、巨细胞病毒等)可通过胎盘进入胎儿血液循环,使胎儿死亡而发生流产。此外,孕妇患严重贫血或心力衰竭可致胎儿缺氧,也可能引起流产。孕妇患慢性肾炎或高血压,胎盘可能发生梗死而引起流产。

(2)生殖器官疾病:孕妇因子宫畸形(如双子宫、中隔子宫及子宫发育不良等)、盆腔肿瘤(如子宫肌瘤等),均可影响胎儿的生长发育而导致流产。宫颈内口松弛或宫颈重度裂伤,易因胎膜早破发生晚期流产。

(3)内分泌异常:黄体功能不足往往影响蜕膜、胎盘而发生流产。甲状腺功能低下者,也可能因胚胎发育不良而流产。此外,高催乳素血症、多囊卵巢综合征、糖尿病血糖控制不良等均可导致流产。

(4)其他:妊娠期严重的躯体创伤如腹部手术、腹部受到撞击、性交过频,或心理的不良刺激如过度紧张、焦虑、恐惧等,均可引起流产。孕妇有吸烟、酗酒、吸毒等不良习惯等,也可刺激子宫收缩而引起流产。

3. 环境因素　影响妊娠的外界因素很多,过多接触砷、铅、汞、甲醛、苯,还有放射线等,均可能引起流产。

4. 免疫因素　妊娠犹如同种异体移植,胚胎与母体间存在复杂而特殊的免疫学关系,这种关系使胚胎不被排斥。若母胎免疫耐受没有建立,则可引起母体对胚胎的排斥而致流产。有关免疫因素主要有父方的组织相容性抗原、母体细胞免疫调节失调、孕期母体封闭性因子不足及自然杀伤细胞的数量或活性异常等。

5. 胎盘因素　如滋养细胞的发育和功能不全、胎盘内巨大梗死、前置胎盘、胎盘早期剥离等。

二、病理

由于流产发生的时间不同,其病理过程也不相同。早期流产时胚胎多数先死亡,继之底蜕膜出血,由于妊娠 8 周前胎盘绒毛发育尚不成熟,与子宫蜕膜联系尚不牢固,妊娠物多数可以完全从子宫壁剥离而排出,故出血不多。在妊娠 8~12 周,胎盘虽未完全形成,但胎盘绒毛发育繁盛,与蜕膜层联系牢固,此时若发生流产,妊娠物往往不易完全从子宫壁剥离而排出,常有部分组织残留于宫内,影响子宫收缩,故出血较多。妊娠 12 周后,胎盘已完全形成,流产过程与足月分娩相似,一般出血不多,特点是先有阵发性腹痛,然后出现阴道流血。若胎儿在宫腔内死亡时间过久,可被血块包裹形成血样胎块而引起出血不止,也可因血红蛋白被吸收形成肉样胎块,或胎儿钙化后形成石胎。

三、临床表现及治疗要点

流产的主要症状是停经后阴道流血和腹痛。根据流产的类型不同,临床表现也有所不同,流产的类型实际上是流产发展的不同阶段(图 15-1),现分述如下。

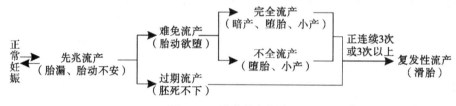

图 15-1　流产转归示意

1.先兆流产　先兆流产是指妊娠 28 周前先出现少量阴道流血,常为暗红色或血性白带,无妊娠物排出,随后出现阵发性下腹痛或腰背痛。即妊娠物尚留宫腔内,但出现流产的临床症状,常见于早期妊娠。妇科检查宫颈口未开,胎膜未破,妊娠物未排出,子宫大小与停经周数相符。

患者应卧床休息,禁忌性生活;减少刺激;必要时可给予镇静剂或维生素 E 口服;对黄体功能不足者,给予黄体酮 10~20 mg 肌内注射,每天或隔天 1 次;甲状腺功能低下者可使用甲状腺素治疗;晚期妊娠时发生先兆流产,可服用宫缩抑制剂;宫颈功能不全者,可于妊娠 13~20 周时行宫颈环扎术。经休息及治疗后,若流血停止及下腹痛消失,可以继续妊娠;若阴道流血量增多或下腹痛加剧,则可发展为难免流产。

2.难免流产　由先兆流产发展而来,指流产已不可避免。表现为阴道流血量增多,阵发性腹痛加重。妇科检查宫颈口已扩张,晚期难免流产者还可有羊水流出(胎膜破裂),有时可见胚胎组织或胎囊堵于宫颈口内,子宫大小与停经周数相符或略小。

难免流产一旦确诊,应尽早使胚胎及胎盘组织完全排出。早期流产时及时行清宫术,晚期流产时可用缩宫素 10~20U 加于 5% 葡萄糖液 500 mL 内静脉滴注,促进子宫收缩,以减少出血。当胎儿及胎盘排出后需检查是否完全,必要时行刮宫术。妊娠物应送病理检查,如有可能做绒毛染色体核型分析,对明确流产的原因有帮助。

3.不全流产　由难免流产发展而来,妊娠物已部分排出体外,尚有部分残留于宫腔内,从而影响子宫收缩,导致阴道出血持续不止,严重时可出现失血性休克。妇科检查宫颈口已扩张,不断有血液自宫颈口流出,有时可见部分妊娠物已排出于阴道内,而部分仍留在宫腔内,一般子宫小于停经周数。

一旦确诊,及时行吸宫术或钳刮术,清除宫腔内残留组织。流血多有休克者,应在输血输液纠正休克的同时行吸宫术或钳刮术,出血时间较长者,给予抗生素预防感染。

4.完全流产 妊娠物已完全排出,阴道出血逐渐停止,腹痛随之消失。妇科检查宫颈口已关闭,子宫接近正常大小。

完全流产,如无感染征象,一般不需特殊处理。

5.稽留流产 又称过期流产。指胚胎或胎儿已死亡,滞留在宫腔内尚未自然排出者。妊娠早期,若胚胎或胎儿已死亡,子宫不再增大反而缩小,早孕反应消失;若已至妊娠中期,孕妇感腹部不再增大,胎动消失。晚期流产稽留时间过长可能发生凝血功能障碍,导致弥散性血管内凝血(disseminated intravascular coagulation,DIC),造成严重出血。妇科检查宫颈口未开,子宫小于妊娠周数,未闻及胎心。

处理前应常规检查凝血功能,并做好输血准备。若凝血功能正常,可口服炔雌醇 1 mg,每天 2 次,或己烯雌酚 5 mg 每天 3 次,连用 3 天,提高子宫平滑肌对缩宫素的敏感性。子宫小于 12 孕周者,可行刮宫术,若胎盘机化并与宫壁粘连较紧,手术应特别小心,防止穿孔,1次不能刮净,可于 5~7 天后再次刮宫;子宫大于 12 孕周者,应静脉滴注缩宫素,也可用前列腺素或其他方法等进行引产。若凝血功能障碍,应尽早使用肝素、纤维蛋白原及输新鲜血等。待凝血功能好转后,再行引产或刮宫。

6.复发性流产 是指同一性伴侣连续发生 3 次或 3 次以上的自然流产。每次流产多发生于同一妊娠月份,其病因和临床经过与偶发性流产相同。大多数专家认为连续发生 2 次流产即应重视并予以评估,因为再次流产的风险与 3 次者相近。有复发性流产史的妇女,应在怀孕前进行必要检查,包括卵巢功能检查、夫妇双方染色体检查与血型鉴定及其丈夫的精液检查,女方尚需进行生殖道的详细检查,包括有无子宫肌瘤、宫腔粘连,并做子宫输卵管造影及子宫镜检查,以确定子宫有无畸形与病变,以及检查有无宫颈内口松弛等。查出原因,若能纠正者,应于怀孕前治疗。

确诊妊娠后继续给药直至妊娠 10 周或超过以往发生流产的妊娠月份,并嘱其卧床休息,禁忌性生活,给予心理治疗,以解除其精神紧张,并安定其情绪。宫颈内口松弛者,于妊娠前做宫颈内口修补术。若已妊娠,最好于妊娠 14~16 周行宫颈内口环扎术。

7.流产合并感染 流产过程中,若阴道流血时间过长、有组织残留于宫腔内或非法堕胎等,有可能引起宫腔内感染。严重时感染可扩展到盆腔、腹腔乃至全身,并发盆腔炎、腹膜炎、败血症及感染性休克等,称流产合并感染。

应积极控制感染,若阴道流血不多,应用广谱抗生素 2~3 天,待感染控制后再行刮宫术。

四、护理评估

1.健康史 详细询问患者停经史,确诊早孕时间,询问早孕的经过。此外,还应全面了解患者在妊娠期间有无全身性疾病、生殖器官疾病、内分泌功能失调及有无外伤、接触有害物质等,分析流产的原因。

2.身体状况 评估阴道流血的量和持续时间,有无腹痛及腹痛的部位、性质及程度,了解有无妊娠物排出。观察患者的生命体征,评估有无贫血、休克。通过妇科检查评估宫颈是否扩张,有无组织物堵于宫颈口,子宫大小是否与妊娠月份相符,有无压痛等,判断流产的类型。

3.心理-社会状况　患者怀孕后因阴道出血或腹痛而惧怕流产发生,从而出现精神紧张、恐惧不安,或情志抑郁。当流产不可避免时,由于腹痛及阴道出血,甚至大量出血,孕妇常有悲观失望,失眠多梦甚至濒死感。

4.相关检查

(1)妇科检查:消毒外阴后进行,了解宫颈口是否扩张、羊膜囊是否膨出、有无妊娠物堵塞于宫颈口内;子宫大小与停经周数是否相符,有无压痛等。并应检查双侧附件有无肿块、增厚及压痛等。

(2)B超检查:可根据妊娠囊的形态、有无胎心搏动及胎动,确定胚胎或胎儿是否存活,以指导治疗。

(3)实验室检查:连续测定血 β-hCG、胎盘生乳素(HPL)、孕激素等动态变化,有助于判断流产的预后。

五、护理诊断/问题

1.有感染的危险　与阴道出血时间过长、宫腔内有妊娠产物残留等有关。

2.焦虑　与担心胎儿存活或健康有关。

3.有组织灌注量改变的危险　与出血有关。

4.预感性悲哀　与即将失去胚胎或胎儿有关。

六、预期目标

1.先兆流产经保胎治疗,可继续妊娠。

2.对妊娠不能继续者,经处理出血得到控制,贫血纠正。

3.住院期间无感染发生。

七、护理措施

1.先兆流产孕妇的护理

(1)卧床休息,直至出血停止 3~5 天后,方可下床适当活动;平时不宜穿高跟鞋,避免劳累过度、负重和跌倒闪挫,防再度损伤胎气。卧床期间,护士为其提供生活护理:减少各种刺激,禁止性生活及灌肠;饮食忌辛辣、生冷。

(2)遵医嘱给予孕妇适量镇静剂或孕激素等。配合医生做好 β-hCG 测定及 B 超等检查,监测胚胎宫内发育情况。

(3)严密观察孕妇的病情变化,如观察腹痛是否加重、阴道流血量是否增多等。

(4)注意观察孕妇的情绪反应,加强心理护理,使其情绪稳定,增强保胎信心。

2.妊娠不能再继续者的护理

(1)做好终止妊娠的准备,协助医生完成手术。

(2)严密监测患者的生命体征;观察患者腹痛、阴道流血及阴道排出物的情况,并注意观察有无感染征象。有凝血功能障碍者,遵医嘱于术前予以纠正,再行引产或手术准备。

(3)做好心理护理。患者若失去胎儿,往往会出现伤心、悲观等情绪,护理人员应同情和理解患者,帮助患者及家属接受现实,顺利度过悲伤期。

3.预防感染　注意监测患者的体温、血常规、阴道流血及阴道分泌物的性状、颜色、气味等与感染有关的征象,发现异常及时报告医生,遵医嘱进行抗感染处理;严格执行无菌操作规程,加强会阴部护理,保持局部清洁。

八、健康教育

孕期慎房事,在妊娠早、晚期应避免性生活,勿做重体力劳动,预防流产的发生;若安胎失败,劝慰患者至少避孕 3~6 个月后再怀孕。妊娠前需加强身体锻炼,增强体质,提高再次妊娠的成功率。

九、护理评价

1.不能继续妊娠者,生命体征、血常规正常,阴道出血停止,无感染征象。
2.先兆流产孕妇配合保胎治疗,继续妊娠。

第二节　异位妊娠

正常妊娠时,受精卵着床于子宫体腔内膜。当受精卵在子宫体腔外着床发育时,称为异位妊娠,习称宫外孕。异位妊娠与宫外孕的含义稍有差别:异位妊娠依受精卵在子宫体腔外种植部位不同而分为输卵管妊娠、卵巢妊娠、腹腔妊娠、阔韧带妊娠,宫颈妊娠及子宫残角妊娠;宫外孕则仅指子宫以外的妊娠,不包括宫颈妊娠及子宫残角妊娠。

异位妊娠是妇产科常见急腹症之一,近年来其发病率有上升趋势。异位妊娠的发生部位较多,但以输卵管妊娠为主,占 95% 左右,其中壶腹部妊娠最多见,约占 78%,其次为峡部、伞部,间质部妊娠较少见。故本节主要阐述输卵管妊娠。当输卵管妊娠破裂后,可造成急性腹腔内出血,发病急、病情重,若不及时诊治,可危及生命。

一、病因与发病机制

任何妨碍受精卵正常进入宫腔的因素均可造成输卵管妊娠。

1.输卵管炎症　是输卵管妊娠的主要原因,包括输卵管黏膜炎和输卵管周围炎。输卵管黏膜炎可使输卵管黏膜水肿,管腔变窄,或纤毛缺损,从而导致受精卵在输卵管内运行受阻而于该处着床;输卵管周围炎症病变常造成输卵管周围粘连,输卵管扭曲,蠕动减弱,影响受精卵运行。

2.输卵管发育不良或功能异常　输卵管过长、肌层发育差、黏膜纤毛缺乏等发育不良可成为输卵管妊娠的原因;输卵管蠕动、纤毛活动及上皮细胞的分泌功能异常,也可影响受精卵的正常运行。

3.其他　如内分泌失调、受精卵游走、输卵管手术,以及子宫内膜异位症等都可增加受精卵着床于输卵管的可能性。

二、病理

输卵管妊娠时,由于输卵管管腔狭窄,管壁薄,蜕膜变化不完全,受精卵植入后,不利于孕卵的生长发育,因此当输卵管妊娠发展到一定程度,可出现以下结局。

1.输卵管妊娠流产　多见于输卵管壶腹部妊娠,发病多在妊娠 8~12 周。由于输卵管妊娠时管壁形成的蜕膜不完整,发育中的囊胚常向管腔突出,最终突破包膜而出血。囊胚可与管壁分离,若整个囊胚剥离落入管腔并经输卵管逆蠕动排入腹腔,即形成输卵管妊娠完全流产。若囊胚剥离不完整,有一部分仍残留于管腔,则为输卵管妊娠不完全流产此时滋养细胞继续侵蚀输卵管壁,导致反复出血,形成输卵管血肿或输卵管周围血肿。由于输卵管壁肌层薄,收缩力差,血管开放,持续反复出血,量较多,血液凝聚在子宫直肠陷凹,形成盆腔积血,量多时甚至流向腹腔。

2.输卵管妊娠破裂　多见于输卵管峡部妊娠,发病多在妊娠 6 周左右。受精卵着床于输卵管黏膜皱襞间,胚泡生长发育时绒毛向管壁方向侵蚀肌层及浆膜,最终穿破浆膜形成输卵管妊娠破裂。输卵管肌层血管丰富,因此输卵管妊娠破裂出血量较多,短期内可发生大量腹腔内出血,引起患者失血性休克甚至危及生命,也可反复出血,形成盆腔、腹腔血肿。

3.陈旧性宫外孕　输卵管妊娠流产或破裂,有时内出血停止,病情稳定,时间过久,胚胎死亡或被吸收。但长期反复内出血形成的盆腔血肿,周围由大网膜、肠管包绕,日久血肿机化、变硬,并与周围组织粘连,临床上称为陈旧性宫外孕。

4.继发性腹腔妊娠　发生输卵管妊娠流产或破裂后,胚胎被排入腹腔,大部分死亡,但偶尔也有存活者,当存活胚胎的绒毛组织附着于原位或排至腹腔后重新种植而获得营养时,胚胎可继续生长发育形成继发性腹腔妊娠。

三、临床表现

输卵管妊娠的临床表现与受精卵着床部位、有无流产或破裂,以及出血量多少、时间长短等有关。

1.停经　多数患者停经 6~8 周以后出现不规则阴道流血,但有些患者因月经仅过期几天,误将不规则的阴道流血视为末次月经,也可能无停经主诉。

2.腹痛　是输卵管妊娠患者就诊的主要症状。输卵管妊娠发生流产或破裂前,由于输卵管膨胀而常表现为一侧下腹隐痛或酸胀感。当输卵管妊娠流产或破裂时,患者突感一侧下腹撕裂样疼痛,常伴恶心、呕吐。疼痛范围与出血量有关,可波及下腹或全腹。当血液局限于病变区,主要表现为下腹部疼痛;当血液由下腹部流向全腹,疼痛可由下腹部向全腹扩散;当血液积聚于子宫直肠陷凹处,可出现肛门坠胀感;当血液刺激横膈时,可引起肩胛部放射痛。

3.阴道流血　胚胎死亡后,常有不规则阴道流血,色暗红或深褐,最少,呈点滴状,一般不超过月经量,但淋漓不净。少数患者阴道流血量较多,类似月经。阴道流血系子宫蜕膜剥离所致,可伴有蜕膜管型或蜕膜碎片排出。阴道流血一般在病灶除去后方能停止。

4.昏厥与休克　由于腹腔内出血及剧烈腹痛,轻者出现昏厥,严重者出现休克。其程度与腹腔内出血量成正比,即内出血越多越急,症状出现也越迅速越严重,但与阴道流血量不成正比。

5.腹部包块　当输卵管妊娠流产或破裂后所形成的血肿时间过久,可因血液凝固,逐渐机化变硬并与周围组织器官(子宫、输卵管、卵巢、肠管、大网膜等)发生粘连而形成包块。

四、治疗要点

1.手术治疗　输卵管妊娠的治疗原则以手术治疗为主。一般在确诊后应立即手术。有严重出血休克的患者应积极纠正休克,补充血容量。有生育要求,或对侧输卵管有明显病变或已切除者,可行保留患侧输卵管的手术。目前多使用腹腔镜进行手术治疗。

2.药物治疗　主要是采用化学药物治疗。化学药物治疗适用于早期异位妊娠,要求保存生育能力的年轻患者,需符合下列条件:①无药物治疗的禁忌证;②输卵管妊娠未发生破裂;③妊娠囊直径≤4 cm;④血 hCG<2000IU/L;⑤无明显内出血。常用化学药物治疗,如氨甲蝶呤(MTX)。也可使用中药治疗,以活血化瘀的丹参、赤芍、桃仁为主方,随症加减。

五、护理评估

1.健康史　仔细询问月经史,准确推断停经时间。注意不要将不规则阴道流血误认为末次月经,或由于月经仅过期几天,不认为是停经。对盆腔炎、不孕、放置宫内节育器、绝育术、输卵管复通术等与发病相关的高危因素应予以高度重视。

2.身体状况　评估患者的生命体征,了解患者有无面色苍白、脉快、血压下降、四肢湿冷等休克的征象,输卵管妊娠未发生流产或破裂前,症状及体征不明显。当患者腹腔内出血过多时,可出现典型的临床表现。评估患者阴道流血情况;评估腹痛的性质、部位,有无压痛、反跳痛;叩诊有无移动性浊音。

3.心理-社会状况　因有腹痛及出血,患者自觉病情较重,情绪低落,甚则惊慌失措。对于无子女者,担心以后生育问题,多不思饮食,顾虑重重。

4.相关检查

(1)腹部检查:输卵管妊娠流产或破裂者,下腹部有明显压痛和反跳痛,尤以患侧为剧,并有轻度腹肌紧张;出血多时,叩诊有移动性浊音;如出血时间较长,形成血凝块,在下腹可触及不规则包块。

(2)妇科检查:输卵管妊娠未发生流产或破裂者,除子宫略大较软外,仔细检查可触及胀大的输卵管并轻度压痛。输卵管妊娠流产或破裂者,阴道后穹隆饱满,有触痛;将宫颈轻轻上抬或左右摇动时引起剧烈疼痛,称为宫颈举痛或摇摆痛,是输卵管妊娠的主要体征之一;子宫稍大而软,腹腔内出血多时检查子宫呈漂浮感;子宫一侧或其后方可触及大小不等、边界不清,触痛明显的包块。

(3)阴道后穹隆穿刺:是一种简单可靠的诊断方法,适用于疑有腹腔内出血的患者。用长针头自阴道后穹隆刺入子宫直肠陷凹,抽出暗红色不凝血为阳性,提示有血腹症存在。当内出血量少、血肿位置较高或子宫直肠陷凹有粘连时,可能抽不出血液,因而穿刺阴性不能否定输卵管妊娠的存在。对有移动性浊音者,可做腹腔穿刺。

(4)妊娠试验:尿或血 hCG 测定对早期诊断异位妊娠至关重要。

(5)超声检查:B 超显像示宫腔无妊娠囊,宫旁部位可见异常低回声区,且见胚芽、胎心搏动,有助于诊断异位妊娠。阴道 B 超检查较腹部 B 超检查准确性高。

(6)腹腔镜检查:腹腔镜检查是异位妊娠诊断的金标准。适用于输卵管妊娠尚未流产或破裂的早期诊断有困难的患者,而且还可以在确诊的同时行腹腔镜手术治疗。

(7)诊断性刮宫:目前临床很少应用,适用于不能存活宫内妊娠的鉴别诊断和超声检查不能确定妊娠部位者。将宫腔排出物或刮出物做病理检查,切片中仅见蜕膜未见绒毛者有助于诊断异位妊娠。

六、护理诊断/问题

1.疼痛　与输卵管妊娠破裂所致的腹腔内出血刺激腹膜有关。

2.潜在并发症　失血性休克。

3.恐惧　与生命受到威胁及不确定异位妊娠对未来生育的影响有关。

4.有感染的危险　与机体抵抗力低下、手术创伤有关。

七、护理目标

1.患者失血性休克尽快纠正,组织灌流量恢复正常,保持生命体征的平稳。

2.患者主动积极配合治疗和护理,无感染征象发生。

八、护理措施

1.手术治疗患者的护理

(1)严密观察病情,积极协助抗休克治疗。每隔10~15分钟测量血压、脉搏、呼吸一次;观察意识状态、四肢温度、皮肤颜色、腹痛情况、尿量。协助患者取平卧位、给予氧气吸入、注意保暖,快速建立静脉通道,迅速补充血容量,做好交叉配血试验及输血准备。

(2)完善相关检查,按急诊手术要求迅速做好术前准备工作。

(3)提供心理支持:术前向患者及家属介绍手术的必要性,用亲切的态度与切实的行动赢得患者及家属的信任。帮助其解除恐惧心理,改善焦虑情绪,树立其战胜疾病的信心。

2.非手术治疗患者的护理

(1)休息与饮食:嘱患者卧床休息,避免进行增加腹压的活动,减少异位妊娠破裂的机会;在卧床期间,提供相应的生活护理。指导患者摄取足够的营养物质,尤其是富含铁蛋白的食物,以促进血红蛋白的增加,增强抵抗力;合理进食膳食纤维,预防便秘发生。

(2)病情观察:密切观察患者生命体征;重视腹痛变化,如有无突然加剧等;有无肛门坠胀感及阴道的流血等情况。

(3)用药护理:在应用化学药物如氨甲蝶呤(MTX)治疗期间,应该严密监测血hCG,并进行B超检查,注意观察患者的病情变化及药物的不良反应。常见的不良反应有消化道反应如恶心、食欲下降,以及骨髓抑制如白细胞下降等。及时正确留取送检血标本,监测血hCG,了解治疗效果。

(4)心理护理:术前应耐心地向患者讲解相关的知识及治疗措施的效果,消除患者因担心术后生活质量而出现的焦虑、恐惧心理,使患者安心配合治疗。

九、健康教育

输卵管妊娠中约有10%的再发生率和50%~60%的不孕率,护士应告诚患者下次妊娠时要及时就医,并且不要轻易终止妊娠。指导患者保持良好的卫生习惯,勤沐浴、勤换内衣裤,性伴侣固定,防止发生盆腔感染。发生盆腔炎后立即彻底治疗,以免延误病情。

十、护理评价

1.患者休克纠正,生命体征平稳。

2.患者消除恐惧心理,愿意接受治疗方案。

第三节　早产

妊娠满28周至不足37周(196~258天)期间分娩者称为早产。此时娩出的新生儿称早产儿,出生体重为1000~2499 g。各器官发育尚不够成熟。婴儿病死率中早产儿约占2/3,

因此预防早产是降低围生儿病死率的重要环节之一。

一、病因与发病机制

早产按原因分为 3 类。

1.自发性早产　最常见的类型,约占 45%。其发生的机制主要为黄体酮撒退;缩宫素作用;蜕膜活化。其高危因素包括早产史、妊娠间隔短于 18 个月或大于 5 年、早孕期有先兆流产(阴道流血)、宫内感染、细菌性阴道病、牙周病、不良生活习惯(每天吸烟≥10 支,酗酒)、贫困和低教育人群、孕期高强度劳动、子宫过度膨胀及胎盘因素(如前置胎盘、胎盘早期剥离)。

2.未足月胎膜早破早产　其病因及高危因素包括体重指数(BMI)<19.8 kg/m² 、营养不良、吸烟、宫颈功能不全、子宫畸形、宫内感染、辅助生殖技术受孕等。

3.治疗性早产　由于母体或胎儿的健康原因不允许继续妊娠,在未足 37 周时采取引产或剖宫产术终止妊娠,即为治疗性早产。终止妊娠的常见指征有子痫前期、胎儿窘迫、胎儿生长受限、羊水量异常、胎盘早剥、妊娠并发症、前置胎盘等。

二、临床表现

早产的临床表现主要是子宫收缩,最初为不规则宫缩,常伴有少许阴道血性分泌物,继之可发展为规律的有效宫缩,与足月产相似,胎膜早破的发生较足月临产多。早产分为先兆早产与早产临产两个阶段。先兆早产指有规则或不规则宫缩,伴宫颈管的进行性缩短。早产临产是指有规则宫缩(20 分钟≥4 次,或 60 分钟≥8 次),伴有宫颈的进行性改变;宫颈扩张 1 cm 以上;宫颈展平≥80%。继之可发展为规律有效宫缩,与足月产相似,使宫颈管消失和宫口扩张。

三、治疗要点

若胎儿存活,无胎儿窘迫,胎膜未破,应抑制宫缩,尽量维持妊娠至足月;若胎膜已破,早产已不可避免时,应预防新生儿并发症以提高早产儿的存活率。

四、护理评估

1.健康史　询问有无导致早产的高危因素,如妊娠合并急慢性疾病、生殖器官异常、严重的精神创伤等。询问以往有无流产、早产史,再次核实预产期。注意本次妊娠有无异常,如前置胎盘、胎盘早剥、胎儿窘迫、羊水过多等。

2.身体状况　评估孕妇有无出现规则子宫收缩、宫颈口扩张及胎儿宫内情况。应与妊娠晚期出现的生理性子宫收缩相区别。生理性子宫收缩一般不规则、无痛感,且不伴有宫颈管缩短和宫口扩张等改变。

3.心理-社会状况　由于提前分娩,孕妇及家属没有思想准备,同时担心新生儿的安全和健康,孕妇常把一些相关的事情与早产联系起来,多有焦虑不安、恐惧、自责等情绪反应。

4.相关检查　诊断早产一般并不困难,但应与妊娠晚期出现的生理性子宫收缩区别。生理性子宫收缩一般为小规则、无痛感,且不伴宫颈管消退等改变。另外,需做全身检查及产科检查,结合阴道分泌物的生化指标检测,核实孕周,评估胎儿成熟度、胎方位等,确定早产的进程。

五、护理诊断/问题

1.有新生儿受伤的危险　与早产儿发育不成熟有关。

2.焦虑　与担心早产儿预后有关。

六、护理目标

1.孕妇及其家属焦虑情绪减轻。

2.围生儿受伤的危险降至最低;母儿安全出院。

七、护理措施

1.预防早产　加强孕期保健工作,指导孕妇定期产前检查,避免创伤,保持身心健康。高危孕妇应卧床休息,以左侧卧位为宜,以增加子宫血液循环,改善胎儿氧供及营养。妊娠晚期禁止性生活及重体力劳动,以免诱发子宫收缩;慎做肛查和阴道检查。积极治疗妊娠合并症,预防妊娠期并发症;宫颈内口松弛者应于妊娠14~16周做宫颈内口环扎术。指导孕妇及家属识别早产征象,出现临产先兆及时就诊。

2.用药护理　先兆早产的主要治疗为抑制宫缩,与此同时,还要积极控制感染,治疗合并症和并发症。护理人员应能明确具体药物的作用和用法,并能识别药物的不良反应,以避免毒性作用的发生。同时,应对患者做相应的健康教育。常用抑制宫缩的药物如下。

(1)β-肾上腺素受体激动剂:激动子宫平滑肌β_1受体,从而抑制宫缩。常用药物有利托君、沙丁胺醇等。但其不良反应较明显,主要有孕母胎心率增快、血糖升高、水钠潴留、血钾降低等。故对合并心脏病、高血压、未控制的糖尿病和并发重度子痫前期、明显产前出血等孕妇慎用或禁用。用药期间需密切监测生命体征和血糖情况。

(2)硫酸镁:镁离子直接作用于子宫平滑肌细胞,使平滑肌松弛,抑制子宫收缩。一般采用25%硫酸镁16 mL加于5%葡萄糖液100 mL中,在30~60分钟缓慢静脉滴注,然后以每小时1~2 g的速度缓慢静脉滴注,直至宫缩停止。

(3)钙通道阻滞剂:阻止钙离子进入肌细胞而抑制宫缩。常用硝苯地平10 mg口服,每天3次。用药时必须密切注意孕妇心率和血压的变化,若合并使用硫酸镁时更应慎重,以防血压急剧下降。

(4)前列腺素合成酶抑制剂:前列腺素合成酶抑制剂有减少前列腺素合成的作用,从而抑制宫缩。常用药物有吲哚美辛及阿司匹林等。但此类药物可通过胎盘抑制胎儿前列腺素的合成与释放,使胎儿体内前列腺素减少,而前列腺素有维持胎儿动脉导管开放的作用,缺乏时导管可能过早关闭而导致胎儿血液循环障碍。因此,临床已较少用,必要时仅短期(不超过1周)服用。

3.预防新生儿并发症的发生　保胎过程中,严密观察并记录宫缩、阴道流血、胎膜破裂、胎心等情况,发现异常及时报告医生并配合处理。教会患者自数胎动,有异常时及时采取应对措施。为避免发生新生儿呼吸窘迫综合征,分娩前遵医嘱给孕妇糖皮质激素,如地塞米松,可促进胎肺成熟。

4.为分娩做准备　如早产已不可避免,护理人员应为分娩做好准备。

(1)给孕妇吸氧,临产后慎用镇静剂,密切观察胎心变化,避免发生新生儿呼吸抑制的情况。

（2）剖宫产者,按腹部手术患者的护理做好准备;经阴道分娩者,第二产程可行会阴切开术以缩短产程,预防早产儿颅内出血。

（3）早产儿出生后,立即结扎脐带。做好早产儿保暖和复苏的准备。加强早产儿的护理。

5.心理护理　为孕妇提供心理支持多陪伴孕妇,介绍早产的相关知识,让患者了解早产的发生并非她的过错,有时甚至是无缘由的。但要避免为减轻孕妇的负疚感而给予过于乐观的保证。由于早产是出乎意料的,孕妇多没有精神和物质准备,对产程中的孤独感、无助感尤为敏感,因此,家人和护士在身旁提供支持比足月分娩者更显重要,并能帮助孕妇重建自信,以良好的心态承担早产儿母亲的角色。

八、健康教育

向孕妇讲解预防先兆早产的相关知识,是非常重要的。对已分娩的产妇,则告知早产儿护理的相关知识,以及产褥期妇女护理的相关知识。

九、护理评价

1.产妇及家属能配合医护措施。
2.母儿平安出院。

第四节　胎膜早破

在临产前发生胎膜破裂称胎膜早破。发生率国外报道为 5%~15%,国内为 2.7%~7%。来足月胎膜早破指在妊娠 20 周以后、未满 37 周胎膜在临产前发生的胎膜破裂,其发生率为 2.0%~3.5%。如发生在妊娠满 37 周以后,称为足月胎膜早破,其发生率为 10%。胎膜早破的结局与破膜时孕周有关,孕周越小,围生儿预后越差,常引起早产、母儿感染、新生儿呼吸窘迫综合征等。

一、病因

虽然有些病例发生胎膜早破的原因不明,但一般与以下因素有关。

1.羊膜腔压力升高　多胎妊娠、羊水过多等使羊膜腔压力增高,加上胎膜局部缺陷易引起胎膜早破。

2.生殖道感染　由细菌、病毒、弓形体、支原体或沙眼衣原体等感染可引起胎膜炎,使胎膜局部抗张能力下降而破裂。

3.胎膜受力不均　胎先露衔接不良如头盆不称、胎位异常等,使前羊膜囊压力不均。宫颈内口松弛时,前羊膜囊楔入,受压不均。宫颈功能不全、宫颈锥形切除时,胎膜接近阴道易导致感染或受到刺激而发生胎膜早破。

4.其他　妊娠后期性交,特别是精液内的前列腺素可诱发宫缩。腹部撞击使羊膜腔压力升高,也可造成胎膜早破。营养因素如缺乏维生素 C、锌及铜等,可引起胎膜抗张能力下降,易引起胎膜早破。

二、临床表现

孕妇突感液体自阴道流出,常为持续性,也可时多时少,无腹痛等其他产兆。腹压增加如咳嗽、打喷嚏、负重时,羊水流出量增加,肛诊时,触不到羊膜囊,上推胎头,可见羊水流出。若为高位破膜,阴道流水量少,破口可被胎体压迫而羊水停止流出。消毒外阴窥视阴道,若看到有少量液体自宫颈口内流出或后穹隆内有羊水积聚。

三、对母儿影响

1.对母体影响　破膜后,母体易发生阴道病原微生物上行性感染,或原来隐性感染的绒毛膜羊膜炎可变为显性,感染的程度与破膜时间有关,还可能造成羊水过少,因而难产概率增大。部分足月胎膜早破可造成胎盘早剥。

2.对胎儿影响　未足月胎膜早破是造成早产的重要原因,早产儿易发生新生儿呼吸窘迫综合征、颅内出血;并发绒毛膜羊膜炎时常引起胎儿及新生儿感染;胎先露未衔接者可导致脐带脱垂,继发性羊水过少使胎儿窘迫发生率也升高,若羊水过少程度重可有明显胎儿宫内受压表现,表现为铲形手、弓形腿、扁平鼻等。

四、治疗要点

1.足月胎膜早破的处理　大多数可自然临产,若无其他并发症,不必过早干预;超过12小时未临产者,可给予缩宫素静脉滴注引产,有产科指征时可行剖宫产术。

2.未足月胎膜早破的处理

(1)期待疗法:妊娠28~35周,不伴感染,无明显胎儿窘迫,羊水池深度≥3 cm者,采用期待疗法,适当延长孕周。破膜超过12小时者,给予抗生素预防感染。使用药物抑制早产,促进胎肺成熟。

(2)终止妊娠:若胎肺成熟,或期待疗法过程中有明显感染征象:羊水池深度<2 cm或出现胎儿窘迫表现应立即终止妊娠。妊娠35周以上,宫颈成熟,无禁忌证可经阴道分娩。若头高浮,胎位异常,宫颈不成熟,明显羊膜腔感染伴有胎儿窘迫时采用剖宫产术终止妊娠。

五、护理评估

1.健康史　详细询问孕期有无创伤、性交、羊水过多等原因。是否有宫缩及感染的表现。确定破膜时间,妊娠周数。

2.身体状况　观察孕妇阴道内流出液体的情况。同时观察孕妇有无发热,阴道分泌物有无异味等感染症状。

3.心理-社会状况　孕妇在发生不可自控的阴道流液后,担心羊水流尽会影响胎儿安全及自身的健康而惊慌失措。有些孕妇会因早产或感染而产生恐惧心理。

4.相关检查

(1)阴道液pH测定:正常阴道液呈酸性,pH为4.5~5.5;尿液呈酸性,pH为5.5~6.5;羊水为碱性,pH为7.0~7.5,若pH≥6.5时视为阳性,提示胎膜早破。

(2)阴道液涂片检查:将阴道流液涂于玻片上,干燥后检查有羊齿状结晶,用0.5%硫酸尼罗蓝染色,显微镜下见橘黄色胎儿上皮细胞,用苏丹Ⅲ染色见黄色脂肪小粒。均可确定为羊水。

(3)羊膜镜检查:可直视观察胎先露部有无前羊水囊。

六、护理诊断/问题

1.有感染的危险　与胎膜破裂后细菌侵入宫腔有关。

2.有胎儿受伤的危险 与脐带脱垂、胎儿吸入污染的羊水引起肺炎、宫内窘迫有关。

3.焦虑 与担心胎儿、新生儿的安全有关。

七、护理目标

1.孕妇无感染发生。焦虑情绪能控制,心理和生理舒适感增加。

2.胎儿能顺利生产,无并发症发生。

八、护理措施

1.一般护理 指导孕妇及家属一旦发生胎膜破裂时,应立即平卧,抬高臀部,尽快送往医院,绝对卧床,避免不必要的肛门检查与阴道检查。做好患者生活护理,如协助洗漱、进食、穿脱衣服,每天会阴擦洗两次,使用无菌吸水性好的会阴垫,勤更换,保持局部清洁干燥,预防感染。

2.病情监测 观察孕妇的一般情况、生命体征、宫缩及羊水性质、查白细胞计数,排除感染。注意观察胎心率,做好胎心听诊或胎心监护,监测胎儿 NST(无应激试验),了解胎儿在宫内情况。记录破膜时间,定时观察羊水性状、颜色、气味等。胎先露部未衔接者应绝对卧床休息,以侧卧抬高臀部为宜,防止脐带脱垂(胎膜破裂时脐带脱出于宫颈口外降至阴道内甚至露出于外阴部,称为脐带脱垂。脐带脱垂易引起胎儿缺氧,甚至胎死宫内)。阴道检查确定有脐带脱垂,应在数分钟内结束分娩。

3.积极配合治疗

(1)孕妇虽然已破膜,但未发生感染:可结合孕周做如下处理。①妊娠<35 周的孕妇,破水后观察 72 小时确定无感染,可期待胎儿更成熟再处理。但应嘱孕妇每天测体温两次,有发热即刻返院检查治疗。在期待中禁止性交及阴道检查,并定时返院做产前检查;②妊娠>35 周的孕妇,由医生评估胎儿肺成熟状况,若胎儿肺未成熟可采取期待疗法使胎儿肺成熟再处理,若胎儿肺已成熟可适时结束分娩。大多数在 24 小时内能够自然分娩,医护人员应严密观察临产征象,结合宫颈成熟的程度,来决定合适的分娩方案。

(2)孕妇已破膜,观察发现有感染征象:一般于破膜 12 小时后遵医嘱使用抗生素预防感染。遵医嘱做好分娩准备,如缩宫素静脉滴注引产,剖宫产术结束分娩。

4.心理护理 引导胎膜早破的孕妇及家属讲出其担忧的问题及心理感受,向其说明病程及所采取的治疗方案,以缓解其焦虑心理。因胎膜早破造成的早产或采取剖宫产分娩的新生儿的健康和生命可能受到威胁,应指导产妇做好心理准备。告知孕妇胎膜虽破,但不影响胎膜功能,仍可持续产生羊水,以减少不必要的担心。

九、健康教育

加强孕期保健指导,妊娠期后 3 个月节制性生活,加强营养,不宜做增加腹压的动作,不宜过度劳累。宫颈内口松弛者应多卧床休息,在妊娠 14~16 周行宫颈环扎术。指导头盆不称、先露高浮的孕妇在预产期前 2 周住院待产。

十、护理评价

1.母儿生命安全,未发生子宫腔感染、胎儿窘迫与脐带脱垂等并发症。

2.孕妇积极参与护理过程,对胎膜早破的处理感到满意。

第五节　妊娠期高血压疾病

妊娠期高血压疾病,是指妊娠与血压升高并存的一组疾病,发生率为 5% ~ 12%。该病严重影响母婴健康,是孕产妇和围生儿病死率升高的主要原因。本病包括妊娠期高血压、子痫前期、子痫,以及慢性高血压并发子痫前期和妊娠合并慢性高血压。

一、病因与发病机制

流行病学调查发现,妊娠期高血压疾病多发生于以下情况:①孕妇年龄≥40 岁;②子痫前期病史;③抗磷脂抗体阳性;④高血压、慢性肾炎、糖尿病;⑤初次产检时 BMI≥35 kg/m²;⑥子痫前期家族史(母亲或姐妹);⑦本次妊娠为多胎妊娠、首次怀孕、妊娠间隔时间≥10 年及孕早期收缩压≥130 mmHg 或舒张压≥80 mmHg。

妊娠期高血压疾病的发病原因至今尚未阐明,多数学者认为当前较为合理的原因为子宫螺旋小动脉重铸不足、炎症免疫过度激活、血管内皮细胞受损、遗传因素、营养缺乏、胰岛素抵抗等。

本病基本病理变化是全身小血管痉挛,内皮损失及局部缺血。全身各组织器官因缺血、缺氧而受到不同程度损害,严重时脑、心、肝、肾及胎盘等的病理变化可导致抽搐,昏迷,脑水肿,脑出血,心肾衰竭,肺水肿,肝细胞坏死及被膜下出血,胎盘绒毛退行性变、出血和梗死,胎盘早期剥离及凝血功能障碍而导致 DIC 等。

二、分类与临床表现

妊娠期高血压疾病分类与临床表现见表 15-1。

表 15-1　妊娠期高血压疾病分类与临床表现

分类		临床表现
妊娠期高血压		妊娠期首次出现血压≥140/90 mmHg 和(或)舒张压≥90 mmHg,于产后 12 周内恢复正常;尿蛋白(-);产后方可确诊。少数患者可伴有上腹部不适或血小板减少
子痫前期	轻度	妊娠 20 周以后出现血压≥140/90 mmHg 和(或)舒张压≥90 mmHg 伴蛋白尿≥0.3 g/24h,或随机尿蛋白(+)
	重度	血压和尿蛋白持续升高,发生母体脏器功能不全或胎儿并发症。出现下述任一不良情况可诊断为重度子痫前期:①血压持续升高:收缩压≥160 mmHg 和(或)舒张压≥110 mmHg;②蛋白尿≥5.0 g/24h 或随机尿蛋白≥(+++);③持续性头痛或视觉障碍或其他脑神经症状;④持续性上腹部疼痛,肝包膜下血肿或肝破裂症状;⑤肝脏功能异常:肝酶 ALT 或 AST 水平升高;⑥肾脏功能异常:少尿(24 小时尿量<400 mL 或每小时尿量<17 mL)或血清肌酐>106 μmo/L;⑦低蛋白血症伴胸腔积液或腹腔积液;⑧血液系统异常:血小板呈持续性下降并低于 100×10⁹/L;血管内溶血、贫血、黄疸或血 LDH 升高;⑨心力衰竭、肺水肿;⑩胎儿生长受限或羊水过少;⑪早发型即妊娠 34 周以前发病

（续表）

分类	临床表现
子痫	在子痫前期基础上发生不能用其他原因解释的抽搐。子痫发生前可有不断加重的重度子痫前期,但也可发生于血压升高不显著、无蛋白尿的病例。通常产前子痫较多,发生于产后48小时者约25%。子痫抽搐进展迅速,前驱症状短暂,表现为抽搐、面部充血、口吐白沫、深昏迷;随之深部肌肉僵硬,很快发展成典型的全身高张阵挛惊厥、有节律的肌肉收缩和紧张,持续1~1.5分钟,其间患者无呼吸动作;此后抽搐停止,呼吸恢复,但患者仍昏迷,最后意识恢复,但困乏、易激惹、烦躁
慢性高血压并发子痫前期	慢性高血压孕妇妊娠前无蛋白尿,妊娠后出现蛋白≥0.3 g/24h;或妊娠前有蛋白尿,妊娠后蛋白尿明显增加或血压进一步升高或出现血小板<$100×10^9$/L
妊娠合并慢性高血压	妊娠20周前收缩压≥140 mmHg 和(或)舒张压≥90 mmHg(除外滋养细胞疾病),妊娠期无明显加重;或妊娠20周以后首次诊断高血压并持续到产后12周以后

三、治疗要点

妊娠期高血压疾病的治疗原则是休息、镇静、解痉,有指征地降压、利尿,密切监测母胎情况,适时终止妊娠达到控制病情、延长孕周、确保母儿安全的目的。

1.一般处理　妊娠期高血压患者可在家或住院治疗,在家治疗者应加强孕期检查,遵医嘱用药,必要时入院治疗。

2.子痫前期的处理　应住院治疗,防止子痫及并发症发生。治疗原则为休息、解痉、镇静、降压、合理扩容和必要时利尿、密切监测母胎状态、适时终止妊娠。常用的治疗药物有:①降压药物。收缩压≥160 mmHg 和(或)舒张压≥110 mmHg 的孕妇必须使用降压药物治疗;收缩压≥140 mmHg 和(或)舒张压≥90 mmHg 的孕妇可以使用降压药物治疗;妊娠前已用降压药治疗的孕妇应继续降压治疗。选用的药物以不影响心排血量、肾血流量及子宫胎盘灌注量为宜。常用药物有肼屈嗪、拉贝洛尔等;②硫酸镁。可预防和控制子痫发作;③镇静药物。适用于硫酸镁有禁忌或疗效不明显时,用于缓解孕妇焦虑情绪,预防子痫。但分娩前6小时应慎用,以免药物通过胎盘导致对胎儿呼吸的抑制作用。常用药物有地西泮和冬眠合剂等;④利尿药物。有指征者利尿治疗,仅用于全身性水肿、急性心力衰竭、肺水肿、脑水肿、肾衰竭者。常用呋塞米、甘露醇。

3.子痫的处理　控制抽搐,纠正缺氧和酸中毒,控制血压,抽搐控制后终止妊娠。

四、护理评估

1.健康史　详细询问患者孕前及妊娠20周前有无高血压、蛋白尿和(或)水肿及抽搐等征象;既往病史中有无原发性高血压、慢性肾病及糖尿病等;有无家族史;此次妊娠经过、出现异常表现的时间及治疗经过。

2.身体状况　本病多发生于妊娠中晚期,初始症状不明显,多不引起重视,或患病后未按时做围生保健,常常延误诊断与治疗。除评估孕妇的一般健康状况外,护士应重点在以下几个方面做好评估。

(1)血压:初测血压有升高时,需休息 1 小时以后再测,才能正确反映血压情况。同时不要忽略将测得的血压与基础血压进行比较。也可通过翻身试验进行判断,即在孕妇左侧卧位测血压直至血压稳定后,翻身仰卧 5 分钟再测血压,若仰卧位舒张压较左侧卧位≥20 mmHg,提示有发生子痫倾向,应及时治疗和纠正。

(2)尿蛋白:留取 24 小时尿标本进行尿蛋白定量检查。凡 24 小时尿蛋白定量≥0.3 g者为异常。由于蛋白尿的出现及量的多少反映了肾脏功能受损的程度,所以护士应高度重视。

(3)水肿:妊娠期由于下腔静脉受压使血液回流受阻、低蛋白血症、贫血等也可以引起水肿,所以水肿不一定完全是由妊娠高血压综合征造成的,水肿的轻重也不能作为反映病情严重程度的一个指标。

(4)自觉症状:孕妇出现头痛、眼花、胸闷、恶心、呕吐等自觉症状时提示病情进一步发展,即进入子痫前期阶段,护士应高度重视。

(5)抽搐与昏迷:是最严重的表现,护士应评估抽搐发作状态、频率、持续时间、间隔时间,神志情况,以及有无外伤及并发症发生。

3.心理-社会状况　孕妇随着病情的发展,当病情加重时,其焦虑、恐惧的心理会加重。有些孕妇则出现否认、愤怒、悲观、失望等情绪。孕妇及其家属缺乏疾病相关的知识,没有对妊娠期高血压给予足够的重视而致病情发展到重度,孕妇及家属对母儿双方的预后会过分担忧、自责内疚。

4.相关检查

(1)尿常规检查:测尿比重,判断尿液浓缩的程度。尿蛋白的定义是指 24 小时尿蛋白含量≥0.3 g 或随机尿蛋白≥3.0 g/L 或尿蛋白定性≥(+)。

(2)血液检查:测定血红蛋白、血细胞比容、血浆黏度、全血黏度,以了解血液浓缩程度;重症患者应测定血小板计数、凝血时间,必要时测定凝血酶原时间、纤维蛋白原等,以了解有无凝血功能异常。测定血电解质及二氧化碳结合力,以及时了解有无电解质紊乱及酸中毒。

(3)肝、肾功能检查:测定 ALT、AST、血尿素氮、肌酐及尿酸等,以便综合判断肝、肾功能情况。

(4)眼底检查:视网膜小动脉可以反映体内主要器官的小动脉情况。因此,眼底改变是反映该病严重程度的一项重要指标,对估计病情和决定处理均有重要意义。重度妊娠期高血压疾病时,眼底小动脉痉挛,动静脉比例可由正常的 2∶3 变为 1∶2,甚至 1∶4,或出现视网膜水肿、渗出、出血,甚至视网膜脱离,一时性失明。

(5)其他检查:如心电图、超声心动图、胎盘功能、胎儿成熟度检查等,视病情而定。

五、护理诊断/问题

1.体液过多　与下腔静脉受增大子宫压迫使血液回流受阻或营养不良性低蛋白血症有关。

2.有受伤的危险　与子痫时抽搐昏迷导致坠伤、吸入性肺炎等有关。

3.知识缺乏　缺乏妊娠期高血压疾病相关知识。

4.焦虑　与母体及胎儿健康受到威胁有关。

5.潜在并发症　胎盘早期剥离、急性肾衰竭、心力衰竭等。

六、护理目标

1.孕妇病情缓解,未发生并发症及意外损伤。

2.患者顺利度过妊娠、分娩期,母儿平安出院。

七、护理措施

1.妊娠期高血压孕妇的护理

(1)保证休息:妊娠期高血压的孕妇可在家休息,但需注意适当减轻工作量,创造安静、清洁环境,以保证充分的睡眠(每天 8～10 小时),在休息和睡眠时以左侧卧位为宜,左侧卧位可减轻右旋子宫对腹主动脉和下腔静脉的压力,增加回心血量,改善肾血流量,增加尿量,并有利于维持正常的子宫胎盘血液循环。此外,鼓励孕妇放松精神,保持心情愉快,也有助于控制病情的发展。

(2)调整饮食:孕妇需摄入足够的蛋白质(每天 100 g 以上)、蔬菜,补充维生素、铁和钙剂。食盐不必严格限制,因为长期低盐饮食可引起低钠血症,易发生产后血液循环衰竭,而且低盐饮食也会影响食欲,使蛋白质的摄入减少,对母儿均不利。但全身浮肿的孕妇应限制食盐。

(3)加强产前保健:根据病情需要增加轻度妊娠期高血压疾病孕妇产前检查次数,提高孕妇的自我保健意识,加强母儿监测措施,密切注意病情变化,必要时住院治疗,防止病情进一步发展。

2.子痫前期、子痫期孕妇的护理

(1)一般护理:轻度子痫前期应评估是否需住院治疗。重度子痫前期、子痫孕妇需住院治疗,卧床休息,取左侧卧位为宜;间断吸氧,增加血氧含量,改善全身主要脏器与胎盘的氧供。保持病室安静,避免各种刺激。备好抢救车,抢救车内放置抢救所需的物品,如吸引器、开口器、舌钳,以及急救药品如硫酸镁、葡萄糖酸钙等。

(2)病情观察:若孕妇为子痫前期患者,护士应每 4 小时测一次血压,如血压升高,提示病情加重。随时观察和询问孕妇有无头晕、头痛、目眩等自觉症状出现。注意胎动、胎心及子宫敏感性(肌张力)有无改变。每天或隔天测体重,每天记录液体出入量、测尿蛋白,必要时测 24 小时尿蛋白定量,检查肝肾功能、二氧化碳结合力等项目。

(3)用药护理:硫酸镁是目前预防子痫的首选药物。护士应熟悉硫酸镁的用药方法、毒性反应及注意事项。

1)用药方法:硫酸镁可采用肌内注射或静脉用药。①控制子痫:静脉用药:负荷剂量 25% 硫酸镁 2.5～5 g,溶于 10% 葡萄糖液 20 mL 中静脉注射(15～20 分钟),或溶于 5% 葡萄糖液 100 mL 中快速静脉滴注,继而 1～2 g/h 静脉滴注维持。或者夜间睡前停用静脉给药,改为 25% 硫酸镁 20 mL 加 2% 利多卡因 2 mL 深部(臀部)肌内注射。每天总量 25～30 g,疗程为 24～48 小时;②预防子痫发作:负荷和维持剂量与控制子痫相同。用药时间长短根据病情决定,一般每天静脉滴注 6～12 小时,24 小时总量不超过 25 g。

肌内注射通常于用药 2 小时后血药浓度达高峰,体内浓度下降缓慢,作用时间长,但血中浓度不稳定,注射部位疼痛明显。因此,注射时应加 2% 利多卡因,并使用长针头行深部肌内注射,以缓解注射部位的疼痛。注射后用无菌棉球或创可贴覆盖针孔,以防止注射部位感染,必要时可行局部按揉或热敷,促进肌肉组织对药物的吸收。

静脉用药一般在用药后约 1 小时血药浓度达高峰,停药后血药浓度下降较快,但可避免肌内注射引起的不适。基于不同用药途径的特点,临床多采用两种方式互补长短,以维持体内有效浓度。

2)毒性反应:硫酸镁的治疗浓度和中毒浓度相近,血清镁离子有效治疗浓度为 1.8~3.0 mmol/L,超过 3.5 mmol/L 即可出现中毒症状。中毒症状首先表现为膝反射减弱或消失,随着血镁浓度的增高可出现全身肌张力减退及呼吸抑制,严重者心跳可突然停止。

3)注意事项:护士在用药前及用药过程中除评估孕妇的血压外,还应检测以下指标:①膝腱反射必须存在;②呼吸每分钟不少于 16 次;③尿量每 24 小时不少于 400 mL,或每小时不少于 17 mL,尿少提示排泄功能受抑制,镁离子易蓄积而发生中毒。镁离子中毒时须停用硫酸镁,遵医嘱静脉缓慢推注(5~10 分钟)10% 葡萄糖酸钙注射液 10 mL。因为钙离子可与镁离子争夺神经细胞上的同一受体,从而阻止镁离子的继续结合,达到解毒目的。因此患者在应用硫酸镁期间应随时备好 10% 葡萄糖酸钙注射液,以便出现中毒现象时及时使用。

(4)子痫患者的护理:子痫为妊娠期高血压疾病最严重的阶段,直接关系到母儿安危,须专人护理。

1)保持呼吸道通畅:立即给氧;取头低侧卧位,必要时用吸引器吸出呕吐物及呼吸道分泌物,以免窒息或吸入性肺炎发生;在患者昏迷或未完全清醒时,禁食、禁水。

2)协助医生控制抽搐:患者一旦发生抽搐,应尽快控制。硫酸镁为首选药物,必要时可加用作用较强的镇静药物哌替啶或冬眠合剂;降低颅内压可使用 20% 甘露醇 250 mL 快速静脉滴注。

3)减少刺激:将患者安置于单人暗室,避免声、光刺激;限制探视;治疗、护理尽量集中操作、动作轻柔,以免因外部刺激而诱发抽搐。

4)防止受伤:用开口器或缠裹纱布的压舌板置于上、下磨牙之间,用舌钳固定舌头以防咬伤唇舌或舌后坠的发生;使用床栏防止患者坠床。

5)严密监护:密切观察血压、脉搏、呼吸、体温及尿量(留置尿管)变化;记录出入量;观察瞳孔变化、肺部呼吸音、四肢运动、腱反射等情况,以便及早发现脑出血、肺水肿、肾功能不全及药物中毒的征兆;观察有无宫缩及胎儿宫内窘迫;遵医嘱进行必要的血、尿检验及其他特殊检查。

6)做好终止妊娠的准备:终止妊娠是治疗妊娠期高血压疾病的有效措施。终止妊娠的时机:①妊娠期高血压、轻度子痫前期的孕妇可期待至足月;②重度子痫前期患者:妊娠<26 周经治疗病情不稳定者,建议终止妊娠;妊娠 26~28 周根据母胎情况及母儿诊治能力决定是否应用期待疗法;妊娠 28~34 周,如病情不稳定,经积极治疗 24~48 小时病情仍加重,促胎肺成熟后终止妊娠;如病情稳定,可考虑应用期待疗法,并建议转至具备早产儿救治能力的医疗机构;妊娠≥34 周患者,胎儿成熟后可考虑终止妊娠;妊娠 37 周后的重度子痫前期应终止妊娠;③子痫控制后 2 小时考虑终止妊娠。

3.妊娠期高血压孕妇的产时护理　妊娠期高血压孕妇的分娩方式应根据母儿的情形而定。若决定经阴道分娩,应加强监护及护理。

(1)第一产程:密切监测患者的血压、脉搏、尿量、胎心及子宫收缩情况,重视患者主诉,及时了解有无头痛、恶心、视力模糊等自觉症状;如有异常应及时通知医生并做好抢救准备。

（2）第二产程:尽量缩短产程,避免产妇过度屏气用力。初产妇可行会阴侧切并用产钳或胎吸术助产。

（3）第三产程:须预防产后出血,在胎儿娩出前肩后立即静脉推注缩宫素(禁用麦角新碱),及时娩出胎盘并按摩子宫。继续监测血压及阴道出血情况,病情稳定者2小时后方可送回病房。

4.妊娠期高血压孕妇的产后护理　产后24小时至5天仍有发生子痫的可能,故产褥期仍需继续监测血压。产后48小时内应至少每4小时测量一次血压。即使产前未发生抽搐,产后48小时也有发生的可能,故产后48小时内仍应继续硫酸镁的治疗和护理。使用大量硫酸镁的孕妇,产后易发生子宫收缩乏力,故应密切观察子宫复旧及恶露情况。另外,妊娠期高血压疾病患者血容量减少,即使少量出血,也会使病情加重,应严密观察子宫复旧情况,严防产后出血。

八、健康教育

护士应加强孕期健康教育,使孕妇及其家属了解妊娠期高血压疾病的知识及其对母儿的危害,从而促使孕妇自觉于妊娠早期开始做产前检查,并坚持定期检查,以便及时发现异常,同时,还应指导孕妇合理饮食,保证充足的蛋白和热量,不建议限制食盐的摄入,并提倡妊娠20周后注意补钙。

九、护理评价

1.孕妇住院期间,血压平稳,病情得到有效管理和控制。

2.孕妇配合医护治疗,无并发症发生。

3.产妇心情舒畅,母子平安出院。

第十六章　妊娠合并症患者的护理

第一节　心脏病

心脏病是严重的妊娠合并症,我国发病率约为1%,是孕产妇死亡的主要原因之一,高居孕产妇死亡原因的第2位,为非直接产科死因的第1位,仅次于产后出血,故应给予充分的重视。最常见的妊娠合并心脏病的种类及顺位是先天性心脏病、风湿性心脏病、妊娠期高血压疾病性心脏病、围生期心肌病、贫血性心脏病及心肌炎等。

一、妊娠、分娩对心脏病的影响

1.妊娠期　妊娠期母体血容量自妊娠第6周开始逐渐增加,32~34周达高峰,比非孕时增加30%~45%,平均增加1500 mL,维持此水平直至分娩。妊娠期心排出量比非孕时平均增加40%~50%。心排出量的增加在妊娠早期以每搏输出量增加为主,妊娠中晚期则需增加心率以适应血容量的增加。至分娩前1~2个月,心率平均每分钟增加10次,使心脏负担加重。此外,妊娠晚期子宫增大、膈肌上升,心脏向左向上移位,导致心脏大血管扭曲,使心脏负担进一步加重,易使孕妇合并心脏病发生心力衰竭。

2.分娩期　此期为心脏负担最重的时期。在第一产程中,每次宫缩有250~500 mL血液被挤至体循环,使回心血量增加,血压升高;同时,子宫收缩增加外周循环阻力。第二产程,除子宫收缩外,腹肌、膈肌也参加收缩活动,使外周循环阻力和肺循环阻力均增加;同时腹压的增加,内脏血液向心脏回流增加,因而心脏的前后负荷都增加。第三产程,子宫缩小和胎盘循环停止使子宫的血液分流减少,回心血量增加;此外,子宫缩小,腹压骤减,血液易瘀滞于内脏,使回心血量急剧减少。这些因素均会加重心脏负担,易使不良的心功能进一步减退而引起心力衰竭。

3.产褥期　产后由于子宫缩复使大量血液进入体循环,同时组织内原来潴留的液体也开始回到体循环,使循环血量再度增加,加重心脏负担,严重时可导致心力衰竭。尤其以产后3天内心脏负荷较重。

综上所述,妊娠32~34周后、分娩期及产后的最初3天内,是妊娠合并心脏病的孕产妇最危险的时期,极易发生心力衰竭,应严密监护。

二、心脏病对妊娠的影响

心脏病不影响受孕。心脏病变较轻,心功能Ⅰ级、Ⅱ级,既往无心力衰竭史,也无其他并发症者,可以妊娠。但有下列情况者一般不宜妊娠:心脏病变较重、心功能Ⅲ级或Ⅳ级、既往有心力衰竭史,有肺动脉高压、严重心律失常、右向左分流型先天性心脏病、风湿热活动期、并发细菌性心内膜炎、急性心肌炎等。这些情况使孕期极易发生心力衰竭,故不宜妊娠。年龄大于35岁者,心脏病病程较长者,也易发生心力衰竭。

心脏病孕妇心功能良好者,母儿相对安全,多以剖宫产终止妊娠。但不宜妊娠的心脏病患者一旦妊娠,妊娠后流产、早产、死胎、胎儿生长受限、胎儿窘迫、新生儿窒息的发生率及围生儿病死率均明显增高,是正常妊娠的2~3倍。某些治疗心脏病的药物对胎儿也存在潜在的毒性反应,如地高辛可通过胎盘到达胎儿体内。部分先天性心脏病与遗传因素相关,据报道,双亲中任何一方患有先天性心脏病,其后代先天性心脏病及其他畸形的发生率较对照组增加5倍,如室间隔缺损、肥厚型心肌病等均有较高的遗传性。

三、临床表现

1.常见症状和体征 可出现心悸、气短、发绀、踝部水肿、乏力、心动过速等,心脏检查可有轻度扩大,听诊可闻及舒张期杂音及Ⅱ级以上收缩期杂音。

2.心功能分级 根据心脏病孕妇的临床表现,按照纽约心脏病协会(NYHA)依据患者生活能力状况,将心功能情况分为四级。

Ⅰ级:一般体力活动不受限制。

Ⅱ级:一般体力活动轻度受限制,休息时无自觉症状,但在日常体力活动时即感心悸、轻度气短。

Ⅲ级:一般体力活动显著受限制,休息时无不适,但从事轻微日常体力活动,即引起不适、心悸、呼吸困难,或既往有心力衰竭史者。

Ⅳ级:一般体力活动严重受限制,不能从事任何体力活动,休息时仍有心悸、呼吸困难等心力衰竭症状。

这种心功能分级具有简便易行、不依赖任何器械检查等优点,多年来一直应用于临床。其不足之处是主观症状和客观检查不一定一致,有时甚至差距很大。体力活动的能力受平时训练、体力强弱、感觉敏锐性的影响,个体差异很大。因此NYHA对心脏病心功能分级进行多次修订,采取并行的两种分级方案,即第一种是上述的患者主观功能量,第二种是根据客观检查手段(心电图、负荷试验、X线片、超声心动图等)来评估心脏病的严重程度。后者也分为四级。

A级:无心血管病的客观依据。

B级:客观检查表明属于轻度心血管病患者。

C级:客观检查表明属于中度心血管病患者。

D级:客观检查表明属于重度心血管病患者。

其中轻、中、重度没有做出明确规定,由医生根据检查做出判断。分级时将患者的两种分级并列,如心功能Ⅱ级C。

3.早期心力衰竭表现 妊娠合并心脏病的孕妇,若出现下列症状和体征,应考虑为早期心力衰竭:①轻微活动后即有胸闷、心悸、气短;②休息时心率超过110次/分,呼吸超过20次/分;③夜间常因胸闷而需坐起,或需到窗口呼吸新鲜空气;④肺底部出现少量持续性湿啰音,咳嗽后不消失。

四、治疗要点

凡有下列情况之一者一般不宜妊娠:心脏病变较重,心功能Ⅲ~Ⅳ级、既往有心力衰竭史、有肺动脉高压、右向左分流型先心病、严重心律失常、活动性风湿热、心脏病并发细菌性心内膜炎、急性心肌炎等。不宜妊娠者应严格避孕,若已妊娠者应在妊娠12周前行治疗性人工流产。若已发生心力衰竭者,待病情控制再终止妊娠。可以妊娠者,从孕早期开始定期产前检查,积极预防和纠正各种妨碍心功能的因素。

五、护理评估

1.健康史 评估孕妇的既往史和孕产史,明确心脏病的类型、病程、诊疗经过、是否经手术矫治等。询问孕妇本次妊娠的详细经过、胎儿在宫内发育的情况,以及是否出现过心力衰竭的先兆症状等。

2.身体状况 评估与心脏病有关的症状和体征,如呼吸、心率、有无活动受限、发绀、心脏增大征、肝大、水肿等,尤其注意评估有无早期心力衰竭的表现。评估患者的睡眠、休息、活动、饮食、出入量等情况。妊娠期评估胎儿宫内健康状况,胎心胎动计数,孕妇宫高、腹围及体重增长是否与妊娠月份相符;分娩期重点评估宫缩及产程进展情况;产褥期评估母体康复及身心适应状况,尤其注意评估与产后出血及产褥感染相关的症状和体征,如生命体征、宫缩、恶露情况、疼痛与休息、母乳喂养及出入量等,注意及时识别心力衰竭先兆。

3.心理-社会状况 由于心悸、胸闷、气短随妊娠月份逐渐加重,孕妇担心自身健康,担心能否继续保持妊娠;担心胎儿是否缺氧及能否正常生长发育,因此易产生忧虑不安的情绪,甚至产生恐惧心理而不能合作。如分娩顺利,产妇逐渐表现出情感性和动作性护理婴儿的技能;如分娩不顺利则心情抑郁,闷闷不乐。因此,应重点评估孕产妇及家属的相关知识掌握情况,母亲角色的获得及心理状况。

4.相关检查

(1)X线检查:胸部X线片示心界扩大(包括心房或心室扩大)。

(2)心电图检查:心电图提示各种心律失常、S-T段改变。

(3)二维超声心动图检查:提示心脏结构及各瓣膜异常情况。

(4)胎心电子监护仪:提示胎儿宫内健康状况。无应激试验(NST)可以观察胎动时胎心的变化情况;缩宫素激惹试验(OCT)可以了解宫缩时胎心的变化情况。

六、护理诊断/问题

1.活动无耐力 与妊娠合并心脏病心功能差有关。

2.自理能力缺陷 与心脏病活动受限及产后需绝对卧床休息有关。

3.潜在并发症 心力衰竭、感染。

七、护理目标

1.孕产妇能够说出导致心脏负荷增加的因素、感染的危险因素,并能实施预防措施。

2.孕产妇能够描述日常生活所需的应对技巧。避免加重心脏负担,母儿结局良好。

3.住院期间预防和及时发现孕产妇和胎儿并发症。

八、护理措施

1.非孕期 根据患者心脏病的类型、病变程度、心功能状况及是否手术矫治等因素,判断患者是否适宜妊娠。对不宜妊娠者,告诫患者采取有效的措施,严格避孕。

2.妊娠期

(1)加强产前检查:可以妊娠者,产前检查应从确定妊娠时开始,检查次数及间隔时间可按病情而定,孕20周以前每2周1次,孕20周以后每周1次,以便及时了解孕妇心功能状况和胎儿宫内情况。每次产前检查的内容除一般产科检查外,应重点评估心脏功能情况及变化。

（2）预防心力衰竭

1）充分休息:适当增加休息及睡眠时间,每天至少保证睡眠 10 小时,并有 2 小时左右的午休时间,休息时宜采取左侧卧位或半卧位。根据患者的心功能状况,限制体力活动,避免因劳累而诱发心力衰竭。

2）合理营养:应进高热量、高蛋白质、高维生素、低盐、低脂肪、富含钙及铁等矿物质的食物,且少量多餐。多吃水果及蔬菜,预防便秘。自妊娠 16 周起,限制食盐的摄入量,每天不超过 4~5 g。注意出入量的平衡。限制过度加强营养导致体重增长,以体重每周增长不超过 0.5 kg,整个妊娠期不超过 12 kg 为宜。

3）控制诱因:常见诱发心力衰竭的因素有感染、贫血及妊娠期高血压疾病等。养成良好的卫生习惯,预防泌尿系统、口腔、消化道等的感染,注意保暖,减少出入人多的公共场所,预防上呼吸道感染。若出现感染征象,及时控制。积极预防并治疗贫血,从妊娠 4 个月起补充铁剂。定期监测血压,观察下肢水肿及体重增加情况,及早发现并治疗妊娠期高血压疾病。

4）心理护理:耐心向孕妇及其家属解释目前的健康状况,告知预防心力衰竭的有效措施,帮助其识别早期心力衰竭的症状和体征,以及出现心力衰竭以后的应对措施,减轻孕妇及其家属的焦虑和恐惧心理,增强安全感。

5）提前待产:心功能 I~II 级者,应于预产期前 1~2 周住院待产;心功能 III 级或以上者,应立即住院治疗,以保证母婴安全。

（3）急性心力衰竭的处理:患者取坐位或半卧位,两腿自然下垂。高流量吸氧,并使氧气通过 70% 酒精湿化瓶。让患者保持安静,必要时遵医嘱肌内注射吗啡。遵医嘱使用强心剂,发病前两周内未使用过洋地黄制剂的患者可用毛花甘 C 0.2~0.4 mg 稀释后静脉注射。可遵医嘱给患者静脉注射利尿剂,以减少血容量而减轻患者心脏负担。妊娠晚期发生心力衰竭,原则上待心力衰竭控制后再行产科处理,应放宽剖宫产指征。若为严重心力衰竭,处理效果不明显,继续发展必将导致母儿死亡时,也可一边控制心力衰竭一边紧急剖宫产术,取出胎儿,减轻心脏负担,以挽救孕妇生命。

3.分娩期

（1）第一产程:①产程中有专人守候,及时解答产妇提出的问题;家属陪同待产,为产妇提供心理支持。指导产妇掌握呼吸技巧以配合宫缩及正确应对产程;②严密观察产妇的生命体征变化,一旦发生心力衰竭征象,应取半卧位,吸氧,并根据医嘱给予强心药物。监测胎儿宫内情况,每 30 分钟监测 1 次胎心。严密观察产程进展,发现产程进展不顺利或心功能不全者,应立即配合医生做好剖宫产的术前准备;③尽量侧卧,避免仰卧;在宫缩间歇期鼓励产妇尽量放松休息,适当进食、饮水;④宫缩时产妇常有剧烈宫缩痛或腰骶部疼痛,可予腰骶部按摩以减轻不适感,必要时遵医嘱适当应用地西泮(安定)或哌替啶以镇静止痛;⑤临产后,根据医嘱给予抗生素预防感染,直至产后 1 周左右。

（2）第二产程:①严密观察产妇生命体征的变化、心功能及胎儿宫内情况;②尽量减少产妇屏气用力,适时行会阴切开术或阴道助产(产钳或胎头吸引)术,以缩短第二产程;③根据产妇缺氧情况予以面罩或鼻导管吸氧;④做好新生儿抢救的准备工作。

（3）第三产程:①胎儿娩出后,腹部放置 1~2 kg 重沙袋,持续 24 小时,以防腹压骤降诱发心力衰竭;②给予心理支持,置产妇于安静环境,遵医嘱给予镇静剂,保证产妇安静休息;③严密观察并记录宫底高度、宫缩情况和阴道出血量。膀胱充盈者及时排空膀胱,子宫收缩不良者可予以按摩宫底,必要时遵医嘱静脉或肌内注射缩宫素。禁用麦角新碱,以免静脉压增高而诱发心力衰竭;④产后出血过多者,遵医嘱输血,但应严格控制输血、输液速度,以预防心力衰竭。

4.产褥期

(1)预防心力衰竭的发生:产褥早期,尤其产后72小时内仍应密切观察产妇的生命体征及心功能变化,一旦发生应及时处理。

(2)保证充足的休息:产后应保证产妇充足的睡眠和休息,必要时遵医嘱给予小剂量口服镇静剂(苯巴比妥、地西泮等)。产后24小时内应绝对卧床休息;病情轻者,产后24小时后根据产妇的心功能情况,可适当下地活动。

(3)预防便秘:注意饮食清淡、合理,多吃蔬菜和水果,必要时使用缓泻剂。

(4)预防感染:注意外阴部清洁。预防感染,特别是防止感染性心内膜炎的发生,产后应继续用抗生素1周或更长时间。

(5)选择合适的喂养方式:心功能Ⅰ~Ⅱ级的产妇可以哺乳,但应避免劳累。心功能Ⅲ级或以上者不宜哺乳,应及时回奶,指导产妇及其家属正确地进行人工喂养。

(6)指导避孕:不宜再妊娠需做绝育术者,如心功能良好,应于产后1周手术;如有心力衰竭,待心力衰竭控制后行绝育手术。未做绝育术者要采取有效措施严格避孕。

(7)产后复查:根据病情,定期产后复查。

九、健康教育

注意休息,加强营养,饮食宜清淡,预防便秘。心功能Ⅲ级或以上者不宜哺乳,指导产妇及其家属人工喂养的方法。指导采用适当的避孕方式,不宜再孕者动员行绝育术。嘱其产后42天至产科门诊做产后检查。

十、护理评价

1.住院期间,患者心功能稳定,没有出现心力衰竭征象。
2.分娩经过顺利,母儿健康状况良好。
3.孕产妇能列举避免增加心脏负担的自我护理措施。

第二节　糖尿病

糖尿病是一种由多种病因引起的以慢性高血糖为特征的全身代谢性疾病,因胰岛素绝对或相对不足而引起糖、脂肪和蛋白质代谢异常,久病可引起多系统损害。妊娠合并糖尿病属高危妊娠,对母儿均有较大影响,应予以重视。妊娠期间的糖尿病分两种情况:一种为糖尿病合并妊娠,指在原有糖尿病基础上合并妊娠;或者妊娠前为隐性糖尿病,妊娠后发展为糖尿病。该类型约占糖尿病孕妇总数的20%。另一种称为妊娠期糖尿病(gestational diabetes mellitus,GDM),指妊娠期首次发现或发生的糖代谢异常。糖尿病孕妇中80%以上为GDM。

一、病因与发病机制

妊娠早期,随着妊娠周数的增加,胎儿对营养物质的需求量增加,从母体获取葡萄糖是胎儿能量的主要来源,孕妇血浆葡萄糖水平随着妊娠的进展而降低;到妊娠中晚期,孕妇体内抗胰岛素样物质增加,如胎盘生乳素、雌激素、黄体酮、皮质醇等使孕妇对胰岛素的敏感性随孕周增加而下降,为维持正常糖代谢水平,胰岛素需求相应增加。对于胰岛素分泌受限的孕妇,妊娠期不能代偿这一生理变化而使血糖升高,导致原有糖尿病加重或出现 GDM。

二、妊娠对糖尿病的影响

1.妊娠期　血容量增加、血液稀释,胰岛素相对不足;胎盘分泌的激素(胎盘生乳素、雌激素、孕激素等)在周围组织中具有抗胰岛素作用,使母体对胰岛素的需求较非孕时增加近1倍。妊娠妇女肾血流量及肾小球对糖的利用率增加,而肾小管对糖的回吸收率下降,导致肾糖阈下降,有 20%~30% 正常孕妇出现尿糖阳性,故不宜以此计算胰岛素的需要量。妊娠早期,胰岛素敏感性相对增加,因而糖尿病孕妇胰岛素用量相应减少;妊娠晚期,胰岛素敏感性降低,导致胰岛素的需要量较孕前增加 50%。

2.分娩期　分娩时因子宫收缩消耗大量糖原,进食量少,若不及时减少胰岛素用量,更易发生低血糖和酮症酸中毒。另外,产妇情绪紧张和疼痛可引起血糖较大波动,使胰岛素用量不易掌握,因此应密切观察血糖变化。

3.产褥期　由于胎盘的排出和全身内分泌激素逐渐恢复至正常未孕水平,使机体对胰岛素的需要量减少,如产后不及时调整胰岛素的用量,会导致低血糖症。

三、糖尿病对妊娠的影响

1.对孕妇的影响

(1)自然流产:高血糖可使胚胎发育异常甚至死亡,流产发生率达 15%~30%,多发生在早孕期,主要见于病情严重血糖未能控制者。

(2)妊娠期并发症:糖尿病孕妇妊娠期高血压疾病发病率较正常孕妇高 2~4 倍,因糖尿病患者可导致小血管内皮细胞增厚及管腔狭窄,组织供血不足,伴有肾血管病变时更易发生。

(3)感染:糖尿病孕妇抵抗力下降易合并感染,最常见泌尿系统感染,也可发生产后子宫内膜炎和伤口感染,感染可加重糖尿病代谢紊乱,甚至诱发酮症酸中毒。

(4)羊水过多:较非糖尿病孕妇多 10 倍,其原因可能与胎儿高血糖、高渗性利尿致胎尿排出增多有关。羊水过多又可增加胎膜早破和早产的发生率。

(5)糖尿病孕妇巨大儿发生率高,导致头盆不称、宫缩乏力增加,剖宫产率升高。巨大儿经阴道分娩使难产机会增加,产程延长易发生产后出血。

2.对胎儿的影响

(1)巨大儿:发生率高达 25%~42%,原因为孕妇血糖高,胎儿长期处于母体高血糖状态所致的高胰岛素血症环境,促进蛋白质、脂肪合成和抑制脂肪分解,促进胎儿宫内生长,导致躯干过度发育。

(2)胎儿畸形:胎儿畸形率高于非糖尿病孕妇,严重畸形发生率为正常妊娠的 7~10 倍,与受孕后最初数周高血糖水平密切相关,是围生儿死亡的重要原因,以心血管畸形和神经系统畸形最常见。妊娠合并糖尿病妇女应在妊娠期加强对胎儿畸形的筛查。

(3)流产和早产:早产发生率为 10%~25%,其原因为合并妊娠期高血压疾病、羊水过多、胎儿窘迫等并发症时,需提前终止妊娠。

（4）胎儿生长受限：发生率为21%,妊娠早期高血糖可抑制胚胎发育。见于严重的糖尿病并发肾脏、视网膜血管病变。

3.对新生儿的影响

（1）新生儿呼吸窘迫综合征（NRDS）：高血糖刺激胎儿胰岛素分泌增加,形成高胰岛素血症,使胎儿肺表面活性物质产生与分泌减少,致使胎儿肺成熟延迟。

（2）新生儿低血糖：新生儿出生后仍存在高胰岛素血症,若不及时补充糖,易发生新生儿低血糖,严重时可危及新生儿生命。

（3）其他：低钙血症、低镁血症、高胆红素血症、红细胞增多症等的发生率均较正常妊娠新生儿高。

四、临床表现

本病重者孕期出现"三多"症状,即多饮、多食、多尿,轻者大多数症状不明显。孕妇可反复发生外阴阴道假丝酵母菌病,还可表现为肥胖,体重>90 kg或妊娠期间体重增加过快,糖耐量异常,或尿糖、血糖升高。有些孕妇会出现皮肤瘙痒,尤其是外阴瘙痒等症状。

五、治疗要点

凡糖尿病妇女合并有严重心血管病史、肾功能减退或眼底有增生性视网膜炎者不宜妊娠,应采取避孕措施,如已妊娠者应及早终止妊娠。对器质性病变较轻或病情控制较好者,可以继续妊娠,但应在内科与产科密切合作下,尽可能将孕妇的血糖控制在正常或接近正常范围内。根据孕妇和胎儿情况,适时采取合理的分娩方式。

六、护理评估

1.健康史　评估既往糖尿病病史和有无糖尿病家族史;了解既往生育史、本次妊娠的详细经过、有无异常情况、胎儿的宫内情况,以及孕产妇及其家属对疾病的认识程度。根据患者发生糖尿病的年龄、病程及是否存在血管并发症等进行分级（White 分类法）,评估糖尿病的严重程度。

A 级:妊娠期诊断的糖尿病。

A1 级:经控制饮食,空腹血糖<5.3 mmol/L,餐后2小时血糖<6.7 mmol/L。

A2 级:经控制饮食,空腹血糖≥5.3 mmol/L,餐后2小时血糖≥6.7 mmol/L。

B 级:显性糖尿病,20岁以后发病,病程<10年。

C 级:发病年龄10~19岁,或病程达10~19年。

D 级:10岁前发病,或病程≥20年,或合并单纯性视网膜病变。

F 级:糖尿病性肾病。

R 级:眼底有增生性视网膜病变或玻璃体积血。

H 级:有冠状动脉硬化性心脏病。

T 级:有肾移植史。

2.身体状况　评估患者有无三多症状及其程度,皮肤或外阴瘙痒情况。有无乏力、头晕、头痛、视力障碍等。评估胎儿发育及宫内情况,注意有无巨大儿或胎儿生长受限。分期重点评估孕妇有无低血糖或酮症酸中毒症状,如心悸、出汗、面色苍白、饥饿感或出现恶心、呕吐、视力模糊、呼吸快且有烂苹果味等;评估产程进展、宫缩、胎心、母体生命体征等有无异常。产褥期主要评估有无低血糖或高血糖症状,有无产后出血及感染征兆,评估新生儿情况。

　　3.心理-社会状况　由于糖尿病的特殊性,孕妇患病初期未能发现,无饮食禁忌而使病情加重,特别担心自身健康及胎儿安危。评估孕妇及其家属对疾病知识的掌握程度,认知态度,有无焦虑、恐惧心理,社会及家庭支持系统是否完善等。

　　4.相关检查

　　(1)尿糖测定。测定阳性者应排除妊娠期生理性糖尿,需做空腹血糖(fasting plasma glucose,FPG)及 75 g 口服葡萄糖耐量试验(oral glucose tolerance test,OGTT)确诊。

　　(2)医疗资源缺乏地区,建议在妊娠 24~28 周时首先检查 FPG。FPG≥5.1 mmol/L 者可直接诊断为 GDM,不必再做 75 g OGTT;4.4 mmol/L≤FPG<5.1 mmol/L 者,应及早做 75g OGTT;FPG<4.4 mmol/L者可暂不行 75g OGTT。

　　(3)有条件的医疗机构,在妊娠 24~28 周及以后,对未诊断糖尿病的孕妇,进行 75g OGTT。具体方法是:禁食 8 小时后,5 分钟内口服 75 g 葡萄糖水 300 mL,测空腹血糖和服糖后 1 小时、2 小时的血糖值,正常值分别为 5.1 mmol/L、10.0 mmol/L、8.5 mmol/L。若其中有一项达到或超过正常值,即可诊断为 GDM。

　　(4)其他检查:包括眼底、24 小时尿蛋白定量、尿糖、尿酮体和肝肾功能检查等,及早发现有无并发症。

七、护理诊断/问题

　　1.有胎儿受伤的危险　与糖尿病引起胎儿宫内窘迫、胎盘早剥有关。
　　2.有感染的危险　与糖尿病患者白细胞多种功能缺陷有关。
　　3.知识缺乏　缺乏有关妊娠期血糖控制的知识。

八、护理目标

　　1.患者能正确叙述饮食和运动的要点。
　　2.需要使用胰岛素的患者能正确叙述胰岛素的使用注意事项和低血糖的预防、症状和应对措施。
　　3.胎儿顺利分娩,母婴健康状况良好。

九、护理措施

　　1.非孕期　怀孕前应征求医务人员意见,以制订适宜的怀孕时间、合理的饮食、用药和运动方案。对病情严重不宜妊娠者,应当指导避孕。可以妊娠者应当控制血糖在正常或接近正常后再怀孕,怀孕前至少是怀孕开始应停止使用口服降糖药。

　　2.妊娠期　确保妊娠期间病情控制良好,这对母婴的安全至关重要。

　　(1)定期产前检查:加强对糖尿病孕妇及其胎儿的监护。初诊时应全面评估既往妊娠分娩史,根据 White's 分级确定病情严重程度,并做血糖、尿常规、眼底、肾功能及 B 超检查等。A1 级糖尿病孕妇产前检查次数同非糖尿病孕妇,A2 级以上的糖尿病孕妇则 28 周前每 2 周检查 1 次,28 周以后每周检查 1 次。如有特殊情况,增加检查次数,必要时住院检查和治疗。

　　(2)饮食控制:是糖尿病治疗的基础,部分妊娠期糖尿病孕妇通过饮食疗法即可控制血糖而无须用药。由于孕妇对营养的特殊需要,要保证充足热量和蛋白质的摄入,避免营养不良或发生饥饿性酮症而危害胎儿。控制总热量为每天每千克体重(标准体重)146~159 kJ(35~38 kcal),并根据血糖和酮体情况适当调整。其中碳水化合物占 40%~50%,蛋白质占 20%~30%,脂肪占 30%~40%,并给予维生素、叶酸、铁剂和钙剂。提倡少食多餐,适当限制食盐的摄入,勿食糖果,建议多食富有粗纤维的食物。如饮食控制得当,孕妇体重正常增长,血糖在正常范围且无饥饿感,则无须药物治疗。

(3)运动治疗:适当的运动可降低血糖,提高对胰岛素的敏感性,并保持体重增加不至过高,有利于糖尿病的控制和正常分娩。运动方式可选择极轻度运动(如散步)和轻度运动(如中速步行),而不提倡过量运动,每次持续 20~40 分钟,每天至少 1 次,于餐后 1 小时左右进行。一般散步 30 分钟,可消耗热量约 377 kJ(90 kcal);中速步行 30 分钟可消耗热量 628 kJ(150 kcal)。通过饮食治疗和运动治疗,最好使患者在整个妊娠期体重增加保持在 10~12 kg 范围。

(4)药物治疗:妊娠期对糖尿病病情的控制要求更加严格,要求维持血糖在正常水平。病情控制不满意者,根据孕妇血糖的情况,应用胰岛素来调节血糖水平,首选人胰岛素。药物应选用短效和中效胰岛素,忌用口服降糖药。应用胰岛素的孕妇应当注意防止低血糖和酮症酸中毒情况的发生,尤其在胰岛素达到峰效时间时,避免空腹和过量运动。对于使用胰岛素注射笔自我注射的孕妇,严格按照用药时间和剂量合理安排运动与进食的量和时间。同时,由于注射部位的不同会影响胰岛素的吸收并造成局部组织的损伤,因而孕妇应按照护士指导轮流选用三角肌、腹部,同时每天相应的注射时间选择相同部位,避免因注射部位的不同导致血糖水平的波动。

(5)糖尿病病情监测:妊娠期间需要内科、内分泌科、产科医生的密切合作,共同监测糖尿病病情和产科方面的变化。尿常规检查常用于监测尿酮体和尿蛋白。孕妇血糖控制理想的情况为:无明显的饥饿感,空腹血糖 3.3~5.3 mmol/L;餐前 30 分钟 3.3~5.3 mmol/L;餐后 2 小时 4.4~6.7 mmol/L;夜间血糖 4.4~6.7 mmol/L;糖化血红蛋白<7%;尿酮体阴性。因孕早期(孕 8 周以前)血糖水平与胎儿异常的关系最密切,所以此期尤其应控制血糖。对于院外使用血糖仪的孕妇,应监测空腹和餐后 1 小时或 2 小时血糖并做好记录,如 20%以上的血糖记录都不理想,应当及时与医生联系,重新调整胰岛素用量。血糖控制良好的孕妇可每 2~7 天监测 1 次,控制不理想者则应每天监测血糖。由于通常夜间血糖水平较低而晨间较高,孕妇尤其应注意夜间和晨间血糖的监测。此外,进行 24 小时尿蛋白定量、尿培养、肝肾功能、血脂及眼科监测也十分重要。

(6)低血糖反应的护理:低血糖反应表现为饥饿感、头疼、乏力、颤抖、恶心、视物模糊,甚至意识障碍。低血糖反应尤其易出现在夜间。出现低血糖反应时应立刻测量血糖,如血糖低于 2.8 mmol/L(50 mg/dL)需立即处理。处理低血糖反应时不建议大量静脉滴注葡萄糖,而以口服葡萄糖或口服果汁(因果汁内的葡萄糖吸收较快)为首选。果汁中以葡萄汁为最佳,其他依次为苹果汁、橙汁。如无果汁,其他葡萄糖饮料也可,而其他食物如牛奶、饼干和水果等因葡萄糖的吸收较慢故不用于处理急性低血糖反应。同时,根据对宫内胎儿情况的估计,决定选择终止妊娠的时间和方式。

3.分娩期

(1)适时终止妊娠:当出现以下指征时,应适时终止妊娠:①严重妊娠期高血压疾病,尤其是发生子痫者;②酮症酸中毒;③严重肝肾损害;④恶性、进展性、增生性视网膜病变;⑤动脉硬化性心脏病;⑥胎儿生长受限;⑦严重感染;⑧孕妇营养不良;⑨胎儿畸形或羊水过多。

(2)选择合适的分娩时间和分娩方式

1)分娩时间的选择:应根据孕妇全身情况、血糖控制情况、并发症,以及胎儿大小、成熟度、胎盘功能等情况综合考虑,力求使胎儿达到最佳成熟度,同时又避免胎死宫内。因妊娠35周前早产儿病死率较高,而妊娠36周后胎死宫内发生率又逐渐增加,故现在多主张于36~38周终止妊娠。如在待产过程中发现胎盘功能不良或胎儿宫内窘迫时应及时终止妊娠。

2)分娩方式的选择:如有巨大儿、胎位异常、胎盘功能不良、糖尿病病情严重及其他产科指征者,应采取剖宫产术结束分娩。无手术指征者,主张经阴道分娩。

(3)终止妊娠时的注意事项:①终止妊娠前,遵医嘱静脉滴注地塞米松,每天10 mg,连用2天;或肌内注射地塞米松6 mg,每12小时1次,共4次。以促进肺泡表面活性物质的产生,减少新生儿呼吸窘迫综合征的发生;②分娩过程中,如血糖波动比较大,可按每4 g葡萄糖加1U胰岛素的比例进行输液,同时监测血糖和尿酮体,注意勿使血糖低于5.6 mmol/L,以免发生低血糖;③分娩后,由于胎盘娩出,抗胰岛素的激素水平急剧下降,故产后24小时内的胰岛素用量要减少至原用量的一半,第2天以后约为原用量的2/3,以防发生低血糖;④分娩后应注意水、电解质平衡,积极预防产后出血;⑤产后遵医嘱使用广谱抗生素,预防伤口感染,拆线时间可适当延迟。

(4)新生儿的处理:糖尿病孕妇所生的婴儿抵抗力较弱,均应按早产儿处理。密切观察新生儿有无低血糖、呼吸窘迫综合征、高胆红素血症及其他并发症的发生。为防止新生儿低血糖,出生后30分钟开始定时滴服25%葡萄糖溶液,多数新生儿在生后6小时内血糖可恢复至正常值,必要时静脉缓慢滴注10%葡萄糖液30~40 mL(10~15滴/分)。

4.产褥期　预防产褥期感染,除保持腹部和会阴部伤口清洁外,还应注意皮肤清洁。产妇未用对婴儿有害的药物,鼓励母乳喂养,但母乳喂养可使母体血糖降低,对于使用胰岛素者需调整胰岛素用量。指导产妇定期接受产科及内科复查,动态评估糖尿病情况。产后应长期避孕,根据情况选择适宜的避孕方式。有血管病变或高血压,血栓性疾病的妇女慎用口服避孕药;无生育要求者可选择绝育手术。

十、健康教育

向糖尿病孕妇及家属介绍疾病知识,教会患者及家属识别高血糖、低血糖、感染等异常情况。指导孕妇自行检测血糖、尿糖的方法,教会其正确注射胰岛素,并根据血糖情况及时调整剂量。指导合理控制饮食,适当运动。鼓励母乳喂养,告知母亲注射胰岛素不会对新生儿造成不良影响。定期接受产科、内科检查,对病情进行动态评价。产后应长期避孕,建议使用避孕套或行绝育术,不宜采用药物避孕及宫内节育器。

十一、护理评价

1.孕产妇能按照正确的方法进行饮食、运动、用药和病情监测。

2.孕产妇能掌握有关妊娠合并糖尿病的自我保健知识和技能。

第三节　贫血

贫血是妊娠期常见的一种合并症。由于妊娠期血容量增加,其中血浆量的增加多于红细胞数目的增加,因此血液出现稀释。孕妇贫血的诊断标准较非孕期低,当红细胞计数<3.5× 10^{12}/L,血红蛋白<110 g/L,血细胞比容<0.30 时,即诊断为贫血。最常见的妊娠期贫血为缺铁性贫血。

一、病因与发病机制

正常非孕妇女体内含铁总量约为 2 g,铁的排泄量与代偿摄取量保持着动态平衡。妊娠妇女铁的需要量增加,胎儿生长发育需铁 250～350 mg,母体血容量增加而需铁 650～750 mg,故孕期需铁约 1000 mg。食物中铁的含量较低,每天饮食中含铁 10～15 mg,正常人铁的吸收率为 10%,为 1～1.5 mg,而此时孕妇每天需铁量至少为 4 mg。当缺铁时,吸收率可增至 30%～40%,但仍不能满足需求,故孕妇易患缺铁性贫血。

二、贫血与妊娠的相互影响

妊娠期母体的骨髓与胎儿组织两者竞争摄取母体血清中的铁,一般总是胎儿组织占优势,而且铁通过胎盘的转运是单向性的,因此不论母体是否缺铁,胎儿总是按其需要量摄取铁,即使在母体极度缺铁时,也不可能逆转运输,故胎儿缺铁的程度不会太严重。但若母体过度缺铁,影响骨髓的造血功能可致重度贫血,会因胎盘供氧和营养不足而致胎儿生长受限,胎儿宫内窘迫、早产,甚至死胎。

孕妇重度贫血时常有心肌缺血,以致引起贫血性心脏病,甚至发生充血性心力衰竭。贫血也降低了机体的抵抗力,容易发生产褥感染,对失血的耐受力也差,故孕期、产时或产后发生并发症的机会较多。

三、临床表现

轻者无明显症状;重者可有乏力、头晕、心悸、气短、食欲缺乏、腹胀、腹泻、皮肤黏膜苍白、皮肤毛发干燥、指(趾)甲薄脆及口腔炎、舌炎等。

四、治疗要点

调整饮食,并根据贫血情况适当补充铁剂,重度贫血者可少量多次输血。

五、护理评估

1.健康史　有无营养不良史及慢性失血性疾病史,血常规情况及孕期饮食和铁剂的使用情况,孕产妇及其家属对有关妊娠合并缺铁性贫血知识的掌握情况。

2.身体状况　本病以乏力、心悸、气短为主要症状,母体产时出血,则加重病情。

3.心理-社会状况　由于妊娠贫血,身体多虚弱,患者易产生精神紧张、忧虑的情绪,担心胎儿发育不良,将来体质差等。

4.相关检查

(1)血常规检查:可见典型的小红细胞、低色素性外周血常规。血红蛋白低于 110g/L 可诊断为妊娠期贫血。如孕期血红蛋白在 100～110 g/L,则为血液稀释所致的生理性贫血。

(2)血清铁测定:血清铁浓度能更灵敏地反映缺铁状况。正常成年妇女血清铁为 7～27μmol/L。如血清铁低于 6.5μmol/L,可以诊断缺铁性贫血。

六、护理诊断/问题

1.活动无耐力　与贫血导致疲劳有关。

2.有受伤危险　与贫血引起头晕有关。

3.有感染危险　与贫血导致机体抵抗力下降有关。

七、护理目标

1.孕产妇能够叙述缺铁性贫血的危害,并能实施正确的饮食和补铁措施。

2.孕产妇能够掌握正确的活动技巧,不出现跌倒等不安全行为。

3.母儿结局良好。

八、护理措施

1.非孕期　怀孕前应积极预防贫血,治疗易引起贫血的疾病,如月经过多、消化道慢性失血性疾病等。增加铁的贮备。适当增加营养,必要时补充铁剂。

2.妊娠期

(1)适当休息:贫血孕妇应适当减轻工作量,血红蛋白在 70 g/L 以下者应全休,以减轻机体对氧的消耗。同时应注意安全,避免因头晕、乏力晕倒而发生意外。

(2)饮食指导:指导孕妇重视从饮食中摄取所需的铁。食物品种应多样化,纠正偏食,多食富含铁的食物,如瘦肉、家禽、动物肝脏、蛋类等。含咖啡因的饮料、茶叶等会影响铁的吸收,因而孕期禁用。

(3)补充铁剂:铁剂的补充以口服制剂为首选。一般血红蛋白在 60 g/L 以上的贫血者,遵医嘱选用不良反应小、利用率高的口服铁剂,如硫酸亚铁、琥珀酸亚铁、富马酸亚铁、硫酸甘油铁、葡萄糖酸亚铁、枸橼酸铁铵等。这些铁剂的吸收和利用率都较好。应用剂量一般为每天二价铁 200~600 mg,同时口服维生素 C 300 mg,每天 3 次,促进铁的吸收。铁剂对胃黏膜有刺激性,常见有恶心、呕吐等不良反应,因此应于饭后服用。服药后大便呈黑色是正常现象,应向孕妇解释。如口服疗效差,或对口服铁剂不能耐受或病情较重(血红蛋白<60g/L)者,可注射补充铁剂或少量多次输血。注射时铁的利用率可达 90%~100%。常用的制剂有右旋糖酐铁及山梨醇铁。铁的刺激性较强,注射时应行深部肌内注射。

(4)定期产前检查:常规检查血常规,尤其是在妊娠晚期,以便早期发现、早期治疗。积极预防孕期并发症,注意胎儿生长发育情况,预防上呼吸道感染、消化系统及泌尿系统感染。

(5)心理护理:告知患者及其家属,胎儿与母体竞争血清铁时,总是胎儿占优势,故极少出现因母体贫血而导致的胎儿发育不良。而且,单纯的缺铁性贫血也较易纠正,嘱患者放松心态,积极配合治疗和护理。

3.分娩期

(1)临产前遵医嘱给予维生素 K、维生素 C 及止血药,并配新鲜血备用。

(2)密切观察产程进展情况,为产妇提供心理护理。

(3)注意缩短第二产程,必要时给予阴道助产,减少产妇体力消耗。

(4)胎肩娩出时,遵医嘱应用宫缩剂(缩宫素 10U 或麦角新碱 0.2 mg),严密观察宫缩及阴道出血量,积极预防产后出血。出血多时应及时输血。

(5)产程中严格执行无菌操作原则。

4.产褥期

(1)遵医嘱应用广谱抗生素预防和控制感染。

(2)观察子宫收缩及恶露情况,预防产后出血,遵医嘱补充铁剂,纠正贫血。

（3）严重贫血者不宜母乳喂养。向产妇及其家属讲解不能母乳喂养的原因,使其理解和配合,并教会其人工喂养常识及方法。

（4）产妇应保证足够的休息及营养,避免疲劳。注意避孕,以免再度怀孕,影响身体康复。

九、健康教育

告知孕妇预防贫血及治疗贫血的相关的知识,定期产前检查,如有异常及时就诊。

十、护理评价

1.妊娠、分娩经过顺利,母儿健康状况良好。

2.孕产妇能进行妊娠合并缺铁性贫血的自我保健。

第四节　病毒性肝炎

病毒性肝炎是由各种肝炎病毒引起的以肝细胞变性坏死为主要病变的传染性疾病,根据病毒类型分为甲型（HAV）、乙型（HBV）、丙型（HCV）、丁型（HDV）、戊型（HEV）、庚型（HGV）及输血传播型肝炎（TTV）。其中以乙型病毒性肝炎最常见。病毒性肝炎在孕妇中较常见,是肝病和黄疸的最常见的原因,据报道孕妇病毒性肝炎发病率为 0.8% ~ 17.8%。重症肝炎是我国孕产妇死亡的主要原因之一。

一、妊娠、分娩对病毒性肝炎的影响

妊娠、分娩本身不增加对肝炎病毒的易感性,而妊娠期的生理变化及代谢特点,可使病毒性肝炎病情加重,增加诊断和治疗难度。

1.妊娠期机体新陈代谢率高,营养物质消耗增多,而且早孕反应可使母体饮食摄入减少,体内营养物质相对不足,可使肝内糖原被消耗,糖原储备降低,导致肝脏抗病能力下降。

2.妊娠期妇女体内产生大量的雌激素需要在肝脏灭活,雌激素过多妨碍肝脏对脂肪的转运和胆汁的排泄,胎儿代谢产物也需经母体肝脏解毒,加重肝脏负担。

3.妊娠、分娩可能发生某些并发症,还有分娩期体力消耗,酸性代谢产物蓄积等,可进一步加重肝损害。

二、毒性肝炎对妊娠分娩的影响

1.对孕妇的影响

（1）病毒性肝炎可加重早孕反应,增加妊娠期高血压疾病的发生率。

（2）因肝功能受损可导致凝血因子合成功能减退,易发生产后出血。重症肝炎时常并发DIC,威胁生命。

（3）孕产妇病死率高。在发生肝功能不全的基础上,如果再并发产后出血、感染、上消化道出血等情况,可诱发肝性脑病和肝肾综合征,导致孕产妇死亡。

2.对胎儿及新生儿的影响

（1）围生儿患病率及病死率高:妊娠合并病毒性肝炎,胎儿畸形发生率较正常妊娠高 2 倍,肝功能异常的孕产妇流产、早产、死胎、死产和新生儿病死率明显增加。有报道肝功能异常的孕产妇,围生儿病死率高达 46%。

（2）肝炎病毒的母婴垂直传播：以乙型肝炎病毒多见，围生期感染的胎儿和新生儿，部分可转为慢性病毒携带状态，以后易发展为肝硬化或原发性肝癌。

3.母婴传播

（1）甲型病毒性肝炎（HAV）：由甲型肝炎病毒引起，经粪-口传播。一般不通过胎盘感染胎儿，因此孕期感染 HAV 不必终止妊娠，但妊娠晚期患甲型肝炎，分娩时可经接触母血、羊水吸入或粪-口途径感染新生儿。

（2）乙型病毒性肝炎（HBV）：由乙型肝炎病毒引起，可经消化道、输血或血制品和注射用品等途径传播，但母婴传播是 HBV 传播的主要途径之一，导致的 HBV 感染约占我国婴幼儿感染的1/3。母婴传播途径有：①垂直传播。HBV 通过胎盘引起宫内传播；②产时传播。HBV 母婴传播的主要途径，占 40%~60%。胎儿通过接触母血、阴道分泌物、羊水，或分娩过程中子宫收缩使胎盘绒毛破裂，母血进入胎儿血液循环引起，只要有 10.8 mL 母血进入胎儿体内即可使胎儿感染；③产后传播。通过母乳喂养和接触母亲唾液传播。

（3）丙型病毒性肝炎（HCV）：妊娠晚期患丙型肝炎约 2/3 发生母婴传播，1/3 受感染者将来发展为慢性肝病。

（4）丁型病毒性肝炎（HDV）：因丁型肝炎病毒是一种缺陷性 RNA 病毒，必须依赖 HBV 重叠感染引起肝炎，母婴传播较少见。

（5）戊型病毒性肝炎（HEV）：目前已有母婴传播的报道。传播途径及临床表现与 HAV 相似，易急性发作，且多为重症。妊娠晚期感染孕妇病死率高达 15%~25%。

（6）庚型肝炎（HGV）：可发生母婴传播，但有学者认为，HGV 母婴传播虽较常见，但婴儿感染 HGV 后并不导致肝功能紊乱。

（7）输血传播病毒引起的肝炎（TTV）：也称乙型肝炎，主要经输血传播。

三、临床表现

妊娠期可出现不能用早孕反应解释的消化系统症状，如食欲减退、恶心、呕吐、腹胀、肝区痛、乏力、畏寒、发热等，部分患者出现黄疸。妊娠早中期可触及肝大，并有肝区叩击痛。妊娠晚期受增大子宫的影响，肝脏极少被触及。重症肝炎多见于妊娠晚期，起病急，病情重，表现为畏寒发热、皮肤巩膜黄染迅速、频繁呕吐、腹胀腹腔积液、肝臭味、肝脏进行性缩小、急性肾衰竭及不同程度的肝性脑病症状。

四、治疗要点

肝炎患者原则上不宜妊娠。

1.妊娠期轻型肝炎　处理原则与非孕期肝炎患者相同。注意休息，加强营养，给予高维生素、高蛋白质、足量碳水化合物、低脂肪饮食。积极应用中西药物进行保肝治疗，避免使用损害肝脏的药物，注意预防感染。

2.妊娠期重症肝炎　保护肝脏，积极预防、治疗肝性脑病，限制蛋白质的摄入，每天应<0.5 g/kg，增加碳水化合物的摄入，保持大便通畅。预防 DIC 及肾衰竭。

3.妊娠晚期重症肝炎　经积极治疗 24 小时后，尽快剖宫产术结束妊娠。

4.分娩期　应配备新鲜血液，为缩短第二产程，可行阴道助产，并注意防止母婴传播及产后出血。

5.产后　应用对肝脏损害较小的抗生素预防感染，避免加重病情。

五、护理评估

1.健康史　评估有无与肝炎患者密切接触史,有无输血、注射血制品史,有无肝炎病家族史及当地流行史等。重症肝炎应评估其诱发因素及治疗用药情况,患者及家属对肝炎相关知识的知晓程度。

2.身体状况　评估患者的症状与体征,孕妇常出现不明原因的食欲减退、恶心、呕吐、腹胀、厌食油腻、乏力、肝区叩痛等消化系统症状。重点警惕重症肝炎发生,多见于妊娠晚期,孕妇出现畏寒发热,皮肤巩膜黄染迅速,尿色深黄,食欲极度减退,呕吐频繁,腹胀,腹腔积液,肝臭气味,肝脏进行性缩小,急性肾衰竭及不同程度的肝性脑病症状,如嗜睡、烦躁、神志不清,甚至昏迷等。

3.心理-社会状况　由于担心感染胎儿,孕妇会产生焦虑、矛盾及自卑心理。评估孕妇及家属对疾病的认知程度及家庭社会支持系统是否完善。

4.相关检查

(1)肝功能检查:血清中丙氨酸氨基转移酶(ALT)增高,数值常大于正常值 10 倍以上,持续时间较长;血清胆红素$>17\mu mol/L$(1 mg/dL),尿胆红素阳性对病毒性肝炎有诊断意义。

(2)血清病原学检测:①甲型病毒性肝炎:急性期患者血清中抗 HAV-IgM 阳性有诊断意义;②乙型病毒性肝炎:主要检测血清"乙肝两对半"和 HBV-DNA。HBsAg 阳性是 HBV 感染的特异性标志,HBsAb 是保护性抗体,阳性表示机体有免疫力,HBeAg 阳性反映 HBV 活动性复制,具有传染性,HBeAb 阳性表示 HBV 在体内减少可消失,传染性减低。抗 HBc 分为 IgM 和 IgG,IgM 阳性见于乙型肝炎急性期,IgG 阳性见于恢复期和慢性感染。HBV-DNA 主要用于观察抗病毒药物疗效和判断传染性大小;③丙型病毒性肝炎:血清中检测出 HCV 抗体,可诊断为 HCV 感染。

(3)凝血功能及胎盘功能:检查凝血酶原时间,HPL 及孕妇血或尿雌二醇检测等。

六、护理诊断/问题

1.预感性悲哀　与肝炎病毒感染造成的后果有关。
2.知识缺乏　缺乏有关病毒性肝炎的知识。
3.潜在并发症　肝性脑病、产后出血。

七、护理目标

1.孕产妇能识别导致营养状况下降的有关因素,增加营养摄取以适应新陈代谢的需要。
2.孕产妇及家属能够叙述消毒隔离和自我保健方面的知识。
3.产妇能选择适宜的喂养方式。

八、护理措施

1.非孕期　开展以切断传播途径为主的综合性预防活动,重视高危人群,婴幼儿疫苗接种,夫妇一方有肝炎者应使用避孕套以避免交叉感染。慢性肝炎活动期的育龄妇女应避孕。急性肝炎痊愈 6 个月,最好 2 年后在医生的指导下妊娠。

2.妊娠期　妊娠合并急性病毒性肝炎的护理措施与非妊娠患者基本相同,但应注意以下内容。

(1)注意休息,避免重体力劳动;加强营养,增加高蛋白、高维生素、足量碳水化合物、低脂肪食物的摄入,适当摄入富含纤维素的蔬菜及新鲜水果,防止便秘。向其详细讲解疾病的相关知识,提高自我照顾能力。

(2)定期产前检查,及时了解孕妇及胎儿生长发育情况;积极治疗各种妊娠并发症。

(3)严格执行消毒隔离制度,防止交叉感染;定期进行肝功能、肝炎病毒血清病原学标志物的检查。

(4)阻断乙型肝炎的母婴传播,乙肝病毒表面抗原阳性的孕妇,于妊娠28周起每4周肌内注射1次乙型肝炎免疫球蛋白200IU,直至分娩。

(5)对重症肝炎患者,应积极防治肝性脑病,遵医嘱给予保肝药物,严格限制蛋白质的摄入。严密观察有无性格改变,行为异常,扑翼样震颤等症状。监测凝血功能,检查出凝血时间及凝血酶原时间,观察孕妇有无口鼻、皮肤黏膜出血倾向,预防DIC,分娩前1周肌内注射维生素K,每天20~40 mg,备新鲜血液。

3.分娩期

(1)严密监测产程进展,预防并发症发生。提供良好的待产环境,避免不良刺激,为产妇提供心理支持。

(2)正确处理产程,避免软产道损伤,防止发生母婴传播。

(3)严格执行消毒隔离制度,将产妇安置在隔离待产室及产房,避免交叉感染;凡病毒性肝炎产妇使用过的医疗用品均需用2000 mg/L的含氯消毒液浸泡后按相关规定处理。

4.产褥期

(1)观察子宫收缩及阴道流血情况,预防产后出血。

(2)新生儿出生后24小时内注射乙型肝炎疫苗30 μg,生后1个月、6个月再分别肌内注射10 μg;也可使用乙型肝炎免疫球蛋白,生后立即注射0.5 mL,生后1个月、3个月再各注射0.16 mL/kg,减少或阻止HBV的传染。

(3)指导母乳喂养,母血HBsAg、HBeAg、抗-HBc三项阳性及后两项阳性的孕妇,均不宜哺乳;乳汁HBV-DNA阳性者不宜哺乳;目前主张新生儿只要接受免疫,母亲仅为HBsAg阳性可以母乳喂养。

(4)继续提供保肝指导,注意休息和营养,指导合适的避孕措施,促进产后恢复。

九、健康教育

告知孕妇预防及治疗病毒性肝炎的相关知识,定期产前检查,如有异常及时就诊。

十、护理评价

1.妊娠及分娩经过顺利,母婴健康状况良好。

2.孕产妇能进行妊娠合并病毒性肝炎的自我保健。

3.产妇能合理选择喂养新生儿的方法。

第十七章　异常分娩患者的护理

分娩是否能够顺利进行,其影响因素包括产力、产道、胎儿及产妇的精神心理状态。这四大因素间互为因果又相互影响,其中任何一个或一个以上的因素发生异常,或这些因素之间不能相互适应使得分娩过程受阻,称为异常分娩,又称难产。当出现异常分娩时,要综合分析,正确判断,及时给出恰当处理,保证母胎安全。

第一节　产力异常

产力是分娩的动力,由子宫收缩力、腹肌和膈肌收缩力及肛提肌收缩力组成,其中子宫收缩力贯穿于分娩全过程,是产力的主要组成部分。分娩过程中,子宫收缩力的节律性、对称性及极性不正常或强度、频率有改变,称为子宫收缩力异常,简称产力异常。子宫收缩力异常分类见图17-1。

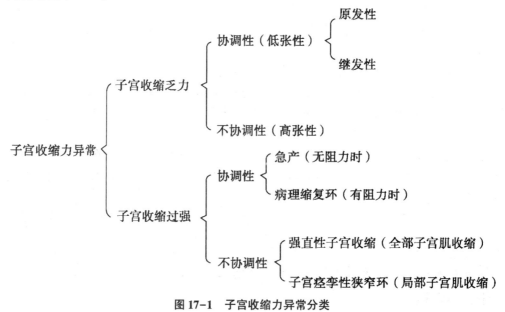

图 17-1　子宫收缩力异常分类

一、子宫收缩乏力

(一)病因与发病机制

子宫收缩乏力多由几种因素综合引起,常见原因如下。

1.头盆不称或胎位异常　胎先露部下降受阻,不能紧贴子宫下段及子宫颈内口,因而不能引起反射性子宫收缩,引起继发性子宫收缩乏力。

2.子宫局部因素　因巨大儿、羊水过多、多胎妊娠等引起子宫肌纤维过度伸展而失去正常收缩能力。高龄产妇、经产妇或宫内感染者、子宫肌纤维变性、结缔组织增生影响子宫收

242

缩。子宫发育不良、子宫畸形、子宫肌瘤等,均可能引起原发性宫缩乏力。

3.精神因素 产妇过度紧张,使得大脑皮质功能紊乱,待产时间长、睡眠少、疲乏、进食少、体力消耗过多、水电解质紊乱、膀胱充盈,均可导致子宫收缩乏力。

4.内分泌失调 临产后缩宫素、乙酰胆碱及前列腺素等的合成和释放不足,或子宫对这些促宫缩物质敏感性降低,雌激素不足致缩宫素受体不足,均可引起宫缩乏力。胎儿肾上腺发育未成熟,胎儿胎盘单位合成与分泌硫酸脱氢表雄酮不足,可引起宫颈成熟度欠佳而导致原发性宫缩乏力。

5.药物影响 产程早期使用大剂量解痉药、镇静剂、麻醉药、止痛剂、宫缩抑制剂等,可抑制宫缩。

(二)临床表现

1.协调性子宫收缩乏力(低张性) 特点是子宫收缩具有正常的节律性、对称性和极性,但收缩力量弱,持续时间短,间歇期长且不规律,宫缩少于 2 次/10 分钟。在收缩的高峰期,子宫体隆起不明显,指压宫底部肌壁仍可出现凹陷。根据发生时期的不同,分为原发性和继发性两种。原发性子宫收缩乏力,指产程开始即子宫收缩乏力;而继发性子宫收缩乏力,指产程开始子宫收缩力正常,在产程进行到某一阶段(多在活跃期后期或第二产程)时,子宫收缩转弱。协调性宫缩乏力多属继发性,多见于中骨盆与骨盆出口平面狭窄,胎先露受阻,持续性枕横位或枕后位等。

2.不协调性子宫收缩乏力(高张性) 特点是子宫收缩的极性倒置,宫缩兴奋点不是起源于两侧宫角,而是来自子宫下段的一处或多处,收缩波自下而上扩散、小且不规律,频率高,节律不协调,宫缩时宫底部不强,而是下段强,宫缩间歇期子宫壁不能完全松弛。此种宫缩不能使宫口如期扩张和胎先露如期下降,属于无效宫缩。这种宫缩乏力多属于原发性宫缩乏力,即产程开始便出现宫缩乏力。这种宫缩容易使产妇持续下腹疼痛、拒按、精神紧张、烦躁不安,严重者出现脱水、电解质紊乱、肠胀气、尿潴留,胎儿-胎盘循环障碍,可出现胎儿宫内窘迫。

3.产程曲线异常 分娩过程中可将宫口扩张和胎先露下降的动态变化连线为产程曲线,有利于观察产程和及时发现异常。子宫收缩乏力引起的产程曲线异常主要包括如下几种。

(1)潜伏期延长:指潜伏期超过 16 小时。

(2)活跃期延长:指活跃期超过 8 小时。活跃期宫口扩张初产妇<1.2 cm/h,经产妇<1.5 cm/h,多提示活跃期延长。

(3)活跃期停滞:指活跃期宫口扩张停止>4 小时。

(4)第二产程延长:指初产妇第二产程超过 2 小时(硬膜外麻醉无痛分娩超过 3 小时),经产妇第二产程超过 1 小时。

(5)胎头下降延缓:指宫颈扩张减速期及第二产程,胎头下降速度初产妇<1.0 cm/h,经产妇<2.0 cm/h。

(6)胎头下降停滞:指减速期后胎头停留在原处不下降达 1 小时以上。

(7)滞产:指总产程超过 24 小时。

(三)对母儿影响

1.对产妇的影响　由于宫缩乏力,产程延长,产妇休息不好,精神体力消耗大,进食少,可引起乏力、排尿困难、肠胀气等,严重者可出现脱水、酸中毒、低钾血症,影响子宫收缩,手术产率升高。第二产程延长者,因膀胱组织被胎先露和耻骨联合所压迫,缺血、坏死形成膀胱阴道瘘或尿道阴道瘘;产程进展慢、滞产、胎膜早破、多次肛查或阴道检查等将增加产褥感染的机会;产后宫缩乏力易致产后出血。

2.对胎儿、新生儿的影响　产程延长,脐带和胎头受压过久,特别是不协调性宫缩乏力时,子宫壁在宫缩间歇期也不能完全放松,导致胎盘血液循环受阻,胎儿氧供不足,胎儿宫内窘迫发生机会增加。因产程延长,手术干预机会增多,引起新生儿产伤、窒息、吸入性肺炎、颅内出血等发病率增加。

(四)治疗要点

1.协调性子宫收缩乏力　不论是原发性还是继发性,首先寻找原因。若有头盆不称或胎位异常,估计不能经阴道分娩者,应及时行剖宫产术;若无头盆不称或胎位异常,估计能经阴道分娩者,应采取加强宫缩的措施。

2.不协调性子宫收缩乏力　首先应调节子宫收缩,使其恢复正常节律性和极性。可给予哌替啶 100 mg、吗啡 10 mg 肌内注射或地西泮 10 mg 静脉推注,使产妇休息,不协调性多能纠正。若经上述处理不协调性被纠正,但宫缩仍较弱,按协调性子宫收缩乏力处理;若不协调性未能得到纠正,或出现胎儿窘迫,或伴有头盆不称或胎位异常,应行剖宫产术。宫缩恢复协调性前严禁使用缩宫素。

(五)护理评估

1.健康史　了解产妇产前检查的一般资料,注意产妇身体发育情况、身高、骨盆形态和大小,胎儿大小,头盆关系;了解产妇既往史,尤其是既往妊娠与分娩史;重点评估临产时间、宫缩情况,包括强度、频率、注意宫缩乏力出现的时间和类型,宫口扩张与胎先露下降等产程进展情况,了解胎心、胎动状况。

2.身体状况　评估产妇生命体征、腹痛特点、休息、进食、排泄情况。用手触摸腹部或用胎心电子监护仪评估子宫收缩的极性、节律性、持续时间、间隔时间、强度等情况。对使用缩宫素的产妇,要观察产妇对缩宫素的反应。评估胎儿大小及胎产式、胎先露、胎方位。了解宫颈扩张情况及尾骨活动度,了解是否存在骨盆狭窄。

3.心理-社会状况　由于产程延长,产妇及家属多出现焦虑,担心自身及胎儿的安危,对产程进展出现无助感,有的产妇及其家属对阴道分娩失去信心,要求手术分娩。

4.相关检查

(1)阴道检查:在严密消毒的情况下适时进行阴道检查,了解宫颈软硬度、厚薄、宫口扩张情况、骨盆大小,确定胎方位及胎头下降程度。

(2)多普勒胎心监测仪:有助于发现心率过快、减慢或心律不齐。协调性子宫收缩乏力时,胎心变化出现较晚,不协调性子宫收缩乏力者胎心变化出现较早。

(3)胎儿电子监护仪:可监测宫缩的节律性、强度和频率,也可连续观察胎心变化,有助于区分协调性子宫收缩乏力和不协调性子宫收缩乏力。

（4）血液、尿液生化检查:检测血二氧化碳结合力、血清钾、钠、氯、钙,尿酮体等。

(六)护理诊断/问题

1.疲乏　与孕妇体力消耗、产程延长、水电解质紊乱有关。

2.有体液不足的危险　与产程延长、出汗、过度疲惫影响摄入有关。

3.有胎儿受伤的危险　与产程延长、手术产有关。

4.焦虑　与产程延长、宫缩乏力、担心自身及胎儿安危有关。

5.潜在并发症　产后出血。

(七)护理目标

1.产妇情绪稳定,安全度过分娩期。

2.产妇体液问题得到纠正,水、电解质达到平衡。

(八)护理措施

1.病情观察　观察产妇精神状况,生命体征,腹痛状况,有无肠胀气、尿潴留等。注意宫缩的频率、强度、极性、对称性、胎方位、胎心,必要时行胎儿电子监护。了解宫口扩张和胎先露下降程度,是否破膜等,发现异常及时报告医生。

2.协调性子宫收缩乏力者　有明显头盆不称不能经阴道分娩者,应做好剖宫产术前准备。估计可经阴道分娩者遵医嘱做好以下护理。

（1）第一产程的护理

1)一般护理:护士应提供安静、舒适的环境,帮助产妇消除精神紧张,使其多休息。产程时间长,产妇过度疲劳或烦躁不安者,可遵医嘱给予镇静剂。排尿困难者,先给予诱导法,无效时及时导尿,以排空膀胱、增宽产道、促进宫缩。

2)饮食护理:鼓励产妇多进食清淡、易消化、高热量饮食,水分摄入不足者需补充液体,不能进食者静脉补充营养,可遵医嘱给予10%葡萄糖500 mL加维生素C 2 g静脉滴注。酸中毒时可遵医嘱补充碳酸氢钠,低钾血症时遵医嘱给予氯化钾缓慢静脉滴注。

3)加强子宫收缩:经上述处理子宫收缩仍然乏力者,产程无明显进展,可遵医嘱采取下列方法加强子宫收缩。①人工破膜:宫口扩张 3 cm 或以上、无头盆不称、胎头已衔接而产程延缓者,可行人工破膜。破膜后,胎头紧贴子宫下段及宫颈内口,可反射性加强子宫收缩。破膜前需检查有无脐带先露,破膜宜在宫缩间歇期进行。破膜后应立即听胎心,注意胎心变化,若发现胎心异常,及时报告医生,慎防脐带脱垂。准确记录破膜时间,破膜前、后胎心音的情况,破膜时流出的羊水量及性状。破膜后宫缩仍不理想,可用缩宫素静脉滴注加强宫缩;②缩宫素静脉滴注:适用于协调性子宫收缩乏力、胎心良好、胎位正常、宫口扩张 3 cm 或以上、头盆相称,无明显产道梗阻或瘢痕子宫者。先将 0.9% 生理盐水 500 mL 静脉滴注,调节滴速至 4~5 滴 1 分,然后再加入 2.5IU 的缩宫素,摇匀,此时缩宫素静脉滴注速度为 1~2 mU/min。根据宫缩强弱进行调整,调整时间间隔为 15~30 分钟,每次增加 1~2 mU/min,最大给药剂量通常不超过 20 mU/min(60 滴/分)。维持宫缩时宫腔内压力达 50~60 mmHg,宫缩间歇期 2~3 分钟,持续 40~60 秒。对缩宫素不敏感者,可酌情增加缩宫素剂量。缩宫素静脉滴注过程中,必须专人监护,观察宫缩情况、胎心、血压、产程进展等。若出现 10 分钟内宫缩≥5 次、宫缩持续 1 分钟以上,或胎心率异常,应立即停止滴注缩宫素,避免子宫收缩过强出现子宫破裂、胎儿窘迫等并发症;若出现血压升高,应减慢滴注速度;③地西泮静脉推注:地西泮 10 mg 缓慢静脉注射,可选择性地使宫颈肌纤维松弛,促进宫颈软化、宫口扩张,适用于活跃期宫口扩张缓慢及宫颈水肿者。与缩宫素联合应用效果更佳;④针刺穴位:针刺合谷、太冲三阴交、关元、中极等穴位,有增强宫缩的效果。此外,刺激乳头可加强宫缩效果。

(2)第二产程的护理:第二产程若出现宫缩乏力,在头盆相称情况下,也应加强宫缩,如使用缩宫素等。此外,第二产程应做好阴道助产和抢救新生儿的准备。若胎头双顶径已通过坐骨棘平面,可等待自然分娩,或行会阴侧切、胎头吸引术、产钳术助产;若胎头仍未衔接或伴有胎儿窘迫,应及时行剖宫产术。

(3)第三产程的护理:做好产后出血及感染的预防。遵医嘱于胎儿前肩娩出时静脉注射缩宫素 10IU,同时给予缩宫素 10~20IU 静脉滴注,加强宫缩,防止产后出血。破膜超过 12 小时、总产程超过 24 小时、肛查次数多或阴道助产者,应遵医嘱给予抗生素预防感染。

3.不协调性宫缩乏力者 为产妇创造安静的休息环境,遵医嘱给予哌替啶、吗啡等肌内注射或地西泮静脉推注,使产妇休息。严密观察产妇及胎儿状况,若不协调性未能得到纠正,或出现胎儿窘迫,或伴有头盆不称或胎位异常,应遵医嘱做好剖宫产术准备。

4.心理护理 首先要注意产妇和家属的心理状况,多关心产妇,鼓励产妇和家属说出担心,及时回答他们提出的问题,提供相应的解释和知识,耐心疏导,消除紧张情绪。指导产妇听音乐、深呼吸、家属帮助按摩等,既有利于放松,又可帮助缓解疼痛。护士要耐心倾听产妇诉说感受,可适时将产程进展和必要的处理告知产妇,鼓励产妇正确对待难产,积极配合医护人员,树立分娩信心。鼓励和动员产妇的家属及其社会支持系统为产妇提供心理支持,以帮助产妇顺利度过分娩过程。

(九)健康教育

向产妇讲解产程中休息、营养、排便等的重要性,预防宫缩乏力。产程中耐心细致地向产妇讲解产程的经过、大约经历的时间;介绍缓解疼痛的方法。产后因宫缩乏力,容易发生产后出血和产褥感染,应指导产妇观察恶露,做好会阴卫生,勤换内衣,每天行外阴擦洗,发现异常及时向医护人员报告。

(十)护理评价

1.产妇在待产过程中获得了支持,基本需要得到满足,舒适度增加。

2.产妇无水、电解质失衡及酸中毒情况出现。

3.母婴安全,产后出血量小于 500 mL。

二、子宫收缩过强

(一)病因与发病机制

目前尚不清楚。多见于经产妇,可能与经产妇的软产道阻力小有关。产妇对缩宫素过于敏感、使用剂量过大,胎盘早剥可能致子宫强直性收缩。产妇精神过度紧张、过度疲劳、产程延长、粗暴或多次宫腔内操作、胎膜早破等情况下,可引起局部子宫壁肌肉痉挛性收缩等。

(二)临床表现

1.协调性子宫收缩过强 其特点为子宫收缩的节律性、对称性和极性均正常,仅子宫收缩力过强、过频,10 分钟内宫缩≥5 次,宫腔压力≥60 mmHg。若无头盆不称及胎位异常、产道无阻力,宫颈口可迅速开全,分娩在短时间内即结束,总产程不足 3 小时,称急产。若存在产道梗阻或瘢痕子宫,过强宫缩可形成病理缩复环,甚至子宫破裂。产妇往往有痛苦面容,大声喊叫。

2.不协调性子宫收缩过强　可分为两种情况。

(1)强直性子宫收缩:特点为子宫肌壁出现强烈、痉挛性收缩,宫缩无间歇,失去节律性;产妇多烦躁不安,持续性腹痛、拒按;胎位触不清,胎心听不清或消失。若在脐下或平脐处见一环状凹陷,多为病理缩复环,也可合并血尿等,属于先兆子宫破裂征象。

(2)子宫痉挛性狭窄环:特点为子宫局部肌壁呈痉挛性不协调性收缩,形成环状狭窄,持续不放松。狭窄环发生在宫颈、宫体的任何部分,多在子宫上下段交界处见到,也易出现于胎颈、胎腰等胎体较狭窄部位。产妇持续腹痛、烦躁不安,宫颈扩张缓慢,胎先露下降停滞,胎心时快时慢。阴道检查可在宫腔内触及较硬、无弹性的狭窄环,但该环不会随宫缩上升,与病理性缩复环相区别(图 17-2)。

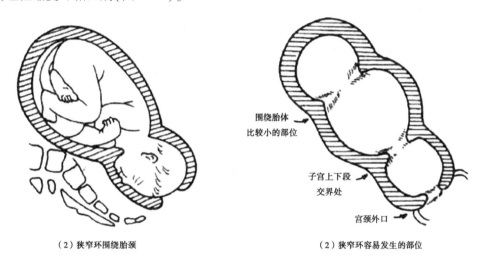

（2）狭窄环围绕胎颈　　　　　　　　　（2）狭窄环容易发生的部位

图 17-2　子宫痉挛性狭窄环

(三)母儿影响

1.对产妇的影响　过强宫缩导致产程过快,可引起产妇软产道裂伤,接产时来不及消毒可致产褥感染。宫缩过强,宫腔压力增高,羊水栓塞的风险增加。不协调性子宫收缩过强形成子宫痉挛性狭窄环或强直性子宫收缩,导致产程延长及停滞,产妇极度痛苦,疲乏无力,手术产机会增多。宫缩过强伴胎先露下降受阻或强直性子宫收缩时可发生子宫破裂。胎儿娩出后子宫肌纤维缩复不良,发生胎盘滞留或产后出血。

2.对胎儿及新生儿的影响　宫缩过强、过频可影响子宫胎盘的血液循环,胎儿缺血缺氧易发生胎儿宫内窘迫、新生儿窒息,甚至死亡。胎儿娩出过快,胎头在产道内受到的压力突然解除可致新生儿颅内出血。接生时若来不及准备可致新生儿坠地,导致骨折、外伤等,若来不及消毒,易引起新生儿感染。

(四)治疗要点

有急产史者应提前住院待产,以免发生意外;临产后提前做好接生及新生儿窒息抢救准备。临产后慎用促宫缩措施,胎儿娩出时嘱产妇勿向下屏气用力。

强直性子宫收缩者,应及时给予宫缩抑制剂,如硫酸镁、肾上腺素等。若合并产道梗阻应立即行剖宫产术;若胎死宫内可用乙醚吸入麻醉,若仍不能级解应行剖宫产术。

子宫痉挛性狭窄环者,应认真寻找原因,及时纠正。停用促宫缩药物、停止阴道内操作。若无胎儿窘迫可给予哌替啶或吗啡肌内注射,或硫酸镁缓慢静脉注射。若宫缩恢复正常可等待自然分娩或阴道助产;若不能缓解,宫口未开全,先露位置高,或出现胎儿窘迫,可立即剖宫产术。胎死宫内,宫口已开全,可行乙醚麻醉,经阴道分娩。

(五)护理评估

1.健康史 仔细评估产前检查记录,注意妊娠分娩史及急产史,产妇骨盆情况、有无妊娠并发症或合并症;胎儿情况等。

2.身体状况 评估子宫收缩的节律性,持续和间隔时间,宫腔压力等;注意产妇腹痛情况,使用缩宫素时注意产妇的反应。评估宫口扩张、胎先露下降等产程进展情况,是否有急产可能。评估是否有病理性缩复环、子宫下段压痛、血尿等先兆子宫破裂的征象。评估胎心、胎动等胎儿情况。

3.心理-社会状况 对于突然发生的异常情况,产妇及家属容易产生焦虑、担心、无助,害怕胎儿与自身的安全受到威胁。

4.相关检查

(1)阴道检查:了解胎位,宫口扩张及胎先露下降情况,有无痉挛性狭窄环等。

(2)胎心及宫腔压力监测:根据胎心监护图形,观察宫缩特点,收缩期及间歇期时限及宫腔压力改变情况,监测胎心监护图的变化。

(六)护理诊断/问题

1.疼痛 与子宫收缩过强、过频有关。

2.有受伤的危险(母儿双方) 与急产、手术产有关。

3.焦虑 与担心自身及胎儿安危有关。

4.潜在并发症 子宫破裂、产后出血、软产道裂伤等。

(七)护理目标

1.产妇能应用减轻疼痛的技巧。

2.产妇能描述子宫收缩对母儿的危害并能配合处理。

3.产妇能描述焦虑的感受及应对方法。

(八)护理措施

1.病情观察 注意子宫收缩节律性、强度、极性。密切观察产程进展,记录宫口扩张和胎先露下降情况。观察产妇生命体征,腹痛状况。注意有无病理性缩复环、血尿等先兆子宫破裂迹象。记录胎位变化、胎动、胎心状况。发现异常及时通知医生,积极配合处理。

2.协调性宫缩过强者

(1)警惕急产:有急产史者应提前住院待产,护士应勤巡视观察。

(2)做好接产准备:临产后提前做好接产及抢救新生儿窒息的准备。分娩过程中嘱产妇勿向下屏气用力,鼓励产妇做深呼吸,尽量放松,以帮助减轻宫缩强度和频率。分娩尽可能行会阴侧切术,以防止会阴撕裂。如有阴道及会阴撕裂伤,应及时缝合。

(3)正确处理新生儿:对于急产,应遵医嘱给予新生儿肌内注射维生素 K_1 10 mg,预防颅内出血。必要时注射精制破伤风抗毒素 1500IU 和抗生素,预防感染。

3.不协调性宫缩过强者　若有产道梗阻,应及时做好剖宫产术准备;若无梗阻,则停止一切刺激,如停用缩宫素,禁止阴道内操作等。强直性宫缩者,遵医嘱使用25%硫酸镁20 mL加入 5%葡萄糖 20 mL 缓慢静脉注射,时间不少于 5 分钟;也可选用肾上腺素 1 mg 加于 5%葡萄糖 250 mL 内静脉滴注。对于子宫痉挛性狭窄患者,无胎儿窘迫时,可肌内注射哌替啶100 mg 或吗啡 10 mg,也可选用硫酸镁缓慢静脉注射。使用宫缩抑制剂时需密切观察产妇情况、产程进展和胎儿安危。若处理无效或伴有胎儿窘迫征象,立即行剖宫产术。

4.预防产后并发症　产后观察恶露量及性状、子宫复旧、会阴伤口、生命体征等情况,注意有无产后出血和感染的发生。

5.心理护理　为产妇及家属提供减轻焦虑的支持性措施,树立产妇分娩的信心,告知并耐心解释病情及处理方法,缓解焦虑、恐惧。

(九)健康教育

有急产史者,预产期前 1~2 周避免外出、远走,最好能提前住院待产,嘱其勿远离病房。产妇有解大便感时,切勿下地或如厕,应及时呼叫医护人员。若为初产妇发生了急产,告知其下次分娩时要提前 2 周住院待产。指导产妇选择合适的避孕措施,产后 42 天到门诊复查。

(十)护理评价

1.产妇能应用减轻疼痛的技巧,舒适度增加。

2.产妇分娩经过顺利,产后 24 小时出血量小于 500 mL。

第二节　产道异常

产道是胎儿娩出的通道,包括骨产道和软产道。产道异常可阻碍胎儿娩出,以骨产道异常多见。骨产道异常,又称狭窄骨盆,指骨盆形态异常或径线过短,导致骨盆腔小于胎先露能通过的限度,使胎先露下降受阻,影响产程进展。狭窄骨盆可为一个或多个径线过短,也可为一个或多个平面狭窄。当某一径线过短时,要注意同一平面其他径线的大小,再结合整个骨盆腔的大小和形态加以综合判断。

软产道异常包括阴道、宫颈、子宫及骨盆底软组织的异常,可由先天发育异常或后天疾病引起。

一、分类

1.骨产道异常

(1)骨盆入口平面狭窄:以扁平型骨盆常见,主要为入口前后径狭窄,骨盆入口平面呈横扁圆形。根据狭窄程度可分为 3 级：Ⅰ级为临界性狭窄，对角径 11.5 cm，入口前后径 10.0 cm，多可经阴道分娩；Ⅱ级为相对性狭窄，对角径 10.0～11.0 cm，入口前后径 8.5～9.5 cm，阴道分娩难度明显增大；Ⅲ级为绝对性狭窄，对角径≤9.5 cm，入口前后径≤8.0 cm，难以经阴道分娩，必须剖宫产术。常见的入口狭窄类型主要包括以下两种。

1）单纯扁平骨盆：骨盆入口平面呈横扁圆形，骶岬向前下突出，骨盆入口前后径缩短，横径正常（图 17-13）。

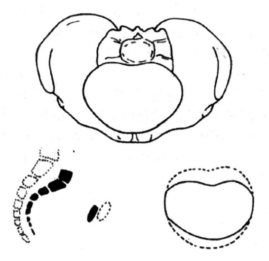

图 17-13　单纯扁平骨盆

2）佝偻病性扁平骨盆：骨盆入口平面呈横肾形，骨盆入口前后径缩短明显，骶岬向前突出，骶骨变直后移，尾骨呈钩状前翘，坐骨结节多外翻，导致坐骨结节间径及耻骨弓角度增大，骨盆出口横径变宽（图 17-14）。

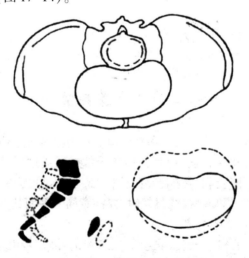

图 17-14　佝偻病性扁平骨盆

（2）中骨盆平面狭窄：较入口平面狭窄更常见，主要见于类人猿型骨盆和男型骨盆，以坐骨棘间径及中骨盆后矢状径狭窄为主。类人猿型骨盆又称横径狭窄型骨盆，骨盆各平面横径减小，多因中骨盆及骨盆出口平面狭窄影响分娩。按照狭窄程度可分为 3 级，Ⅰ级为临界性狭窄,坐骨棘间径 10.0 cm,坐骨棘间径加中骨盆后矢状径 13.5 cm;Ⅱ级为相对性狭窄,坐骨棘间径8.5~9.5 cm,坐骨棘间径加中骨盆后矢状径 12.0~13.0 cm;Ⅲ级为绝对性狭窄,坐骨棘间径≤8.0 cm,坐骨棘间径加中骨盆后矢状径≤11.5 cm。

(3)骨盆出口平面狭窄:多与中骨盆平面狭窄伴随。常见于男型骨盆,以坐骨结节间径及出口后矢状径狭窄为主。按照狭窄程度可分为 3 级,Ⅰ级为临界性狭窄,坐骨结节间径7.5 cm,坐骨结节间径加出口后矢状径 15.0 cm;Ⅱ级为相对性狭窄,坐骨结节间径 6.0~7.0 cm,坐骨结节间径加出口后矢状径 12.0~14.0 cm;Ⅲ级为绝对性狭窄,坐骨结节间径≤5.5 cm,坐骨结节间径加出口后矢状径≤11 cm。中骨盆及骨盆出口平面狭窄常见两种类型。

1)漏斗型骨盆:骨盆入口正常,两侧骨盆壁内收,状似漏斗。中骨盆及出口平面均明显狭窄,坐骨棘间径和坐骨结节间径缩短,耻骨弓角度小于正常,坐骨结节间径与出口后矢状径之和小于 15 cm,常见于男型骨盆。横径狭窄骨盆:类似于类人猿型骨盆,骨盆三个平面横径均缩短,入口平面呈纵椭圆形。

2)横径狭窄骨盆:类似于类人猿型骨盆,骨盆三个平面横径均缩短,入口平面呈纵椭圆形。

(4)骨盆三个平面均狭窄:又称均小骨盆,指骨盆外形属女型骨盆,骨盆形态正常但每个平面的径线均小于正常值 2 cm 或更多,多见于身材矮小、体型匀称的妇女。

(5)畸形骨盆:指骨盆失去正常的形态及对称性。可因跛行、脊柱侧突、骨盆骨折等引起。如尾骨骨折致尾骨尖前翘或骶尾关节融合,可引起骨盆出口前后径缩短而影响分娩。

2.软产道异常

(1)阴道异常:阴道横隔、纵隔、瘢痕性狭窄、阴道壁囊肿、阴道肿瘤、阴道尖锐湿疣等。

(2)宫颈异常:宫颈粘连和瘢痕、宫颈水肿、宫颈坚韧、宫颈癌等。

(3)子宫异常:子宫畸形(如中隔子宫、双子宫、双角子宫)、瘢痕子宫等。

(4)盆腔肿瘤:子宫肌瘤、卵巢肿瘤等。

二、临床表现

1.骨盆入口平面狭窄　骨盆入口狭窄时,可出现已临产胎头仍未入盆的现象,初产妇腹部多为尖腹,经产妇则呈悬垂腹,经检查可发现胎头跨耻征阳性。胎儿臀先露、肩先露、面先露发生率为正常骨盆者 3 倍。

(1)骨盆入口临界性狭窄者:临产后若产力正常、胎位、胎儿大小正常,胎头常呈后不均倾位衔接,再使前顶骨入盆,呈矢状缝位于入口横径之头盆均倾势,可经阴道分娩;临床表现为潜伏期及活跃早期延长;活跃晚期产程进展顺利。若胎头迟迟不能入盆,常出现胎膜早破及脐带脱垂,继发性宫缩乏力致潜伏期延长,宫颈扩张缓慢。

(2)骨盆入口绝对性狭窄者:即使产力、胎位、胎儿大小均正常,胎头仍不能入盆,常发生梗阻性难产。产妇可出现腹痛拒按、排尿困难、尿潴留、宫颈水肿,甚至出现病理性缩复环、肉眼血尿等先兆子宫破裂征象。胎先露嵌入骨盆入口较长时,血液循环障碍,组织坏死,可形成泌尿生殖道瘘。在强大宫缩压力下,胎头颅骨重叠,严重者可出现颅骨骨折及颅内出血。

2.中骨盆平面狭窄　胎头能正常衔接时,潜伏期及活跃早期进展顺利,胎头下降达到中骨盆时,内旋受阻,胎头双顶径被阻于中骨盆狭窄部位之上,常出现持续枕横或枕后位,同时表现为继发性宫缩乏力,活跃期晚期及第二产程延长甚至第二产程停滞。胎头受阻于中骨盆致胎头受压、颅骨重叠、软组织水肿、产瘤较大,严重者可发生胎儿宫内窘迫和颅内出血。若中骨盆狭窄严重,宫缩较强,可发生先兆子宫破裂和子宫破裂。

3.骨盆出口平面狭窄　骨盆出口狭窄与中骨盆狭窄多并存。单纯骨盆出口平面狭窄多表现为第一产程进展顺利,胎头到达盆底后受阻,引起继发性宫缩乏力和第二产程停滞。强行阴道助产可导致严重软产道裂伤和新生儿产伤。

三、对母儿影响

1.对产妇的影响　入口平面狭窄影响胎先露衔接,易发生胎位异常和胎膜早破。中骨盆平面狭窄,影响胎头内旋和俯屈,易发生持续性枕横位、枕后位。胎头下降受阻常引起继发性宫缩乏力,引起产程延长、停滞,使手术助产、软产道裂伤及产后出血机会增大。胎头长时间嵌顿于产道,压迫周围软组织,引起其水肿、缺血、坏死,可形成生殖道瘘。严重梗阻性难产若处理不及时,可使子宫破裂机会增多,胎膜早破、阴道检查与手术机会增多,产褥感染发生率也增加。阴道纵隔、横隔、包块等阻碍胎先露下降;宫颈粘连、瘢痕、坚韧、水肿等影响宫颈扩张;子宫畸形时,难产、胎位和胎盘位置异常、宫缩乏力、产程异常、宫颈扩张缓慢等发生率均可能增加;瘢痕子宫者试产时子宫破裂风险增加;子宫肌瘤合并妊娠时,易发生流产、早产,分娩时宫缩乏力、产程延长等。

2.对胎儿、新生儿的影响　骨盆入口狭窄易发生胎膜早破,导致脐带脱垂危险增加,引起胎儿窘迫,甚至死亡。产程延长,胎头在下降过程中受阻、极度变形、受压、缺血缺氧等易引起颅内出血。手术机会增多,导致新生儿产伤、感染可能增加。

四、治疗要点

1.骨产道异常

(1)骨盆入口平面狭窄:骨盆入口平面绝对狭窄者,足月活胎不能经阴道分娩,应行剖宫产术结束分娩。骨盆入口平面相对狭窄者,在足月胎儿体重<3000 g,胎位、胎心、产力均正常时,可在严密监护下阴道试产,试产以2~4小时为宜。试产应使宫口扩张至3 cm以上,若试产后胎头迟迟不能入盆,宫口扩张缓慢,或出现胎儿窘迫,应及时行剖宫产术结束分娩。

(2)中骨盆平面狭窄:若宫口开全,胎头双顶径达坐骨棘水平或更低,可经阴道徒手旋转胎头为枕前位,待其自然分娩或行阴道助产术。若双顶径未达坐骨棘水平或出现胎儿宫内窘迫,应及时行剖宫产术结束分娩。

(3)骨盆出口平面狭窄:骨盆出口平面狭窄不宜行阴道试产。临床上多用坐骨结节间径和出口后矢状径之和判断,若二者之和>15 cm,多数可经阴道分娩,有时需阴道助产,应做较大的会阴后一侧切开,以免会阴严重撕裂。若二者之和≤15 cm,足月儿不宜经阴道分娩,应行剖宫产术。

(4)骨盆三个平面均狭窄:估计胎儿不大,产力、胎位、胎心均正常时,可以阴道试产;若胎儿较大,估计不能通过产道,应行剖宫产术。

(5)畸形骨盆:根据畸形程度、种类等综合判断。畸形严重者,应行剖宫产术。

2.软产道异常　阴道横隔若较厚可阻碍产道,必要时需行剖宫产术结束分娩;若横隔较薄,在分娩过程中可被胎先露撑薄,可予以切开,胎盘娩出后缝合残端。双宫颈伴有阴道纵隔者胎儿多能顺利娩出;单宫颈伴有阴道纵隔者,可于分娩时切断胎先露前方纵隔,产后缝合残端。轻度宫颈膜性粘连可行粘连分离、机械性扩张或宫颈放射状切开,严重的宫颈粘连和瘢痕应行剖宫产术。宫颈坚韧、水肿者,可静脉推注地西泮或于宫颈两侧注射利多卡因,无效者行剖宫产术。宫颈癌者需行剖宫产术,以免引起癌肿扩散及出血。子宫畸形合并妊娠者,临产后应严密观察,适当放宽剖宫产指征。子宫下段及宫颈肌瘤、阴道肿瘤等阻碍产道者,可行剖宫产术。卵巢肿瘤位于骨盆入口阻碍胎先露部衔接者,应行剖宫产术同时切除肿瘤。

五、护理评估

1.健康史　了解产前检查病历,尤其注意骨盆测量和妇科检查记录,是否进行过相关处理等。询问孕妇有无佝偻病、脊髓灰质炎、脊柱和骨关节结核及外伤史。了解孕妇既往孕产史,有无难产史及发生原因,有无新生儿产伤等。

2.身体状况　了解产妇本次妊娠经过,有无病理妊娠情况,有无软产道畸形、肿瘤等。注意产妇的身高是否<145 cm,观察产妇的体形、腹形、步态,有无跛足、脊柱及髋关节畸形;有无跨耻征阳性,宫缩情况、宫口扩张及胎先露下降情况,胎膜有无破裂,有无腹痛拒按、排尿困难、尿潴留、肉眼血尿、腹部凹陷、过早排便感等。

3.心理-社会状况　了解产道异常经阴道试产产妇,是否对试产过程和分娩结局感到担心,是否具有不确定感和焦虑。需行剖宫产术时,是否具有因关心手术过程、术者水平、手术及麻醉对自身,特别是胎儿的影响而产生的疑虑。了解产妇的社会支持系统状况,产妇家属特别是丈夫的情绪状态。

4.相关检查

(1)骨盆测量:通过产科检查了解骨盆大小。包括对角径、中骨盆前后径、坐骨棘内突程度、坐骨结节间径、出口后矢状径、耻骨弓角度、骶凹弧度、骶尾关节活动度等。

(2)腹部检查:测量子宫底高度及腹围,估计胎儿大小。腹部触诊判断胎位是否正常,胎头是否入盆,有无胎头跨耻征阳性。具体方法为:孕妇排空膀胱,仰卧,两腿伸直。检查者将手放在耻骨联合上方,将浮动的胎头向骨盆方向推压,如胎头低于耻骨联合平面,表示头盆相称,称为跨耻征阴性(图17-15①);如胎头与耻骨联合在同一平面,表示可疑头盆不称,称跨耻征可疑阳性(图17-15②);如胎头高于耻骨联合平面,表示头盆明显不称,称为跨耻征阳性(图17-15③)。对出现跨耻征阳性的孕妇,应让其取两腿屈曲半卧位,再次检查,如转为跨耻征阴性,提示骨盆倾斜度异常,而不是头盆不称,仍有经阴道分娩的可能。

(3)B超检查:可判断胎先露、胎方位、胎先露与骨盆的关系,有无生殖道畸形、肿瘤等,还可通过测量胎儿身体径线估计胎儿体重,判断是否能阴道试产。

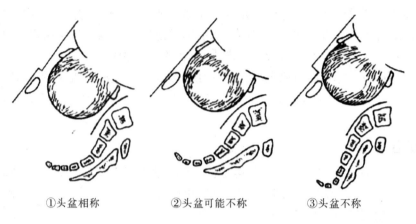

①头盆相称　　　　②头盆可能不称　　　　③头盆不称

图 17-15　检查头盆相称程度

六、护理诊断/问题

1.有新生儿窒息的危险　与产道异常、胎头受压、产程延长有关。

2.焦虑　与担心胎儿及自身的安全有关。

3.有感染的危险　与胎膜早破,产程延长,手术操作有关。

4.潜在并发症　子宫破裂、胎儿窘迫。

七、护理目标

1.新生儿出生状况良好,Apgar 评分大于 7 分。

2.产妇感染征象得到预防和控制。

3.产妇能平安分娩,无并发症发生。

八、护理措施

1.做好治疗配合　骨盆入口平面相对狭窄者,在足月胎儿体重<3000 g,胎位、胎心、产力均正常时,可在严密监护下阴道试产;已破膜者,应适当缩短试产时间,遵医嘱使用抗生素以预防感染。中骨盆平面狭窄,若宫口开全,胎头双顶径达坐骨棘水平或更低,可经医生阴道徒手旋转胎头为枕前位,待其自然分娩或行阴道助产术,护士需做好阴道助产准备。骨盆出口平面狭窄,坐骨结节间径和出口后矢状径之和>15 cm,胎儿不大时多数可经阴道分娩,护士需根据产程进展和胎儿情况,做好阴道助产和会阴后一侧切开准备。产道异常不适宜阴道试产或试产失败者,应尽早为其做好剖宫产术准备。

2.监测产程　骨盆狭窄者,当有试产条件时,护士应在试产过程中严密观察产程进展、宫缩、宫口扩张、胎先露下降及胎心情况。子宫畸形者分娩时易发生难产,需密切观察宫缩及产程进展。瘢痕子宫产妇试产时,需注意有无病理性缩复环、血尿等先兆子宫破裂表现。

3.预防产后并发症　产后遵医嘱使用宫缩剂和抗生素,预防产后出血和感染。协助产妇保持外阴清洁,勤换内裤,每天行会阴冲洗 2 次。产程过长者,尿道和生殖道被压迫过久,应遵医嘱留置尿管 8~12 天,以免形成生殖道瘘,保留尿管期间做好相应的护理。产道压迫时间过长或手术产的新生儿,严密观察有无颅内出血或其他并发症发生。

4.心理护理　可以试产者,在分娩过程中,护士要为产妇及家属提供心理支持,认真解答产妇及亲属疑问,及时反馈产程进展情况,鼓励和安慰产妇,增强其对分娩的信心,以缓解焦虑,增加安全感,帮助产妇以尽可能好的身心状态度过分娩过程。

九、健康教育

向产妇及家属讲解异常骨盆的类型及选择分娩方式的原因和依据。告知产妇产后保持会阴部卫生的重要性,讲解会阴部自我护理措施。保留尿管者向其说明目的和护理方法。

十、护理评价

1.产妇无感染征象,产后体温正常,恶露、白细胞数均正常,伤口愈合良好。

2.产妇理解对分娩的处理。

3.产妇及胎儿,没有发生因产道异常而致的并发症。

第三节　胎儿异常

胎儿异常是影响正常分娩的第三个因素,胎儿异常包括胎位异常及胎儿发育异常。胎位异常包括胎头位置异常、臀先露、肩先露等。胎位异常可导致头盆不称,产程进展受阻,是造成难产的常见因素之一。

一、分类

1.胎位异常

(1)持续性枕后位、枕横位:分娩过程中,当胎儿先露部到达中骨盆平面时,胎头通过内旋转向前,以最小径线通过产道自然分娩。临产后以枕后位或枕横位衔接者,胎头枕部持续不能转向前方,导致分娩困难,称为持续性枕后位、枕横位。发生率5%左右。

(2)臀先露:是最常见的胎位异常类型,占足月分娩之3%~4%。分为单臀先露(胎儿双髋关节屈曲,双膝关节伸直,先露为胎儿臀部,又称腿直臀先露)、完全臀先露(胎儿双髋关节、双膝关节均屈曲,又称混合臀先露)、不完全臀先露(胎儿先露部为单足或双足、单膝或双膝,或单足加单膝)其中以单臀先露最多见。以骶骨为指示点,有6种胎位,骶左(右)前、骶左(右)横、低左(右)后。

(3)面先露:胎头以颜面为先露称为面先露,多于临产后发现。以颏骨为指示点,有6种胎位,颏左(右)前、颏左(右)横、颏左(右)后。

(4)前不均倾位:枕横位入盆的先露部前顶骨先入盆,称为前不均倾位。发生率0.5%~0.81%。

(5)胎头高直位:胎头以不屈不仰姿势衔接于骨盆入口,其矢状缝与骨盆入口前后径一致,称为胎头高直位。枕骨向前靠近耻骨联合者称为高直前位,枕骨向后靠近骶岬者称为高直后位。发生率0.06%~1.6%。

(6)其他:包括肩先露,复合先露等。胎儿身体纵轴与母体纵轴垂直,胎体横卧于骨盆入口之上,称为肩先露,占足月分娩总数的0.25%,是最不利分娩的胎位。胎头或胎臀伴有肢体(上肢或下肢)作为先露部同时进入骨盆入口,称为复合先露,极少见。

2.胎儿发育异常

(1)巨大儿:胎儿体重达到或超过4000 g者,称巨大儿。多见于糖尿病孕妇、孕期营养过剩、体重过重,父母身材高大,经产妇,过期妊娠等。发生率为7%。巨大儿手术产率及病死率均较正常胎儿高。

（2）脑积水:大脑导水管不通畅导致脑脊液回流受阻,胎头颅腔内、脑室内外有大量脑脊液(500~3000 mL),致脑室系统扩张和压力升高,常压迫正常脑组织。表现为头颅体积增大,头周径大于50 cm,颅缝明显增宽,囟门增大,颅压增高,称为脑积水。

（3）其他:如联体双胎,胎儿颈部、胸部、腹部等发育异常或肿瘤等。

二、临床表现

1.胎位异常

（1）持续性枕后位、枕横位:临产后,胎头衔接较晚及俯屈不良。分娩过程中,由于枕后位、枕横位的胎头不易紧贴宫颈及子宫下段,常导致协调性宫缩乏力及宫颈扩张缓慢。枕后位枕骨压迫直肠,产妇自觉肛门坠胀及排便感,在子宫颈口尚未开全时,便使用腹压,导致产妇疲劳及宫颈前唇水肿,影响产程进展,尤其是活跃晚期和第二产程延长,甚至停滞。如阴道口虽已见到胎发,但历经多次宫缩屏气却不见胎头继续顺利下降时,应考虑有持续性枕后位的可能。

（2）臀先露:妊娠晚期孕妇常有因胎动引起的季肋部胀痛感。临产后,因胎臀不能紧贴子宫下段及宫颈内口,常导致宫缩乏力、产程延长。

（3）面先露:面先露胎头多迟迟不能入盆。颏前位时因颜面部不能紧贴子宫下段及宫颈内口,多表现为潜伏期延长、活跃期延长或停滞。颏后位时,导致梗阻性难产,若不及时处理,可造成子宫破裂。

（4）前不均倾位:胎头后顶骨不能入盆,使胎头下降停滞,产程延长。前顶骨与耻骨联合之间的膀胱颈受压,产妇易过早出现尿潴留。

（5）胎头高直位:临产后由于胎头未俯屈,导致入盆困难,活跃早期宫口扩张延缓或停滞,一旦胎头入盆,则产程进展顺利,若胎头不能衔接,则常出现活跃期停滞。高直后位,胎头不能进入骨盆入口,胎头不下降,先露高浮,活跃期早期延缓或停滞。先露高浮,易发生滞产及子宫破裂。

（6）其他:肩先露时,先露部不能紧贴子宫下段及宫颈内口,易出现宫缩乏力。因羊膜囊受压不均,易出现胎膜早破;破膜后羊水外流,胎儿脐带容易脱出,造成胎儿宫内窘迫甚至死亡。复合先露易引起梗阻性难产,出现脐带脱垂、产程延长时,胎儿宫内窘迫甚至死亡可能增加。

2.胎儿异常　巨大儿者妊娠期多有子宫增大较快,于妊娠后期可出现呼吸困难,腹部及两侧肋部胀痛。由于巨大儿引起头盆不称、子宫过度扩张,可导致子宫收缩乏力,产程延长。因双肩径大于双顶径,巨大儿分娩过程中易发生肩难产,引起产道裂伤甚至子宫破裂可能性增大。脑积水患儿表现出明显头盆不称,跨耻征阳性。胎儿身体发育异常或形成肿瘤时,因局部体积大,多引起第二产程胎先露下降受阻,产程延长。

三、对母儿影响

1.对母体的影响　因胎位异常或胎儿因素,胎先露不能紧贴子宫下段和子宫颈部,造成胎膜早破、子宫收缩乏力、产程延长、阴道助产和剖宫产概率增大。行阴道助产时,由于过度牵引易导致软产道裂伤,严重者甚至造成子宫破裂。子宫收缩乏力、产程延长可使产后出血、产褥感染机会增加。产程延长时,膀胱、直肠等周围软组织受压过久有形成生殖道瘘的危险。

2.对胎儿、新生儿的影响　产程延长、阴道助产及胎膜早破等常引起早产儿及低体重儿增多、胎儿窘迫、胎死宫内、新生儿窒息、产伤、新生儿死亡等。臀先露经阴道分娩时,可因后出头困难,引起胎儿窘迫、新生儿产伤、颅内出血等并发症,围生儿病死率大大增加。

四、治疗要点

1.妊娠期

(1)胎位异常者,妊娠30周前顺其自然,30周后可根据情况予以纠正。若妊娠30周后仍为臀先露者,可采用胸膝卧位、艾灸或激光照射至阴穴、外转胎位术等方法进行纠正。

1)胸膝卧位:嘱孕妇排空膀胱,松解裤带,采取膝胸卧位。每次15分钟,每天2~3次,1周后复查,成功率70%以上。

2)艾灸或激光照射至阴穴:可选用艾灸或激光照射双侧至阴穴(足小趾外侧,距趾甲角0.1寸),每次15~20分钟,每天1次,5次为1个疗程。

3)外转胎位术:上述方法无效者,可于妊娠32~34周行外转胎位术。术前半小时口服利托君10 mg,嘱孕妇平卧,双下肢屈曲外展,露出腹壁,查清胎位并听胎心。操作时动作应轻柔、间断进行,步骤包括松动胎先露部、转胎等。术中若出现胎动剧烈频繁、胎心异常,应停止操作并退回原胎位观察半小时。外转胎位术最好在B超监测下进行,同时行胎儿电子监护。因外转胎位术有并发胎盘早剥、脐带缠绕等可能,使用要特别慎重。

(2)既往有巨大儿分娩史者或妊娠期发现巨大儿者,应确定有无糖尿病或糖耐量异常,若有上述情况,应给予积极治疗。

(3)联体双胎、脑积水等一经确诊,应及时终止妊娠。

2.分娩期　妊娠足月后,根据产妇及胎儿的具体情况,以母婴安全为原则,综合考虑选择终止妊娠方式。若骨盆无异常、胎儿不大时,持续性枕后(横)位、高直前位,均可试产。试产失败给予剖宫产术。持续性颏横位、高直后位、肩先露也应行剖宫产术。臀先露应根据骨盆类型、胎儿大小、臀先露种类、有无合并症等,于临产初期做出判断,决定分娩方式。

五、护理评估

1.健康史　评估产妇的年龄、妊娠前和妊娠期体重增长情况,父母身高等。了解产妇孕产史,是否有多胎妊娠、巨大儿及畸形儿家族史。有无妊娠糖尿病、前置胎盘、羊水过多等病理妊娠情况。

2.身体状况　注意胎位及变化,有无头盆不称,估计胎儿大小;评估试产者的子宫收缩情况和产程进展状况,胎膜是否破裂,产妇有无过早出现排便感和屏气用力。了解产妇主诉和排尿状况,有无排尿困难和血尿等。评估胎儿状况,注意胎位、胎心及其变化。

3.心理-社会状况　妊娠期,孕妇会担心胎位异常和胎儿畸形有关;在试产过程中往往会担心试产的成败及其对胎儿是否会有影响;因产程延长,过度疲乏,胎心不规则等,产妇容易丧失分娩信心,产妇及家属多十分担心母婴安全,易产生急躁情绪。

4.相关检查

(1)腹部检查:持续性枕后位、横位时子宫呈纵椭圆形,胎体纵轴与母体纵轴一致。如在宫底部触及胎臀,胎背偏向母体后方或侧方,前腹壁触及胎体,胎心在脐下偏外侧处听得最清楚时,一般为枕后位。臀先露未衔接时,在宫底部可触到圆而硬,按压时有浮球感的胎头,在耻骨联合上方可触及软而宽、不规则的、上下可移动的胎臀;若已衔接,胎臀多固定;胎心在脐上左(或右)侧听得最清楚。胎头高直前位时,胎背占据腹前壁,胎体触不到,胎心听诊位置高,在近腹中线;高直后位,胎儿肢体占据腹前壁,有时可于耻骨联合上方触及胎体。前不均倾位时,于临产早期可在耻骨联合上方触及胎头顶部。面先露颏前位者,在胎儿肢体侧的下腹部胎心听诊清楚,颏后位者可在胎背侧触及极度仰伸的枕骨隆突,胎心听诊遥远。

(2)阴道检查:当宫口部分扩张或开全时,若为枕后位,则感到盆腔后部空虚,胎头矢状缝位于骨盆斜径上。枕左后位时,前囟在骨盆右前方,后囟在骨盆左后方,反之则为枕右后位。胎头矢状缝位于骨盆横径上,后囟在骨盆左侧方,则为枕左横位,反之为枕右横位。胎头水肿等导致囟门摸不清时,可阴道检查胎儿耳郭及耳屏位置及方向,来判定胎位,若耳郭朝向骨盆后方,诊断为枕后位,若耳郭朝向骨盆侧方,诊断为枕横位。臀先露时,宫颈扩张2 cm以上,胎膜已破者可触及胎臀部位,完全臀先露可触及胎臀,不完全臀先露触及胎儿下肢时注意是否有脐带脱垂。胎头高直位时,胎头矢状缝落在骨盆入口前后径上,偏斜不超过15°,高直前位前囟在后,后囟在前,反之为高直后位。前不均倾位,胎头矢状缝在骨盆入口横径上,前顶骨嵌于耻骨联合后方,后顶骨因大部分位于骶岬上方,引起盆腔后半部空虚。面先露时,不能触及颅骨,宫口开大后可触及胎儿颜面特征。

(3)B超检查:可探及胎先露、胎方位,以及不同胎方位的具体特点,判断明显的胎儿畸形,估计胎儿体重,进行羊水量测量等。

(4)实验室检查:胎儿发育过大或过快的孕妇,需行妊娠糖尿病筛查,妊娠晚期抽羊水做胎儿肺成熟度检查、胎盘功能检查。疑为脑积水合并脊柱裂者,可检测孕妇血清或羊水甲胎蛋白水平。

六、护理诊断/问题

1.有胎儿受伤的危险 与胎位异常、脐带脱垂、阴道助产、手术产等有关。
2.有感染的危险 与胎膜早破、产程延长有关。
3.恐惧 与担心难产及胎儿发育异常有关。
4.潜在并发症 胎膜早破、产后出血及产后感染等。

七、护理目标

1.产妇能正视分娩障碍,与医护合作,接受分娩处理方案。
2.产妇分娩过程顺利,无并发症;新生儿健康。

八、护理措施

1.做好治疗配合 因胎位或胎儿异常,不能经阴道分娩者,遵医嘱做好剖宫产术的手术前准备。
2.阴道试产者
(1)一般护理:保证产妇充分休息,枕后(横)位产妇向胎儿肢体方向侧卧,以利于胎头枕部转向前方。嘱枕后位产妇尽量不要过早屏气用力,以防宫颈水肿及体力消耗。保持良好的营养状况及水、电解质平衡,必要时遵医嘱给予补液。
(2)产程观察:注意宫缩情况,宫口扩张和先露下降情况,观察胎位和胎心变化。一旦破膜,应立即听胎心,并做好记录;如胎心有改变,应立即报告医生,及早发现并处理脐带脱垂。破膜后产妇应卧床休息,抬高床尾,监测胎心、胎动、羊水、产妇宫缩及体温、脉搏等情况,及时发现感染迹象。

(3)预防胎膜早破:指导胎位异常产妇在待产过程中尽量少活动,勿下蹲,尽量少做肛查,禁灌肠,预防胎膜早破。

(4)防治母儿并发症:协助医生做好新生儿抢救准备,必要时为缩短第二产程可行阴道助产。新生儿出生后应仔细检查有无受伤。认真检查胎盘,胎膜完整性及软产道损伤情况。遵医嘱给予宫缩剂预防产后出血,使用抗生素预防感染。

3.心理护理　护理人员应对产妇及家属的疑问给予及时恰当的解释,促进其更好地与医护人员配合,确保母婴安全。指导产妇呼吸与放松技巧,适时抚摸腹部,增加舒适感,帮助产妇尽量放松。

九、健康教育

指导孕妇定期进行产前检查,以便及时发现胎位及胎儿异常,及时处理;对妊娠合并糖尿病者,应重视血糖控制,预防巨大儿。

十、护理评价

1.产妇能配合医护人员,顺利度过分娩期。
2.无胎儿窘迫,产后出血等并发症发生。

第十八章　分娩期并发症患者的护理

第一节　子宫破裂

妊娠晚期或分娩期子宫体部或子宫下段发生裂开称为子宫破裂,是危及产妇及胎儿生命的严重并发症。多见于经产妇。子宫破裂的发生随着剖宫产率增加有上升趋势。根据发生的时间、部位、程度不同,子宫破裂分为妊娠期破裂和分娩期破裂、子宫体部破裂和子宫下段破裂、完全性破裂和不完全性破裂。

一、病因与发病机制

1.瘢痕子宫　是近年来导致子宫破裂的常见原因。剖宫产术或子宫肌瘤剔除术后的子宫肌壁留有瘢痕,妊娠晚期或分娩期子宫腔压力增高可使瘢痕破裂。前次手术后伴感染、切口愈合不良、剖宫产间隔时间过短者再次妊娠,临产后发生子宫破裂的危险性更大。

2.梗阻性难产　由于骨盆狭窄、软产道阻塞、胎位异常、胎儿异常等,造成分娩过程中胎先露下降受阻,为克服阻力子宫强烈收缩,使子宫下段过度拉长变薄超过最大限度,引起子宫破裂。

3.宫缩剂使用不当　胎儿娩出前缩宫素使用指征或剂量不当,或子宫对宫缩剂敏感性过高,引起子宫收缩过强,加之有产道梗阻可发生子宫破裂。

4.产科手术创伤　多发生于不适当或粗暴的阴道手术助产,毁胎或穿颅术、肩先露无麻醉下行内倒转术或强行剥离植入性胎盘或严重粘连的胎盘,也可引起子宫破裂。

二、临床表现

子宫破裂多见于分娩过程中,为一渐进的过程,多数由先兆子宫破裂进展为子宫破裂。

1.先兆子宫　破裂常见于产程长,有梗阻性难产因素的产妇。①子宫呈强直性或痉挛性过强宫缩:产妇表现为下腹剧痛难忍、表情痛苦、烦躁不安、呼吸急促,心率加快;②因胎先露下降受阻,子宫收缩过强,子宫体部肌肉增厚变短,子宫下段肌肉拉长变薄,在两者之间形成一环状凹陷,称为病理性缩复环(图 18-1)。此凹陷可逐渐上升平脐或达脐上,有明显压痛;③膀胱由于受压过久而充血,孕妇出现排尿困难和血尿;④因宫缩过强、过频,胎儿血供受阻,表现为胎儿窘迫,胎心加快或减慢或听不清。

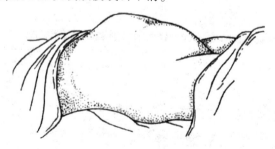

图 18-1　病理性缩复环

2.子宫破裂

（1）不完全性子宫破裂：子宫肌层部分或全层破裂，但浆膜层完整，宫腔与腹腔不相通，胎儿及其附属物仍在宫腔内。多见于子宫下段剖宫产切口瘢痕破裂，常缺乏先兆破裂症状，仅在不全破裂处有压痛，体征也不明显。若破裂口累及两侧子宫血管可导致急性大出血或形成阔韧带内血肿，多有胎心异常。

（2）完全性子宫破裂：子宫肌层全层破裂，宫腔与腹腔相通。继先兆子宫破裂症状后，产妇突感下腹部撕裂样剧痛，后宫缩骤停。腹痛稍缓解后，随着羊水、血液进入腹腔，可出现全腹持续性疼痛，并伴有低血容量性休克征象。全腹压痛明显、有反跳痛，腹壁下可清楚地扪及胎体，子宫缩小位于侧方，胎心、胎动消失。阴道检查可见鲜血流出，开大的宫颈口回缩，下降中的胎先露升高甚至消失（胎儿进入腹腔）。

三、治疗要点

1.先兆子宫破裂 应立即抑制子宫收缩，立即行剖宫产术。

2.子宫破裂 一旦确诊，无论胎儿是否存活，均应在积极抢救休克的同时，尽快手术治疗。手术前后使用大量的广谱抗生素预防感染。

四、护理评估

1.健康史 注意收集与子宫破裂相关的既往史与现病史，了解产妇是否有子宫瘢痕、此次妊娠胎位是否不正或有头盆不称；是否有滥用缩宫素史；是否有阴道手术操作史等。

2.身体状况 主要评估产妇的临床表现。评估产妇的宫缩强度、间隙时间长短，腹部疼痛程度、性质；有无排尿困难、血尿；有无出现病理性缩复环；胎心、胎动有无异常。

3.心理-社会状况 注意产妇情绪变化，产妇有无烦躁不安、疼痛难忍、恐惧等，特别是胎儿生命受到威胁时，产妇是否出现悲哀、无助等。

4.相关检查

（1）评估产后出血量：注意观察阴道出血是否凝固，同时估计出血量。目前临床上测量失血量常用的方法有三种：①称重法。失血量（mL）=［产垫湿重（g）－产垫干重（g）］/1.05（血液比重 g/mL）；②容积法。常用有刻度的器皿收集阴道流血，可简便、准确地了解出血量；③面积法。将血液浸湿产垫的面积按 10 cm×10 cm 为 10 mL 计算。另外，出血量少时也可用目测法，不过目测法误差较大。目测的失血量往往只有实际出血量的一半；④休克指数法（shock index，SI）：休克指数=脉率/收缩压（mmHg），SI 为 0.5 时表示正常；SI 为 1 时提示轻度休克；SI 为1.0~1.5 时，失血量为全身血容量的 20%~30%；当 SI 为 1.5~2.0 时，则失血量可能达到了 30%~50%。如果中心静脉压测定结果低于 2 cmH_2O 提示右心房充盈压力不足，即静脉回流不足，血容量不足。

（2）实验室检查：检查产妇的血常规，凝血时间和出凝血时间，凝血酶原时间及纤维蛋白原测定等结果。

5.实验室检查 血尿常规检查。

五、护理诊断/问题

1.疼痛 与子宫收缩过强，子宫破裂血液流入腹腔刺激腹膜有关。

2.组织灌注量不足 与子宫破裂后大量出血有关。

3.有感染的危险　与失血较多抵抗力下降,宫腔内容物进入腹腔有关。

4.焦虑　与子宫破裂后可能威胁产妇和胎儿生命安全有关。

六、护理目标

1.强直性子宫收缩得到抑制,产妇疼痛减轻。

2.产妇低血容量得到纠正和控制。

七、护理措施

1.子宫破裂的预防　建立健全孕产期保健三级管理体系,积极宣传围生保健的重要性。做好产前检查,有瘢痕子宫、产道异常等高危因素者,应提前入院待产;分娩过程中,密切观察产程进展,及早发现先兆子宫破裂征象并及时报告、处理;严格掌握宫缩剂的使用指征及方法,在胎儿娩出前禁止缩宫素肌内注射防止造成子宫破裂;严格掌握阴道助产和剖宫产手术指征,严格按规程操作。

2.先兆子宫破裂的护理　密切观察产程进展,及时发现导致难产的诱因,注意胎心的变化。当产妇出现宫缩过强,下腹部压痛或腹部出现病理性缩复环,伴有血尿等先兆子宫破裂征象时,应立即停止静脉滴注缩宫素及一切操作并报告医生。遵医嘱给予抑制宫缩、吸氧,予哌替啶 100 mg 肌内注射并立即做好剖宫产手术前准备。

3.子宫破裂的护理　严密观察并记录生命体征、出入量、意识状态等,迅速给予输液、输血,短时间内补足血容量,纠正酸中毒及电解质失衡,并在积极抢救休克的同时,迅速做好剖宫产或剖腹探查手术准备,尽快实施手术。术中、术后遵医嘱使用广谱抗生素预防感染。

4.心理护理　子宫破裂病情危重,产妇及家属会表现出恐惧、无助,护士应提供疾病和治疗信息,稳定她们的情绪,取得配合,争取抢救时间。若胎儿死亡,护士应倾听、安慰产妇,适当引导,鼓励其积极面对新生活。

八、健康教育

1.指导育龄期妇女避免多次人工流产,有子宫手术史者应根据不同手术方式在规定时间内避孕;有子宫破裂高危因素者应提前入院待产。

2.手术后出院的患者,鼓励其进食清淡、营养丰富、易消化的食物,如瘦肉、鸡蛋、牛肉、鱼、牛奶、新鲜水果等,逐渐增加活动量,促进身体恢复;全子宫切除术后禁性生活 3 个月。

3.告知产妇产褥期保健注意事项、产后及术后复查的时间、目的。

九、护理评价

1.住院期间产妇的血容量及时得到补充,手术经过顺利。

2.出院时产妇白细胞计数、血红蛋白正常,伤口愈合好且无并发症。

第二节　产后出血

产后出血是指胎儿娩出后 24 小时内阴道流血量超过 500 mL,剖宫产时超过 1000 mL。产后出血的发病率为分娩总数的 2%~3%,是分娩期严重并发症,是我国孕产妇死亡的首位原因。出血多、休克时间长者可引起脑垂体前叶缺血坏死,导致严重的垂体功能减退——希恩综合征。

一、病因与发病机制

引起产后出血的原因主要有子宫收缩乏力、胎盘因素、软产道裂伤和凝血功能障碍等，这些因素可共存、相互影响或互为因果。

1.子宫收缩乏力　是产后出血最常见原因。胎儿娩出后，子宫肌纤维收缩和缩复使胎盘剥离面迅速缩小，同时，其周围的螺旋动脉得到生理性结扎，血窦关闭，出血控制。任何影响肌纤维收缩和缩复功能的因素，均可引起子宫收缩乏力性出血。常见因素包括如下几类。

（1）全身因素：产妇精神过度紧张，对分娩恐惧，体质虚弱或合并慢性全身性疾病等。

（2）产科因素：产程延长使产妇体力消耗过多，前置胎盘、胎盘早剥、妊娠期高血压疾病等使子宫肌水肿或渗血，影响子宫收缩。

（3）子宫因素：子宫肌纤维过分伸展（羊水过多、多胎妊娠、巨大胎儿）；子宫肌壁损伤（剖宫产史、肌瘤剔除术、产次过多）及子宫病变（子宫畸形、子宫肌瘤、子宫肌纤维变性等）。

（4）药物因素：临产后过多使用镇静剂、麻醉剂或子宫收缩抑制剂。

2.胎盘因素　胎盘滞留、胎盘部分残留、胎盘植入等影响子宫收缩和胎盘剥离面血窦的关闭，导致产后出血。

（1）胎盘滞留：胎儿娩出后，胎盘若 30 分钟后仍不排出，将导致产后出血。常见原因：①膀胱充盈。使已剥离的胎盘滞留在宫腔；②胎盘嵌顿。子宫收缩药物应用不当，宫颈内口附近子宫肌出现环形收缩，使已剥离的胎盘嵌顿于宫腔；③胎盘剥离不全。第三产程过早牵拉脐带或按压子宫，影响胎盘正常剥离，胎盘已剥离部位血窦开放而出血。

（2）胎盘植入：指胎盘绒毛在其附着部位与子宫肌层紧密连接。根据胎盘绒毛侵入肌层深度分为胎盘粘连、胎盘植入、穿透性胎盘植入。胎盘绒毛黏附于子宫肌层表面为胎盘粘连；绒毛深入子宫肌壁间为胎盘植入；穿过子宫肌层达到或超过子宫浆膜面为穿透性胎盘植入。胎盘植入主要引起产时出血、产后出血、子宫破裂和感染等并发症，穿透性胎盘植入也可导致膀胱或直肠损伤。

（3）胎盘部分残留：指部分胎盘小叶、副胎盘或部分胎膜残留于宫腔，影响子宫收缩而出血。

3.软产道裂伤　常见原因有阴道手术助产（如产钳助产、臀牵引术等）、巨大胎儿分娩、急产、会阴保护不当、侧切不恰当、助产操作不规范及会阴组织弹性差而产力过强等致软产道撕裂。常见裂伤部位：会阴、阴道、宫颈裂伤，严重裂伤可达阴道穹隆、子宫下段，引起大出血。会阴裂伤按损伤程度可分为 4 度。

Ⅰ度：指会阴部皮肤及阴道入口黏膜撕裂，出血不多。

Ⅱ度：指裂伤达会阴体筋膜及肌层，累及阴道后壁黏膜，向阴道后壁两侧沟延伸并向上撕裂，解剖结构不易辨认，出血较多。

Ⅲ度：指肛门外括约肌已断裂，直肠黏膜尚完整。

Ⅳ度：肛门、直肠和阴道完全贯通，直肠肠腔外露，组织损伤严重，出血量可不多。

4.凝血功能障碍　任何原发或继发的凝血功能异常均可造成产后出血。原发性血小板减少、再生障碍性贫血、重症肝炎等因凝血功能障碍可引起手术创伤处及子宫剥离面出血；胎盘早剥、死胎、羊水栓塞、重度子痫前期等可引起 DIC 导致子宫大量出血。

二、临床表现

产后出血主要的临床表现为胎儿娩出后阴道流血及出现失血性休克、严重贫血等。

1.阴道流血　阴道流血特点因病因而异。胎儿娩出后立即出现鲜红色阴道流血,多为软产道裂伤所致,裂伤深、波及血管时出血量大;若有严重的会阴疼痛及突然出现张力大、有波动感的肿物,表面皮肤颜色有改变为阴道壁血肿。胎儿娩出后数分钟出现阴道流血,色暗红,应考虑胎盘因素;子宫收缩乏力引起的出血多有产程延长,胎盘剥离延缓,阴道流血呈间歇性、色暗红、有凝血块,宫缩差时出血多,宫缩改善时出血量减少。若胎儿娩出后阴道持续流血且血液不凝,应考虑凝血功能障碍引起的产后出血。

2.低血压症状　失血过多产妇可有头晕、面色苍白,当出现烦躁、皮肤湿冷、脉搏细数、脉压缩小时,提示产妇已处于休克早期。

三、治疗要点

针对出血原因,迅速止血;补充血容量,纠正失血性休克;防治感染。

四、护理评估

1.健康史　重点收集与产后出血有关的病史,包括有无剖宫产史或其他子宫手术史,有无子宫肌瘤、妊娠期高血压疾病、前置胎盘、胎盘早剥、羊水过多、双胎、巨大儿等;了解是否存在产程延长、分娩期产妇精神过度紧张、过多地使用镇静剂、麻醉剂;了解是否患有影响凝血功能的疾病,如血液病、严重肝脏疾病等;了解胎盘剥离及娩出情况,胎盘胎膜完整性等。

2.身体状况　评估产后出血量、时间及与胎儿、胎盘娩出的关系,评估由于产后出血所导致症状及体征的严重程度。

3.心理-社会状况　一旦发生产后出血,产妇担心自己的生命安全,表现出惊慌失措、恐惧,由于出血过多与精神过度紧张,有些产妇很快进入休克状态。

4.相关检查

(1)评估产后出血量:临床上常用估测失血量的方法有:①称重法:失血量(mL)=[胎儿娩出后接血敷料湿重(g)-接血前敷料干重(g)]/1.05(血液比重 g/mL);②容积法:用接血容器收集血液后,放入量杯测量失血量;③面积法:可按接血纱布血湿面积粗略测量失血量;④休克指数法(shock index,SI):休克指数=脉率/收缩压(mmHg),SI=0.5为正常;SI=1时则为轻度休克;1.0~1.5时,失血量为全身血容量的20%~30%;1.5~2.0时,为30%~50%;若2.0以上,约为50%以上,重度休克。另外,目测失血量往往只有实际出血量的一半。

(2)实验室检查:检查产妇的血常规,出凝血时间,凝血酶原时间及纤维蛋白原测定等。

五、护理诊断/问题

1.潜在并发症　失血性休克。

2.有感染的危险　与失血后机体抵抗力降低及手术操作有关。

六、护理目标

1.产妇的血压、脉搏、尿量正常。体温正常,恶露、伤口无异常。

2.产妇无感染症状,白细胞总数和中性粒细胞比例正常。

七、护理措施

1.预防产后出血

（1）产前预防:加强产前保健，及时治疗高危妊娠或必要时及早终止妊娠。有产后出血高危因素如妊娠期高血压疾病、肝炎、前置胎盘、多胎妊娠、羊水过多等的孕妇，应加强妊娠期管理，提前入院监护，必要时进行一般转诊和紧急转诊，并做好抢救准备，防止产后出血的发生。

（2）产时预防:消除孕妇分娩时的紧张情绪，严密观察产程进展，防止产程延长。及时补充热量和水分帮助保持体力，必要时遵医嘱合理使用镇静剂和宫缩剂;宫口开全后，指导产妇正确使用腹压，适时适度行会阴切开，保护好会阴，胎肩娩出后立即肌内注射缩宫素;胎盘未剥离，不可牵拉脐带或按摩、挤压子宫，胎盘娩出后仔细检查胎盘、胎膜是否完整，避免残留;检查软产道是否裂伤，若有裂伤及时缝合。

（3）产后预防:80%的产后出血发生于产后2小时内，此期间护士应每隔15~30分钟观察产妇的生命体征、子宫收缩、子宫高度、阴道流血量、膀胱充盈情况及有无头晕、心悸、会阴部疼痛等主诉，及早发现出血和休克。督促产妇排空膀胱，让新生儿早接触、早吸吮，以刺激子宫收缩，减少阴道出血。

2.协助医生针对病因止血

（1）子宫收缩乏力:加强宫缩能迅速止血，在确保膀胱排空后可采用以下方法加强宫缩。

1）按摩子宫:①腹壁按摩宫底。胎盘娩出后，术者一手的拇指在前、其余四指在后，在下腹部按摩并按压宫底，挤出宫腔内积血，均匀而有节律地按摩子宫。若效果不佳，可选用腹部-阴道双手压迫子宫法;②腹部-阴道双手按摩子宫法。术者一手戴无菌手套握拳置于阴道前穹隆，顶住子宫前壁，另一手在腹部按压子宫后壁，使宫体前屈，两手相对紧压并均匀有节律地按摩子宫(图18-2)。评价按摩子宫有效的标准是子宫轮廓清楚、收缩有皱褶、阴道或子宫切口出血减少。按摩时配合使用宫缩剂。

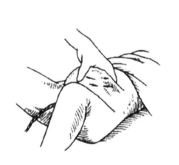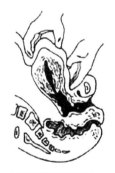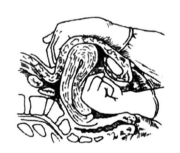

（1）单手按摩子宫法　　　　（2）双手按摩子宫法　　　　（3）腹部-阴道双手按摩子宫法

图 18-2　按摩子宫的方法

2）应用宫缩剂:①缩宫素10U加于生理盐水500 mL中静脉滴注，必要时缩宫素10U直接宫体注射;②前列腺素类药物:缩宫素无效时，尽早使用前列腺素类药物。

3）纱布条填塞宫腔:应用无菌纱布条填塞宫腔，有明显局部止血作用。适用于宫缩乏力性出血，经按摩及宫缩剂等治疗仍无效者。方法为助手在腹部固定子宫，术者用卵圆钳将特制宽6~8 cm,长1.5~2 m,4~6层不脱脂棉纱布条自宫底由内向外有序地紧填宫腔,压迫止血。填塞后应密切观察产妇的生命体征及宫底高度、宫缩及阴道出血情况,警惕因填塞不紧,宫腔内继续出血、积血,而阴道不出血的止血假象。24小时后取出纱条,取出前使用宫缩剂,并遵医嘱使用抗生素预防感染。也可采用宫腔放置球囊填塞止血。

4)结扎盆腔血管:经上述处理仍出血不止,为抢救产妇生命,可经阴道结扎子宫动脉上行支,若无效应迅速开腹结扎。

5)栓塞髂内动脉或子宫动脉:行股动脉穿刺插入导管至髂内动脉或子宫动脉,注入吸收性明胶海绵颗粒栓塞动脉。栓塞剂可于2~3周后吸收,血管复通。适用于产妇生命体征稳定时进行。切除子宫:经积极抢救无效、危及产妇生命时,应遵医嘱做好子宫次全切除或子宫全切的术前准备,以挽救产妇生命。

(2)软产道裂伤:应及时按解剖层次逐层缝合裂伤止血。若为软产道血肿所致,应切开血肿,清除积血,再缝合止血。

(3)胎盘因素:若胎盘已经剥离但未娩出者,可协助排空膀胱,轻轻牵拉脐带,按压宫底协助胎盘娩出;胎盘胎膜残留者做好刮宫准备;胎盘部分剥离或胎盘粘连者,可试行徒手剥离胎盘后取出;若剥离困难疑有胎盘植入,根据患者出血情况及胎盘剥离面积行保守治疗或子宫切除术者,应做好手术准备。

(4)凝血功能障碍:尽快输注新鲜全血、补充血小板、凝血因子、纤维蛋白原等,若并发DIC应按DIC处理。

3.病情监测　严密观察并记录产妇生命体征、意识状态、尿量、皮肤色泽及温度、子宫收缩及阴道流血情况、血液是否凝固。

4.失血性休克护理　予去枕平卧体位、吸氧、保暖;建立两条以上有效的静脉通道,止血的同时大量快速补充晶体平衡液及血液、新鲜冷冻血浆等,迅速补充血容量,维持体液平衡,纠正低血压;持续监测生命体征,特别是血压、脉搏和血氧饱和度,观察皮肤、黏膜、口唇、指甲是否苍白,发现早期休克并做好记录;准确记录出入水量,动态监测尿量与尿比重;监测中心静脉压,调整输血输液速度;遵医嘱予强心剂、利尿剂或升压药等,以改善心、肾功能。抢救过程中,应注意无菌操作,遵医嘱给予大剂量广谱抗生素,防治感染;监测血气分析,及时纠正酸中毒。

5.心理护理　抢救工作应有条不紊,护士要主动安慰患者,尽量满足产妇身心需要,增加安全感。

八、健康教育

1.指导产妇进食营养丰富易消化、富含蛋白质、铁、维生素等的食物,如瘦肉、鸡蛋、奶类、绿叶蔬菜、新鲜水果等改善贫血;出院后应劳逸结合,逐渐增加活动量,以促进身体恢复。

2.指导产妇出院后保持会阴清洁,产褥期禁止性生活、盆浴等;教会产妇及家属子宫复旧和恶露变化的观察方法,如出现阴道流血多、恶露异味、腹痛、发热等应及时就诊。

3.告知产后复查的时间、目的,使产妇按时回院接受检查,以了解产妇的康复情况。

九、护理评价

1.产妇血压、血红蛋白正常,全身状况得以改善。

2.出院时产妇体温正常,白细胞数正常,恶露正常,无感染征象。

3.产妇疲劳感减轻,生活能自理。

第三节　羊水栓塞

羊水栓塞是指在分娩过程中羊水突然进入母体血液循环后引起的急性肺栓塞、过敏性休克、弥散性血管内凝血(DIC)、肾衰竭等一系列病理改变的严重分娩并发症。可发生于足月分娩和妊娠 10~14 周钳刮术时。病死率高达 60% 以上,是孕产妇死亡的主要原因之一。

一、病因与发病机制

一般认为羊水栓塞是由于胎粪污染的羊水中的有形物质(胎儿毳毛、角化上皮、胎脂、胎粪)进入母体血液循环所引起。羊膜腔内压力增高(子宫收缩过强)、胎膜破裂和宫颈或宫体损伤处有开放的静脉或血窦,是导致羊水栓塞发生的基本条件。经产妇、高龄初产妇、子宫收缩过强、急产、胎膜早破、前置胎盘、胎盘早剥、子宫破裂及剖宫产术等均可诱发羊水栓塞。羊水进入母体血液循环后,可引起一系列病理生理变化。

1.肺动脉高压　羊水中有形物质如胎儿毳毛、角化上皮细胞、胎脂、胎粪等直接形成栓子,经肺动脉进入肺循环,造成肺小血管机械性阻塞,引起肺小血管痉挛,形成肺动脉高压,从而使右心负荷加重,左心回心血量减少,左心排出量明显减少,导致周围循环衰竭,血压下降,出现休克甚至死亡。

2.过敏性休克　羊水中的有形物质成为致敏原作用于母体,引起 Ⅰ 型变态反应,导致过敏性休克。

3.弥散性血管内凝血(DIC)　羊水中含有多量促凝物质类似组织凝血活酶,进入母血后易在血管内产生大量的微血栓,消耗大量凝血因子及纤维蛋白原而发生 DIC。DIC 时,由于大量凝血物质被消耗、纤溶系统被激活,产妇血液系统由高凝状态迅速转为纤溶亢进,血液不凝,极易发生严重产后出血及失血性休克。

4.急性肾衰竭　由于休克和 DIC 使母体多脏器受累,常见为急性肾缺血导致肾功能障碍和衰竭。

二、临床表现

羊水栓塞多起病急骤、来势凶险,可在极短时间内因心肺功能衰竭,休克而死亡。典型的临床经过可分为心肺功能衰竭和休克期、DIC 引起出血期及肾衰竭期 3 个阶段,但有时也可不典型。多数产妇在破膜后突发寒战、气急、呛咳、呼吸困难、烦躁不安,继而出现发绀、血压下降、脉搏细数、抽搐、昏迷等心肺功能衰竭和休克表现。有时产妇表现大声惊叫一声后迅速进入昏迷状态,血压骤降,甚至数分钟内迅速死亡。度过心肺功能衰竭和休克阶段后,进入凝血功能障碍阶段,产妇表现为全身皮肤黏膜出血点或瘀斑、针眼及切口渗血、阴道大量流血、咯血、便血、血尿等。循环衰竭导致肾功能受损甚至衰竭,产妇出现少尿、无尿等。

三、治疗要点

一旦怀疑羊水栓塞,立刻抢救。抗过敏、纠正呼吸循环功能衰竭和改善低氧血症、抗休克、防治 DIC 和肾衰竭发生。

四、护理评估

1.健康史 评估有无诱发羊水栓塞的因素,如是否为经产妇、高龄初产妇,有无剖宫产史、急产史,胎膜是否破裂,是否有前置胎盘、胎盘早剥,分娩过程中宫缩情况,缩宫素使用情况等。

2.身体状况 在诱发子宫收缩、宫颈扩张或分娩、剖宫产过程中或产后短时间内,出现下列不能用其他原因解释的情况:①血压骤降或心搏骤停;②急性缺氧如呼吸困难、发绀或呼吸停止;③凝血功能障碍,或无法解释的严重出血。有这些情况首先考虑羊水栓塞。

3.心理-社会状况 本病起病急骤,由于急性呼吸循环衰竭,产妇多烦躁,注意产妇及家属心理状态,有无焦急、无助、恐惧,甚至愤怒等。

4.相关检查

(1)下腔静脉血涂片查找羊水有形物质:镜检见到羊水有形成分。

(2)床旁胸部 X 线检查:双肺弥散性点片状浸润影,沿肺门周围分布,伴右心扩大。

(3)床旁心脏彩超、心电图检查:提示右心房室增大,而左心室缩小,ST 段下降。

(4)与 DIC 有关的实验室检查:提示凝血功能障碍。

五、护理诊断/问题

1.气体交换受损 与肺动脉高压、肺水肿有关。

2.组织灌注不足 与弥散性血管内凝血及失血有关。

3.有胎儿宫内受伤的危险 与母体呼吸循环功能衰竭有关。

六、护理目标

1.产妇胸闷、呼吸困难症状有所改善。

2.产妇能维持体液平衡,并维持最基本的生理功能。

3.胎儿或新生儿安全。

七、护理措施

1.羊水栓塞的预防 注意诱发因素,及时发现并处理前置胎盘、胎盘早剥、子宫破裂等并发症;严格掌握破膜的时机,人工破膜宜在宫缩间歇期进行,破口要小并控制羊水的流出速度;严密观察产程进展,遵医嘱正确使用缩宫素,防止宫缩过强;剖宫产时要快速吸尽羊水;钳刮术时应先刺破胎膜,羊水流出后再钳夹胎块。

2.羊水栓塞的抢救

(1)给氧:保持呼吸道通畅,立即予面罩吸氧或气管插管正压给氧,以保证供氧,预防和减轻肺水肿,改善心、脑、肾等重要脏器的缺氧。

(2)抗过敏:遵医嘱使用氢化可的松 300~800 mg 加于 5% 葡萄糖液 250 mL 静脉滴注或地塞米松 200 mg 加于 25% 葡萄糖液 250 mL 静脉推注,以抗过敏、解痉、稳定溶酶体,保护细胞。

(3)解除肺动脉高压:遵医嘱给予罂粟碱 30~90 mg 加入 10% 葡萄糖液 20 mL 缓慢静脉注射,可松弛平滑肌,扩张冠状动脉、肺和脑小动脉,降低小血管阻力,为解除肺动脉高压首选药物;与阿托品合用效果更佳,阿托品 1 mg 加于 10% 葡萄糖 10 mL 中静脉注射,可阻断迷走神经反射引起的肺血管和支气管痉挛;也可使用氨茶碱、酚妥拉明等药物以缓解肺动脉高压,改善肺及冠脉血流灌注。

(4)积极抗休克:尽快输注新鲜血和血浆以补充血容量;当血容量已补足而血压仍不稳定时,可用多巴胺20~40 mg加于10%葡萄糖250 mL中静脉滴注升高血压,注意根据血压调整滴速。抢救过程中,护士采血做动脉血气及血清电解质测定。若出现酸中毒,可用5%碳酸氢钠250 mL静脉滴注;若有电解质紊乱,及时给予纠正措施。

(5)纠正心力衰竭:遵医嘱选用毛花苷C 0.2~0.4 mg加入10%葡萄糖20 mL中缓慢静脉注射,配合辅酶A、三磷腺苷等营养心肌药物纠正心力衰竭。

(6)防治DIC:早期处于高凝状态时,使用肝素抗凝并及时输注新鲜血和血浆、纤维蛋白原;纤溶亢进时,在肝素化基础上使用抗纤溶药物,如氨基己酸、氨甲苯酸、氨甲环酸等静脉滴注,以抑制纤维蛋白原的溶解。

(7)预防肾衰竭:注意观察产妇尿量,及时补足血容量。若血容量补足后仍然少尿,应给予呋塞米20~40 mg静脉注射或20%甘露醇250 mL快速静脉滴注(10 mL/min),以扩张肾小球动脉,预防肾衰竭。

(8)预防感染:遵医嘱选用肾毒性小的广谱抗生素,预防感染。

3.产科处理 应积极改善呼吸循环功能,防止DIC,抢救休克待好转后迅速结束分娩。第一产程发病者,剖宫产术终止妊娠;第二产程发病者,阴道手术助产。若发生产后大量出血,经积极处理仍出血不止者,遵医嘱做好子宫切除术的术前准备。

4.病情监测 注意产妇心率、呼吸、血压、尿量、意识状态、皮肤黏膜有无出血点或瘀斑及针眼、切口渗血情况,观察血液是否可凝固,有无咯血、便血、酱油色血尿及阴道大量出血等;测定中心静脉压(CVP),了解心脏负荷、调整输液速度,并抽取静脉血检查羊水有形成分;在应用肝素时以试管法测定凝血时间。

5.心理护理 羊水栓塞起病急骤,病情凶险,产妇会表现焦虑、恐惧等,护理人员应鼓励并安慰产妇。对于家属的恐惧情绪表示理解和安慰,适当的时候允许家属陪伴患者,向家属介绍患者病情的严重性,以取得配合。

八、健康教育

1.指导产妇进行规律产前检查,高龄初产妇及经产妇,有前置胎盘等羊水栓塞诱发因素者更应注意。

2.指导产妇产褥期保健知识,胎儿存活者,为其讲解新生儿护理知识与技能。出院前嘱咐其复查,告知目的及时间。

九、护理评价

1.产妇在得救后24小时内,呼吸困难等症状得以缓解,血压及尿量正常,阴道流血减少且全身皮肤黏膜出血停止。

2.产妇及家属焦虑心理明显减轻,且能积极配合医护人员参与制订疾病的康复计划。

第十九章　常见急危重症患者的护理

第一节　多发伤

多发伤是指在同一致伤因素作用下,机体有 2 个或 2 个以上解剖部位或脏器同时或相继遭受严重损伤,其中至少有一处损伤可危及生命。多发伤应与复合伤、联合伤相区别。多发伤的临床特点是伤势重、伤死率高、休克发生率高、伤情复杂、容易漏诊,要求迅速判断伤情,迅速救治。

一、临床表现

1.病史　详细询问病史,了解伤者受伤的时间、地点,受伤时的姿态、致伤物的性质、外力作用部位、受伤后的主要症状及其发展变化情况等。

2.伤情评估

(1)危及生命的伤情评估:对多发伤的早期检查,应尽快了解呼吸系统、心血管系统、中枢神经系统的主要生命体征。特别注意呼吸、血压、脉搏、意识、瞳孔大小及对光反应、四肢活动和胸腹呼吸情况,尽快判断有无致命伤。

1)气道情况:有无气道不畅或阻塞。

2)呼吸情况:检查双侧胸廓运动情况,有无浮动胸壁,呼吸音是否减弱,有无通气不良。

3)循环情况:了解出血量,观察血压和脉搏,判断是否发生休克。

4)中枢神经系统情况:意识状态,瞳孔大小及对光反应,有无偏瘫或截瘫。

(2)全身伤情评估:在进行紧急处理后生命体征稳定的情况下,应及时进行全身检查,对伤情做出全面评估。应详细采集病史,了解受伤原因和经过,必要时进行相应的实验室检查和影像诊断检查,如 X 线片、B 超、CT、磁共振成像(magnetic resonance imaging,MRI)等。根据以上评估,以确立损伤救治的先后顺序。

3.进行必要的复查　伤情稳定后或在伤后数天内,应再进行一次详细的全面检查,以便减少或防止严重外伤的漏诊和误诊。

4.诊断标准　凡具备下列 2 项以上定为多发性创伤:①头部伤(意识障碍、颅骨骨折、脑挫伤、颅内血肿);②胸部伤(多发肋骨骨折、血气胸、心肺挫伤、纵隔伤、心脏伤、心包伤、大血管伤、气管伤);③腹部伤(腹内出血、脏器伤、腹膜后大血肿);④长骨骨折(股骨骨折或多发性长骨骨干骨折);⑤复杂骨盆骨折(或伴休克);⑥脊髓伤(伴高位截瘫)。

二、急救措施

1.保持呼吸道通畅,纠正和改善呼吸功能障碍　去枕平卧,解开衣扣,清除呼吸道内异物,保持呼吸道通畅。给予吸氧,必要时给予气管插管或气管切开,机械通气。呼吸、心搏骤停者,即行心肺复苏术。

2.补充有效循环血量,积极抗休克治疗　补充有效循环血量是严重多发伤的重要抢救措施,也是抗休克成功的关键。应迅速建立两条以上有效静脉通路,立即配血及备血。对有可能发生休克者,首选平衡液快速静脉滴注,尽快输入全血。

3.及早控制出血　对有活动性出血情况者应迅速控制外部出血,如加压包扎、止血带结扎等,查明内出血原因并予以消除,内脏大出血者应尽快予以手术处理。

4.各脏器系统损伤的救护

(1)胸部创伤的处理:开放性气胸应迅速将其处理为闭合性。张力性气胸应尽快穿刺,行胸腔闭式引流,必要时行开胸手术。

(2)颅脑损伤的处理:及时复查CT,明确诊断,应注意防止脑水肿,可选用甘露醇和激素治疗。

(3)腹部内脏损伤的处理:疑有腹腔内出血时,应立即行腹腔穿刺术,行B超检查等,尽快输血,防止休克的发生。做好术前准备,尽早行剖腹探查手术。

(4)骨折处理:给予临时止血、固定,待生命体征平稳后再处理骨折。多处骨折在全身情况许可后尽早进行手术内固定。

三、护理措施

1.严密观察生命体征及病情变化。观察神志、瞳孔、肢体活动情况及尿量、尿色变化,及时发现隐蔽的深部损伤、继发性损伤、大出血及休克等危及生命情况。

2.给氧,保持呼吸道通畅,必要时给予气管插管、气管切开,机械通气治疗。

3.保持静脉输液通畅,补充有效循环血量。

4.各脏器官损伤者给予及时相应的处理。

5.留置导尿,导尿后留取尿标本和记录尿量,观察有无泌尿系统损伤、微循环灌注情况及心、肾功能等。

6.及早做好术前准备,如做好青霉素皮试、普鲁卡因皮试和配血及备血等术前准备工作。

7.积极防治感染和重要动脉损伤、脊髓损伤、肾衰竭等并发症的发生。

第二节　胸外伤

胸外伤多由于暴力挤压、冲撞、跌倒、坠落、钝器打击、锐器或枪弹伤所致。胸部创伤分闭合伤和开放伤两大类,后者又以胸膜屏障完整性是否被破坏分为穿透伤和非穿透伤。严重胸外伤包括肋骨或胸骨骨折、创伤性气胸、损伤性血胸、损伤性心包积血、肺或支气管的损伤等。常因损伤胸内脏器或血管而引起气胸、血胸,导致呼吸循环功能障碍以致危及生命。迅速正确的救护,是提高抢救成功率的关键。

一、临床表现

1.症状与体征

(1)胸痛:胸痛是胸外伤最常见的症状,伤处压痛明显,疼痛随呼吸运动加重。

(2)呼吸困难:常可因气胸和血胸引起肺萎陷、呼吸道及肺实质的损伤、呼吸道血液或分泌物的堵塞、反常呼吸运动、胸痛而致呼吸活动的受限等原因而引起呼吸困难。

(3)呼吸异常运动:当肺部、胸膜及胸壁发生损伤时,可出现伤侧的呼吸运动减弱或消失。当多根、多处肋骨骨折时,胸壁失去肋骨支撑,大块胸壁"软化",呼吸运动时,与其他部位胸壁活动相反,吸气时凹陷,呼气时向外凸出,严重影响呼吸功能,称为"浮动胸壁"或"连枷胸",此种呼吸称为反常呼吸。反常呼吸时,纵隔随着呼吸摆动,称为"纵隔摆动"。

(4)休克:损伤胸内脏器或大血管时,常因严重失血及呼吸功能障碍而导致休克。

(5)咯血:肺组织、气管、支气管损伤时,可出现咯血或痰中带血的症状。

(6)皮下气肿:张力性气胸患者皮下扣诊时可有握雪感,听诊时可有捻发音,这是皮下气肿的特异体征。

2.辅助检查

(1)胸部X线检查:对胸外伤的诊断具有很重要的意义。可以明确有无肋骨骨折,骨折的部位及性质,判断胸内有无积血、积气及量的大小,显示纵隔移位情况及肺组织的萎缩程度等。

(2)胸腔穿刺:损伤性血胸胸腔穿刺抽出不凝固血液时即可明确诊断。

(3)其他:B超、CT、磁共振成像、支气管镜、支气管造影等检查可协助诊断。

二、急救措施

1.保持呼吸道通畅,维持呼吸、循环功能稳定　高流量给氧。病情允许者,鼓励患者咳嗽排痰,及时解除呼吸道梗阻,必要时行气管插管或气管切开,给予呼吸机辅助呼吸。

2.迅速补充血容量,积极抗休克　对失血性休克者,应立即建立2条以上大口径静脉通路,输液、输血或血浆代用品,以补充血容量。

3.处理创伤　对各种不同类型的严重胸外伤,根据其特点,给予及时相应的处理。开放性气胸应迅速封闭伤口,变开放性为闭合性,并及早予以清创缝合。张力性气胸应于锁骨中线第2肋间处行穿刺减压。连枷胸引起反常呼吸者应对胸部加压包扎,或行胸壁牵引治疗。创伤性血胸者应立即补充血容量,行胸腔穿刺,进行性血胸应及早开胸探查止血。心脏压塞者,可行心包穿刺减压。

4.气胸、血胸的处理　可行胸腔闭式引流术,引流出胸腔内的积气、积血。积气多聚集在胸腔的上部,故常选在锁骨中线第2肋间插管引流。积液常处于低部,可选择在腋中线和腋后线之间的第6~8肋间穿刺引流。

5.积极抗感染　清创缝合包扎时注意无菌操作,静脉滴注抗生素,对有外伤的患者还应及时注射TAT,预防破伤风感染。

6.手术及术前准备　对需手术治疗的患者应迅速做好术前准备,如备血、配血交叉试验、青霉素皮试、普鲁卡因皮试、备皮、留置导尿等。

三、护理要点

1.严密观察生命体征及病情变化　加强患者神志、面色、体温、呼吸、脉搏、血压、胸壁运动、尿量的观察,必要时监测血气分析,并做详细记录。如患者出现神情淡漠、脉搏细弱、血压下降、脉压变小、尿量减少等休克早期症状时,应积极给予抗休克措施。

2.保持呼吸道通畅　协助患者有效咳嗽排痰,咳嗽时,用手按压住胸部伤口。病情允许者,可采取半卧位,以利于呼吸、咳嗽排痰及胸腔引流。

3.保持静脉输液的通畅　如失血严重应迅速建立2条以上大血管输液通路,快速输入血浆代用品或平衡液,以迅速补充血容量。

4.根据病情需要做好急救的物品准备　做好氧气、输液、胸腔穿刺包、胸腔闭式引流包、气管切开包、心包穿刺包、吸痰设备、呼吸机等准备工作,协助医生进行各种治疗措施。

5.保持胸腔闭式引流的通畅　妥善固定胸腔闭式引流管,定时观察引流液的量、颜色、性质、水柱的波动情况,并准确记录。如引流量多,颜色为鲜红或暗红色,性质较黏稠,易凝血,则提示胸腔内活动性出血。

6.发现并处理其他系统损伤　对多发伤患者,在病情稍稳定后,应进行详细的全面检查,及时发现其他系统的损伤,并给予相应的处理。

7.控制感染　加强基础护理,预防各种并发症的发生。

第三节　腹部外伤

腹部创伤不论是战时或平时均是较为常见的一种外科急症,临床上常根据腹部皮肤的完整性是否被破坏而分为闭合伤和开放伤两大类,闭合伤误诊、漏诊率高。腹部创伤若损伤实质性脏器或大血管常可引起严重出血及休克,损伤空腔脏器常导致内容物流入腹腔而造成腹膜炎,这也是腹部创伤患者死亡的主要原因。

一、临床表现

1.症状与体征

(1)腹痛:腹痛是腹部创伤最首要的临床表现。腹痛呈进行性加重或范围扩大,甚至遍及全腹则考虑为内脏损伤,早期压痛最明显处即是损伤的脏器所在部位。损伤实质性脏器(如肝、脾、肾)或大血管时,腹痛呈持续性,常导致内脏出血,以致发生失血性休克。损伤空腔脏器(如胃、肠、胆囊、膀胱)时,内容物(如胃液、肠液、胆汁、尿液)流入腹腔,造成剧烈腹痛,常伴有腹膜刺激症状。必须注意的是,不能单纯依据腹痛的性质或程度来判断内脏损伤的严重程度,如患者意识障碍、合并多发伤或使用镇痛药后,腹部症状可不明显。

(2)休克:创伤早期,可因腹腔内实质性脏器或大血管的损伤而导致出血性休克,可表现为神情淡漠、面色苍白、脉搏细数、血压下降等。创伤晚期,可因腹腔内空腔性脏器损伤,内容物流入腹腔,引起腹腔感染,甚至出现感染性休克。

(3)腹膜刺激征:腹膜刺激征包括腹部压痛、腹肌紧张、反跳痛,是空腔脏器损伤后引起急性腹膜炎的典型体征。

(4)胃肠道症状:内脏损伤后刺激腹膜,常引起反射性恶心、呕吐。如患者腹腔内有出血或积气,可在短期内出现进行性加重的腹胀。此外,有时还可见胃肠道出血症状,如咯血、便血。

2.辅助检查

(1)腹腔穿刺术:是一种简易、有效的诊断方法,多用于诊断腹部闭合伤。如抽出不凝固血液,常提示腹腔内出血。

(2)腹腔灌洗术:在腹腔穿刺阴性而又怀疑腹内脏器损伤时可采用腹腔灌洗术。灌洗出血性液体、胆汁或肠内容物,或在灌洗液中找到细菌者,则提示有内脏损伤。

(3)实验室检查:实质性脏器伤常见血红蛋白、血细胞比容下降,空腔脏器伤可见白细胞计数明显升高。

(4)影像学检查:B超可检测脏器外形、大小,检测腹腔内有无血肿、积液并可定位。X

线片可观察膈下积气、腹腔内积液及某些脏器的大小、形态、位置与邻近脏器的关系改变。CT 对软组织和实质性脏器损伤有较高的诊断分辨力。

二、急救措施

1.保持呼吸道通畅,维持呼吸、循环功能　吸氧,必要时气管插管或气管切开,给予机械通气。

2.积极防治休克　立即建立 2 条以上大口径静脉通路,有条件者可行中心静脉置管。快速输液、输血,以补充血容量。输液肢体最好选择上肢,以免在合并下腔静脉等血管损伤时,下肢输液有增加内出血的可能性。

3.迅速处理伤口　腹部损伤合并危及生命的颅脑或胸部外伤时,应首先处理合并伤。对开放伤患者,应给予有效的止血包扎,如伴有脏器脱出,不应将脱出的脏器回送入腹腔,可先用生理盐水敷料覆盖后,用换药碗扣住包扎,以免造成腹腔感染。对闭合伤患者,未明确诊断前禁用镇痛药,以免掩盖症状。

4.积极做好术前准备　对行剖腹探查或手术治疗的患者应迅速做好术前准备,如备血、交叉配血试验、青霉素皮试、普鲁卡因皮试、备皮、留置导尿等。

5.积极抗感染　静脉滴注抗生素,对开放性腹部创伤或有空腔脏器损伤的患者应特别注意防止感染的发生。对有外伤的患者还应及时注射 TAT,预防破伤风感染。

6.其他　留置胃管,持续胃肠减压,抽吸出胃内容物。休克或尿潴留者应留置导尿,准确观察并记录尿量,及时发现休克的早期表现。

三、护理措施

1.严密观察生命体征及病情变化　加强患者神志、呼吸、脉搏、血压、尿量及出血情况的观察。如怀疑有内脏损伤时,应每15~30 分钟监测生命体征 1 次。如患者出现神情淡漠、脉搏细数、血压下降、脉压变小、尿量减少等休克早期症状时,应积极给予抗休克措施。密切观察各种引流液的性质、量、颜色,并予以记录。各引流管固定妥善,保持通畅。

2.根据病情,采取适宜的体位　病情允许者,应采用半卧位。①半卧位有利于膈肌下降,胸腔容积增大,改善呼吸和循环;②有利于使腹腔渗出液流入盆腔,促使感染局限化,便于引流,控制感染;③有利于减轻腹痛、腹胀。合并休克者,应采取头高足低(中凹)卧位。

3.积极抗休克　如失血严重者应迅速建立 2 条以上大血管输液通路,快速输入血浆代用品或平衡液,以迅速补充血容量。

4.在诊断明确前,须禁食、水　手术后肛门排气后方可进食流质饮食。

5.加强基础护理,预防并发症　协助患者翻身、叩背,预防肺部感染及压力性损伤的发生。

第四节　急腹症

急腹症是以突然剧烈腹痛为首要症状的疾病的总称,具有发病急、进展快、病情重、需要早期诊断和紧急处理的临床特点。临床按发病特点分为外科急腹症和内科急腹症两大类,但两者无绝对界线。外科急腹症发病突然,腹痛剧烈,以急症手术治疗为主;内科急腹症发病较急,腹痛较重,以非手术或禁忌手术的非手术治疗为主。目前,急诊所谓广义的急腹症包括内科、外科、妇科、儿科的许多疾病,它们之间既有不同,也有相似之处。急腹症病因复杂,病情多变,一旦延误诊断,治疗、护理不当,将会导致诸多并发症甚至死亡。因此,进行及时的病情评估和监护并采取正确的急救护理措施对患者的安危十分重要。

一、临床表现

1.一般情况　年龄、性别、居住地等可提供有关疾病的线索。幼年期急腹症以先天性畸形、肠道蛔虫病、肠套叠及绞窄性疝为多见;青壮年期以急性阑尾炎,胃、十二指肠溃疡穿孔及胆道蛔虫病为好发;中、老年期则以胆囊炎、胆石症、结肠肿瘤及乙状结肠扭转为多见。从性别来看,胃、十二指肠溃疡穿孔以男性居多,急性胰腺炎则以女性多发。12岁以上女性应追问月经史、盆腔器官病史。从居住地来看,在我国南方和沿海地区以胆石症多见,在农村与蛔虫病有关的急腹症较多见。

2.病史　仔细询问既往史和现病史有助于急腹症的诊断和治疗,如胃、十二指肠溃疡穿孔患者以往常有溃疡病史,胆道疾病、阑尾炎也常有以往发作史,上消化道出血可有肝病史。其他如手术史、月经史对诊断也能提供重要线索。了解腹痛的起病情况和腹痛的部位、性质、程度、伴随的胃肠道症状及其他伴随症状。

3.症状

(1)腹痛:急性腹痛为急腹症中最早和最主要的症状。

1)起病情况:明确有无发病诱因、起病缓急、症状出现的先后主次与演变过程等。如外伤后的腹痛应考虑内脏破裂出血;暴饮暴食后的腹痛应考虑胃、十二指肠溃疡穿孔,胰腺炎,胆囊炎;剧烈活动后的腹痛应考虑肠套叠与肠扭转或尿路结石;发热后的腹痛应考虑内科病,例如下叶肺炎累及膈胸膜,使疼痛放射至上腹部;腹痛十分剧烈且迅速累及全腹应考虑空腔脏器破裂、穿孔、梗阻及实体脏器破裂出血;有慢性便秘史的老年人突发腹痛、腹胀应考虑乙状结肠扭转的可能性;开始腹痛较轻,以后才逐渐加重者,多为炎症性病变。

2)腹痛的部位:一般来说,疼痛开始的部位或最显著的部位,可反映腹部不同器官的病变,有定位价值。但除此一般规律外,腹痛部位与病变不一致的现象应注意以下情况:①腹腔以外的疾病。由于病变刺激肋间神经和腰神经分支($T_8 \sim L_1$),可引起所属腹部的反射性疼痛,如右下肺大叶性肺炎、胸膜炎可反射引起右侧上、下腹痛,而易被误诊为急性胆囊炎或急性阑尾炎;②转移性腹痛。如急性阑尾炎的腹痛可始于上腹或脐周,然后再转移至右下腹;③异位内脏引起的腹痛等;④放射性痛。由于内脏病变,相应神经支配的关系,受刺激的内脏神经末梢冲动而在脊髓的相应体表部位出现疼痛,常见的有急性胆囊炎及胆管疾病可放射至右肩或右肩胛区,急性胰腺炎可放射至左腰背。

3)腹痛的性质:①阵发性绞痛。常因空腔脏器有梗阻,致平滑肌痉挛性收缩而引起,如机械性小肠梗阻、胆管结石和输尿管结石等,疼痛持续时间长短不一,有间歇期,但可反复发作,阵发性加重;②持续性钝痛或隐痛。多表示炎症性或出血性病变,如胆囊炎、阑尾炎、肝脾破裂出血等;③持续性腹痛伴有阵发性加重。表明炎症的同时伴有梗阻或梗阻性疾病伴血供障碍,如胆结石合并胆道感染、肠梗阻发生绞窄等;④刀割样或烧灼性锐痛。多见于消化性溃疡穿孔,消化液的化学刺激作用于腹膜而引起的剧痛;⑤钻顶样疼痛。常见于胆道蛔虫病与胰管蛔虫病;⑥胀痛。常为器官包膜张力增加、系膜牵拉或肠管胀气扩张等所致。

4)腹痛的程度:腹痛程度有时能反映病变的严重程度,如单纯的炎症,腹痛较轻;腹膜炎、肠梗阻、绞窄性肠梗阻等病变腹痛剧烈;胃、十二指肠溃疡穿孔,因消化液对腹膜的化学刺激,可以导致患者出现难以忍受的剧烈疼痛甚至休克。但由于患者对疼痛的耐受性有很大的差异,腹痛程度各异。如老年人或反应差的患者,有时病情虽重,往往腹痛却表现不太重。临床上也有腹痛的程度与病变的轻重不完全一致,如胆道蛔虫病,没有或仅有轻微的器质性损害,但患者表现剧烈疼痛;阑尾炎坏死穿孔或腹膜炎导致休克等特殊情况下,腹痛似有减轻,但却是病情恶化征兆。因此,对腹痛程度必须严密细致地观察。

(2)消化道症状

1)恶心、呕吐:恶心、呕吐发生的迟早,呕吐与疼痛的关系,呕吐物的性质与多少,均对鉴别诊断有帮助。如急性胃肠炎患者发病早期频繁呕吐;急性阑尾炎患者呕吐常在腹痛后3~4小时出现;胃、十二指肠溃疡、瘢痕性幽门梗阻患者,一般在下午或晚间发生呕吐;机械性肠梗阻因肠腔积液与肠痉挛,在阵发性绞痛的同时,呕吐可频繁而剧烈;麻痹性肠梗阻在持续性胀痛的同时,其呕吐呈溢出性;急性胆囊炎患者在阵发性绞痛的同时伴有呕吐;急性重型胰腺炎早期可伴频繁呕吐,呕吐物量大,可见胆汁;高位小肠梗阻呕吐出现早且频繁,低位小肠梗阻呕吐出现迟而少,但呕吐物可含粪样物;如呕吐物有蛔虫且伴有上腹绞痛时,应考虑胆道蛔虫病。

2)粪便情况:对急腹症患者应注意粪便的有无、性状及颜色。腹痛发作后停止排气、排便,可能是机械性肠梗阻;反之,伴腹泻或便后伴有里急后重,可能是肠炎或痢疾;果酱样血便是小儿肠套叠的特征;柏油样黑便伴有剑突下部绞痛和发热是胆道出血的表现。

4.体征

(1)全身情况:对患者的一般情况做全面了解,包括体温、脉搏、呼吸、血压、神志、肤色、体位、疼痛程度的监测与评估。检查重要脏器心、肝、肺、脾、肾的功能。

(2)腹部体征:按视、听、叩、触的顺序检查,主要检查腹部外形、肠鸣音的变化、肝浊音界和移动性浊音、压痛与肌紧张等。

1)腹部外形:仔细观察患者腹部有无手术瘢痕、有无弥漫性胀气、有无局限性隆起、有无肠型和蠕动波、腹式呼吸运动是否受限、脐周有无静脉曲张、有无出血点等。

2)肠鸣音的变化:一般听诊常选择在右下腹近脐部,观察肠鸣音的频率和音调,如肠鸣音亢进伴有气过水声或金属音,结合腹痛、腹部胀气或发现肠襻,提示有机械性肠梗阻;肠鸣音由亢进转为减弱以至消失,提示肠管有绞窄或麻痹;幽门梗阻或胃扩张时上腹有振水音。

3)肝浊音界和移动性浊音:叩诊先从无痛区开始,用力要均匀。急性胃扩张或腹膜炎时,叩诊呈鼓音;若肝浊音界偏小或消失,对胃肠穿孔有一定的诊断意义。移动性浊音阳性,说明腹腔内有渗液或渗血,对腹膜炎的诊断有意义。

4)压痛与肌紧张:嘱患者平卧屈膝,使腹壁松弛,腹部触诊从无痛区域开始,然后再触及可疑部位,触诊目的在于着重发现压痛、肌紧张、反跳痛的部位、范围、程度。固定的、持续性的腹部压痛常是原发病灶所在处,局限性腹壁压痛、反跳痛和肌紧张,表示病变局限;全腹都有明显压痛、反跳痛与肌强直,常为空腔脏器穿孔引起弥漫性腹膜炎的体征。表浅的压痛或轻度肌紧张而压痛不明显、疼痛不剧烈,常为邻近器官病变引起的牵涉痛。

(3)直肠与阴道检查:直肠指检是判断急腹症病因及病情变化的简便而有效的方法,应注意有无触痛、肿块和指套染血。对于下腹部的急腹症,直肠指检可以触及深部的压痛或摸到炎性包块。若阴道检查子宫颈有举痛、后穹隆饱满等,有助于盆腔病变的诊断。

5.辅助检查

(1)实验室检查:血常规、尿常规、便常规、血细胞比容、血清电解质、酮体及血清淀粉酶是最常做的急诊化验。白细胞及其分类计数对炎症性急腹症诊断有意义。红细胞计数、血红蛋白和血细胞比容的连续观察常用于判断腹腔内出血情况。对疑有急性梗阻性化脓性胆管炎的患者,应测定血清转氨酶和尿胆红素。血淀粉酶、尿淀粉酶测定,对诊断急性胰腺炎有一定帮助。

严重急腹症患者肝功能、肾功能及电解质的测定对判断水、电解质紊乱有重要的诊断价值。疑有卟啉病要测尿紫质,怀疑铅中毒时应查尿铅。如粪便内带鲜红色血,提示下消化道出血,柏油样便提示上消化道出血,脓血便多为细菌性痢疾。

(2)B超检查:可了解肝、胆道、胰、脾和泌尿系统有无病变,对急腹症的鉴别诊断很有帮助,对腹腔内脓肿的诊断有一定价值,是某些急腹症诊断的首选项目,对妇产科、内科心血管急腹症有鉴别价值。

(3)X线检查:是急腹症辅助诊断的重要项目之一。常用的X线检查方法有胸部透视、腹部透视和胸、腹部X线片。可观察肺炎、胸膜炎、膈肌运动、膈下有无游离气体及肠管积气和肠管积液等情况。

(4)CT检查:主要用于消化道系统急腹症,如实质性脏器破裂、炎症、脓肿、肿瘤等的鉴别。此外,对泌尿科及妇产科的外伤、炎症、结石、梗阻、肿瘤和脓肿等诊断有意义。

(5)磁共振胆胰管成像(MRCP):对创伤性急腹症、胆道及泌尿系统急性梗阻、血管及出血性急腹症、感染性急腹症等有诊断价值。

(6)数字减影血管造影(DSA):对血管方面的疾病,如血管血栓形成、血管畸形、血管瘤、消化道出血、腹部脏器外伤大出血等有极其重要的诊断价值。

(7)经皮肝穿刺胆道造影(PTC)和经内镜行胰胆管造影(ERCP):对胰管、胆管结石、感染、狭窄、肿瘤等有诊断价值。

(8)内镜检查:主要包括纤维胃镜、十二指肠镜、结肠镜、腹腔镜等,对原因不明的消化道出血、外科急腹症有助于诊断。

(9)诊断性腹腔穿刺和腹腔灌洗:对腹部创伤、急性重型胰腺炎、急性腹膜炎、胃肠道穿孔、腹腔内脏自发性或病理性破裂等均可直观确诊。右下腹或左下腹腹腔穿刺抽得脓性渗液,提示腹膜炎;若抽得血性渗液,则提示急腹症中的绞窄性病变或提示慢性急腹症中的肠结核或肠肿瘤;若抽到血性鲜红色液体,则提示腹内脏器破裂出血,如阴道后穹穿刺抽到血性鲜红色液体,提示异位妊娠。

6.鉴别诊断　急诊临床实践工作中最重要的是鉴别外科急腹症还是内科急腹症,因其有不同的治疗方法与治疗手段,故必须抓住明确的鉴别要点。

(1)外科急腹症特点

1)腹痛最早出现且是最主要症状。

2)腹痛较重,且腹痛部位明确,有固定压痛点。

3)起病较急,腹痛多先于发热或呕吐。

4)常伴有腹膜刺激征,腹痛区压痛、腹肌紧张和反跳痛,患者多"拒按"腹痛区。

5)腹式呼吸减弱或消失,肠鸣音亢进或消失。

6)发病突然,经内科处理不见好转。

（2）内科急腹症特点

1）腹痛非最早出现且非主要症状。

2）腹痛程度较轻,定位不明,往往是时轻时重,忽左忽右。

3）一般先有发热或呕吐、腹泻,而后出现腹痛。

4）腹部无局限性固定压痛点,患者常"喜按",无腹膜炎性体征,多有轻微肌紧张,肠鸣音正常或活跃。

5）腹式呼吸不受限制,未消失。

6）可有其他部位的阳性体征,如右下肺大叶性肺炎和胸膜炎时,肺部有啰音和胸膜摩擦音。

7）若为女性,可有月经紊乱及阴道出血史,腹痛常起于中、下腹部,可向会阴部放散。

（3）注意事项

1）老年人因反应迟钝,严重的腹痛其表现可能很轻微,压痛及反跳痛均不明显,白细胞计数和体温也不升高。

2）婴幼儿因神经发育尚不健全,病变虽不严重,但全身反应可能有明显的高热和白细胞计数增高,由于婴幼儿的腹肌不发达及其查体时哭闹不合作,显得全身紧张。因此对老年人和婴幼儿的急腹症诊断,要全面分析,防止误诊。

3）明确急腹症的病变性质及病变脏器,对急腹症的鉴别诊断具有特殊意义。

二、急救措施

1.外科急腹症的急救

（1）诊断明确的外科急腹症,应及时选择适宜的手术治疗方法。

（2）诊断不明确的外科急腹症,应按下列原则处理

1）严密观察生命体征、神志、表情的变化。

2）监测心、脑、肺、肝、肾等重要脏器的功能变化。

3）注意恶心、呕吐、腹胀、排便等胃肠道症状,以及腹痛部位、腹痛性质、腹痛范围的变化。

4）观察腹部体征的变化,如腹膜刺激征、肠型、肠蠕动、肝浊音界、移动性浊音等,有无新体征的出现。

5）直肠指检、双合诊及选择适当的辅助检查以明确诊断。

6）慎用吗啡类镇痛药,以免影响病情观察。疑有肠坏死及肠穿孔时禁用泻药及灌肠。

7）加强支持疗法,防止水、电解质、酸碱紊乱及休克的发生,有效控制感染,防止腹胀,为手术创造良好条件。

（3）严格掌握非手术指征：①症状、体征已稳定好转者；②发病时间超过 3 天而病情无恶化者；③腹膜刺激征缓解且已局限者。

（4）严格掌握手术指征：①在严密观察下,施行非手术治疗无效者；②疑有肠坏死或肠穿孔且有严重腹膜炎者。

2.内科急腹症的急救

（1）诊断明确的内科急腹症,镇痛有利于病情恢复。肝胆疾病及输尿管结石患者可选用阿托品、吗啡类药物镇痛。胃、十二指肠溃疡引起的疼痛可选择制酸药、解痉药及 H_2 受体阻

滞药。功能性腹痛可采用针刺疗法、电刺激镇痛法、镇静药等。

（2）诊断不明确的内科急腹症，应严密观察病情，力争早诊断、早治疗的同时给予支持疗法，但观察期间严禁使用镇痛药，以免掩盖病情、贻误诊断。

三、护理措施

1.体位 急腹症患者一般采用半卧位，使腹腔渗液积聚在盆腔，便于局限、吸收或引流，且有利于呼吸、循环功能。合并休克者宜采用休克体位（仰卧中凹位或平卧位），以保证全身重要脏器的血液供应。对半卧位患者要鼓励并协助患者经常变换受压部位，定期主动或被动活动双下肢，防止发生压力性损伤和静脉血栓。

2."四禁四抗"原则 对诊断尚未明确的急腹症患者应禁食水，禁灌肠或禁服泻药，禁镇痛药，禁止活动。"四抗"为抗休克、抗体液平衡失调、抗感染及抗腹胀。

（1）禁食水与胃肠减压：对胃肠道穿孔、肠梗阻或已出现肠麻痹等病情较重者，必须严格禁食、禁水，以减少胃肠道内容物漏出或加重腹胀。禁食患者同时给予胃肠减压，严格执行胃肠减压护理常规，保持有效引流。通过减低胃肠道内压力，可减轻腹胀，改善胃肠壁的血液供应，防止胃肠内容物继续漏入腹腔等，有利于腹腔炎症局限及促进胃肠蠕动的恢复。

（2）禁灌肠或禁服泻药：腹腔炎症较重的患者，可避免感染扩散或发生穿孔。疑有消化道穿孔者可防止病情加重。

（3）禁镇痛药：对诊断不明的急腹症患者禁用吗啡、哌替啶类麻醉性镇痛药，以免掩盖病情，贻误抢救。

（4）禁止活动：疑腹腔内脏器出血或穿孔的患者，不许随意搬动，严格限制活动，防止加重病情。

（5）抗休克：详见"休克救护"相关内容。

（6）抗体液平衡失调：急腹症患者多数需要禁食、禁水，故需补充水、电解质、维生素、蛋白质，维持水、电解质和酸碱平衡。注意保持输液通畅，随时调节输液速度，观察有无输液反应。准确记录24小时液体出入量，以便随时调整补液计划。

3.病情观察 急腹症是一个变化多端的复杂过程，在不同条件下表现差异极大，护士应有高度的责任感，认真仔细地观察病情的变化，综合分析各种辅助检查结果，为进一步确切诊断和制订治疗方案提供依据。

（1）观察全身情况：定时观察患者的生命体征、神志、体位、姿势，了解有无内出血及体液平衡失调等表现。

（2）观察腹部情况：连续观察腹部的症状和体征，注意腹痛的部位、范围、性质、程度的动态变化。

（3）观察辅助检查结果：观察血常规、尿常规、粪常规、血清电解质、二氧化碳结合力、血气分析、肝功能、肾功能等实验室检查结果，以及X线检查、B超、腹腔穿刺、直肠指检等检查的结果，分析结果并记录。

4.心理护理 急腹症患者因病情发生急、变化快且腹痛难忍，往往给患者造成恐惧等情绪改变。护士在接诊患者时，应主动、热情地关心、安慰患者，尽快安排患者就诊，病情危重者应开通绿色通道，优先就诊并协助急救处理，以减轻患者的不良情绪反应。病情观察期间，耐心向家属、患者解释腹痛的原因，说明观察腹痛与病情变化的意义，使患者能正确认识疾病及其变化过程,积极配合治疗及护理工作。

5.术前准备 及时做药物过敏试验、交叉配血、备皮、常规实验室检查及 X 线片、B 超等检查,以备紧急手术时需要。体弱或老年患者应做好重要脏器的功能检查。

6.术后护理

(1)体位:根据不同的麻醉方法安置体位,待生命体征平稳后,改为半卧位。

(2)禁食:静脉补液维持体液平衡,术后 2~3 天肛门排气后,拔除胃管,进少量流质饮食、半流质饮食,逐渐恢复普通饮食。1 周内禁甜食、牛奶、豆粉等,防止发生腹胀。

(3)胃肠减压:按胃肠减压护理常规护理。

(4)病情观察

1)术后密切监测血压、脉搏、呼吸、体温和神志及面色的变化。

2)观察有无腹痛、腹胀及腹膜刺激征。

3)观察和记录腹腔引流液和胃肠减压液的颜色、性状和量。

4)观察切口敷料有无渗血、渗液及脱落。

5)严格记录 24 小时液体出入量。

(5)防治感染:遵医嘱应用有效抗生素,进行各项操作时严格遵守无菌操作原则。嘱患者深呼吸,做有效的咳嗽、咳痰动作,协助患者勤翻身并叩背,促进排痰,防止肺部感染。

(6)早期活动:鼓励患者早期下床活动,促进肠蠕动恢复,防止发生肠粘连。

(7)防治腹腔脓肿:腹腔感染较重的患者手术后,脓液积存于膈下、盆腔、肠间等部位,被大网膜、肠管、肠系膜和脏器所粘连包裹,形成腹腔脓肿。腹腔脓肿可分为膈下脓肿、盆腔脓肿、肠间隙脓肿,其中以膈下脓肿及盆腔脓肿较为常见。

1)膈下脓肿:脓液积存于膈肌下、横结肠及其肠系膜上方的间隙内,称为膈下脓肿,以右膈下脓肿多见。一般多在原发病好转后又出现明显的全身及局部感染症状,全身中毒症状重于局部症状,如寒战、高热、脉率增快、食欲减退、全身不适,白细胞计数明显升高,体温升高常发生于术后 1 周,以弛张热为主。患侧上腹部持续性钝痛,可向肩背部放射,脓肿刺激膈肌偶可出现呃逆等。患侧局部肋间隙饱满,有深压痛、叩击痛,肝浊音界扩大,患侧胸部呼吸音减低或胸膜摩擦音。X 线片可见患侧膈肌升高,膈肌运动减弱或消失,肋膈角模糊或有反应性积液,有时可见膈下气-液平面。B 超示膈下有液性暗区并可协助定位,引导穿刺,以明确诊断。脓肿较小时,患者取半卧位,应用足量、有效抗生素,或配合局部穿刺抽脓并用无菌生理盐水或抗生素溶液定期冲洗及脓腔内注入抗生素等,可使脓肿缩小或吸收。脓肿较大时,协助医生及时手术切开、换药并充分引流。保持引流通畅,观察引流液颜色、性质、量,鼓励患者深呼吸,以促进脓液的排出,促进脓腔闭合。根据细菌培养和药物敏感试验,选用有效抗生素。高热患者应给予物理降温并输液,给予高蛋白质、高热量、高维生素饮食,多饮水以增强机体抵抗力。

2)盆腔脓肿:腹内炎性渗出物或腹膜炎的脓液常积聚于直肠子宫陷凹、直肠膀胱陷凹而形成盆腔脓肿。因盆腔腹膜吸收毒素能力较低,全身症状较局部症状轻,主要表现为典型的直肠或膀胱刺激症状,如下腹坠胀不适、里急后重、大便频而量少、黏液粪便、尿急、尿频、排尿困难等。直肠指检直肠前饱满并有可触痛的包块,有时有波动感。较小脓肿可应用抗生素并配合热水坐浴、温盐水(40~43℃)及抗生素溶液保留灌肠。脓肿较大时,应协助医生经直肠前壁(男性)或阴道后穹(女性)穿刺、切开引流,加强换药,全身应用抗生素,加强营养等。

第二十章 常见疾病的康复护理

第一节 脑卒中的康复护理

一、概述

脑卒中又称脑血管意外,是指突然发生的,由脑血管病变引起的局限性脑功能障碍,并且持续时间超过 24 小时或引起死亡的一组临床综合征。具有起病急骤,突发头痛、头晕、意识障碍等全脑症状和偏瘫、失语及感觉减退等局灶性神经功能缺损的特征。按病理过程可分为两大类:缺血性脑卒中(脑血栓和脑梗死)和出血性脑卒中(脑出血和蛛网膜下腔出血)。

脑卒中发病的危险因素分为两类:一类是不可控因素,如年龄、种族、性别、遗传等;另一类是可控因素,如高血压、心脏病、糖尿病和短暂性脑缺血发作(TIA)。这些诱发脑卒中发病的重要的危险因素,可以通过有效干预来预防其发生。大力开展缺血性脑卒中的三级预防,对降低其发病率、病死率及致残率有很重要的现实意义。

二、主要功能障碍及评定

脑卒中发生后,引起的功能障碍涵盖多个方面,常见的功能障碍有以下几种。

1.运动功能障碍及评定 运动功能障碍是脑卒中后最突出的问题,因病灶部位的不同会引起各种不同的障碍现象。运动功能障碍由锥体系统受损引起,是致残的重要原因。运动功能障碍多表现为一侧肢体不同程度的瘫痪或无力,即偏瘫,出现共同运动和联合反应等异常的运动模式。运动功能的恢复一般经过四个时期:软瘫期、痉挛期、恢复期和后遗症期。常见运动功能障碍有以下几种。

(1)典型的偏瘫痉挛姿势:①头颈向患侧屈曲并旋转,面朝向健侧;②患侧上肢肩胛骨回缩,肩带下沉,肩关节内收、内旋;肘关节屈曲伴前臂旋后或旋前;腕关节屈曲并向尺侧偏斜;拇指对掌、内收、屈曲;其余四指屈曲内收;③患侧下肢骨盆旋后上提,髋关节后伸、内收、内旋,膝关节伸展,踝跖屈、足内翻,趾屈曲、内收;④躯干向患侧侧屈并后旋。脑卒中患者上肢常表现为典型的屈肌模式,下肢表现为典型的伸肌模式(图 20-1)。

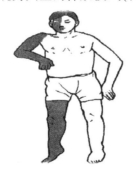

图 20-1 典型的偏瘫痉挛姿势

（2）共同运动：脑组织损伤后出现的一种肢体异常活动，表现为患侧肢体某一关节进行主动运动时，会引发相邻关节甚至同一肢体的所有关节出现不可控制的运动，并形成特有的活动模式。在主动用力运动时共同运动表现典型。上肢屈肌功能占优势，下肢伸肌功能占优势。

（3）联合反应：偏瘫患者在进行健侧肢体的肌肉抗阻力收缩运动时，其兴奋可以波及患侧而引起瘫痪肢体肌肉的收缩，这种反应称为联合反应。表现为对称性和不对称性两种反应状态，包括上肢联合反应、下肢联合反应和同侧联合反应。

运动功能障碍评定主要是对运动模式、肌张力、肌肉协调性进行评定。目前最常用来评价脑卒中偏瘫肢体运动功能的方法是 Brunnstrom 6 阶段评定法（又称 Brunnstrom 分级），该方法根据脑卒中恢复过程中的变化将手、上肢及下肢运动功能分为 6 个阶段或等级。应用其能精细观察肢体完全瘫痪之后，先出现共同运动，以后又分解成单独运动的恢复过程。但这也只是一种定性或半定量的评定方法（表 20-1）。

表 20-1 Brunnstrom 6 阶段评定法

阶段	特点	上肢	手	下肢
I	无随意运动	无任何运动	无任何运动	无任何运动
II	引出联合反应、协同运动	仅出现协同运动模式	仅有极细微的屈曲	仅有极少的随意运动
III	随意出现的协同运动	可随意发起协同运动	可有钩状抓握，但不能伸指	在坐位和站立位上，有髋、膝、踝的协同性屈曲
IV	协同运动模式打破，开始出现分离运动	出现脱离协同运动的活动；肩 0°，屈肘 90° 下，前臂可旋前、旋后；伸肘情况下，肩可前屈 90°；手臂可触及腰骶部	能侧捏及松开拇指，手指有半随意的小范围伸展	在坐位上，可屈膝 90° 以上，足可向后滑动。在足不离地的情况下踝能背屈
V	肌张力逐渐恢复，有分离精细运动	出现相对独立于协同运动的活动；伸肘时肩可外展 90°；伸肘，肩前屈 30°～90° 时，前臂可旋前、旋后；伸肘，前臂中立位，上肢可上举过头	可有球状和圆柱状抓握，手指同时伸展，但不能单独伸展	健腿站，患腿可先屈膝，后伸髋；伸直膝的情况下，踝可背屈
VI	运动接近正常水平	运动协调接近正常水平，手指指鼻无明显辨距不良，但速度比健侧慢（≤5 秒）	所有抓握均能完成，但速度和准确性比健侧差	站立位可使髋外展到抬起该侧骨盆所能达到的范围；坐位下伸直膝可内外旋下肢，合并足内外翻

2.感觉功能障碍及评定　脑卒中患者以偏身的感觉障碍为常见。其中包括一般感觉障碍，如浅感觉的痛、温、触觉；深感觉的关节位置觉、振动觉、运动觉等；复合感觉障碍，如皮肤定位感觉、两点辨别觉、体表图形觉、实体觉等；特殊感觉障碍最常见，如偏盲。偏盲是因为

患者半侧视野缺陷导致,表现为看不到盲侧空间的物体,因此产生身体姿势异常和生活困难。

3.认知功能障碍及评定 认知是大脑对感知信息进行处理、储存、记忆和应用的过程,是大脑的高级功能,包括注意、记忆、思维等心理活动。当大脑不同部位出现不同程度损伤时将会导致相应的感知功能障碍,主要类型有失认症和失用症等。认知功能障碍是脑卒中患者发生率较高的症状,也是导致该类患者日常生活活动能力下降,工作和家庭生活严重受限的主要因素之一。因此全面评定认知功能有助于预测预后,且可以指导康复护理计划。

4.言语功能障碍及评定 言语功能障碍是指个体利用语言,如口语、书面语及手势语等进行交际活动过程中出现的运用障碍,主要包括失语症、失用症和构音障碍等。言语功能评定主要评定患者发音情况及各种语言形式的表达能力,包括说、听、读、写和手势表达等。

5.吞咽功能障碍及评定 吞咽功能障碍主要是确定患者是否存在吞咽困难,对其程度进行量化,了解吞咽困难发生在哪一期,为下一步的康复护理及判断预后打下基础。

6.日常生活活动能力障碍及评定 脑卒中患者由于运动功能、认知功能、感觉功能、言语功能等多种功能障碍并存,常导致衣、食、住、行、个人卫生等基本动作和技能下降或丧失。因此,需对患者进行日常生活活动能力的评定,制订具体的康复护理计划。

7.心理障碍及评定 脑卒中患者由于不同程度的神经功能受损,如肢体瘫痪、失语症时,必然会产生心理困扰或障碍,出现情绪、认知和行为问题。因此,需评定患者心理状态、人际关系与环境适应能力,了解有无抑郁、焦虑、恐惧等心理障碍,评定患者的社会支持系统是否健全有效。

三、康复护理措施

康复护理措施要在充分评定患者功能水平下制订并实施,实施后要积极进行护理评价,根据评价结果进行下一步的护理措施的制订。患者处于急性期时应采取积极的康复护理措施,预防并发症发生,将损伤降低到最低。从急性期开始,需对患者进行正常行为模式的输入,抑制痉挛,抑制共同运动和联合反应对患者造成的影响。

(一)软瘫期的康复护理

软瘫期是指发病1~3周(脑梗死1周左右,脑出血2~3周)的患者。主要特点:患者意识清楚或有轻度意识障碍,生命体征平稳,但患肢肌力、肌张力低下,腱反射减弱或消失。在不影响临床抢救,不造成患者病情恶化的前提下,康复护理措施应尽早介入,一般待病情稳定48~72小时后,本期康复护理即可与临床诊治同时进行。其目的是预防并发症的发生,如关节挛缩、肩关节半脱位、压疮、肺部感染及继发性损害,同时为下一步功能训练做准备。

1.良肢位摆放 为防止或对抗痉挛模式的出现,保护肩关节、防止肩关节半脱位,防止骨盆后倾和髋关节外展、外旋及早期诱发分离运动而设计的一种治疗性体位,是早期抗痉挛治疗的重要措施之一。良肢位有患侧卧位、健侧卧位、仰卧位和床上坐位,通常前三种体位交替使用,每2小时更换1次,病情允许,应鼓励患者尽早在床上坐起。每次摆放应评估患者情况,如出现下列情况应禁止变换体位:头部轻屈即出现瞳孔散大;病灶侧瞳孔散大,对光反射消失;呼吸不规律;频繁呕吐;频发全身痉挛;低血压,收缩压在12 kPa以下;双侧迟缓性瘫痪;去皮质强直发作;发病后1小时内深昏迷。几种体位的具体摆放如下。

(1)仰卧位:因体位变换或其他需要采取仰卧位,摆放时头部放在枕头上,稍偏向健侧,面部朝向患侧,枕头高度合适,保持胸部平直,胸椎不出现屈曲,患臂应放在体旁的枕头上,肩关节前伸,保持伸肘,腕背伸,手指伸展。患侧臀部和大腿下放置垫枕,使骨盆前伸,防止患腿外旋,膝下可置一小枕,使膝关节微屈,足底避免接触任何支撑物,以免足底感受器受刺激,通过阳性支撑反射加重足下垂。应避免半卧位,因该体位的躯干屈曲和下肢伸直姿势直接强化了痉挛模式,因此,在痉挛明显时尽量少摆仰卧位(图 20-2a)。

(2)健侧卧位:患者最舒适的体位,易将患侧肢体置于抗痉挛体位,而且可防止压疮、利于患侧肢体血液循环,预防患肢水肿及促进患侧的胸式呼吸。摆放时息肩前伸,肘、腕、指各关节伸展,放在胸前的枕上,掌心向下,手腕不可悬空,上肢向头顶方上举约 100°;健侧上肢放于最舒适的位置上;患腿屈曲向前放在身体前面的另一支撑枕上,髋关节自然屈曲,踝关节保持中立位避免足内翻,注意患足不可悬空;健侧下肢髋关节伸展,膝关节轻度屈曲(图 20-2b)。

(3)患侧卧位:最有利的体位,在早期即可以采取该体位。摆放时使头颈稍前屈,避免后伸,躯干稍向后,背部放一枕头倚靠,取放松体位;息肩前伸,将患肩拉出,避免受压和后缩,肘关节伸直,前臂旋后,指关节伸展,患侧髋关节伸展,膝关节微屈,健腿屈曲向前置于体前支撑枕上。该体位可以增加患侧感觉输入,牵拉整个偏瘫侧肢体,有助于防止痉挛(图 20-2 c)。

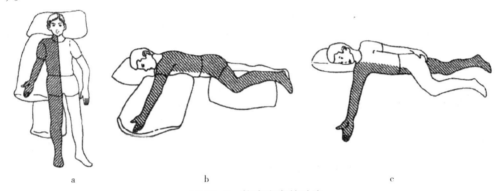

图 20-2 偏瘫患者的卧姿

a.仰卧位;b.健侧卧位;c.患侧卧位

2.肢体的被动运动　有防止关节挛缩,促进肢体血液循环和增强患侧感觉输入的作用。只要生命体征平稳,患者即可进行被动运动。关节被动运动一般先从健侧开始,然后参照健侧关节活动度再做患侧,训练时需遵守的运动原则为:①关节活动度的被动活动应包括身体的各个关节;②每个关节必须进行功能范围内的关节活动,固定关节的近端,被动活动远端;③运动时动作要平稳、缓慢、均匀,训练项目要尽早集中,避免频繁变换体位;④每天训练两次,每次各方向进行 3~5 遍;⑤每次活动只针对一个关节,固定的位置应以尽量接近关节的中心为佳;⑥维持正常关节活动度的被动运动,不得出现疼痛;⑦关节被动运动前,要向患者做好解释工作,以取得患者合作;⑧患者的体位舒适,被固定的部位要稳定、牢固,如骨折或肌腱缝合术后的患者;⑨对昏迷、肢体瘫痪的患者,应与肌力训练同时进行,尤其是负重关节,防止加重关节的不稳定性。具体训练方法参见相关章节。

对患侧肢体训练前可进行按摩以促进血液循环、淋巴网流,防止和减轻水肿,同时也可对患侧进行运动感觉的刺激,有利于恢复运动功能。按摩时动作要轻柔、缓慢、有节律地进行,不使用强刺激性手法。对肌张力高的肌群用安抚性质的按摩,对肌张力低的肌群则予以摩擦和揉捏等。

3.肢体的主动运动 脑卒中导致肌肉失控、正常姿势放射机制紊乱和运动协调性异常,而这些功能恢复是需要患者主动参与的再学习过程,患者主动参与程度越高,恢复越快,恢复程度越高。所以当患者清醒,生命体征稳定,体能有一定程度恢复后,宜尽早开展主动运动训练。软瘫期的所有主动运动训练都是在床上进行的。主要原则是利用躯干肌的活动及各种手段,促进肩胛带和骨盆带的功能恢复。

(1)翻身训练:翻身是预防压疮的重要措施,可以通过躯干的旋转和肢体的摆动促进全身反应和肢体活动,抑制痉挛,促进平衡和协调功能恢复,这对患者十分重要。开始应以被动运动为主,待患者掌握翻身动作要领后,在护士的帮助下由辅助翻身过渡到主动翻身,包括向健侧翻身和向患侧翻身(图20-3)。

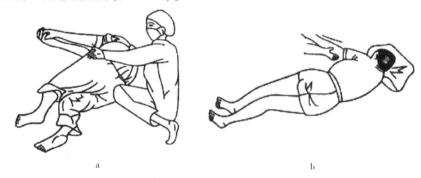

图20-3 翻身训练
a.向患侧翻身;b.向健侧翻身

1)向健侧翻身:①患者取仰卧位,护士站在患者的患侧;②患者双手十指交叉,患侧手拇指压在健侧手拇指的上方(即 Bobath 式握手);③嘱其肘关节伸展,肩关节屈曲90°,双上肢上举;④护士指导患者用健侧下肢将患侧下肢从腘窝下勾起呈屈膝位(如果患者不能自行维持屈膝位,护士可在患膝侧给予辅助);⑤健侧脚掌平放并支撑于床面,双腿屈膝并拢,上下肢同步进行左右摆动,由健侧带动患侧依靠惯性翻向健侧。辅助翻身时护士双手分别放在患侧肩胛下方和髂嵴部位,帮助患者转动肩胛和骨盆,翻身健侧。

2)向患侧翻身:患侧卧位及上下肢开始姿势同健侧翻身,摆动翻转时与健侧翻身相反,左右摆动借助惯性使健侧翻转向患侧。辅助翻身时护士站在患侧,双手分别放在健侧肩胛下方和髂嵴部位,帮助患者转动肩胛和骨盆,翻身患侧。

(2)床上移动训练:①患者取仰卧位,护士站在患者的患侧;②指导患者用健腿下肢从患侧下肢腘窝下插入勾起患足;③健腿抬起患腿向左(右)移动;④健足和肩支撑臀部并移动;⑤健腿、臀部为支点,移动头、肩部。

(3)桥式运动骨盆及下肢的控制训练:通过充分地伸髋屈膝控制训练,抑制下肢伸肌痉挛,促进分离运动的产生,避免患者今后行走时出现偏瘫步态及预防压疮的发生。桥式运动主要有双侧桥式运动、单侧桥式运动和动态桥式运动。

1)双侧桥式运动:患者取仰卧位,双上肢 Bobath 式握手,伸肘、伸腕置于肩前屈90°位,双下肢屈曲,双足底平踏于床面,护士站在患者的患侧帮助患肢放置于屈膝位,然后一手放于患膝上,协助患者向前向下拉和压膝关节,另一手放在臀下,帮助患者提升臀部使其抬离床面,髋自然伸展,骨盆保持水平,防止向健侧后旋。通过训练使患者能够逐渐主动完成该运动。

2)单侧桥式运动:在患者能主动完成双侧桥式运动后,让患者抬起健肢(或把健腿架于患腿上),患侧下肢支撑负重将臀部抬离床面做以上动作。

3)动态桥式运动:为了获得下肢内收、外展的控制能力,患者仰卧位屈膝,双足支撑床面,双膝平行并拢,健腿保持不动,患腿交替做幅度较小的内收和外展动作,并学会控制动作的幅度和速度。然后患腿保持中立位,健腿做内收、外展练习。

4.体位性低血压的适应性训练 对一般情况良好、症状较轻的患者,可以在护士的指导下尽早进行从卧位到坐位的体位变化训练,以克服体位性低血压。利用可以调节角度的病床,从床头抬高30°、维持5分钟开始,每天增加床头抬高的角度10°~15°,维持时间5~15分钟,遵守增加角度不增加时间、增加时间不增加角度的原则,逐渐增加到床头抬高80°、可维持床上坐位30分钟。在此基础上逐渐增加坐位训练的次数,并开始床边和轮椅坐位训练,争取尽早离开病房到训练室训练。进入训练室后可在电动起立床依照上述方法继续训练,使患者重获直立的感觉,为后期康复做准备。

(二)痉挛期的康复护理

痉挛期一般在发病2~3周后出现并逐渐加重,持续时间大概3个月。此期瘫痪侧肌张力由弛缓性逐渐向痉挛性转换,突出的问题是痉挛和联合反应导致共同运动日益加强引发异常运动模式形成。共同运动是病理性的异常运动模式,其动作虽然是由患者意志引起的,但运动模式是刻板的、固定的,患者难以进行各个关节的随意运动,无法实现功能性动作。如果得不到科学有效的康复治疗,就会陷入恶性循环,严重影响康复效果,临床上很多患者由于本期未得到及时、正确的康复治疗而遗留下严重的功能障碍。此期主要康复护理目标是控制痉挛和异常的运动模式,促进正常运动模式的出现。

1.抗痉挛训练 脑卒中患者大部分患侧上肢以屈肌痉挛占优势,下肢以伸肌痉挛占优势。常用的抗痉挛训练方法有以下几种。

(1)卧位抗痉挛训练:早期卧床时可指导患者采用Bobath式握手,上举上肢,使侧肩胛骨向前,患肘伸直,该训练可以很好地抑制上肢屈肌痉挛。仰卧位时双腿屈曲,Bobath式握手抱住双膝,将头抬起,前后摆动使下肢更加屈曲,该运动不仅可以降低下肢伸肌痉挛,还可以抑制上肢屈肌痉挛。此外,还可以进行桥式运动来抑制下肢伸肌痉挛。

(2)坐位及站立位抗痉挛训练:坐位时可借助滚筒、沙板模进行训练或指导患者将患肘伸直,手指伸展分开,撑于椅面或床面上,然后将身体重心缓慢移至患侧;站立位时,双手平放抵于墙壁上,肘关节伸直身体重心向前;上述方法有利于抑制上肢屈肌痉挛模式。

(3)患肢的功能与训练:此期的特点是腱反射亢进、出现联合反应、肌张力增高,患者的患侧处于异常运动模式,所以不仅要进行抗痉挛训练,还得控制异常运动,促进分离运动的出现。

1)肩胛带和肩关节的被动运动:患者取仰卧位,采用Bobath式握手,上举上肢,尽量前伸肩胛带,护士可一手放入患者腋下帮助患者将肩胛骨向前、向上移动,但不能向后;坐位或站立位时,可采用 Bobath 式握手,上举上肢,高举过头,然后将手放在头顶、头后方,再返回。该训练可帮助恢复上肢运动功能,也可预防肩痛和肩关节挛缩。

2)肘的控制训练:患者取仰卧位,患侧上肢上举,伸直肘关节,然后缓慢屈肘,用手摸自己的口、对侧耳朵和肩。该训练不仅训练肘的伸展,还增强肘的控制能力,促进上肢分离运动的出现。

3)前臂的旋前、旋后训练:患者取坐位,指导患者用患手翻动置于桌子上的扑克牌或在患手的手背侧放一个橡皮泥,让患者以手的小指为轴,用手背做压面的动作;也可在任何体位上让患者转动手中的小物体。

4)腕指伸展训练:让患者坐于墙前,左右手十指交叉将掌面翻向外,手背靠胸前,然后伸肘,举手过头,掌心向上,返回胸前,再向前方的墙面推去,抵在墙上,向上、向下、向健侧滑动。此法锻炼腕指伸展的同时可以拉长患侧腰部组织,防止躯干挛缩。

5)屈膝训练:患者取俯卧位,护士一手握住患侧腿踝部,一手放于臀部,帮助患者屈膝。随着患者主动运动的出现,可让患者取仰卧位,采用 Bobath 式握手上举上肢的抗痉挛模式,在护理人员的帮助下主动屈髋屈膝。

6)伸髋屈膝训练:患者取仰卧位,护士托住患足,让患者屈膝后将患肢放于床沿以下做伸髋,然后护士协助其将患足放回原位,以后可逐步过渡到患者主动练习。

7)曲踝训练:患者取仰卧位,患足支撑在床上,护士一手向下按压踝关节,另一手将患足和足趾提至充分背屈并外翻。该方法有利于对抗踝关节趾屈痉挛。

8)伸髋屈膝曲踝训练:患者取仰卧位,患腿屈膝垂于床沿,伸髋,护士托其患足于背屈位,将足推向患者头的方向,协助患者在不屈髋的情况下继续屈膝和背曲踝。此法有利于对抗下肢伸肌痉挛和促进下肢分离运动的出现。

2.坐位训练　长期在床上制动,尤其是老年人,可产生许多严重并发症,如压疮、坠积性肺炎等,因此只要病情允许,应尽早采取床上坐位训练。

(1)坐位耐力训练:开始训练时可能发生体位性低血压,故应首先进行坐位耐力训练。具体训练方法见该节体位性低血压的适应性训练。

(2)从卧位到床边坐起训练:①从患侧坐起,患者取仰卧位,指导患者将患腿置于床边外,使膝关节屈曲,开始时需护士帮助完成这一动作,或用健腿把患腿抬到床边。然后健侧上肢向前越过身体,同时旋转躯干,健手在患侧推床以支撑上身,并摆动健腿到床外,帮助完成床边坐位;②从健侧坐起,先向健侧翻身,健侧上肢屈曲缩到身体下,双腿远端垂于床边,头向患侧(上方)侧屈,健侧上肢支撑慢慢坐起。患者由床边坐位到卧位,运动程序与上述相反。

(三)恢复期的康复护理

恢复期早期患侧肢体和躯干肌力较弱,还没有足够的平衡能力维持良好姿势,因此,恢复期应先进行平衡训练,再进行步行及改善手功能练习。脑卒中平衡训练包括坐位平衡训练和立位平衡训练。

1.坐位平衡训练　先评定患者平衡能力的级别,根据评定结果采取针对性训练。一般先进行静态平衡训练,再进行动态平衡训练,最后进行耐力训练即可。静态平衡训练:患者取无支撑下床边或椅子上静坐位,髋关节、膝关节和踝关节均屈曲 90°,足踏地或踏支持台,双足分开约一脚宽,双手置于膝上。护士协助患者调整躯干和头至中间位,当感到双手已不再用力时松开双手,保持该体位数秒,然后慢慢地倒向一侧,要求患者自己调整身体至原位,必要时给予帮助。动态平衡训练:指导患者双手手指交叉在一起,伸向前、后、左、右、上方和下方并有重心相应的移动进行动态平衡训练。患者掌握动态平衡训练后,接下来最主要的就是耐力训练(图20-4)。

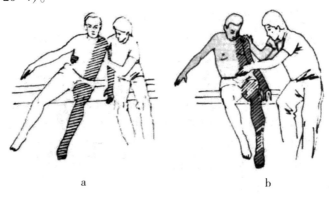

图 20-4　坐位平衡训练

偏瘫患者坐位时常出现脊柱向健侧侧弯,身体重心向健侧臀部偏移。护士应立于患者对面:一手置于患侧腋下,协助患侧上肢肩胛带上提,肩关节外展、外旋,肘关节伸展,腕关节背伸,患手支撑于床面上;另一手置于健侧躯干或患侧肩部,调整患者姿势,使患者躯干伸展,完成身体重心向患侧转移,达到患侧负重的目的。

2.站立位平衡训练　为行走训练做准备。

(1)起立训练:患者双足分开约一脚宽,双手手指交叉,上肢伸展前伸,双腿均匀持重,慢慢站起,此时护士应站在患者前面,用双膝支撑患者的患侧膝部,双手置于患者臀部两侧帮助患者重心前移,伸展髋关节并挺直躯干,坐下时动作相反。要注意防止仅用健腿支撑站起的现象。

(2)站立位平衡训练:静态站立位平衡训练时在患者站起后,让患者松开双手,上肢垂于体侧,护士逐渐除去支撑,让患者保持站立位。注意站立位时不能有膝过伸。患者能独立保持静态站立位后,让患者重心逐渐移向患侧,训练患腿的持重能力,同时让患者双手交叉的上肢(或仅用健侧上肢)伸向各个方向,并伴随躯干的相应摆动,训练动态站立位平衡。如果在受到突发外力的推拉时仍能保持平衡,说明已达到站立位平衡,即可以进行步行训练(图20-5)。

(3)患侧下肢支撑训练:患者患侧下肢负重能力提高后,就可以开始进行患侧单腿站立训练。患者站立位,身体重心移向患侧,健手可握一固定扶手以起保护作用,健足放在护士腿上。为避免患侧膝关节过度伸展,用手帮助膝关节保持屈曲15°左右。随着患侧下肢负重能力提高,可用另一手握住患者健足,使之向下踩的力量减弱,进而使患侧下肢负重能力逐渐接近单足站移位平衡能力。

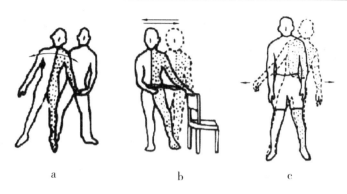

图 20-5 站立位平衡训练

3.步行训练 当患者达到自动站立位平衡后,应逐步引入更高级别的平衡训练。患腿持重达体重的一半以上,且可向前迈步时才可开始步行训练(图 20-6)。

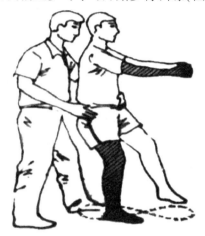

图 20-6 步行训练

(1)步行前准备:先练习扶持站立位,接着进行患腿前后摆动、踏步、屈膝、伸髋等活动,以及患腿负重,双腿交替前后迈步和进一步训练患腿平衡。

(2)扶持步行:护士站在患侧,一手握住患手,掌心向前;另一手从患侧腋下穿出置于胸前,手背靠在胸前处,与患者一起缓慢向前步行,训练时要按照正确的步行动作行走或在平行杆内步行,然后从扶杖步行到徒步步行。

(3)改善步态训练:步行训练早期常有膝过伸和膝打软(膝关节突然屈曲)现象,应进行具有针对性的膝控制性训练。如果出现患侧骨盆上提的画圈步态,说明膝屈曲和踝背屈差,应重点训练。

(4)复杂步态训练:如高抬腿部,走直线,绕圈走,转换方向,跨越障碍,各种速度和节律的步行及训练步行耐力,增加下肢力量(加上斜坡),训练步行稳定性(如在窄步道上步行)和协调性(如踏固定自行车)。

(5)上下楼梯训练:上下楼梯训练应遵照健腿先上、患腿先下的原则。护士站在患侧后方,一手协助控制患膝关节,另一手扶持健侧腰部,帮助患者将重心转移至患侧,健足先登上一层台阶。健肢支撑稳定后,重心充分前移,护士一手固定腰部,另一手协助患腿抬起,髋膝

289

关节屈曲,将患足置于高一层台阶。如此反复进行,逐渐减少帮助,最终能独立上下楼梯。下楼梯时,护士站在患侧,协助完成膝关节的屈曲及迈步。患者健手轻抚楼梯以提高稳定性,但不能把整个前臂放在扶手上。

3.改善手功能的训练　患者用患手反复进行放开、抓取物品的训练,纠正错误运动模式。

(1)作业性手功能训练:通过编织、绘画、陶瓷工艺、橡皮泥塑等训练患者双手协同操作能力。

(2)手的精细动作训练:通过打字、搭积木、拧螺丝、拾小钢珠等动作,以及进行与日常生活有关的训练,加强和提高患者手的综合能力。

(四)言语功能的训练

语言是交流沟通的重要手段,发病后要尽早开始言语功能的训练。尽管患者失语但仍需与其进行语言或非语言交流,通过交谈和观察,全面评价言语功能障碍的程度,并列举语言功能恢复良好的案例,同时加强心理疏导,增强其语言训练的信心。

(五)吞咽功能的训练

重症患者早期评估患者胃肠道功能,血流动力学稳定后24小时内开通肠内营养,肠内营养时间小于4周者,通过留置鼻饲胃管或空肠管饲的方法为机体提供代谢需要的营养基质及其他营养素;肠内营养时间大于6~8周或需要终身鼻饲或用其他方法替代进食者,及时评估患者吞咽功能,严重的吞咽困难者可通过内镜下经皮胃或空肠造瘘术,以及外科手术进行空肠造瘘术,及时完成为机体提供代谢需要的营养基质及其他各种营养素,早期进行吞咽训练,可以改善吞咽困难,预防因吞咽障碍导致的误吸、营养不良等并发症。吞咽训练的具体方法详见相关章节。

(六)日常生活活动能力的训练

日常生活活动(ADL)能力的训练早期即可开始,通过持之以恒的训练,争取能生活自理,并可进行必要的家务和户外活动等,从而提高患者的生活质量。

(七)心理障碍的训练

由于患者对疾病认识的异常,病后的抑郁状态及情感失控,所以脑卒中患者会出现不同程度的心理障碍,而心理障碍也会反过来影响整个康复训练的进展。因此,心理障碍的康复护理尤为重要。

(八)常见并发症的评估及康复护理

1.肩-手综合征　多见于脑卒中发病后1~3个月。

(1)表现:突然发生手部肿痛,水肿以手背为最,皮肤皱纹消失,但通常止于患手腕部;手的颜色呈粉色或淡紫色,触之有温热感,患手指甲变白或无光泽,掌指关节、腕关节活动受限等。肩-手综合征应以预防为主,早发现,及时治疗,一旦进入后期,手部将出现不可逆的功能障碍。

2)原因:肩-手综合征引起的原因可能与交感神经功能障碍,腕关节长时间下垂、异常屈曲受压影响静脉血、淋巴液回流,这与患侧手背长时间静脉输液或输液时液体渗入手部组织内有关。

（3）护理措施：①早期应保持正确的坐卧姿势，避免长时间处于手下垂位；②加强患臂的被动运动和主动运动，以防止关节挛缩；③肿胀的手指可采用向心性压迫缠绕法，通常用1～2 mm的线绳由远端向近端缠绕手指，缠绕始于指甲处，并做一小环，然后快速有力地向近端缠绕至根部不能缠绕为止，缠完后立即从指端绳环处迅速拉开缠绕的线绳，每个手指都缠绕一遍后，最后缠手掌，此法简单安全，效果较好；④也可采用冰水疗法，冰与水比例为2∶1，治疗者与患者的手一同浸入水中，浸泡3次，每次约3秒，两次浸泡之间应有短暂间隔；⑤尽量避免在患手进行静脉输液。

2.肩关节半脱位　盂肱关节机械连续性地改变，导致肩峰与肱骨头之间出现可以触及的间隙。

（1）评定标准：肩峰下可触及凹陷；X线检查肩关节正位片显示肩峰与肱骨头之间的间隙超过14 mm，或两侧间隙之差大于10 mm。早期患者无任何不适，部分患者如果手臂在体侧垂放时间较长，会有不舒服的感觉或疼痛，若上肢被抬起或放在桌面上症状可缓解。

（2）原因：肩关节囊、韧带本身松弛；肩关节周围肌肉功能低下或瘫痪，对肩关节起不到固定作用；患侧上肢自身重力向下牵拉；良肢位摆放不正确及不适当的运动手法等。

（3）护理措施：①注意矫正肩胛骨的姿势，卧位时将患肩用软枕垫起以防止肩胛骨后缩，坐位时患侧上肢可放在轮椅扶手上，防止重力作用对肩部产生不利影响，站立位时可用吊带将患肢托起，以纠正肩胛骨位置；②鼓励患者经常用健手帮助患手做充分的上举运动；③在活动时应保持肩关节的正常活动范围，禁忌牵拉患肩，肩关节及周围结构不应有任何疼痛，如有疼痛则表明某些结构受到累及，必须立即改变治疗方法或手法强度。

四、康复护理指导

康复护理的指导原则是教育患者主动参与康复训练，并持之以恒；积极配合治疗原发病；指导患者合理膳食，养成有规律的运动习惯，保证充足的睡眠，避免过度疲劳；鼓励患者日常生活活动自理，保持心情舒畅，忌激动、发怒等不良情绪；争取有效的社会支持系统，包括家庭、朋友、同事、单位等社会支持。具体指导方法包括以下几个方面。

1.用药指导　指导患者遵医嘱正确用药，耐心讲解各类药物的作用、不良反应及使用注意事项。

2.计划性指导　制订康复护理教育计划，耐心向患者及家属讲解所患疾病的有关知识、危险因素及预防方法，介绍本病的新药物、新方法等。目的是使健康教育对象对所患疾病有切合实际的认识和评价，重新建立起病损后的生活和工作目标，为患者重返社会打下基础。

3.随机指导　根据患者及家属不同时期的健康问题及心理状态进行随机教育。一般可利用晨、晚间护理，巡视病房及在护理操作中向患者及家属讲解相关知识。

4.示范性指导　指导患者及家属早期进行良肢位摆放及肢体锻炼的方法，积极促进患者进行自我康复训练，经过行为替代达到适应正常生活，最大限度地发挥潜能。

5.交谈答疑式指导　对于患者及家属提出的疑点、难点，应积极给予回答和解决。通过交谈将患者最渴望得到的相关知识讲述给患者及家属，从而使他们更积极主动地参与到康复活动中。

6.出院指导　提供科学的护理和协助锻炼的方法，做好定期随访的指导，鼓励患者参加职业康复训练,争取早日回归社会。由于脑卒中患者的康复训练是长期、艰苦的,因此坚持不懈是至关重要的。

第二节 颅脑损伤的康复护理

一、概述

颅脑损伤是指由于头颅部受到外来暴力作用导致脑部功能改变的损伤,临床常见意识障碍、记忆缺失、癫痫发作及神经功能障碍等。

1.病因 颅脑损伤常见于交通事故、工伤、建筑意外、运动损伤、失足跌倒、火器伤及各种锐器、钝器伤等。其中最常见的原因为交通意外,约占50%。

2.损伤类型 颅脑损伤的类型繁多,不同的致伤条件可造成不同类型的颅脑损伤。

(1)按损伤方式分类:可以分为闭合性损伤和开放性损伤。前者指脑组织不与外界相通,头皮、颅骨和硬脑膜的任何一层保持完整;后者指脑组织与外界相通,同时头皮、颅骨、硬脑膜三层均有损伤。

(2)按损伤部位分类:可以分为局部脑损伤和弥漫性脑损伤。当造成损伤的外力作用于局部脑组织时,可导致额叶、顶叶、颞叶、脑干等部位的损伤,损伤部位不同,表现不一。如额颞叶损伤时可出现对侧肢体共济失调,记忆力注意力减退,思维和综合能力下降,运动性失语,感觉性失语及精神情感异常,行为障碍等;小脑受损会出现小脑共济失调等。当外力较强,脑组织损伤广泛时,可出现弥漫性脑组织损伤,患者表现为深度昏迷、自主功能障碍,植物状态持续数周。

(3)按损伤性质分类:可以分为脑震荡、脑挫裂伤和颅内血肿。脑震荡以受伤后患者出现短暂性昏迷,逆行性健忘和头痛、头晕、无力、记忆力障碍等为特征,一般预后良好。脑挫裂伤是在不同外力与方向作用下,脑任何部位出现脑组织断裂的表现,临床上表现相应的具有特征性的严重的神经损害。颅内血肿是颅脑损伤后常见和重要的继发性病变之一,颅内血肿按血肿来源和部位可分为硬膜外血肿、硬膜下血肿和脑内血肿,以硬膜外血肿和硬膜下血肿常见。

二、主要功能障碍及评定

(一)主要功能障碍

1.认知功能障碍 认知是认识和理解事物过程的总称,包括知觉、注意、思维、言语等心理活动。颅脑损伤后的认知功能障碍是多方面的,包括注意力分散、思想不能集中、记忆力减退、学习困难,归纳、演绎推理能力减弱等。

2.行为功能障碍 颅脑损伤患者经受各种各样的行为和情感方面的困扰,对受伤情景的回忆、头痛引起的不适、担心生命危险等不良情绪可导致否认、抑郁,倦怠、嗜睡、易怒、攻击性及躁动不安等行为异常。严重者会出现人格改变,类神经质的反应、行为失控等。

3.言语功能障碍 言语是人类特有的复杂的高级神经活动,言语功能障碍直接影响患者的社会生活能力和职业能力,使其社交活动受限。颅脑损伤后的言语功能障碍常见的有构音障碍、言语失用。

4.运动功能障碍 由于颅脑损伤的形式多样,导致运动功能障碍的差异很大,通常以肌张力异常多见,出现痉挛、姿势异常、偏瘫、截瘫或四肢瘫、共济失调、手足徐动等症状。临床表现为患侧上肢功能下降,不能穿脱衣物及洗漱,下肢活动障碍,移动差,站立平衡差,不能如厕、入浴和上下楼梯。

5.迟发性癫痫 约半数患者在损伤后半年至1年有癫痫发作的可能。它是神经元阵发性、过度超同步放电的表现。其原因是瘢痕、粘连和慢性含铁血黄素沉积的刺激。全身发作以意识丧失5~15分钟和全身抽搐为特征。局限性发作以短暂意识障碍或丧失为特征,一般持续数分钟,无全身痉挛现象。

6.日常生活自理障碍 主要由于认知能力不足及运动受限,在日常生活自理及家务、娱乐等诸多方面受到限制。

7.就业能力障碍 中重度损伤的患者恢复伤前的工作较难,持续的注意力下降、记忆缺失、行为控制不良、判断失误等使他们不能参与竞争性的工作。

(二)康复护理评定

1.意识功能评定 常用格拉斯哥昏迷量表进行简单、客观、定量评定昏迷及其深度,而且对预后也有估测意义。需特别注意的是有两种情况在采用格拉斯哥昏迷量表进行评定时不计入评分:①颅脑损伤入院后6小时内死亡;②颅脑火器伤。

2.运动功能评定 颅脑损伤后常发生广泛性损伤和多发性损伤,部分颅脑损伤患者可同时存在多种运动功能障碍。运动功能评定主要是对患者的运动模式、肌力、肌张力、平衡与协调能力等方面进行评定,对其康复计划提供科学依据。

3.言语功能评定 主要针对失语症进行评定。国内常用失语症评估方法有汉语失语症成套测验、汉语标准失语症检查。

4.认知功能评定

(1)Rancho Los Amigos 认知功能评估表:是描述颅脑损伤后患者恢复过程中的认知和行为变化的常用量表之一,从无反应到有目的反应共八个等级(表20-2)。

表20-2 Rancho Los Amigos 认知功能分级(RLA)

分级	特点	认知与行为表现
Ⅰ级	没有反应	患者处于深昏迷,对任何刺激完全无反应
Ⅱ级	一般反应	患者对无特定方式的刺激呈现不协调和无目的的反应,与出现的刺激无关
Ⅲ级	局部反应	患者对特殊刺激起反应,但与刺激不协调,反应直接与刺激的类型有关,以不协调延迟方式(如闭着眼睛或握着手)执行简单命令
Ⅳ级	烦躁反应	患者处于躁动状态,行为古怪,毫无目的,不能辨别人与物,不能配合治疗,词语常与环境不相干或不恰当,可以出现虚构症,无选择性注意,缺乏短期和长期的回忆

（续表）

分级	特点	认知与行为表现
V级	错乱反应	患者能对简单命令取得相当一致的反应,但随着命令复杂性增加或缺乏外在结构,反应呈无目的、随机或零碎性,对环境可表现出总体上的注意,但精力涣散,缺乏特殊注意能力,用词常常不恰当并且是闲谈,记忆严重障碍常显示出使用对象不当;可以完成以前常有结构性的学习任务,如借助或帮助可完成自理活动,在监护下可完成进食,但不能学习新信息
Ⅵ级	适当反应	患者表现出与目的有关的行为,但要依赖外界的传入与指导,遵从简单的命令,过去的记忆比现在的记忆更深、更详细
Ⅶ级	自主反应	患者在医院和家中表现恰当,能自主地进行日常生活活动,很少出错,但比较机械,对活动回忆肤浅,能进行新的活动,但速度慢,借助结构能够启动社会或娱乐性活动,判断力仍有障碍
Ⅷ级	有目的反应	患者能够回忆并且整合过去和最近的事件,对环境有认识和反应,能进行新的学习,一旦学习活动展开,不需要监视,但仍未完全恢复到发病前的能力,如抽象思维、对应激的耐受性、对紧急或不寻常情况的判断等

（2）注意力评定:注意力是对事物的一种选择性反应。根据参与器官的不同可以分为听觉注意、视觉注意等。常用评定方法如下:①视跟踪。要求患者目光跟随光源做左、右、上、下移动。每1个方向记1分,正常为4分;②形态辨认。要求患者临摹画出垂线、圆形、正方形和A字各1个。每项记1分,正常为4分;③字母删除测试。要求患者用铅笔以最快速度划去随机排列的一行或多行字母中的某个或某两个字母(测试字母大小应按规格)。100秒内划错多于1个为注意力有缺陷;④听认字母测试。在60秒内以每秒1个的速度念无规则排列的字母给患者听,其中有10个为指定的同一个字母,要求患者听到此字母时举手,举手10次为正常;⑤背诵数字。以每秒1个的速度念一列数字给患者听,要求患者立即背诵。从两位数开始至不能背诵为止,背诵少于5位数为不正常;⑥词辨认。向患者放送一段短文录音,其中有10个为指定的同一个词,要求患者听到此词时举手,举手10次为正常;⑦声辨认。向患者放送一段有嘀嘀声、电话铃声、钟表声和号角声的录音,要求患者听到号角声时举手。号角声出现5次,举手少于5次为不正常。

（3）记忆力评定:记忆力是人对过去经历过的事物的一种反应,是对获得的信息的感知及思考、储存和提取的过程。记忆障碍是颅脑损伤患者最常见的认知缺陷,不同程度颅脑损伤均可导致记忆障碍。临床上常用韦克斯勒记忆量表进行评定。

（4）思维能力评定:可选自认知功能成套测验中的某些分测验,如韦克斯勒成人智力量表(WAIS)中的相似性测验和图片排列测验或 Halstead-Reitan 神经心理成套测验中的范畴测验等,还可以结合患者对具体事例的分析判断能力进行评定。

（5）失认症评定:患者因颅脑损伤而丧失了对物品、人、声音、形状或者气味的识别能力。常见的失认症类型及其评定方法如下。

1）单侧忽略:患者对大脑损伤对侧一半视野内的物体的位置关系不能辨认的症状。病变部位常位于右侧顶叶、丘脑。常用的评定方法如下:①平分直线,治疗师在一张白纸上画一条横线,让患者用一条垂线将其平分为左右两段,如果患者画的垂线明显偏向一侧,即为阳性;②看图说物,治疗师用一张由左至右画有多种物品的图片,让患者看图说出物品的名称。如果患者漏说一侧的物品,甚至因对一个物品的半侧的失认而说错,即为阳性。

2)触觉失认:患者不能通过触摸识别原已熟悉的物品及其功用,但经视觉或嗅觉途径则常能辨出的症状。病变部位一般位于大脑顶叶。常用触觉功能试验进行评定。

3)疾病失认:患者不承认自己生病,因而安然自得,表现出对自己不关心、淡漠、反应迟钝的症状。病变部位多位于右侧顶叶。常根据患者临床表现进行评定。

4)视觉失认:患者对所见的物体、颜色、图画不能辨别其名称和作用,但一经触摸或听到声音或嗅到气味则常能辨出的症状。病变部位一般位于优势半球的枕叶。常用视觉功能测试进行评定。

(6)失用症评定:失用症即运用障碍,指患者因颅脑损伤而不能随意完成其原先能够完成的活动。常见的失用症类型及其评定方法如下。

1)结构性失用:患者因颅脑损伤导致视空间关系的结构性运用技巧障碍的病证。其病灶常在非优势半球顶、枕叶交界处。常用评定方法有 Benton 三维结构测验等。

2)运动性失用:患者不能按命令执行上肢的简单动作,如洗脸、刷牙、梳头等,但可自动完成这些动作。其病变部位常在非优势半球的顶叶、枕叶交界处。常用 Goodglass 失用试验评定。

3)穿衣失用:患者不能正确辨认衣服各部位结构,因而不能正确穿衣的病证。其病变部位常在右顶叶。临床上常通过患者给玩具娃娃穿衣来进行评定。

4)意念性失用:正常有目的的运动需要经历认识-意念-运动的过程。意念性失用是指患者意念中枢受损时,不能产生运动的意念,此时即使肌力、肌张力、感觉、协调能力正常也不能产生运动的病证。病变部位常在左侧顶叶后部或缘上回及胼胝体。临床上可通过观察患者进行活动的逻辑性进行评定。

5)意念运动性失用:患者意念中枢与运动中枢之间的联系受损所引起的病症。通常表现为患者可进行无意识的运动却不能进行有意识的活动。病变部位常在缘上回运动区和运动前区及胼胝体。临床上可通过患者进行模仿动作、执行口头指令等情况来进行评定。

5.精神心理功能评定 心理评定是运用心理学的理论和方法对康复对象的心理品质及状态做出鉴定。心理测评是对患者的各种心理障碍用各种心理测验(包括智力测验、人格测验、神经心理测试及精神症状评定)进行测评,以评定心理障碍的性质和程度,为制订心理康复计划提供科学依据。

三、康复护理原则

1.早期规范治疗 国际上一致强调颅脑损伤的康复治疗应及早介入,当患者病情稳定后即可开始早期规范康复治疗,往往能最大限度地恢复患者的各种功能缺损。

2.长期、全面康复 颅脑损伤所引起的功能障碍具有多样性及多变性的特征,因此应结合患者具体病情制订一个既能长期有效实施,又能综合应用多种康复护理措施的整体康复方案。以确保患者的康复治疗效果,促使患者早日康复。

3.个体化方案 由于每位患者损伤的部位及病情轻重的不同,患者体质、个性的差异,因此在制订康复方案时,应因人而异,采取个体化的康复方案,并随时根据患者病情与功能状况的变化来进行修订。同时在康复护理措施的实施过程中,应遵循难度由简单到复杂,时间由短到长的原则,使患者易于适应,保证康复护理措施的有效性。

4.家属全程参与 大量临床数据显示,患者家属全程主动参与康复护理措施的实施过程对于稳定患者的情绪、保持患者的训练热情、提高患者的自我护理能力、改善患者的功能障碍等方面有着非常积极的促进作用。

四、康复护理措施

1.急性期康复护理措施 颅脑损伤急性期治疗的重点是及时处理各种并发症,预防脑疝形成,防止颅脑损伤进一步加重恶化。因此,此期的康复护理措施是尽可能排除影响意识恢复的因素,防治各种并发症,同时应加强营养,进行关节被动运动,预防关节僵硬,为下一步康复训练打好基础。颅脑损伤患者的生命体征稳定,特别是颅内压持续24小时稳定在20 mmHg以内即可进行康复治疗与护理。

(1)加强营养,维持水、电解质平衡:昏迷患者鼻饲流食,所提供的热量宜根据功能状况和消化能力逐步增加,以维持正氮平衡。给予富含蛋白质、高热量饮食,纠正低蛋白血症,提高机体免疫力,促进伤口愈合及神经组织修复和功能重建。

(2)定时翻身叩背,预防并发症:每1~2小时翻身叩背一次,防止局部受压过久发生压疮或坠积性肺炎,必要时可使用气垫床。辅助翻身时护士应注意避免牵拉患者瘫痪的上肢,防止肩部并发症的出现。

(3)保持肢体良肢位:偏瘫患者应进行床上良好肢位的正确摆放才能防止关节挛缩和足下垂等并发症的发生,常用体位包括仰卧位、健侧卧位和患侧卧位。具体方法参见相关章节。

(4)关节被动活动:为了保持关节活动度,促使患者偏瘫肢体主动功能的早日出现,应对偏瘫侧肢体进行被动活动,活动顺序为从近端关节到远端关节,每个关节活动3~5次,每天2~3遍,活动时要注意手法轻柔、缓慢,避免产生疼痛及出现肌肉拉伤。

(5)呼吸道的管理:颅脑损伤全身管理中的重要环节。颅脑损伤患者多因并发胸腹部损伤、出血等使呼吸功能受阻,导致气管插管或气管切开行人工呼吸或呼吸机辅助呼吸。要求严格进行呼吸道观察,按时吸痰、雾化、湿化,如行呼吸机辅助呼吸,严格管理呼吸机管路,保持患者呼吸道通畅,防止呼吸道感染。

2.恢复期康复护理措施 颅脑损伤患者急性期过后,生命体征持续稳定1~2周,即可开始恢复期康复训练。此期应重点加强认知、行为、运动、言语、日常生活活动能力及心理等多方面的功能康复,提高患者的生活质量。

(1)认知障碍的康复:认知康复是在脑功能受损后,通过训练和重新学习,患者重新获得较有效的信息加工和执行行动的能力,以减轻其解决问题的困难和改善其日常生活活动能力的康复措施。认知功能训练是提高智能的训练,应贯穿在康复治疗的全过程。方法包括记忆力、注意力、理解判断能力、思维能力、失认症训练等。

(2)行为障碍的康复:对于颅脑损伤患者的行为障碍,其康复目标在于积极消除患者不正常的、不为社会所接受的行为,促进他们的亲社会行为。

1)躁动不安与易激惹的处理:最大限度减少或降低患者接触环境中的不良刺激,如导管、引流管、约束带等应用;避免患者治疗次数过多或时间过长,尽量在患者所住房间提供治疗;对于患者不安的情绪提供合理宣泄的方式,如散步或其他体力性活动;最大限度减少患者与不熟悉的工作人员的接触;必要时可选择应用卡马西平、奥氮平等镇静类药物。

2)易冲动的处理:为患者提供一个布局合理、安静的房间;应用简单的奖励方法如实物、代币券等教会患者学会自我控制;对患者所有恰当的行为进行奖励;当患者出现不恰当行为时应用预先声明的惩罚;在患者不恰当行为发生后的短时间内拒绝奖励性刺激;在患者出现极严重的不良行为后,及时给患者所厌恶的刺激。

3)言语障碍的康复:颅脑损伤患者急性期已过,全身一般状况稳定,最好能够逐渐延长坐位时间至1~2小时,即可开始进行言语训练。训练内容以听觉刺激法为中心,训练次数每周1~6次,每次30分钟。

4)运动障碍的康复:颅脑损伤患者往往伴有不同程度的运动功能障碍,其运动控制训练的目的是通过抑制异常运动模式,使脑损伤患者重新恢复其机体的平衡、协调及运动控制功能。一般应在患者生命体征稳定后,在医生或治疗师的指导下,尽早开展。

5)迟发性癫痫的康复:目前有关预防性应用抗癫痫药物仍存在争议,临床应结合患者具体病情综合考虑。一般常规服用抗癫痫药物至少2年,完全控制后仍应再服用2年。对药物治疗2~3年仍不能控制的癫痫发作,发作频繁且严重者,可慎重考虑外科手术切除癫痫病灶。

6)日常生活活动能力障碍的康复:颅脑损伤患者由于精神、情绪异常、行为失控常出现拒绝进食、不能自我料理日常生活的情况,作业治疗对其功能恢复有着特殊的意义。

7)心理康复:颅脑损伤多因突然发生的意外所致,患者心理的变化大都经历震惊期、否认期、抑郁期、努力期及承受期,各个时期有时交错出现。患者由于多方面的身体功能障碍,其心理上面临巨大的压力和打击,常表现出消沉、抑郁、悲观和焦虑,甚至会产生轻生的念头及其他异常的行为举止。因此,医务人员工作时需认真负责,尊重患者,对患者充满同情和理解,避免使用伤害性语言,以免加重患者的猜疑和痛苦。康复护士应对患者进行行为矫正,促使患者建立健康行为,使患者能面对现实,学会放松,逐渐学会生活自理,早日融入家庭及社会生活中。

五、康复护理指导

1.全面康复护理 全面康复指既要选择适当的运动治疗进行反复训练,又必须进行认知、心理等其他康复训练,并持之以恒。根据患者的具体情况综合运用各种康复措施,如各种运动疗法、认知康复、心理康复、言语康复、日常生活活动能力训练、康复工程和药物治疗等,只有进行综合康复才能达到良好的治疗效果。

2.家庭康复护理 积极提高患者家属参与训练的意识与能力,对于促进患者的康复进程至关重要。通过对患者及其家属的健康教育,使其掌握基本的康复护理知识和训练技能,并懂得其意义和重要性。保证患者在家庭中也能得到长期、系统、合理、有效的训练,使其早日回归家庭和社会。

3.康复护理指导原则　教育患者主动参与康复训练,并持之以恒;指导患者规律生活、合理饮食、睡眠充足、适当运动、劳逸结合;保持大便通畅,鼓励患者日常生活活动自理;指导患者保持情绪稳定,避免不良情绪刺激;获得有效的社会支持系统,包括家庭、朋友、同事、单位等支持。

第三节　脊髓损伤的康复护理

一、概述

脊髓损伤是引起患者生活方式改变的一种严重疾病,很多患者因此生活不能自理,需要家人照料,若护理不当,容易发生压疮、泌尿系统感染、呼吸系统感染、败血症、肾衰竭等,甚至危及生命。

1.病因　脊髓损伤是由于脊髓受到外伤或疾病等因素的作用,引起脊髓结构和功能的损害,造成损伤平面以下运动、感觉和自主神经功能障碍,是一种常见的严重的创伤性疾病。按照损伤的病因可分为外伤性脊髓损伤和非外伤性脊髓损伤。按照神经损伤的程度可分为完全性脊髓损伤和不完全性脊髓损伤。

(1)外伤性脊髓损伤:因脊柱和脊髓受到外力的作用,造成脊髓结构和功能的损伤。包括交通事故、坠落伤、跌倒、暴力事件、休闲体育运动等,以男性青壮年多见。

(2)非外伤性脊髓损伤:包括脊髓病变的椎管狭窄、脊髓炎、辐射性脊髓病、肿瘤、血管畸形、脱髓性变性疾病、代谢性疾病、脊柱结核、发育障碍等。

2.临床特点　脊髓损伤患者在急性期由于出现脊髓休克,在损伤平面以下出现运动、感觉和自主神经功能完全丧失,随着休克期消失,损伤平面以下逐渐出现不同程度的运动、感觉及大小便功能恢复。临床上根据脊髓损伤的程度和类型不同,将脊髓损伤分为以下几种类型。

(1)脊髓震荡:是脊髓的功能性损害,暂时性和可逆性的脊髓或马尾神经生理功能丧失,可见于只有单纯性骨折,甚至X线检查阴性的患者。脊髓实质在光镜下无明显改变或有少量渗出甚至出血。伤后早期表现为不完全截瘫,24小时内开始恢复,且在3~6周完全恢复者称为脊髓震荡。由于早期表现与不完全截瘫难以鉴别,故为一回顾性诊断,即在6周后获得完全恢复者的最后诊断。

(2)脊髓休克:脊髓被阻断,与高级中枢失去联系后,平面以下的脊髓暂时丧失反射活动,处于无反应状态,此现象称为脊髓休克。主要表现为平面以下脊髓所支配的骨骼肌紧张性减退或消失,外周血管扩张,血压下降,括约肌功能障碍及发汗反射消失,断面以下躯体和内脏反射均减退或消失。脊髓休克恢复顺序:①首先是一些比较原始简单的反射,如屈肌反射、腱反射的恢复;②然后是一些比较复杂的反射,如对侧伸肌反射、搔爬反射等逐渐恢复;③反射恢复后,血压可以上升到一定水平,内脏反射也有一定程度的恢复。

(3)脊髓不完全损伤:开始表现为脊髓休克,反射活动恢复后则与完全横断不同。反射活动包括:①伸肌推进反射。患者卧位,被动屈曲下肢,用手掌推压患者的足,股四头肌及小腿后肌强烈收缩,肢体伸直;②给予患者足底伤害性刺激可出现屈肌反射,但刺激较小而且只能达到膝部。与此同时,常出现对侧肢体强烈伸展;③轻度屈曲一侧肢体能引出对侧肢体伸展,屈曲肢体随后伸展,两对侧肢体屈曲,双侧肢体交互变化,犹如跨越步态。

（4）脊髓半横断:脊髓半横断时,同侧运动丧失,典型者在脊髓休克期过后,同侧损伤平面以下由于皮质脊髓遭受损伤,出现上运动神经元损害,即痉挛性截瘫,深反射亢进,有病理性反射及髌踝阵挛。在损伤平面因该段脊髓前角细胞遭受损害,出现下运动神经元损害,即迟缓性瘫痪。同侧后柱遭受损害时,本体感觉、振动觉、两点辨别觉及触觉障碍。

（5）完全性脊髓损伤:临床标准（损伤平面以下）:①深、浅感觉完全丧失,包括鞍区感觉及震颤感丧失;②运动完全瘫痪,肌肉无主动收缩;③深、浅反射消失或亢进。以上症状持续24小时以上,或在同期两次体感诱发电位均为阴性。

（6）特殊类型的脊髓损伤综合征:中央损伤综合征、半切综合征、前束综合征、后束综合征、圆锥综合征、马尾综合征。

二、主要功能障碍及评定

(一)主要功能障碍

1.运动障碍　表现为肌力、肌张力、反射的改变。

2.感觉障碍　主要表现为脊髓损伤平面以下感觉（痛温觉、触压觉及本体觉）的减退、消失或感觉异常。

3.括约肌功能障碍　主要表现为膀胱括约肌和肛门括约肌功能障碍,如尿潴留、尿失禁和排便障碍。

4.自主神经功能障碍　表现为排汗功能和血管运动功能障碍。出现高热、Guttmann 征（张口呼吸,鼻黏膜血管扩张、水肿而发生鼻塞）、心动过缓、体位性低血压、皮肤脱屑、水肿及指甲松脆等。

5.日常生活活动能力障碍　严重影响生活质量。

6.并发症　深静脉血栓、压疮、异位骨化、关节挛缩、疼痛等。

(二)康复护理评定

1.损伤平面的评定　保留身体双侧正常感觉、运动功能的最低脊髓节段,又称神经平面。神经平面依据运动平面及感觉平面确定。脊髓损伤神经功能的评定目前采用脊髓损伤神经学分类国际标准 2013 年修订,该标准由美国脊髓损伤协会（ASIA）和国际脊髓损伤学会（ISCOS）制定。标准描述了脊髓损伤的查体方法（即国际标准查体方法）及美国脊髓损伤协会（ASIA）残损分级。

（1）感觉平面的确定:感觉检查的必查部分是身体两侧各 28 对感觉关键点（表 20-3）,每个关键点都要检查两种感觉:轻触觉和针刺觉,并按三个等级分别评定打分。0=完全缺失;1=障碍（包括感觉迟钝或感觉过敏）;2=正常;NT=无法检查。面部是每个节段感觉检查的参考点。可疑的情况下,建议以 10 次中 8 次答案正确作为衡量标准。正常者两侧感觉总积分为 112 分。

表 20-3　感觉关键点

平面	部位	平面	部位
C_2	枕骨粗隆	T_8	第8肋间（$T_7 \sim T_9$ 之间）
C_3	锁骨上窝	T_9	第9肋间（$T_8 \sim T_{10}$ 之间）
C_4	肩锁关节的顶部	T_{10}	第10肋间（脐水平）
C_5	肘前窝的外侧面	T_{11}	第11肋间（$T_{10} \sim T_{12}$ 之间）
C_6	拇指	T_{12}	腹股沟韧带中部
C_7	中指	L_1	$T_{12} \sim L_2$ 之间上 1/3 处
C_8	小指	L_2	大腿前中部
T_1	肘前窝的尺侧面	L_3	股骨内上髁
T_2	腋窝	L_4	内踝
T_3	第3肋间	L_5	足背第三跖趾关节
T_4	第4肋间（乳线）	S_1	足跟外侧
T_5	第5肋间（T_4 与 T_6 之间）	S_3	股腘窝中点
T_6	第6肋间（剑突水平）	S_4	坐骨结节
T_7	第7肋间（T_6 与 T_8 之间）	$S_4 \sim S_5$	肛门周围

（2）运动平面的确定：对身体两侧的 10 个运动关键肌采用传统的徒手肌力测试法进行检查（表 20-4）。以最低平面的关键肌肌力为 3 级来确定运动平面，该平面以上节段支配的关键肌肌力正常。对于临床无法用徒手肌力测试法进行检查的运动平面可以参考感觉平面来确定。运动积分是将肌力的 0~5 级作为分值，将各关键肌的分值相加，正常两侧运动平面的最大运动积分为 100 分。评分越高肌肉功能越好，NT 表示无法检查，主要是因为疼痛、体位等导致该肌肉无法检查。

表 20-4　运动关键肌

平面	肌群	平面	部位
C_5	屈肘肌	L_2	屈髋肌
C_6	伸腕肌	L_3	伸膝肌
C_7	伸肘肌	L_4	踝背伸肌
C_8	指伸屈肌	L_5	拇长伸肌
T_1	小指外展肌	S_1	踝跖屈肌

2.损伤程度的评定　脊髓损伤分级采用 ASIA 损伤分级（表 20-5），分为完全性损伤和不完全性损伤。判定指标是脊髓的最低平面 $S_4 \sim S_5$ 有无感觉和运动功能的保留。骶部的感

觉功能包括肛门皮肤、黏膜交界处的感觉及肛门的深感觉;运动功能包括肛门指检时肛门外括约肌的自主收缩。

表 20-5 ASIA 损伤分级

分级	损伤程度	运动感觉功能状况
A	完全性损伤	$S_4 \sim S_5$ 无感觉和运动功能
B	不完全性损伤	损伤平面以下包括 $S_4 \sim S_5$ 有感觉但无运动功能
C	不完全性损伤	损伤平面以下的运动功能保留,该平面以下超过一半关键肌肌力<3 级
D	不完全性损伤	损伤平面以下运动功能保留,该平面以下超过一半关键肌肌力≥3 级
F	正常	感觉和运动功能正常

(1)完全性脊髓损伤:在脊髓损伤平面以下最低位骶段($S_4 \sim S_5$)的感觉、运动功能完全丧失。

(2)不完全性脊髓损伤:脊髓损伤平面以下的最低位骶段($S_4 \sim S_5$)仍有运动和感觉功能保留,即脊髓损伤平面未发生完全性的横贯性损害,有不同程度恢复的可能。

(3)部分功能保留区:只适用于完全性脊髓损伤患者。指在神经平面以下一些皮节和肌节保留部分神经支配。有部分感觉和运动功能的节段范围称为部分保留区,应按照身体两侧感觉和运动功能分别记录。如右侧感觉平面是 C_5,$C_5 \sim C_8$ 存在部分感觉,则 C_8 应被记录为右侧感觉部分保留区。

3.ADL 评定 截瘫患者可用改良的 Barthel 指数评定,四肢瘫患者可用四肢瘫功能指数(QIF)来评定。QIF 内容包括转移、梳洗、洗澡、进食、穿衣、坐轮椅、床上活动、膀胱功能、直肠功能和护理知识测试共 10 项,评分采用 0~4 分的 5 级制,每项最高分为 4 分。

4.心理社会评定 脊髓损伤后患者因存在不同程度的功能障碍,会产生严重的心理负担及社会压力。正确评估患者及家属对疾病和康复的认知程度、心理状况、家庭及社会的支持程度,对疾病的恢复有直接影响。

5.呼吸功能评定 脊髓损伤患者(特别是颈髓损伤患者)中,由于呼吸肌肌力减退或麻痹,导致胸闷、憋气、咳嗽咳痰能力低下、呼吸道阻塞等呼吸功能障碍,进行有效的评估,为制订个体化的呼吸训练方案提供客观依据。包括意识状况、呼吸频率、呼吸模式、营养状况、肺活量、最大吸气压、最大呼气压、膈肌功能、咳嗽有效性等。

6.功能恢复的预测 完全性脊髓损伤患者,脊髓损伤平面与功能预后有直接关系。

三、康复护理措施

对脊髓损伤患者早期进行康复护理介入,可以缩短住院周期,提高康复治疗效果。

1.抗痉挛体位摆放 急性期脊髓损伤患者的卧床阶段,正确的体位摆放不仅有利于损伤部位的修复,而且有利于预防压疮、肢体挛缩和痉挛的发生。

(1)仰卧位:四肢瘫患者取平卧位,耳部两旁使用毛巾卷固定,以防止头部左右摆动,尤其在脊髓损伤休克期,损伤部位性质不明确时。上肢肩关节外展,肘关节伸直,前臂外旋,腕背伸,掌心向上,手指伸直,拇指外展背伸。截瘫患者上肢功能正常,采取自然体位即可;四肢瘫和截瘫患者下肢体位摆放相同,即髋关节外展,在两腿之间放一枕头,以保持髋关节轻度外展。两大腿外侧沿髋部至膝部垫长枕,防止髋过度外旋。膝下垫软枕,保持膝关节微屈状态。足部垫 U 形垫,防止足跟部形成压疮。足下放置软枕,防止足下垂。切忌在足心放置硬物,以免诱发下肢的伸肌模式的反射活动。

(2)侧卧位:四肢瘫患者胸前放一枕头,上方上肢放在胸前的枕头上,肩前屈,稍屈肘,前臂旋前,腕背伸,手指伸直,拇指外展。下方上肢肩前屈,伸肘,前臂旋后。截瘫患者上肢自然放置;四肢瘫和截瘫患者下肢摆放相同,双下肢稍屈髋屈膝呈迈步状,踝关节背屈位,上方的下肢用软枕支撑。

2.体位变换　一般 2 小时变换一次,使用气垫床的患者可适当延长变换体位的时间。变换体位时注意保持脊柱的稳定性,防止骨折移位造成脊髓二次损伤,尤其是高位脊髓损伤患者,必须有 2~3 人进行轴线翻身,避免推、拉、拽等动作。翻身后检查皮肤和管道情况,防止发生压疮和管道受压。

3.被动运动　急性期时,每天应对瘫痪的肢体进行 1~2 次被动运动,促进血液循环,保持关节活动度,防止关节畸形,肌肉挛缩。每个肢体从近端到远端,每个关节进行数次全范围运动。有外伤和脊柱稳定性差的患者禁止做脊柱屈曲和扭转动作。四肢瘫患者的头颈部和双肩禁止做牵伸运动。截瘫患者禁止做加重胸椎、腰椎损伤的运动。

4.主动运动　根据患者残存肌力状况选择不同的肌力训练方法,循序渐进,逐渐从被动运动过渡到主动运动,主动运动训练包括:①助力运动,肌力小于 3 级的肌群可采取助力运动或在悬吊装置下进行肢体减重运动,提高肌力;②抗阻运动,肌力大于 3 级的肌群进行抗阻运动,可用沙袋、滑轮提供阻力,或采取渐进性抗阻训练;③等速肌力运动,肌力大于 3 级的肌群可用等速肌力仪器来训练,可较快提高肌力。后期指导患者进行转移训练、坐位训练、轮椅的使用训练、站立位训练及步行训练等。

5.呼吸排痰训练　颈髓或高位胸髓损伤的患者,伤后存在不同程度的呼吸功能障碍,影响呼吸肌的运动,容易导致肺炎和肺不张,严重者出现呼吸衰竭。呼吸训练包括呼吸肌训练、胸廓扩张训练、辅助咳嗽训练、胸背部叩击和体位引流排痰训练。进行体位引流排痰训练时需配备抢救器械,以防痰液堵塞窒息导致呼吸骤停。

6.膀胱护理　脊髓损伤后 1~2 周多采用留置导尿管的方法,指导并教会患者家属定期开放导尿管,一般每 3~4 小时开放一次,嘱患者做排尿动作,主动增加腹压使尿液排出。保证每天摄水量为 2500~3000 mL,引流袋低于膀胱水平以下,避免尿液反流。预防泌尿系统感染。如患者脊髓休克期已过,应尽早拔除导尿管,评定膀胱功能状况,保证储尿期和排尿期膀胱内压力安全。给予膀胱容量与压力测定,建立饮水计划,实行间歇性清洁导尿。每天记录排尿日记,观察患者间歇性清洁导尿的量及时间是否合适,及时调整间歇性导尿的时间和频次,必要时辅以药物治疗来降低膀胱内的压力,保证上尿路的安全。导尿时尽量使用一次性亲水导尿管,减少摩擦系数来减轻尿道损伤,减少液状石蜡润滑剂的使用,增加患者的舒适度。如有尿道狭窄、膀胱颈阻塞、尿道或膀胱损伤(尿道出血、血尿)、膀胱容量小于 200 mL 及有认知障碍等禁用间歇性导尿。间歇性导尿期间,应制订饮水计划和记录排尿日记,并定期测残余尿。经过系统的膀胱训练后,残余尿量小于 100 mL 时,可停止间歇性导尿,锻炼反射性排尿,如叩击耻骨上区、摩擦大腿内侧等,促使自发性排尿反射的出现。注意谨慎使用 Crede 手法,尤其是在膀胱充盈的状态下。反射性排尿训练的前提条件是骶髓排尿反射完整,多种方法治疗尿道括约肌,并且在膀胱造影下验证是否有膀胱输尿管反流。急性期过后,膀胱管理的原则是保护肾脏,评定和重建下尿路功能,减少并发症。

7.肠道护理 脊髓损伤患者生命体征平稳后,需进行饮食调整,增加膳食纤维和水分的摄入,注意均衡饮食,油脂的补充。建议每天早餐后 30 分钟进行腹部按摩,方向:升结肠→横结肠→降结肠→乙状结肠→直肠。必要时辅以通便的药物或肛塞剂帮助排便。患者急性期过后,脊柱稳定,活动量增加,可改善肠道功能障碍患者的排便状况。上运动神经元损伤的神经源性肠道的患者护理程序:先排空膀胱,将患者转移至坐便器上,然后检查大便,插入刺激药物等待 5~15 分钟,继而开始重复手指直肠刺激,直到将大便排出,每周 3 次,下运动神经元损伤的神经源性肠道患者因为损伤到圆锥和马尾,肛门括约肌张力低,球-肛门括约肌反射消失,盆底肌力量下降,护士或家属进行手指直肠刺激每天 2 次,早饭和晚饭后进行手动排泄。有些排便困难的脊髓损伤患者,骶部感觉运动完好,还可使用盆底肌生物反馈进行治疗。

8.ADL 训练 医护人员指导和协助患者进行床上的洗漱、吃饭、穿衣、转移等活动,具备转移能力的指导其进行如厕、洗澡等训练。训练前排空大小便,训练后观察患者的整体耐受情况,如有不适及时与医生联系,调整训练内容。不具备手的抓握功能的则需要借助辅助器具来完成。

9.矫形器的使用 康复护士要在治疗师的指导下,熟悉并掌握矫形器的性能、使用方法和注意事项,监督、保护患者完成特定动作,发现问题及时纠正。常用的矫形器有颈部、手部和下肢足托,手功能位矫形器,膝踝足矫形器,踝足矫形器,截瘫行走器等。自助具(辅助器具)有书写自助具、打字自助具、改装的牙刷等。近年来,智能化截瘫行走器的问世,有利于提高截瘫患者的步行能力。

10.心理护理 帮助脊髓损伤患者正确认识康复训练的重要性,引导患者将注意力集中于康复训练,是患者康复的关键。帮助患者重新建立价值取向,正确认识残疾和残疾后的人生价值,树立正确的价值观,重新找回人生的幸福感,坦然面对残疾和未来。

11.并发症的护理

(1)压疮:脊髓损伤患者存在感觉功能障碍,是压疮发生的高危人群。根据 Braden 压疮评分表进行风险因素评估,每周复评,检查患者皮肤情况。定时翻身,翻身时避免拖、拉、拽动作,建立翻身卡并进行交接;使用气垫床;骨隆突处贴泡沫敷料保护;床铺保持整洁、无碎屑;注意营养的补充,纠正低蛋白,提高皮肤抵抗力;培训患者和家属,使其掌握预防压疮的知识和技能,学习轮椅减压方法,辅助器具佩戴的注意事项,床上、起立床、踩车等运动过程中的注意点。

(2)呼吸道感染:脊髓损伤患者长期卧床,膈肌萎缩,肺循环不畅,支气管及喉内分泌物不易排出,容易引起肺炎。及时应用人工呼吸机辅助呼吸,如管理不善或吸痰不及时,也容易发生肺不张或肺炎,最终导致死亡。因此,膈肌和肋间肌功能训练十分重要。常用的方法包括:①协助患者每 2 小时翻身 1 次,每次翻身时可轻叩击背部和胸部,鼓励患者咳嗽及咳痰;②鼓励患者多饮水;③做深呼吸运动及上肢外展扩胸动作;④对痰液较多而难以排出者,可使用化痰药物进行雾化吸入,并且根据患者病情适当变换体位,借助重力将特殊肺段中的分泌物通过体位引流出来;⑤必要时可遵医嘱应用抗生素。

(3)泌尿系统感染:脊髓损伤后常出现的并发症是尿路感染和尿路结石,预防泌尿系统感染的主要方法是积极处理神经源性膀胱,改善排尿机制,使残余尿少于 80 mL,排尿间隔大于2小时。每天多饮水,可使血钙及尿钙浓度迅速下降,同时增加尿量,起到冲洗尿路的作用。间歇性导尿是预防尿路感染的有效方法。

（4）骨骼系统并发症

1）异位骨化:脊髓损伤后发生的异位骨化属于神经源性,髋关节最易累及,继而膝、肩、肘及脊柱,一般发生在伤后1~4个月。异位骨化开始表现为软组织炎性反应,肢体肿胀、疼痛、发热,几天内在水肿区域可摸到一局限性坚实的肿块,导致关节被动运动范围逐渐减少。临床生化指标显示碱性磷酸酶升高。骨扫描有助于早期诊断。日常护理过程中应注意以下几点:①指导家属给患者活动关节时,注意动作要轻柔;②避免关节和肌肉组织出现牵拉伤,导致疼痛,加重异位骨化的发展;③早期局部冰水冷敷,减轻局部的炎症反应,理疗也可减轻局部症状;④如果已发生的骨化限制了关节活动,可在骨化成熟后考虑手术切除。骨化成熟的时间大概需要18个月,过早手术会导致骨化复发或加重。术后早期可开始轻柔的被动关节运动。

2）骨质疏松:脊髓损伤后瘫痪区域骨骼因失用而致骨质吸收,骨质流失,同时有失用性高血钙及高尿钙。临床上主要表现为疼痛,身长缩短,畸形,骨折等。骨密度测定能简单、有效地测定骨的相对密度。对瘫痪区域骨骼保持应力刺激、药物疗法、运动疗法和饮食调节是防治骨质疏松的四大原则。因此,宜及早采用坐位及斜床站立训练,尽早在支架帮助下进行站立行走训练。

（5）下肢深静脉血栓:脊髓损伤患者由于卧床、肢体功能障碍,深静脉血栓的发生率较高。预防方法:①每天观察皮肤的颜色、温度、有无肿胀、肢端动脉搏动情况;②测量肢体的周径;③避免在下肢进行静脉输液;④每天进行下肢的被动运动、被动踩车;⑤气压治疗;⑥使用压力袜或弹力绷带,增加静脉回流;⑦指导患者进行踝泵运动训练。

（6）疼痛:脊髓损伤后,不论是完全性损伤还是部分损伤都有可能出现中枢性疼痛,主要采用视觉模拟评分法,这种评分法可以确定患者疼痛的程度。护理上注意观察疼痛发作的时间、部位、性质及有效的止痛方法,及时向医生汇报,并观察治疗后的效果。同时做好患者的心理护理,运用各种方法分散患者的注意力,减轻疼痛发作。

（7）痉挛:其主要目的是减少疼痛、痉挛和畸形,改善关节活动能力或功能受限,改善姿势,改善穿戴矫形器,减轻家庭照顾者的负担。常采用:①体位护理,包括良姿位、负重体位、抗痉挛体位上活动痉挛的肢体;②使用矫形器,如充气夹板、塑板材制作各种类型的矫形器等;③手法牵拉;④物理因子等方法。

（8）自主神经过反射:指T_6以上脊髓损伤患者对内脏的恶性刺激和来自损伤平面以下的交感神经兴奋失控,引起血压升高、心动过缓、大汗、面色潮红、头痛等。处理方法:①让患者取端坐位,双下肢垂于床边,使静脉血集于下肢和足部,降低心排血量;②降血压治疗:遵医嘱使用快速降血压制剂,如哌唑嗪0.5~1mg,每天3次;③尽快找出和消除诱因:首先检查膀胱是否过度充盈,导尿管是否通畅,直肠内有无大量或嵌顿的粪块,有无嵌甲、压疮、痉挛及局部有无感染等,然后检查衣着、矫形器有无压迫或不适,并立即予以解决。

（9）体位性低血压:脊髓损伤患者早期站立训练时会出现体位性低血压,特别是颈髓损伤患者,表现为脑部一过性缺血,易致眩晕或昏厥,多数经逐步体位训练而症状缓解。训练方法主要是患者逐步从卧位过渡到直立位的适应性训练。早期可摇高床头,床上半坐卧位、床上坐位,从床边坐位再过渡到斜床站立位及穿弹力袜等。

（10）性功能障碍：脊髓损伤患者的性功能障碍是康复过程中极为重要的问题，涉及生理、心理、生育等方面。男女性功能障碍的治疗措施有所不同，应区别对待。

四、康复护理指导

脊髓损伤的康复是一个长期护理的过程，因此让患者和家属掌握康复基本知识和技能，学会自我护理，才能提高生活质量，回归家庭和社会。

1.饮食护理　制订合理饮食计划，保证摄入足够的膳食纤维、蛋白质、维生素、钙和水分等。

2.自我护理　教会患者和家属在住院期间完成"替代护理"到自我护理的过渡。重点是教育患者学会如何自我护理，避免并发症。

3.药物护理　患者遵医嘱服药，定期到返院复诊调整药物剂量，不可擅自停用或减量，尤其是抗焦虑、抗抑郁和抗痉挛药。

4.心理护理　教育患者正确面对现实，做好心理调适，以良好的心态去面对困难和挑战，学会寻找相关社会团体的帮助，完善家庭支持系统，提供精神支柱，帮助患者尽早回归家庭和社会。

5.回归社会　配合社区康复机构，帮助家庭和工作单位进行环境设施改造，帮助患者制订生活自理训练和家中康复训练计划，以保持康复治疗的效果。使患者能顺利地回归家庭和社会。

6.定期随访　定期复诊，早期发现泌尿系统感染、肺部感染等，应及时就诊。

参考文献

［1］陈晓莉,张青.护理学基础［M］.武汉:武汉大学出版社,2018.

［2］古仕明.外科护理学［M］.北京:中国医药科技出版社,2019.

［3］郭莉.手术室护理实践指南 2021 版［M］.北京:人民卫生出版社,2021.

［4］李红霞,石多莲.急诊急救护理［M］.北京:中国医药科技出版社,2019.

［5］李明子,李葆华.内科护理学［M］.北京:国家开放大学出版社,2019.

［6］马志华,狄树亭,金松洋.急危重症护理［M］.武汉:华中科技大学出版社,2019.

［7］邵小平,黄海燕,胡三莲.实用危重症护理学［M］.上海:上海科学技术出版社,2021.

［8］谭工,邱波.康复护理学［M］.北京:中国医药科技出版社,2019.

［9］徐桂华,何桂娟.全国高等中医药教育教材 老年护理学.第 2 版［M］.北京:人民卫生出版社,2022.

［10］许冬梅.护士规范操作指南丛书 精神科护士规范操作指南.第 2 版［M］.北京:中国医药科学技术出版社,2021.

［11］于丽丽,陈月,陈晓密.精神科护理学［M］.世界图书出版社广东有限公司,2020.

［12］张春虹.康复护理.第 4 版［M］.北京:科学出版社,2022.

［13］张自珍.精神科护理［M］.北京:人民卫生出版社,2021.